基礎学習を臨床へつなげる

PT・OTのための 臨床運動学 ワークブック

監修　武田 功
編著　弓岡 光徳・廣瀬 浩昭

医歯薬出版株式会社

執筆者一覧

●監修

武田 功（たけだ いさお） 大阪人間科学大学人間科学部理学療法学科

●編集

弓岡光徳（ゆみおかみつのり） 大阪人間科学大学人間科学部理学療法学科
廣瀬浩昭（ひろせひろあき） 大阪人間科学大学人間科学部理学療法学科

●執筆（執筆順）

金澤佑治（かなざわゆうじ） 大阪人間科学大学人間科学部理学療法学科
弓岡光也（ゆみおかこうや） 小波瀬病院診療技術部リハビリテーション科
赤松泰典（あかまつやすのり） 誠愛リハビリテーション病院リハビリテーション部
廣瀬浩昭（ひろせひろあき） 同上
甲斐義浩（かいよしひろ） 京都橘大学健康科学部理学療法学科
村田 伸（むらたしん） 京都橘大学健康科学部理学療法学科
玉田良樹（たまだよしき） 大阪人間科学大学人間科学部理学療法学科
山川友康（やまかわともやす） 大阪人間科学大学人間科学部理学療法学科
弓岡まみ（ゆみおか） 大阪人間科学大学人間科学部理学療法学科
奥村 裕（おくむらゆう） 大阪人間科学大学人間科学部理学療法学科
山野 薫（やまのかおる） 大阪人間科学大学人間科学部理学療法学科
弓岡光徳（ゆみおかみつのり） 同上
溝田勝彦（みぞたかつひこ） 西九州大リハビリテーション学部理学療法学専攻

序　文

本書は基礎学習を臨床へつなげるための臨床運動学ワークブックとして，教育と臨床の現場のみならず自学自習にも役立つように工夫されている．

「Ask not what your teacher can do for you —— ask what you can do for yourself.（先生があなたのために何をしてくれるのかと尋ねてはいけない．——あなたが自分自身のために何ができるかを考えよう）」．

この言葉のように，臨床運動学を学ぶにあたって先生に何かを求める前に，本ワークブックにチャレンジし，問題を解決する力をつけてほしい．そうすることによって自信が芽生え着実に前進することで道が開け，ついには目的達成の喜びを感じられるに違いない．

そうした観点から本書は，定評のある『ブルンストローム臨床運動学　原著第6版』（Peggy A. Houglum 著，武田　功監訳，医歯薬出版，2013）を参考に，必要かつ十分な内容について基本的な語句や理解しやすい表現でまとめ，初学者から学べるよう編集している．

本書では，目次のとおり「1. 運動力学の基礎」から「16. 咀嚼・嚥下と呼吸」に至るまで幅広く取り上げた．お勧めする学習方法は，まず基礎知識の要点を穴埋め形式で書き込み，次に色塗りワークなどを通して周辺知識への理解を深め，最後に「Try It!」「臨床につなげる応用編」を読み考察することで，理学療法評価，理学療法へと学びを発展させる方法である．きっと臨床実習や臨床現場の一助となるであろう．

本書は，これから臨床運動学を勉強しようとする初学者の教科書や国家試験対策書として有用である．さらに，臨床的考察を深めたいと考える方々にとっても，理学療法評価と治療の理解に役立つワークブックとして活用していただける．

本書がコメディカルスタッフ（医療従事者）の教育と臨床の架け橋となる教科書および参考書として愛用されれば，筆者らにとって無上の喜びである．

最後に，本書の執筆に携わっていただいた著者の皆様と，医歯薬出版編集部の労に対し深甚の謝意を表する次第である．

2019年9月

監修者　武田　功

CONTENTS

第2部 身体の各部位の構造と機能

第3部 複合的な動作

12 姿勢（臥位・座位・立位）（廣瀬浩昭）

13 寝返り動作・起き上がり動作・椅子からの立ち上がり動作（弓岡光徳）

1　運動力学の基礎

1　身体運動の名称

- 身体ならびに各関節の運動を表現するためには，基準となる肢位が必要である．基準となる肢位には，❶(　　　　　)的立位肢位と❷(　　　　　)的立位肢位がある（図1，表1）．
- 身体運動は，運動面と運動軸によって定義される．運動面には矢状面，前額面，水平面がある．これに対応する運動軸として，❸(　　　　　)軸，❹(　　　　　)軸，❺(　　　　　)軸がある（図2，表2）．

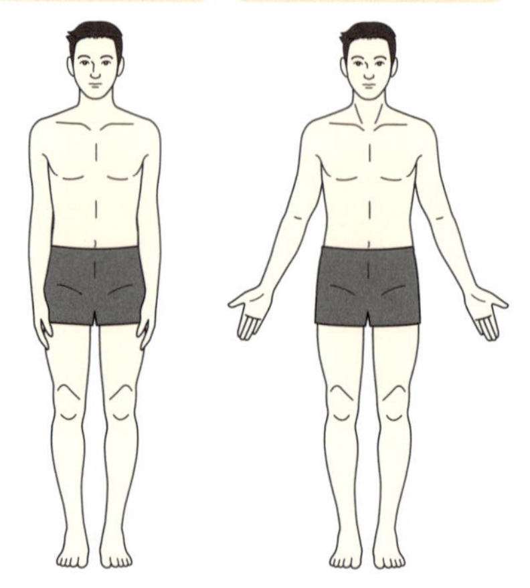

図1　2つの基本肢位

表1　基本的立位肢位と解剖学的立位肢位の特徴

身体部位	基本的立位肢位	解剖学的立位肢位
頭部～体幹	正面を向く	正面を向く
上肢	体側下垂位 前腕中間位 手掌は体側を向く	体側下垂位 前腕回外位 手掌は正面を向く
足部	足先は軽く開く	足先は軽く開く

表2　関節運動における運動面と運動軸の関係

運動面	運動軸	関節運動
矢状面	前額軸	屈曲-伸展 前屈-後屈 背屈-底屈（掌屈）
前額面	矢状軸	内転-外転 橈屈-尺屈 側屈
水平面	垂直軸	内旋-外旋 回内-回外 回旋

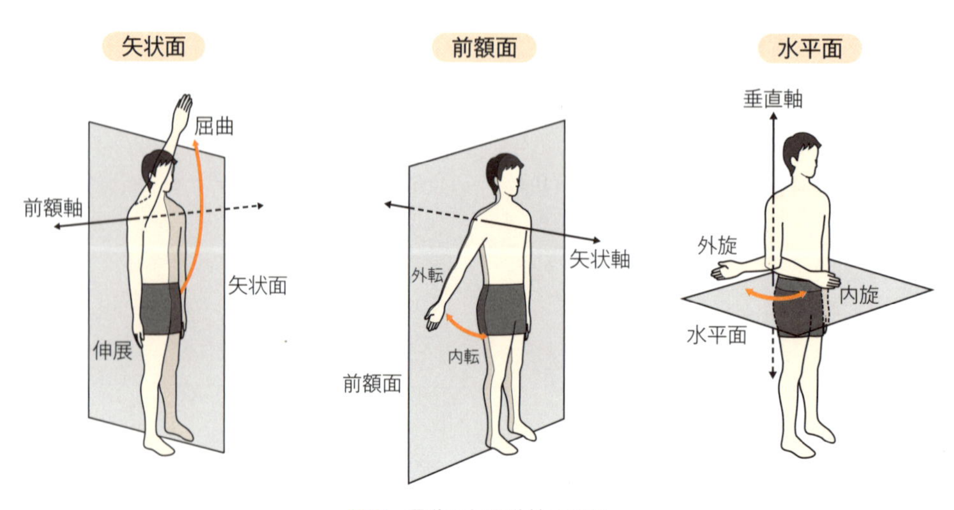

図2　運動面と運動軸の関係

- 屈曲–伸展は，❻(　　　　　) 面での❼(　　　　　) 軸における関節運動である．
  内転–外転は，❽(　　　　　) 面での❾(　　　　　) 軸における関節運動である．
  内旋–外旋は，❿(　　　　　) 面での⓫(　　　　　) 軸における関節運動である．

解答

❶基本　❷解剖学（❶❷順不同）　❸前額　❹矢状　❺垂直（❸-❺順不同）　❻矢状　❼前額
❽前額　❾矢状　❿水平　⓫垂直

2　身体運動の種類

- 身体運動の種類には，❶(　　　　　)運動と❷(　　　　　)運動がある(図 3)．❶運動（並進運動）は物体が直線的に移動する運動を示す．一方で，❷運動（角運動）は軸を中心に円を描くように回転する運動を示す．
- 平坦な道路を走行する自動車は，自動車自体は直線的に移動するため❸(　　　　　)運動で進行していることになるが，車輪はシャフトを軸に❹(　　　　　) 運動が生じている．つまり自動車の走行では直線運動と回転運動が組み合わさっている．
- 身体運動においても直線運動と回転運動が組み合わさって成立している．歩行では，身体は前方へ移動するため❺(　　　　　) 運動が生じているが，下肢 の関節（股関節，膝関節，足関節）にはそれぞれ❻(　　　　　) 運動が生じている．

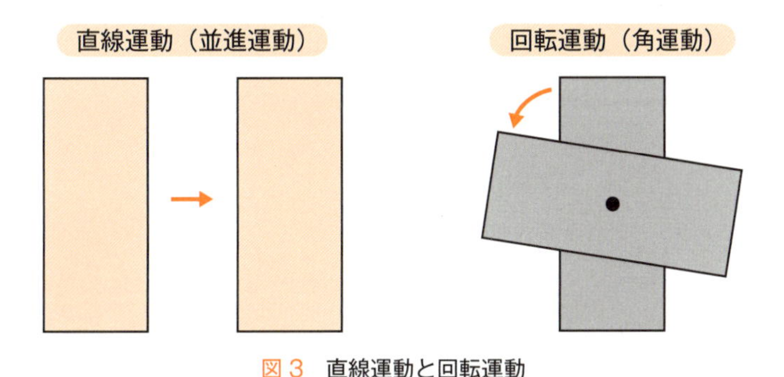

図 3　直線運動と回転運動

解答

❶直線　❷回転　❸直線　❹回転　❺直線　❻回転

3　身体運動における力 ―ベクトル―

- 身体運動には，いくつかの力が作用する．力の種類には重力，筋力，外部からの抵抗，摩擦が挙げられる．力は❶(　　　　　) を用いて表現される（図 4）．ベクトルとは，大きさと❷(　　　　　) という 2 つの特徴をもつ物理量である．身体運動に作用する重力や筋力の大きさと向きは，ベクトルを用いて表す．ベクトルは❸(　　　　)移動ならびに❹(　　　　)することができる．ベクトルの合成にはベクトル同士を❺(　　　　)する方法と平行四辺形における❻(　　　　)を求める方法がある．

● ベクトルの合成は，身体運動や身体構造そのものに適応されている（例：図5）．足部に重錘を装着して，端座位をとる（図5a）．このとき靴の重量，下腿から足部までの重量，重錘の重量は連結されて，ベクトルの❼(　　　　)が生じる．この合成力は脛骨大腿関節を離開するように作用する．次に端座位で膝関節伸展運動を実施する（図5b）．このときの動筋は大腿四頭筋で，筋力のベクトルは下腿を持ち上げるような❽(　　　　)力と，脛骨関節面を大腿骨関節面に❾(　　　　)する力に分解することができる．関節面同士を近づけて運動軸を安定させる圧縮力と関節の可動を促す回転力のバランスが，円滑な関節運動には必須である．骨格筋構造においてもベクトルの合成が適応されている（図5c）．走行する方向が異なる筋線維で構成されている骨格筋では，それぞれの筋線維から発揮される力のベクトルが合成される．

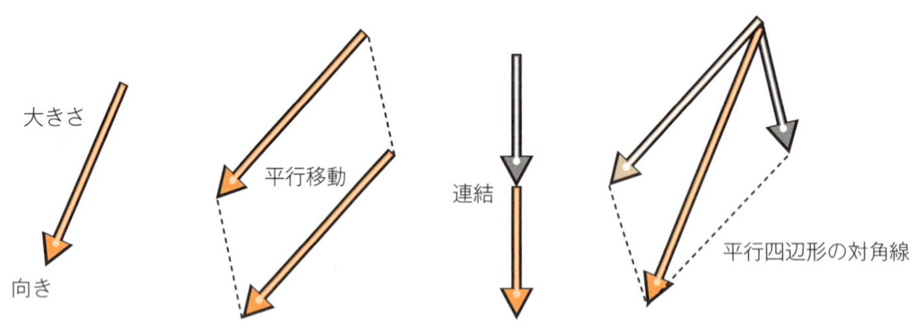

図4　ベクトルとその移動と合成

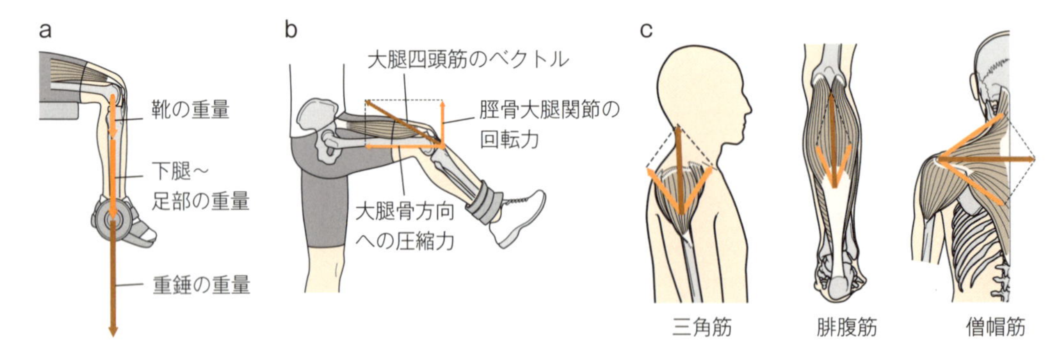

図5　身体におけるベクトル合成の実際[2)]

解答

❶大きさ　❷向き　❸平行　❹合成　❺連結　❻対角線　❼合成　❽回転　❾圧縮

4 身体運動における力 ―力のモーメント―

- 力を物体に作用させて，物体を回転させる能力を力の❶(　　　　　)とよぶ(図6)．力のモーメントを数式で表すと「モーメント(M)＝❷(　　　　　)(d)×❸(　　　　　)(F)」となる．距離は❹(　　　　　)ともよぶ．この数式からモーメントアームが長いと力のモーメントは❺(　　　　　)なることがわかる．自動運動においては，力を発揮している主動作筋の付着部から運動軸までが❻(　　　　　)となる．
- 開放運動連鎖による関節運動では，モーメントアーム長を調整することで，筋への負荷を増強あるいは軽減させることができる．例えば立位にて股関節の屈曲運動を膝伸展位で実施すると（図7），運動軸となる股関節から下肢重心位置までの距離がモーメントアームとなる．このとき膝関節を屈曲位にするとモーメントアームは❼(　　　　　)なる．膝関節伸展位あるいは屈曲位にかかわらず下肢の重量は同一である．そのため下肢に加わる重力のモーメントは，❽(　　　　　)長に依存する．すなわちモーメントアームが長くなる膝関節伸展位に比べて，モーメントアームが短くなる膝関節屈曲位での運動のほうが下肢へのモーメントは❾(　　　　　)なる．結果として膝関節屈曲位で股関節を屈曲すると股関節屈筋群への負担が❿(　　　　　)ことになる．

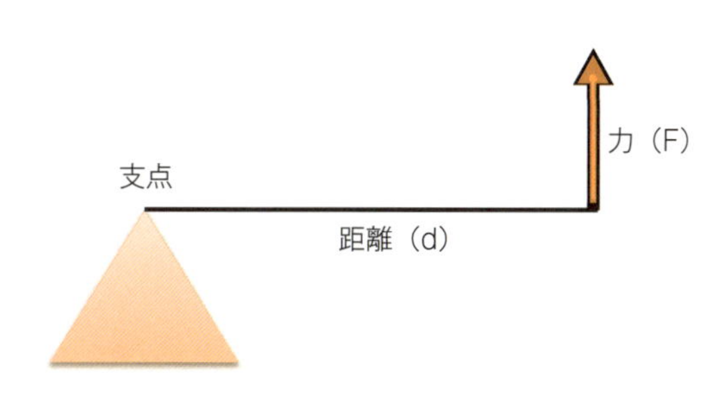

図6　力のモーメント

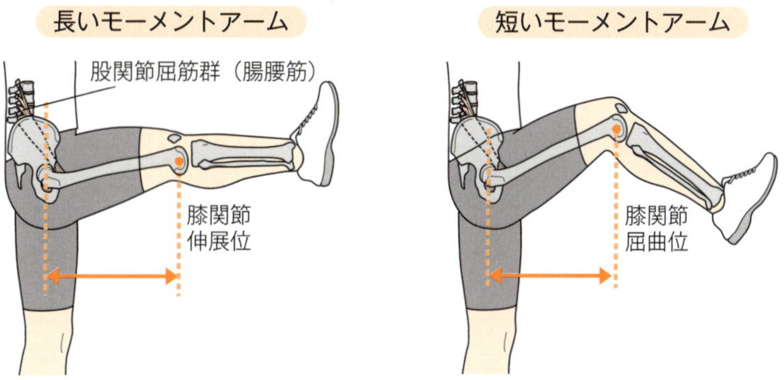

長いモーメントアーム　　短いモーメントアーム

股関節屈筋群（腸腰筋）

膝関節伸展位　　膝関節屈曲位

図7　自動運動における力のモーメント 2) より改変

解答

❶モーメント　❷距離　❸力　❹モーメントアーム長　❺大きく　❻モーメントアーム　❼短く　❽モーメントアーム　❾小さく　❿小さい

- 抵抗運動では，徒手抵抗が同じ力であっても，抵抗を加える場所を変化させることで筋への負荷を調整することができる（図8）．端座位で膝関節の伸展運動に対して徒手的に抵抗を加える場合，抵抗箇所から膝関節までが❶（　　　　）になる．同じ力で抵抗を加える場合，下腿近位部での抵抗のほうが遠位部での抵抗に比べてモーメントアーム長が❷（　　　　）ため，大腿四頭筋に加わる負荷は❸（　　　　）なる．
- 日常生活動作においてもモーメントアームの長さに配慮することで，負荷を軽減させたい身体部位を保護することができる（図9）．たとえば荷物と身体の距離が遠いと，モーメントアームが長くなるため肩や体幹に加わる負荷は❹（　　　　）なる．反対に，身体と荷物が近い関係であればモーメントアームは短くなることから，肩や体幹への負担は❺（　　　　）なる．

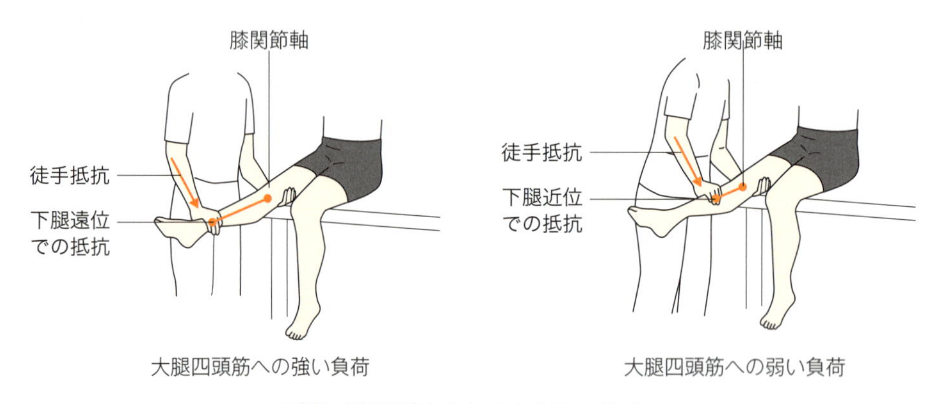

図8　抵抗運動における力のモーメント

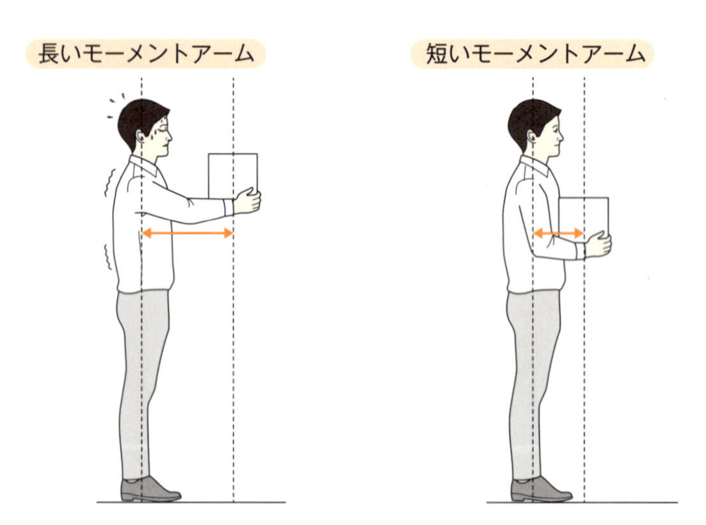

図9　日常生活動作における力のモーメント

解答

❶モーメントアーム　❷短い　❸小さく　❹大きく　❺小さく

5 運動における3つの法則

- 運動には3つの基本的な法則が存在している．運動の第1法則は❶(　　　　　)の法則である．この法則は「静止している物体や等速度で運動している物体において，外力が働かない場合，あるいは外力が働いてもその外力がつり合っている場合，静止している物体はそのまま静止を続け，運動している物体はそのまま等速直線運動を続ける」というものである．
- 慣性の法則は歩行周期の❷(　　　　　)期に観察することができる（図10）．前遊脚期にトウロッカーによる下腿の前進が起こり，膝関節は急速に屈曲する．遊脚初期にはトウクリアランスを保つため，足関節背屈と足趾伸展に加え，膝関節は屈曲から伸展運動へ移行する．遊脚中期には，膝関節は急速に❸(　　　　　)する．この遊脚中期にみられる下肢の前進は，大腿の動きが止まっても❹(　　　　　)力によって下腿が振り出される．遊脚期の膝関節伸展は大腿四頭筋の制御ではなく，慣性力によって制御されている．
- 運動の第2法則は❺(　　　　　)方程式「力（F）＝質量（m）× 加速度（a）」によって表される．加速度が大きくなると❻(　　　　　)も比例して強くなる．関節運動を，勢いをつけて行う，すなわち❼(　　　　　)を大きくして可動させると，より大きな力が発生するため，動筋への負担は❽(　　　　　)なる．
- 運動の第3法則は，❾(　　　　　)の法則である．この法則は「物体に力を作用させると，同じ大きさで向きが真逆である反作用の力が加わる」というものである．身体重心に加わる重力に対しては，反作用として❿(　　　　　)が生じる（図11）．

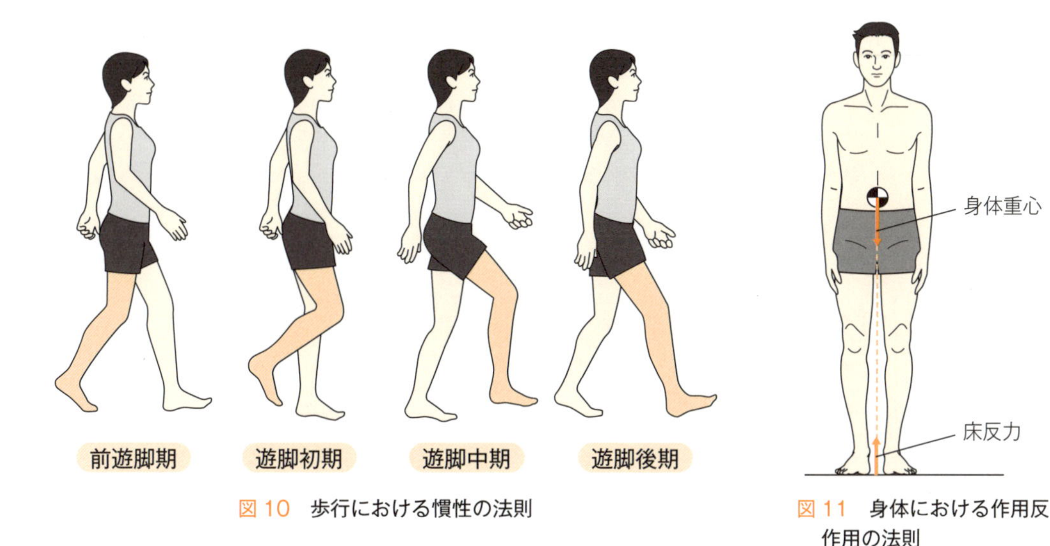

図10　歩行における慣性の法則

図11　身体における作用反作用の法則

解答

❶慣性　❷遊脚　❸伸展　❹慣性　❺運動　❻力　❼加速度　❽軽く　❾作用反作用　❿床反力

6 て こ

- てこは，軸を中心に回転する棒でできており，モーメントを利用して大きな力や速さを生み出す装置である（図 12）．力を加える箇所を❶（　　　　）という．力を受ける，あるいは物を支える箇所を❷（　　　　）という．そして，力点と作用点を支える箇所を❸（　　　　）という．てこの種類は3つある（表3）．
- 第1のてこは力点－❹（　　　　）－❺（　　　　）の配列で構成されており，❻（　　　　）に有利である．身体においては環椎後頭関節があてはまる．作用点となる頭部の重量を力点となる頸部伸筋群でつり合いを保つ際に，環椎後頭関節が支点となり，第1のてこが適応される．
- 第2のてこは支点－❼（　　　　）－❽（　　　　）の配列で，❾（　　　　）の発揮に有利なてこである．腓腹筋による爪先立ちがあてはまる．
- 第3のてこは支点－❿（　　　　）－⓫（　　　　）の配列で，⓬（　　　　）・距離に有利なてこである．上腕二頭筋による肘関節屈曲があてはまる．

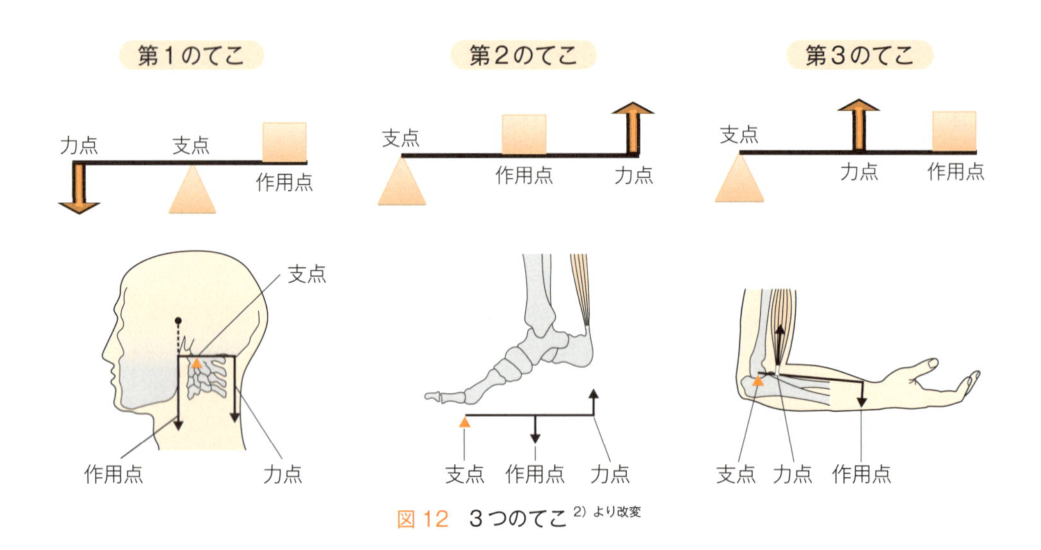

図 12　3つのてこ [2)より改変]

表3　てこの種類と特徴

てこの種類	力点，作用点，支点の配置	特　徴
第1のてこ	力点－支点－作用点	安定性に有利
第2のてこ	支点－作用点－力点	力の発揮に有利
第3のてこ	支点－力点－作用点	速さ・距離に有利

解答

❶力点　❷作用点　❸支点　❹支点　❺作用点　❻安定性　❼作用点　❽力点　❾力　❿力点　⓫作用点　⓬速さ

7 身体重心と支持基底面

- ❶(　　　　　)(center of gravity：COG)は，身体の各部位における質量の中心である(図 13)．成人の場合，立位時の身体重心の位置は❷(　　　　　)の少し前方である．これは男性の場合，身長の下から約 56%で，女性の場合約 55%の位置にあたる．簡易的な指標としては，❸(　　　　　)のレベルが目安となる．

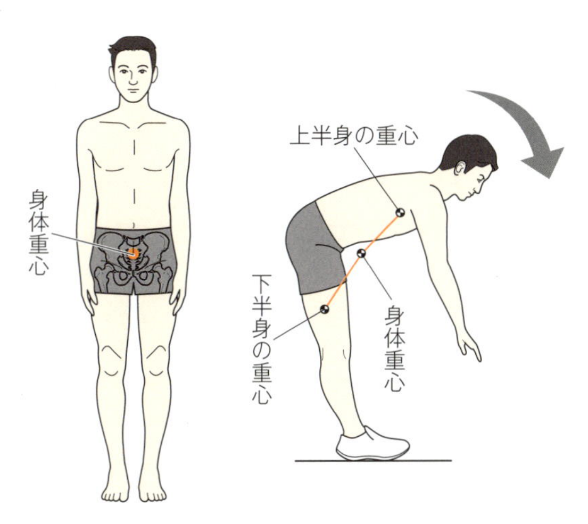

図 13　**身体重心の移動**

- 姿勢が変化すると重心の位置は変化する．たとえば体幹を前傾させると，矢状面において上半身の質量は❹(　　　　　)へ移動する．そのため身体重心の位置は立位時に比べて，❺(　　　　　)へ移動することになる．
- ❻(　　　　　)(base of support：BOS)は身体と接触している部分とその範囲内を含む面積である(図 14)．身体重心が❻内に保持されていると，身体は安定して静止することができる．一方で，❼(　　　　　)が❻から外れると，バランスが崩れるため立ち直り反応やステップ反応といった姿勢制御が必要となる．身体運動において支持基底面の大きさと形は重心移動に大きな影響を与える．たとえば，支持基底面が広いほど身体重心を❽(　　　　　)動かすことができる．反対に，支持基底面が狭いほど身体重心の移動は❾(　　　　　)なる．
- 立位姿勢で足部を肩幅ほどに開いた姿勢では，支持基底面は横長な形となり，❿(　　　　　)方向への身体重心の移動範囲は広くなるが，⓫(　　　　　)方向への身体重心の移動範囲は狭くなる(図 14b)．反対に，足部を前後に配置した立位姿勢では，⓬(　　　　　)方向への身体重心の移動範囲は広くなるが，⓭(　　　　　)方向への身体重心の移動範囲は狭くなる(図 14c)．立位にて杖を用いると支持基底面が⓮(　　　　　)なるため，外的安定性が向上する(図 14d)．

解答

❶身体重心　❷第 2 仙椎　❸上前腸骨棘　❹前下方　❺前下方　❻支持基底面　❼身体重心
❽大きく　❾小さく　❿左右　⓫前後　⓬前後　⓭左右　⓮大きく

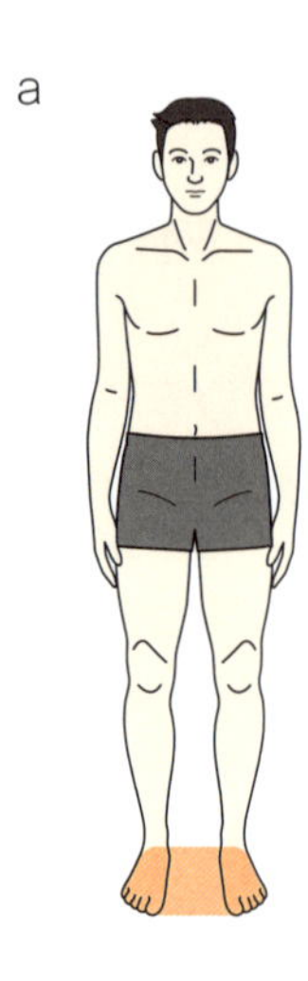

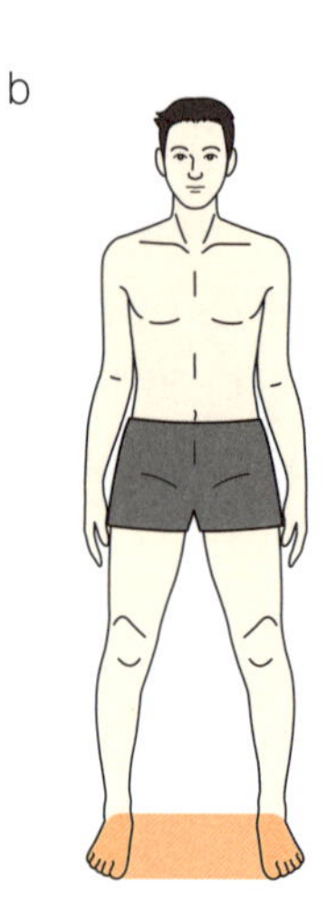

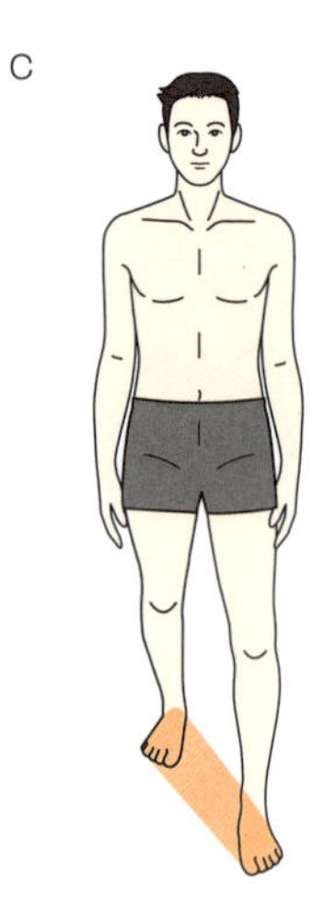

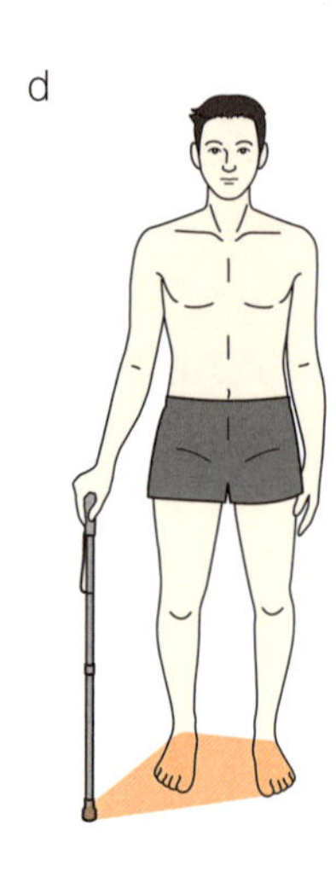

図 14　支持基底面の形と身体重心の移動

Try It! 基本問題

1. 身体運動における３つの運動面と３つの運動軸の関係性を説明しよう.
2. 開放運動連鎖での膝関節伸展運動において，大腿四頭筋による筋力のベクトルはどのような力のベクトルに分解することができるか説明しよう.
3. 開放運動連鎖での股関節屈曲運動において，膝関節伸展位に比べて膝関節屈曲位で股関節屈筋群への負荷が軽減する理由を力学的な観点で説明しよう.
4. 運動における３つの法則を説明しよう.
5. ３種類のてこについて説明しよう.
6. 身体重心と支持基底面の関係を説明しよう.

解答・解説

1. 矢状面は身体を左右に分ける面で，運動軸は前額軸である．前額面は身体を前後に分ける面で，運動軸は矢状軸である．水平面は身体を上下に分ける面で運動軸は垂直軸である.
2. 大腿四頭筋による筋力のベクトルは下腿を持ち上げる回転力と，脛骨関節面を大腿関節面に圧縮する力に分解できる.
3. 開放運動連鎖での股関節屈曲運動では，運動軸となる股関節から下肢の重心位置までの距離がモーメントアームとなる．膝関節を屈曲位にするとモーメントアームは短くなる．膝関節伸展位か屈曲位かにかかわらず下肢の重量は同一であるため，下肢に加わる重力のモーメントはモーメントアームの長さに依存する．すなわち，モーメントアームが長くなる膝伸展位に比べて，モーメントアームが短くなる膝関節屈曲位での運動のほうが，下肢へのモーメントは小さくなる．結果として，膝関節屈曲位で股関節を屈曲すると，股関節屈筋群への負担が小さいことになる.

4. 運動の第１法則は慣性の法則で,「静止している物体や等速度で運動している物体において,外力が働かない場合,あるいは外力が働いてもその外力がつり合っている場合,静止している物体はそのまま静止を続け,運動している物体はそのまま等速直線運動を続ける」というものである.運動の第２法則は運動方程式「力(F)＝質量(m)×加速度(a)」によって表され,加速度が大きくなると力も比例して強くなることを意味する.第３法則は,作用反作用の法則で,「物体に力を作用させると,同じ大きさで向きが真逆である反作用の力が加わる」というものである.
5. 第１のてこは力点-支点-作用点の配列で構成されており,安定性に有利である.身体においては環椎後頭関節があてはまる.第２のてこは支点-作用点-力点の配列で,力に有利なてこである.腓腹筋による爪先立ちがあてはまる.第３のてこは支点-力点-作用点の配列で,速さ・距離に有利なてこである.上腕二頭筋による肘関節屈曲があてはまる.
6. 支持基底面は身体と接触している部分とその範囲内を含む面積である.身体重心が支持基底面内に保持されていると,身体は安定して静止することができる.一方で,身体重心が支持基底面から外れると,バランスが崩れるため立ち直り反応やステップ反応といった姿勢制御が必要となる.

参考文献

1) Peggy A. Houglum・他：Brunnstrom' s Clinical Kinesiology　第６版. F.A. Davis Company, 2012／武田　功(総括監訳),弓岡光徳・他(監訳)：ブルンストローム臨床運動学　原著第６版. pp28-82, 医歯薬出版, 2013.
2) 武田　功(監修),弓岡光徳・他：基本動作の評価と治療アプローチ. pp2-29, メジカルビュー社, 2015.
3) 中村隆一・他：基礎運動学. 第６版. pp17-42, 医歯薬出版, 2005.
4) Paul J. Mansfield・他：Essentials of Kinesiology for the physical therapist assistant　2ed. Elsevier, 2014／弓岡光徳・他(監訳)：エッセンシャル・キネシオロジー機能的運動学の基礎と臨床. pp1-19, 南江堂, 2015.
5) Donald A. Neumann：Kinesiology of the musculoskeletal system Foundations for Rehabilitation　第２版. Elsevier, 2010／嶋田智明・他(監訳)：カラー版筋骨格系のキネシオロジー. pp85-129, 医歯薬出版, 2015.
6) 武田　功(監修),廣瀬浩昭・他：臨床歩行分析ワークブック. pp2-11, メジカルビュー社, 2013.

(金澤佑治)

2 関節の基礎

1 関節とは

- 関節とは，2つもしくはそれ以上の❶(　　　　)が連結したものである．関節には動くものと動かないものがある．
- 関節を形成する骨の両端の多くは，一方が凸面の❷(　　　　)，もう一方が凹面の❸(　　　　)となっている．
- 一般的に“関節”といわれるものは，図1の分類における❹(　　　　)性関節のことを指す．

解答
❶骨　❷関節頭　❸関節窩　❹滑膜

2 関節の分類

1. 結合・運動の程度における分類

- 不動関節（synarthrosis）：❶(　　　　)，成長期の❷(　　　　)のように，動かない，もしくは動いてもごくわずかな関節を不動関節もしくは❸(　　　　)という．
- 半関節（amphiarthrosis）：❹(　　　　)関節，❺(　　　　)結合，❻(　　　　)関節のように，ある程度の運動はあるが❼(　　　　)が主体となる関節のことをいう．
- 可動関節（diarthrosis）：❽(　　　　)関節（synovial joint）であり，❾(　　　　)とともに❿(　　　　)を目的とした関節のことをいう．

解答
❶頭部の縫合　❷骨端軟骨　❸不動性結合　❹椎間　❺恥骨　❻第一胸肋　❼支持　❽滑膜性
❾支持　❿運動

2. 連結組織における分類

- 線維性連結（fibrous joint）：骨が❶(　　　　)で連結されているものである．たとえば，❷(　　　　)だけで連結されているものや，❸(　　　　)と❹(　　　　)の連結などである．
- 軟骨性連結（cartilaginous joint）：骨が❺(　　　　)で連結されているものである．軟骨の種類によって，❻(　　　　)（synchondrosis）と❼(　　　　)（symphysis）に分類される．線維軟骨結合の例としては，背骨にある❽(　　　　)が挙げられる．
- 骨性連結（synostosis）：骨が❾(　　　　)で連結されているものである．多くの場合，❿(　　　　　)連結から転化し，複数の骨が1つの骨になったものである．例として，⓫(　　　　　)の骨が挙げられる．

- 滑膜性関節（synovial joint）：⓬(　　　　　)というもので骨と骨が袋状に包まれて連結されているものである．関節包は，内側の⓭(　　　　　)と，外側の⓮(　　　　　)に分けられる．関節包の中である⓯(　　　　　)は，滑膜から分泌される⓰(　　　　　)という液体で満たされている．この滑液は，関節が動くとき，⓱(　　　　　)の役目を果たす．⓲(　　　　　)は伸張性を有しているが，⓳(　　　　　)は伸張性に乏しい．

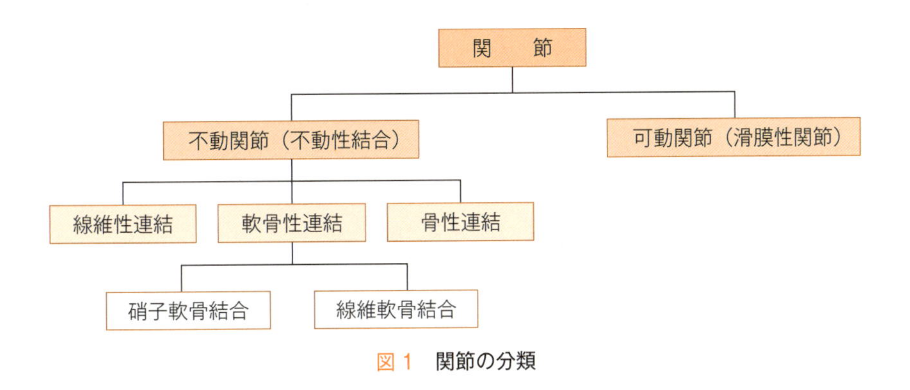

図1　関節の分類

解答

❶線維性結合組織　❷靱帯　❸歯　❹歯肉　❺軟骨　❻硝子軟骨結合　❼線維軟骨結合　❽脊柱椎間板　❾骨　❿軟骨性　⓫骨盤　⓬関節包　⓭滑膜　⓮線維膜　⓯関節腔　⓰滑液　⓱潤滑剤　⓲滑膜　⓳線維膜

3　可動関節の構造

1．関節軟骨

- 関節軟骨（articular cartilage）は❶(　　　　　)でできており，表面は平滑で弾力性に富んでいる．これにより，❷(　　　　　)を吸収する，❸(　　　　　)を防ぐ，という機能を有している．
- 厚さは部位によって異なるものの，最大の膝蓋軟骨では❹(　　　　　)mm ほどにもなる．
- 構造は，❺(　　　　　)・❻(　　　　　)・❼(　　　　　)(深層)・❽(　　　　　)の4層構造となっており，石灰化層は❾(　　　　　)と強固に連結している．
- 関節軟骨の細胞外成分を❿(　　　　　)といい，水分（70%），コラーゲン線維（乾燥重量の60%），プロテオグリカンなどの無定型物質（乾燥重量の40%）から成る．

解答

❶硝子軟骨　❷骨が受ける衝撃　❸骨と骨との摩擦　❹5　❺表層　❻中間層　❼放射層　❽石灰化層　❾軟骨下骨梁　❿軟骨基質

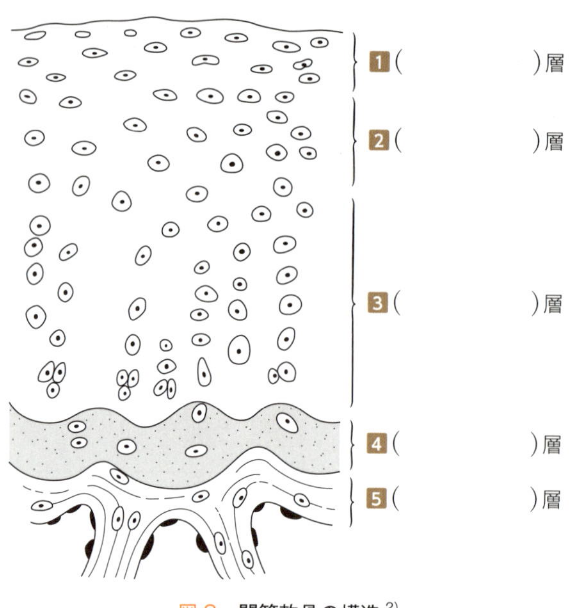

図2　関節軟骨の構造[2)]

解答

1表　2中間　3放射　4石灰化　5軟骨下骨梁

2. 関節包

- 関節包は外層の❶(　　　　)と内側の❷(　　　　)に分類される．
- 線維層は❸(　　　　)，❹(　　　　)，❺(　　　　)で形成される．強度を必要とする場所に存在するため，弾力性に乏しく，多くは靱帯によって補強されており，補助的な❻(　　　　)の役割を担っている．
- 線維層は❼(　　　　)が乏しいため，損傷を受けた場合の回復は遅い．多数の❽(　　　　)を有しており，❾(　　　　)や❿(　　　　)などの情報を伝達する．
- 滑膜層は外側の線維層に比べて薄く，非常に多くの⓫(　　　　)を有しており，一般的に⓬(　　　　)として知られている．
- 滑膜は関節包の内側だけでなく，関節軟骨以外の⓭(　　　　)，⓮(　　　　)，⓯(　　　　)の表面なども覆っている．滑膜表面に存在する絨毛(じゅうもう)により，滑液の分泌と吸収を行っている．
- 滑液は淡黄色で粘着性の高い，弱アルカリ性の液体である．主な役割として挙げられるのは，関節軟骨への⓰(　　　　)，関節の⓱(　　　　)，関節の⓲(　　　　)である．

解答

❶線維層　❷滑膜層　❸線維芽細胞　❹線維細胞　❺コラーゲン線維　❻関節安定性　❼血液供給　❽神経受容器　❾固有感覚　❿痛覚　⓫血管　⓬滑膜　⓭関節内骨表面　⓮関節内靱帯　⓯滑液包　⓰栄養供給　⓱衝撃緩和　⓲潤滑作用

3. 関節円板と関節半月

- 関節円板と関節半月は，ともに❶（　　　　）に存在する❷（　　　　）組織である．
- 関節円板は❸（　　　　）状の形態であり，顎関節，胸鎖関節，肩鎖関節（不完全），下橈尺関節に存在する．
- 関節半月は❹（　　　　）状の形態であり，膝関節に存在する．
- 関節円板と関節半月の役割は，関節面における圧力に対する❺（　　　　），関節面の❻（　　　　）の良好化，関節における❼（　　　　）の適正化，滑液❽（　　　　）作用などである．

解答

❶関節内腔　❷線維軟骨性　❸板　❹半月　❺緩衝作用　❻適合性　❼可動性　❽分散

4. 関節唇と関節靱帯

- 関節唇は，関節縁に存在する❶（　　　　）組織であり，❷（　　　　）の深さを補う役目を担っている．肩関節，股関節などに存在する．
- 関節靱帯は，❸（　　　　）を補強するために存在する結合組織である．
- 関節の側方動揺性を防ぐために内外側両面にある関節靱帯を❹（　　　　）靱帯といい，肘関節，指関節，膝関節に存在する．
- 関節内腔にある関節靱帯を❺（　　　　）靱帯といい，股関節，膝関節に存在する．

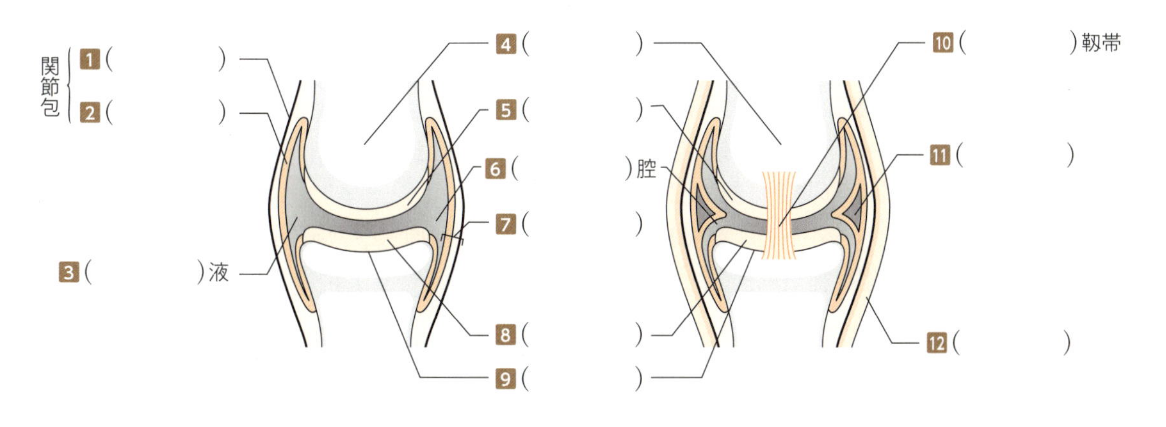

図3　関節の構造

解答

❶線維軟骨性　❷関節窩　❸関節包　❹側副　❺関節内

1 線維膜　2 滑膜　3 滑　4 関節頭　5 関節軟骨　6 関節　7 関節包　8 関節軟骨　9 関節窩　10 関節内　11 関節半月　12 補強靱帯

4 可動関節の機能

1. 運動軸の数による分類（図4）

- ❶（　　　　　）関節（自由度1）：運動軸が1つであり，1つの面のみでの運動が可能な関節（蝶番関節，らせん関節，車軸関節）
- ❷（　　　　　）関節（自由度2）：運動軸が2つであり，2つの面における運動が可能な関節（顆状関節，鞍関節，楕円関節）
- ❸（　　　　　）関節（自由度3）：運動の面と軸が多数あり，あらゆる方向への運動が可能な関節（球関節，臼状関節，平面関節，半関節）

2. 関節面の形状による分類

- ❹（　　　　　）関節：関節頭がほぼ半球状で，関節窩は浅いくぼみになっている関節（例：肩甲上腕関節・腕橈関節）
- ❺（　　　　　）関節：球関節のうち，関節窩がやや深い関節（例：股関節）
- ❻（　　　　　）関節：運動軸が骨の長軸に直角な蝶番運動を行う関節（例：指節間関節）
- ❼（　　　　　）関節：関節頭が環状を成し，関節窩内を車輪のように回転運動を行う関節（例：上・下腕尺関節，環軸関節）
- ❽（　　　　　）関節：楕円関節に類似し，関節面の形状が球関節に近く，靱帯などにより一方向，あるいは二方向に運動が制限される関節（例：環椎後頭関節，顎関節）
- ❾（　　　　　）関節：相対する関節面が互いに馬の鞍の背を直角に交わらせたように対向している関節（例：第1手根中手関節）
- ❿（　　　　　）関節：両関節面が平面で，関節包や靱帯によって包まれており，運動が著しく制限された関節（例：椎間関節，肩鎖関節，手根間関節，足根間関節）
- ⓫（　　　　　）関節：平面関節のうち両関節面にわずかな凹凸があり，ほとんど可動性のない関節（例：仙腸関節）
- ⓬（　　　　　）関節：関節頭，関節窩がともに楕円形を成し，長軸・短軸の二軸による運動を行う関節（例：橈骨手根関節）
- ⓭（　　　　　）関節：蝶番関節の変形であり，運動時に螺旋運動がみられる関節（例：距腿関節，腕尺関節）

3. 関節運動の表し方

- ⓮（　　　　　）（flexion）・⓯（　　　　　）（extention）：屈曲は矢状面，水平前額軸における運動であり，体節同士が接近し，それらの成す角度が小さくなる運動である．伸展は体節同士が離脱し，それらの成す角度が大きくなる運動である
- ⓰（　　　　　）（abduction）・⓱（　　　　　）（adduction）：外転は前額面，水平矢状軸における運動であり，体節が身体の中心軸から離脱する運動である．例外として，肩関節における上肢の外転は，90°以上になると身体の中心軸に接近する．内転はその逆の運動で，身体の中心軸に接近する運動である．

可動（滑膜性）関節

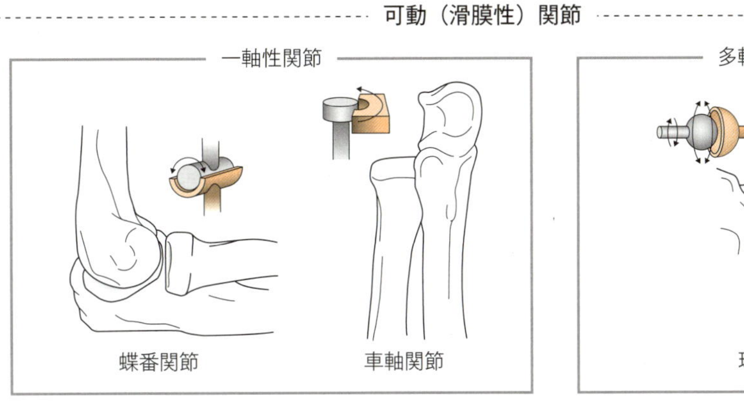

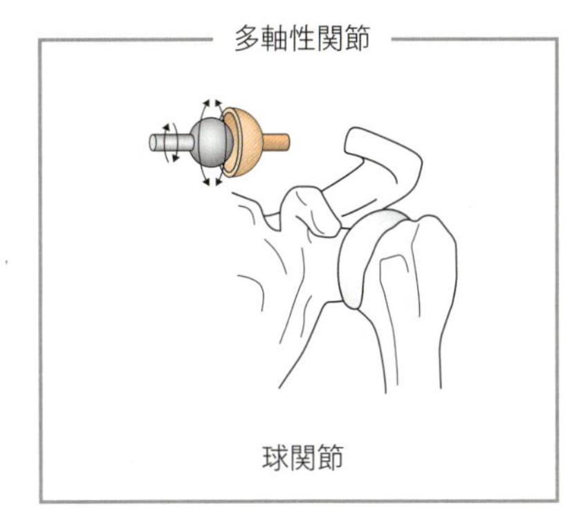

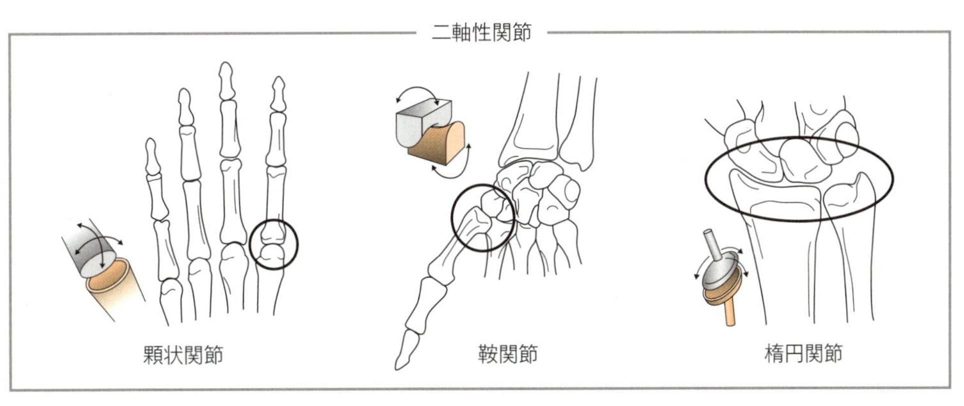

図4 さまざまな関節構造のタイプ 1) より改変

- ⑱(　　　　　)(external rotation, outward rotation)・⑲(　　　　　)(internal rotation, inward rotation)：外旋は水平面，垂直軸における運動であり，運動開始肢位での前面が外側へ向く運動である．内旋はその逆の運動で，運動開始肢位での前面が内側へ向く運動である．
- ⑳(　　　　　)(circumduction)：分回し運動は体節が円錐を描くような運動である．円錐の先端は関節であり，底部は体節の末梢となる．分回し運動に回旋運動は含まれない点に注意が必要である．

解答

❶一軸性 ❷二軸性 ❸多軸性 ❹球 ❺臼状 ❻蝶番 ❼車軸 ❽顆状 ❾鞍 ❿平面 ⓫半 ⓬楕円 ⓭らせん ⓮屈曲 ⓯伸展 ⓰外転 ⓱内転 ⓲外旋 ⓳内旋 ⓴分回し運動

4. 基本的な関節運動学的運動（図 5）

- 関節運動学的運動が起こるとき，3 種類の基本的な動きが関節に起こる．それが❶（　　　　　），❷（　　　　　），❸（　　　　　）である．
- ❶運動とは回転運動であり，一方の関節面の部位と他方の関節面の部位が接触し，また新しい部位と部位が接触するように，関節面相互の接触部位が 1 対 1 の割合で変わりながら動くことである．
- ❷運動とは並進運動であり，直線運動である．一方の関節面の接触部位は変わらずに，他方の関節面の接触面を変えながら運動が起こる．
- ❸運動とは回旋運動であり，両方の関節面の 1 か所だけが接触し，一方の関節面の固定された接触場所に対して，他方の関節面の接触場所が変化しながら回転することである．

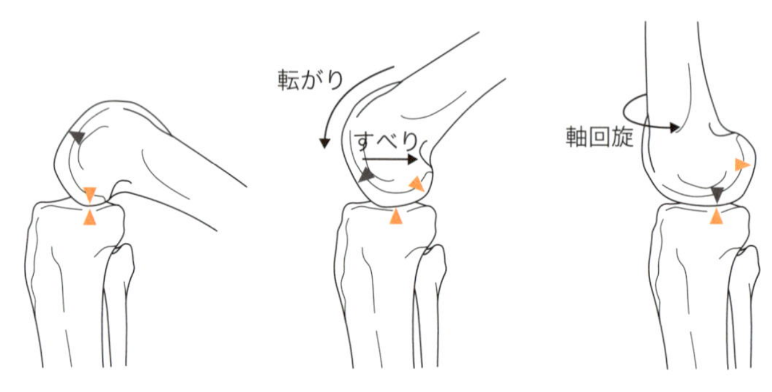

図 5　転がり・すべり・軸回旋

5. 最終域感（end feel）

- 最終域感とは，正常な関節が❹（　　　　　）の終わりまで他動的に動かされるとき，検査者によって触診される最終域を示す抵抗のことである．これは一般的に関節の構造により影響される．

解答

❶転がり（rolling または rocking）　❷すべり（sliding または gliding）　❸軸回旋（spinning）
❹関節可動域

※ 関節可動域表示ならびに測定法は巻末付録に示す．

Try It! 基本問題

1. 関節を大きく２つに大別すると？
2. 不動関節の３つの連結は？
3. 軟骨性連結の２つの結合は？
4. 硝子軟骨の４つの構造は？
5. 関節包の分類とその役割は？
6. 滑液の役割は？
7. 関節円板，関節半月の役割は？
8. 関節唇の役割は？
9. 関節靱帯の役割は？
10. 関節面の形状による分類は？
11. 関節の運動軸の数による分類は？
12. 関節運動の表し方は？

解答・解説

1. 関節は大きく，可動関節と不動関節に分けられる．
2. 不動関節は，線維性連結，軟骨性連結，骨性連結に分けられる．
3. 軟骨性連結はさらに，硝子軟骨結合，線維軟骨結合に分けられる．
4. 関節軟骨は，硝子軟骨でできており，表層，中間層，放射層，石灰化層の４層構造となっている．
5. 関節包は，線維層と滑膜層に分類され，補助的な関節安定性の役目を果たしている．
6. 滑液は，関節軟骨への栄養供給，関節の衝撃緩和，関節の潤滑作用の役目を果たしている．
7. 関節円板，関節半月は，関節面に対する緩衝作用，適合性の良好化，可動性の適正化，滑液の分散作用の役目を果たしている．
8. 関節唇は，関節窩の深さを補う役目を果たしている．
9. 関節靱帯は，（関節包）を補強する役目を果たしている．
10. 関節面の形状による分類には，球関節，臼状関節，蝶番関節，車軸関節，顆状関節，鞍関節，平面関節，半関節，楕円関節，螺旋関節がある．
11. 関節の運動軸の数による分類には，一軸性関節，二軸性関節，多軸性関節がある．
12. 関節運動の表し方には，屈曲⇔伸展，外転⇔内転，外旋⇔内旋，分回し運動がある．

参考文献

1) Peggy A. Houglum・他（著），武田　功（総括監訳）：ブルンストローム臨床運動学　原著第６版．医歯薬出版，2013.
2) 中村隆一・他：基礎運動学 第６版．医歯薬出版，2003.
3) 佐藤和男：コ・メディカルのための実用運動学．メヂカルフレンド社，1999.
4) 日本整形外科学会，日本リハビリテーション医学会：関節可動域表示ならびに測定法．1995.

（弓岡光也）

3 神経と筋の基礎

1 興奮性細胞である神経細胞と筋線維について

- 神経細胞と筋線維はともに興奮性を有した細胞である．細胞膜は❶(　　　　　)構造であり，その内部は疎水性を示す（図1）．そして，細胞膜の内外ではイオンの組成が異なっている．
- 疎水性を示す細胞膜の内外でイオンの移動が生じる仕組みとして，イオンポンプによるATPを必要とする❷(　　　　　)輸送とイオンチャネルによるATPを利用しない❸(　　　　　)輸送が挙げられる．主に細胞内は細胞外に対して負（陰性）の電位であり，細胞外は細胞内に対して相対的に正（陽性）の電位にある．このような細胞内外の電位差のことを❹(　　　　　)とよぶ（図2）．
- イオンはつねに細胞膜の内外を移動しているが，見かけ上，電荷が動かなくなるような安定する条件がある．これを❺(　　　　　)とよび，細胞内は細胞外に対して－60～－90 mVの負（陰性）の電位を維持する．
- この定常状態に刺激が加わると，急激に膜電位は正（陽性）に変化する．この過程を❻(　　　　　)という．脱分極による電流は神経線維や筋線維を沿って伝導していく．脱分極の後は❼(　　　　　)，❽(　　　　　)を経て，もとの静止膜電位へ戻る（図2）．
- 静止膜電位から刺激が加わって以降の膜電位における一連の変化を❾(　　　　　)（インパルス）とよぶ．活動電位が生じている際に細胞膜は刺激に対して全く応答しなくなる．これを❿(　　　　　)期という．活動電位の後期になるとより強い刺激であれば第2の活動電位を生じさせられることから⓫(　　　　　)期とよぶ．

解答

❶リン脂質二重　❷能動　❸受動　❹膜電位　❺静止膜電位　❻脱分極　❼再分極　❽過分極　❾活動電位　❿絶対不応　⓫相対不応

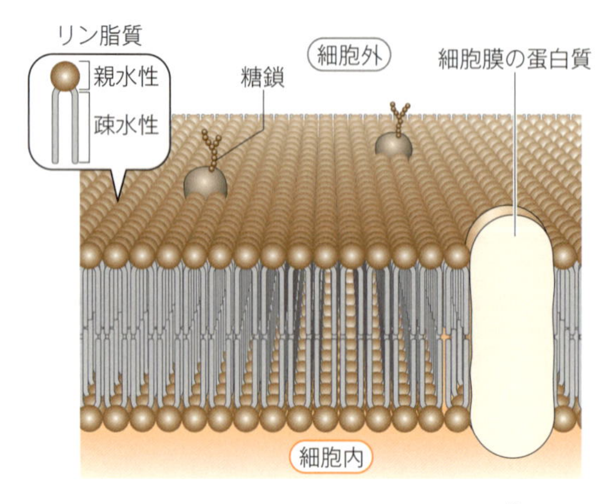

図1　細胞膜におけるリン脂質二重構造[1)]

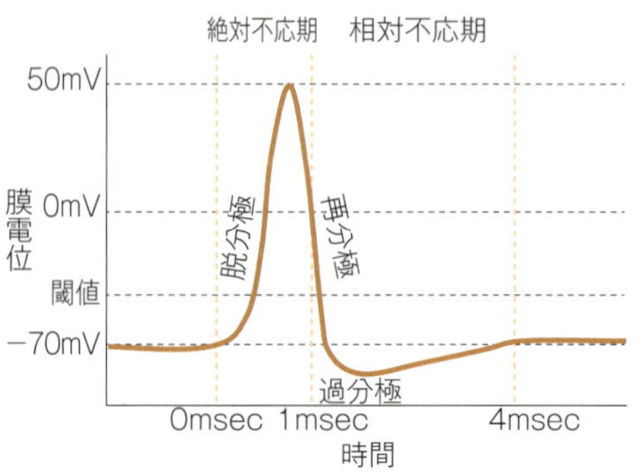

図2　活動電位（インパルス）

2 神経細胞について

●神経系の最も基本的な構造である❶（　　　　　）は，神経伝達物質を介して，活動電位による刺激を他のニューロンあるいは筋線維へ伝える（図3）．活動電位がシナプスへ到達すると，そこから神経伝達物質が放出され，ニューロンあるいは筋線維に化学的に興奮性が伝わる．

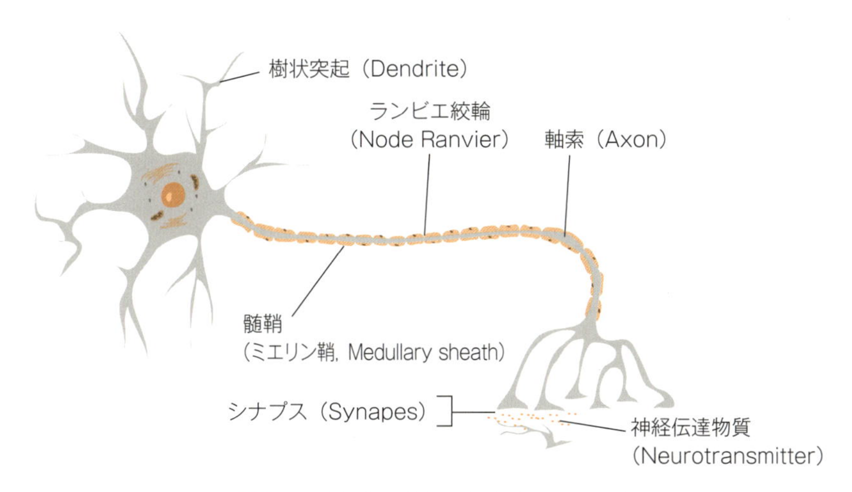

図3 神経線維の基本要素であるニューロン

1．活動電位の伝導

●神経線維が活動電位を伝導する際には3つの原則が存在する．まず❷（　　　　　）性伝導とは，神経線維の1点を刺激すると興奮性がその両方向へ伝導することである．しかしながら，生理的には一方向性の伝導になる．次に❸（　　　　　）性伝導とは，神経は神経線維の束によって構成されているが，1本の神経線維の興奮は隣接した神経線維には伝わらないというものである．最後に❹（　　　　　）伝導とは軸索の直径が一定であれば興奮性は弱まることなく伝導するということである．

●神経線維における活動電位の伝導速度は，❺（　　　　　）の直径に影響を受ける．❺の直径が大きいほど，伝導速度は速くなる．また❻（　　　　　）の存在は❼（　　　　　）伝導を可能とし，軸索の直径を大きくすることなく伝導速度を速くしている．すなわち，髄鞘が存在する❽（　　　　　）神経は髄鞘が存在しない❾（　　　　　）神経に比べて伝導速度は速くなる．

解答

❶ニューロン　❷両側　❸絶縁　❹不減衰　❺軸索　❻髄鞘　❼跳躍　❽有髄　❾無髄

2. 神経線維の分類

- 軸索の直径と髄鞘の有無などによる神経線維の分類を表1にまとめた.
- ❶(　　　　) 型線維は軸索の直径が最も大きく, ❷(　　　　) 型線維は中間の大きさで, ❸(　　　　) 型線維は最も軸索の直径が小さい神経線維である. A型線維とB型線維は❹(　　　　) 神経であるが, C型線維は❺(　　　　) 神経である. A型線維は軸索の直径によって α, β, γ, δ に分けられる.
- ❻(　　　　) 線維は筋紡錘の一次終末, ❼(　　　　) 線維はゴルジ腱器官, ❽(　　　　) 線維は筋紡錘の二次終末からそれぞれインパルスを伝導する.
- 運動神経は支配する筋線維に応じて分類することができる. ❾(　　　　) 運動ニューロンは筋紡錘内に存在する錘内筋を支配している. ❿(　　　　) 運動ニューロンは錘外筋すなわち骨格筋線維を支配している.

表1　神経線維の分類

神経線維型	感覚神経との対応	末梢器官	髄　節	神経線維直径	伝達速度
Aα	—	[1](　　　　)	有　髄	太	速
	Ia	[2](　　　　)			
	Ib	[3](　　　　)			
Aβ	II	[4](　　　　) 二次終末, [5](　　　　) 覚			
Aγ	—	[6](　　　　) (錘内筋)			
Aδ	III	皮膚, [7](　　　　) 覚, [8](　　　　) 覚 (鋭痛)			
B	—	交感神経の[9](　　　　) 線維			
C	IV	[10](　　　　) 覚 (鈍痛), 交感神経の[11](　　　　) 線維	無　髄	細	遅

解答

❶A　❷B　❸C　❹有髄　❺無髄　❻Ia　❼Ib　❽II　❾γ　❿α
[1]骨格筋　[2]筋紡錘　[3]ゴルジ腱器官　[4]筋紡錘　[5]触圧　[6]筋紡錘　[7]温度　[8]痛　[9]節前
[10]痛　[11]節後

3 骨格筋線維について

1. 骨格筋の構成要素

- ニューロンが神経系の基本要素であるように, ❶(　　　　) は骨格筋の基本要素である (図4). 筋線維は❷(　　　　) で満たされた❸(　　　　) 核細胞で, 筋鞘によって細胞構造が保持されている.

- いくつかの筋線維は筋束としてまとまり，筋線維間には筋内膜が存在している．そして筋束は筋周膜によって覆われている．骨格筋はいくつかの筋束が筋外膜（筋上膜）によって覆われて構成されている．
- 筋原線維は主に太い❹（　　　　）フィラメントと細い❺（　　　　）フィラメントから成り，❻（　　　　）帯によって区切られた❼（　　　　）（筋節）とよばれる収縮単位によって構成されている．
- 骨格筋は顕微鏡によって❽（　　　　）を観察できる．この横紋は❾（　　　　）帯と❿（　　　　）帯が交互に配置されていることで生じている．明帯は別名⓫（　　　　）帯とよばれ，アクチンのみが存在する．一方で暗帯は別名⓬（　　　　）帯とよばれ，アクチンとミオシンが存在する．
- 筋の収縮はアクチンとミオシンの2つのフィラメントの位置関係が⓭（　　　　）することで生じるとされている（滑走説）．

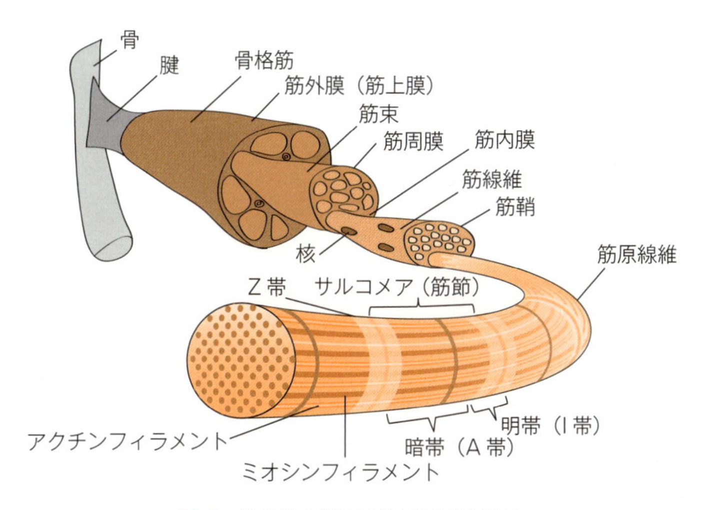

図4　骨格筋の基本要素である筋線維

2. 骨格筋線維の分類

- 神経線維同様に筋線維においてもタイプ分類が存在する（表2）．骨格筋は赤筋である⓮（　　　　）と白筋である⓯（　　　　）に大別される．
- 遅筋は酸化系酵素活性が高く⓰（　　　　）的な筋収縮を特性とする．遅筋を構成している筋線維はtype⓱（　　　　）線維の割合が高い．
- 速筋は解糖系酵素活性が高く⓲（　　　　）的な筋収縮を特性とする．速筋を構成している筋線維はtype⓳（　　　　）線維の割合が高い．遅筋と速筋の両方の特性を併せもった中間型の筋も存在する．
- 筋線維のタイプ分類には，酵素活性やミオシン重鎖を用いた方法がある．まずミオシンATPase活性による分類では，遅筋はtype⓴（　　　　）線維，中間型の筋はtype㉑（　　　　）線維，速筋はtype㉒（　　　　）線維に分類される．

解答

❶筋線維　❷筋原線維　❸多　❹ミオシン　❺アクチン　❻Z　❼サルコメア　❽横紋　❾明
❿暗　⓫I　⓬A　⓭滑走　⓮遅筋　⓯速筋　⓰持久　⓱I　⓲瞬発　⓳II　⓴I　㉑IIa　㉒IIb

- 複数の酵素活性による分類では，遅筋は❶(　　　　)型，中間型の筋は❷(　　　　)，速筋は❸(　　　　)に分類される．
- 骨格筋の特性を左右する筋線維タイプは，活動量の増減や加齢によって変化する．たとえば，ヒラメ筋は抗重力筋であるため type ❹(　　　　)線維の割合が高い骨格筋である（図5）．しかし，活動量が低下して廃用性筋萎縮が生じたヒラメ筋では，type I 線維の割合は減少して，type II 線維の割合が❺(　　　　)する．一方で，老化したヒラメ筋においては type II 線維の割合は❻(　　　　)する．
- 廃用性筋萎縮や老化は筋線維タイプの割合を変化させ，骨格筋機能を低下させる．そして，老年期における廃用性筋萎縮はいっそう筋機能を低下させて筋の回復も遅延する．

表2　筋線維の分類[1)をもとに作成]　※（　）内から選んで1～30に記入しよう．

筋線維タイプ	I型	IIa型	IIb型
	SO	FOG	FG
筋線維径（大きい，小さい，中間）	1	2	3
筋線維の色（赤，白）	4	5	6
ミオグロビン含有量（高い，低い）	7	8	9
ミトコンドリア（多い，少ない）	10	11	12
酸化系酵素活性（高い，低い，中間）	13	14	15
糖分解酵素活性（高い，低い，中間）	16	17	18
グリコーゲン含有量（高い，低い，中間）	19	20	21
ATP の主要供給源（酸化的リン酸化，解糖）	22	23	24
収縮速度（速い，遅い，中間）	25	26	27
疲労速度（速い，遅い，中間）	28	29	30

SO：Slow-twitch oxidative（遅筋線維），FOG：Fast-twitch oxidative glycolytic（中間型の筋線維），FG：Fast-twitch glycolytic（速筋線維）

成熟ラット（正常）

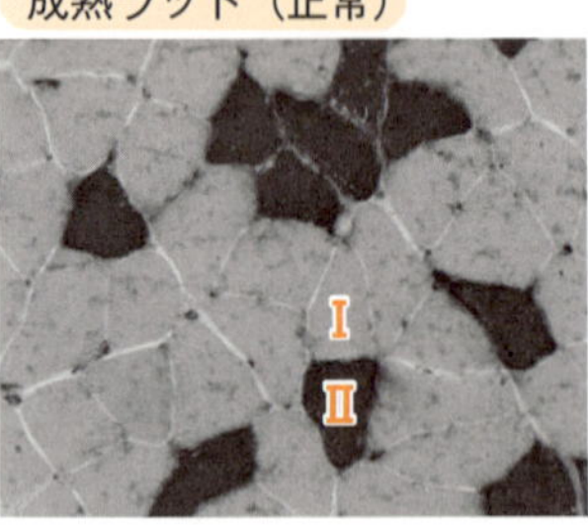

成熟ラット（廃用性筋萎縮）

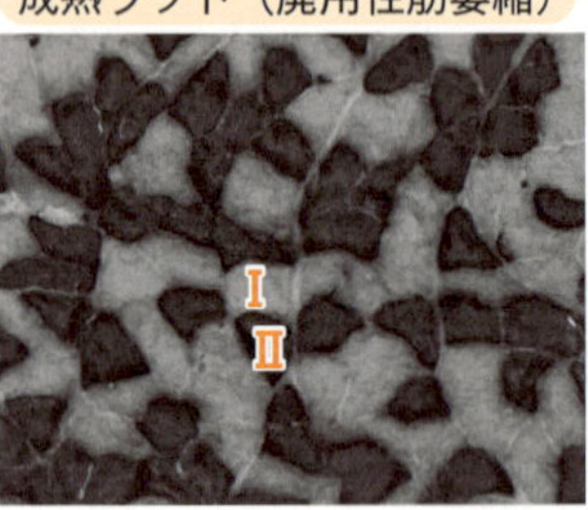

老齢ラット　100μm

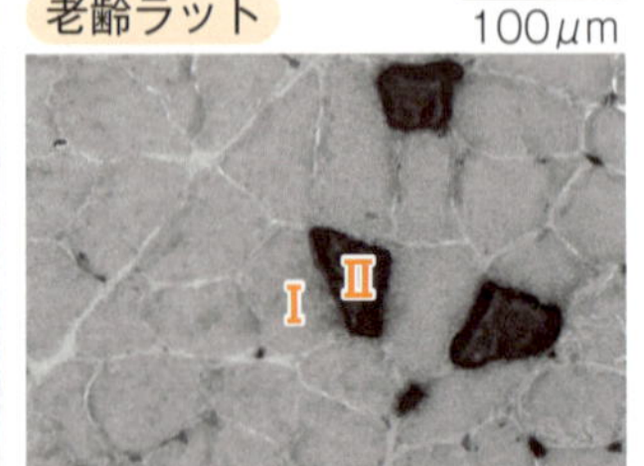

3つの画像はラットヒラメ筋のミオシン ATPase 染色（アルカリ処理）を示している．染色性がない筋線維（I）は type I 線維で，染色性を示す筋線維（II）は type II 線維である．正常なヒラメ筋は type I 線維の割合が高い骨格筋である．しかし，廃用性筋萎縮が生じたヒラメ筋では，type I 線維の割合は減少して type II 線維の割合が増加する．一方で，老化したヒラメ筋においては type II 線維の割合は減少する．廃用性筋萎縮や老化は，筋線維タイプの割合を変化させ，骨格筋機能を低下させる．

図5　廃用性筋萎縮や加齢による筋線維タイプの移行

解答

❶SO　❷FOG　❸FG　❹I　❺増加　❻減少

1小さい　2中間　3大きい　4赤（暗い）　5赤　6白（淡い）　7高い　8高い　9低い　10多い　11多い　12少ない　13高い　14中間　15低い　16低い　17中間　18高い　19低い　20中間　21高い　22酸化的リン酸化　23酸化的リン酸化　24解糖　25遅い　26中間　27速い　28遅い　29中間　30速い

4 神経支配と骨格筋の関係

- 個々の骨格筋は制御の精密程度が異なる．たとえば眼球の動きを制御している眼筋には，非常に精密な制御が求められる．一方で，下肢の大関節を可動させる筋は，粗大であっても強い力を生み出すことが主な役割となる．この違いは，神経支配の違いから生じている．
- ❶(　　　　　) とは1本の α 運動ニューロンとそのニューロンが支配しているすべての筋線維から成る（図6）．骨格筋に含まれる筋線維の総数とそれらを支配する α 運動ニューロン数の比を（神経支配比）という．眼筋では，1本のニューロンが支配している筋線維の数は少なく，神経支配比は❷(　　　　　) といえる．眼筋の筋線維は，より多くのニューロンで支配されているため，緻密な動きが可能となっている．一方で，腓腹筋では1本のニューロンが多くの筋線維を支配しており，神経支配比が❸(　　　　　) といえる．そのため，活動する α 運動ニューロンの数が増加すると，効率的に多くの筋線維を収縮させられる．
- 活動するニューロンの数が増えることを α 運動ニューロンの❹(　　　　　) とよぶ．そして，小さな α 運動ニューロンは最初に動員され，しだいに大きな α 運動ニューロンが動員される．このような秩序だった動員の仕方を❺(　　　　　) の原理という．
- 小さな α 運動ニューロンは主に❻(　　　　　) を支配しており，ゆっくりとした持続的な筋活動は，姿勢保持やゆっくりとした歩行に適している．一方で，大きな α 運動ニューロンは主に❼(　　　　　) を支配しており，瞬発的な筋活動は跳躍や走行に適している．

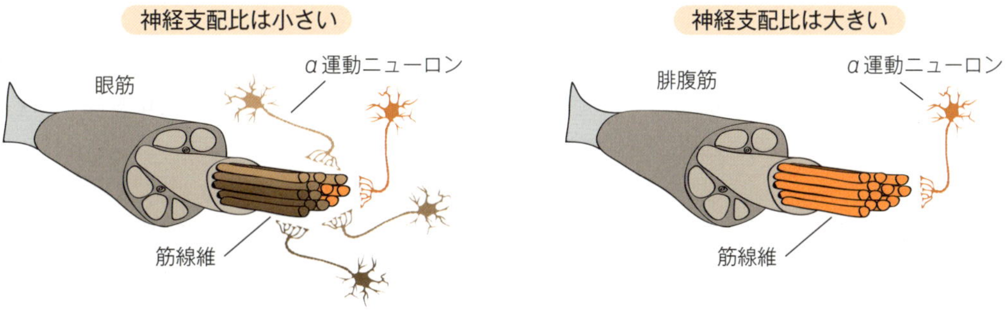

神経支配比は小さい　眼筋　α運動ニューロン　筋線維

神経支配比は大きい　腓腹筋　α運動ニューロン　筋線維

図6　運動単位

解答

❶運動単位　❷小さい　❸大きい　❹動員　❺サイズ　❻遅筋　❼速筋

5 運動の調節機構

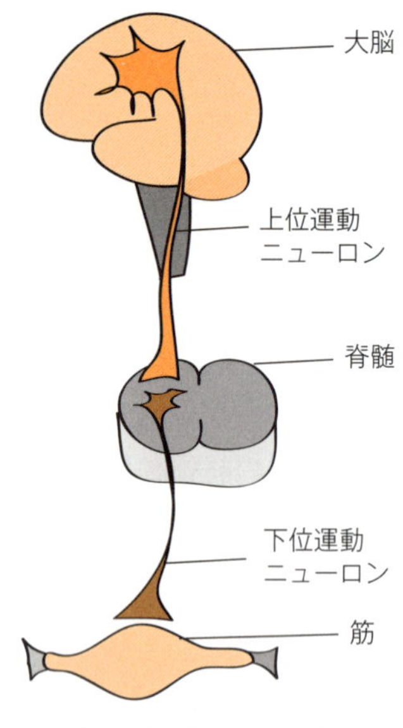

図7 上位運動ニューロンと下位運動ニューロン

- 姿勢保持や身体運動は，基本的には神経細胞からの興奮が骨格筋を収縮させることで生じる．しかし，このとき筋の収縮は姿勢や運動に応じて適切な程度である必要がある．姿勢保持や運動の調節機構には，大脳，小脳，大脳基底核，脊髄といった中枢神経系が末梢神経，骨格筋，感覚受容器を制御することで成り立っている．
- 運動神経には，脳や脊髄といった中枢神経を通る❶(　　　　)運動ニューロンと上位運動ニューロンからの刺激を筋へ伝える❷(　　　　)運動ニューロンがある（図7）．
- 上位運動ニューロンには，大脳皮質から起こり延髄の錐体交叉を通過して脊髄の前角細胞まで下降する❸(　　　　)がある．錐体を通過することからこの伝導路は❹(　　　　)という．さらに上位運動ニューロンには大脳皮質から脳幹部の神経核へ下降する❺(　　　　)がある．皮質脊髄路は主に手足の運動を支配するのに対して，皮質核路は主に顔面の運動を支配する．
- 上位運動ニューロンからの刺激は，下位運動ニューロンを介して支配している筋の収縮を導く．このとき，適切な姿勢保持や身体運動を遂行するためには，強すぎず弱すぎない，程よい筋収縮が求められる．このような筋収縮の調整には，まず筋の長さや力に関する情報が必要になる．この情報を感知するセンサーとして，筋では❻(　　　　)，腱では❼(　　　　)という感覚受容器がある．
- 筋紡錘は骨格筋内で他の筋線維と並列に走行しており，❽(　　　　)線維とII線維という感覚神経が巻きついた構造をしている．筋紡錘が筋長の変化すなわち筋の伸張刺激を感受すると，その刺激は感覚神経を介して❾(　　　　)へ伝わり，筋が❿(　　　　)する（図8）．この機構は⓫(　　　　)とよばれている．
- ゴルジ腱器官は腱に存在しており，⓬(　　　　)線維という抑制性の感覚神経によって支配されている．
- 腱に強い力が加わると，ゴルジ腱器官はその情報を感知する．そしてIb線維を介して⓭(　　　　)に刺激が伝達される．Ib線維は α 運動ニューロンに対して抑制的に働きかけるため，筋は⓮(　　　　)する（図9）．この機構は⓯(　　　　)とよばれている．
- 筋紡錘は⓰(　　　　)によって支配されており，筋の伸張刺激を鋭敏に感じとれるように調整されている（図8）．そして，γ 運動ニューロンは⓱(　　　　)を下降する上位運動ニューロンによって制御されている．
- 運動の調節機構は，身体部位や運動の種類に応じて異なる．体幹筋や四肢の近位筋による歩行や姿勢保持は，⓲(　　　　)系という神経機構によって調整されている（図 10）．この制御系には，網様体脊髄路，前皮質脊髄路，視蓋脊髄路，前庭脊髄路が関与している（図 10）．四肢の遠位筋による緻密運動は，⑲(　　　　　)系という神経機構によって調整されている（図 10）．この制御系には，外側皮質脊髄路や赤核脊髄路が関与している（図 10）．内側運動制御系と外側運動制御系の調節機構には辺縁系，基底核，視床，小脳などが関与している．

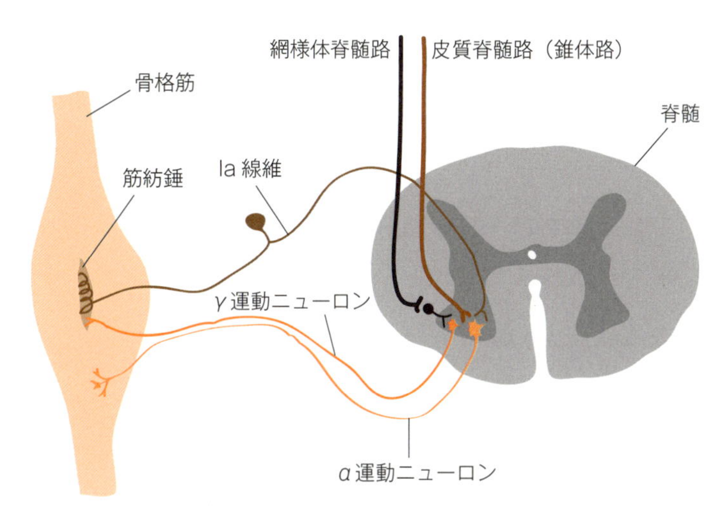

図 8　伸張反射

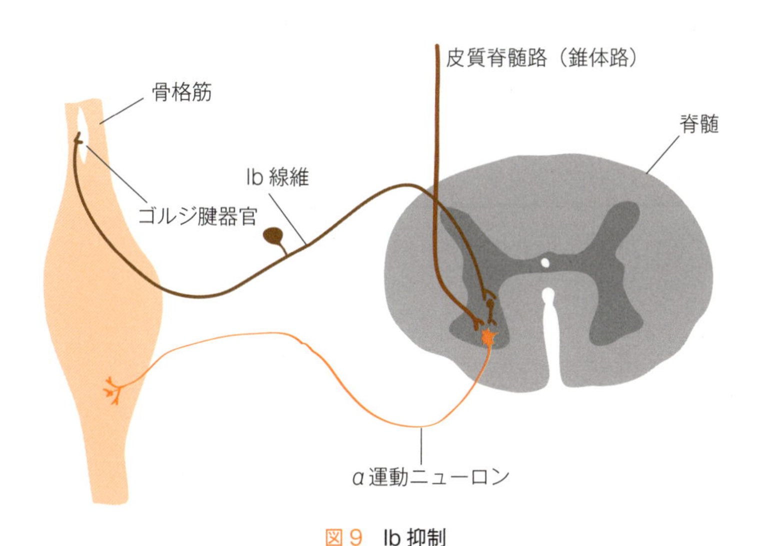

図 9　Ib 抑制

解答

①上位　②下位　③皮質脊髄路　④錐体路　⑤皮質核路　⑥筋紡錘　⑦腱紡錘　⑧ Ia
⑨ α 運動ニューロン　⑩収縮　⑪伸張反射　⑫ Ib　⑬ α 運動ニューロン　⑭弛緩　⑮ Ib 抑制
⑯ γ 運動ニューロン　⑰網様体脊髄路　⑱内側運動制御　⑲外側運動制御

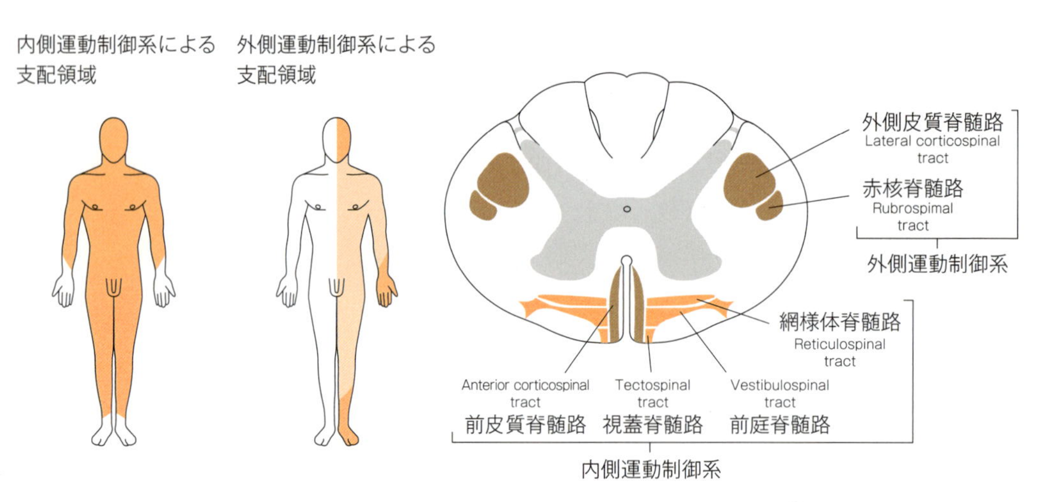

図10　内側運動制御系と外側運動制御系が支配する身体領域[6)]

謝辞

「図5　廃用性筋萎縮や加齢による筋線維タイプの移行」は，JSPS科研費18K17776の助成を受けた研究で得られたデータである．

Try It! 基本問題

1. 活動電位とは何か説明しよう.
2. 神経線維における刺激伝導の 3 原則を説明しよう.
3. 運動単位とサイズの原理について説明しよう.
4. 伸張反射と Ib 抑制について説明しよう.
5. 内側運動制御系と外側運動制御系について説明しよう.

解答・解説

1. 静止膜電位から刺激が加わってからの脱分極，再分極，過分極といった膜電位における一連の変化を活動電位（インパルス）という．絶対不応期とは，活動電位が生じている際に細胞膜が刺激に対して全く応答しなくなる時期である．これに対して活動電位の後期は，より強い刺激であれば第 2 の活動電位を生じることから相対不応期という．
2. 両側性伝導とは，神経線維の 1 点を刺激すると興奮性がその両方向へ伝導することである．しかしながら，生理的には一方向性の伝導になる．絶縁性伝導とは，神経は神経線維の束によって構成されているが，1 本の神経線維の興奮は隣接した神経線維には伝わらないというものである．最後に不減衰伝導とは軸索の直径が一定であれば興奮性は弱まることなく伝導するということである．
3. 運動単位とは 1 本の α 運動ニューロンとそのニューロンが支配しているすべての筋線維からなる．小さな α 運動ニューロンは最初に動員され，しだいに大きな α 運動ニューロンが動員される．このような秩序だった動員の仕方をサイズの原理という．小さな α 運動ニューロンは主に遅筋を支配しており，大きな α 運動ニューロンは主に速筋を支配している．
4. 伸張反射では，筋紡錘に伸張刺激が入ると，その刺激は Ia 線維から α 運動ニューロンへ伝わり筋収縮が生じる．Ib 抑制では，ゴルジ腱器官に強い力が加わると，その刺激は抑制的な Ib 線維から α 運動ニューロンへ伝わり筋が弛緩する．
5. 網様体脊髄路，前皮質脊髄路，視蓋脊髄路，前庭脊髄路から構成される内側運動制御系は，体幹筋や四肢の近位筋による歩行や姿勢保持の調整を担う．外側皮質脊髄路や赤核脊髄路から構成される外側運動制御系は，四肢の遠位筋による緻密運動の調整を担う．

参考文献

1) 奈良　勲・鎌倉矩子（シリーズ監修）：標準理学療法学・作業療法学　専門基礎分野　生理学　第 4 版．p13，医学書院，2016．
2) Peggy A. Houglum・他（著），武田　功（総括監訳），弓岡光徳・他（監訳）：ブルンストローム臨床運動学　原著第 6 版．pp83-121，医歯薬出版，2013．
3) Robert M. Berne・他（著），坂東武彦・他（監訳），有田　順・他（訳）：カラー基本生理学　第 3 版．pp22-29，93-119，西村書店，2009．
4) 村川裕二（総監修），できった編集委員会：新病態生理できった内科学 7　神経疾患　第 2 版．pp51-75，医学教育出版社，2009．
5) 中村隆一・他：基礎運動学　第 6 版．pp43-158，医歯薬出版，2005．
6) Anne M. Gilroy・他（著），坂井建雄（監訳），市村浩一郎，澤井　直（訳）：プロメテウス　解剖学コアアトラス　第 2 版．p641，医学書院，2015．

（金澤佑治）

4 姿勢・運動制御の基礎

1 姿 勢[1)]

- 姿勢は❶(　　　　　)と❷(　　　　　)の2つの言葉で表される．❶は頭部，体幹や四肢という体節の相対的な位置関係であり，❷は身体の基本面が重力に対しての関係である．
- ヒトがある姿勢をとり，それを❸(　　　　　)する働きを姿勢制御という．
- 姿勢制御では，❹(　　　　　)と❺(　　　　　)という二重の目標に関し，空間中に身体位置を制御する．
- 定位とは，運動課題に関与する複数の❻(　　　　　)同士の関係および❼(　　　　　)と❽(　　　　　)を適切に保持する能力である．
- ヒトは機能的運動課題で身体を鉛直に定位しており，重力では❾(　　　　　)系，身体保持面では❿(　　　　　)系，身体と環境にある目的物との関係では⓫(　　　　　)系などの多重の感覚基準を使っている．
- ⓬(　　　　　)は，身体を⓭(　　　　　)状態に保持することである．つまり，空間における身体の位置が⓮(　　　　　)から逸脱しないように⓯(　　　　　)の内部に留めることである(図1)．

支持基底面
安定性限界

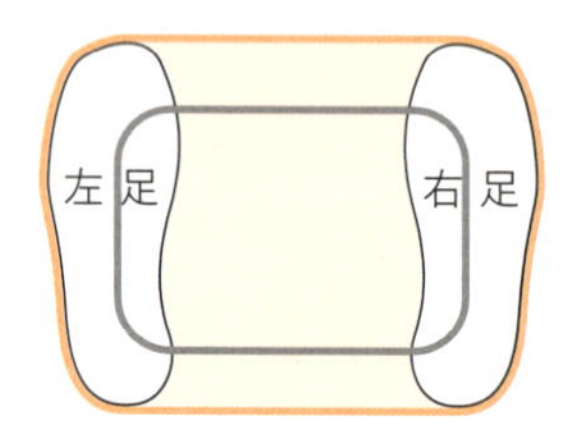

開脚立位

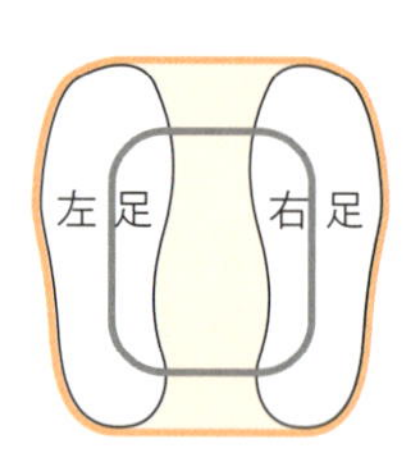

閉脚立位

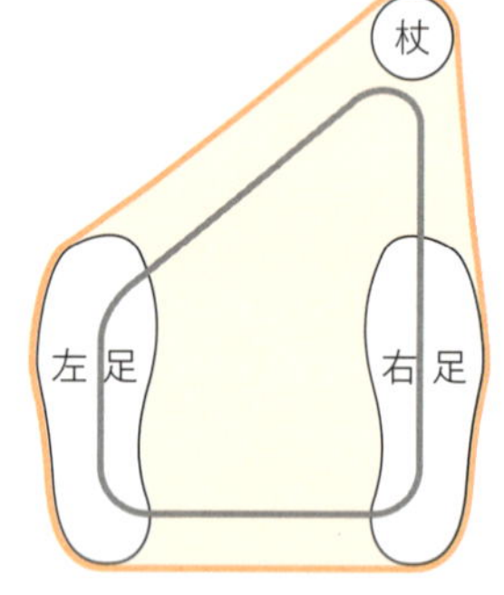

一本杖を使用した立位

物体においては，運動学的には支持基底面の端が安定性限界となるが，ヒトなどの動物においては，この図のように支持基底面内で重心を移動できる範囲は小さくなる．

図1　立位姿勢場面での安定性限界

解答

❶構え(attitude)　❷体位(position)　❸保持　❹安定性　❺定位(オリエンテーション)　❻体節間　❼身体　❽環境　❾前庭　❿体性感覚　⓫視覚　⓬身体安定性(バランス)　⓭平衡　⓮安定性限界(stability limit)　⓯支持基底面(base of support)

2 姿勢，運動制御の2つの理論[1)]

1. 反射階層理論（Monnier，1970）

- 相互に独立している諸感覚系によって駆動される，❶(　　　　　)的に組織化された❷(　　　　　)が姿勢やバランスを定めると想定した理論である．中枢神経の進化は，より単純に高度に組織化された下位中枢に，より複雑で組織化の程度の低い高位中枢が重なっていく過程である．

2. システム理論とは

- 運動制御は，❸(　　　　　)，❹(　　　　　)，❺(　　　　　)の間の相互作用から生じる．
- ❻(　　　　　)は，運動制御の異なる側面に寄与している多くのシステム間の相互作用である．
- 運動行動はその目標をめぐって組織化されている．複数のシステムが❼(　　　　　)の必要にしたがって組織化される．
- 運動に寄与する諸要素の組織化は，❽(　　　　　)の諸側面によって決定される．動き，そして感じるための戦略は，機能的課題を完成するように環境と個体の相互作用から現れる．機能的目標と環境の拘束条件が運動を決定する本質的な役割を果たしている．
- 正常な運動における感覚の役割は，刺激-応答の形式で表される反射に限定されていない．感覚は運動の❾(　　　　　)的および❿(　　　　　)的反応に寄与している．

解答

❶階層　❷反射応答　❸個体　❹課題（task）　❺環境（❸-❺順不同）　❻正常な運動　❼課題固有　❽環境　❾予期　❿適応

3 姿勢，運動制御におけるフィードフォワードとフィードバック制御(図 2)[3)]

- 姿勢制御では動作を開始する前に予測される外乱に対して先行して❶(　　　　)制御が働き，必要な姿勢が用意される．
- 予測された外乱に対する準備には❷(　　　　)とよばれる経験によって学習された身体的イメージ像を用いる．
- 内外乱が小さいうちは図 2 の右端に示すように頭頸部や体幹や四肢の局所の分節の変位による❸(　　　　)調整でバランスを保つ．
- 予測していた以上に内外乱が大きいときはフィードバック制御で再調整する．
- 図 2 の左端ような❹(　　　　)，❺(　　　　)，❻(　　　　)，❼(　　　　)，❽(　　　　)などの多重感覚の入力情報をもとに❾(　　　　)の更新が行われ，より正確な姿勢の安定性と❿(　　　　)を作り出し，最適な⓫(　　　　)制御で内外乱に対応できる．

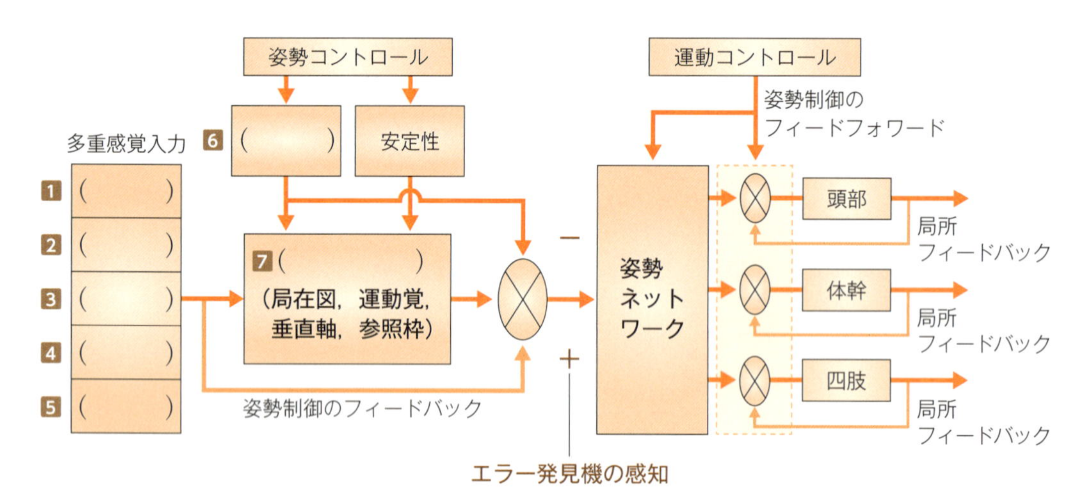

図 2　姿勢制御と運動制御の関係[3)]

解答

❶フィードフォワード　❷身体図式　❸フィードバック　❹視覚　❺前庭覚　❻固有覚
❼皮膚感覚　❽重量覚　❾身体図式　❿オリエンテーション　⓫フィードバック
1視覚　2前庭覚　3固有覚　4皮膚　5重量覚　6オリエンテーション　7身体図式

4 先行性姿勢調整機能 [3)]

- 予測的な姿勢調整，つまり❶(　　　　　)機能（anticipatory postural adjustment）とは，準備的先行性姿勢調整機能（preparatory APA's：pAPA's）と随伴的先行性姿勢調整機能（accompanying APA's：aAPA's）である．
- 準備的先行性姿勢調整機能とは，運動が起こる50～300 ms前に起こる❷(　　　　　)が主体の姿勢調整である．
- 随伴的先行性姿勢調整機能とは，運動が起こっているときに働き，❸(　　　　　)の影響を強く受ける．環境と自分の間に生じた変化を検知して姿勢を調整する．

解答

❶先行性姿勢調整　❷フィードフォワード　❸フィードバック

5 防御反応と姿勢戦略 [2)]

- 姿勢への外乱が多いほど姿勢を維持するために❶(　　　　　)を行う．安全で効率的な随意運動を可能にするため，支持基底面内に重心を❷(　　　　　)する．これらの戦略は❸(　　　　　)戦略，❹(　　　　　)戦略，❺(　　　　　)戦略とよばれる（図3）．

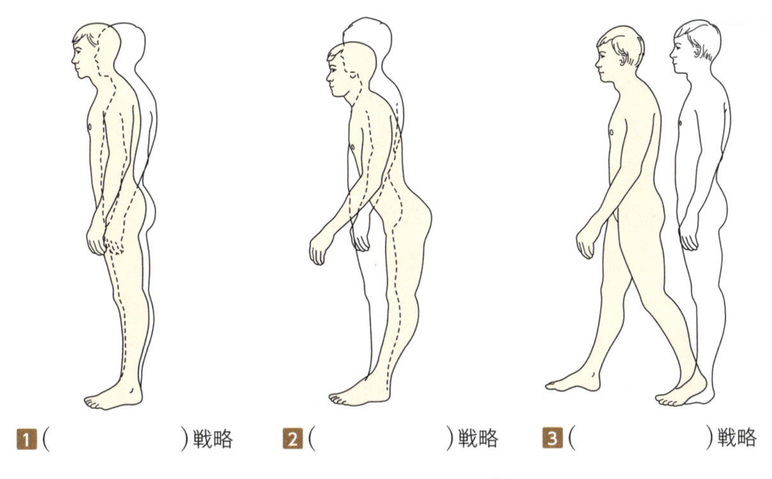

図3　防御反応と姿勢戦略 [2)]

解答

❶姿勢調整　❷維持　❸足関節　❹股関節　❺ステッピング
1 足関節　2 股関節　3 ステッピング

6 運動・姿勢制御の神経機構 [4)]

1. 運動制御

- 姿勢の❶（　　　）や❷（　　　）を必要とし，運動の反応は個々の❸（　　　）と❹（　　　）の間の相互作用に基づく．

2. 相互作用

- 協調運動を調整するために多くのシステムを利用するが，このシステムはピラミッド型の階層性（hierarchy）ではなく，活動する複数のシステムが各々並行・並列して機能するヘテラルキー（heterarchy：多頭的階層性）である．ヘテラルキーでは運動制御の異なる❺（　　　）のレベルが存在し，相互に作用する．

3. 運動制御のヘテラルキー

- 大脳皮質，脳幹，脊髄，末梢神経，上行・下行経路において相互作用する．さらに❻（　　　）の内側，外側の❼（　　　）に関する情報が中枢神経系である大脳皮質，基底核，小脳へ伝達される．

4. 運動制御に関わる中枢神経系

- ❽（　　　）と❾（　　　）の計画，開始，実行，協調，調整を行う．これらの中枢神経系は特定の運動の❿（　　　），運動の⓫（　　　）と同調性，発生する力の量を調整する．

5. 各レベルによる運動制御（図4）

- 脊髄における運動制御：反射運動や筋の共同作用，⓬（　　　）により運動の自動制御に貢献する．
- 脳幹における運動制御：中脳，橋，延髄からなる脳幹は⓭（　　　）と⓮（　　　）の運動を制御する．
- 大脳における運動制御：運動皮質から下行する⓯（　　　）は脳幹で反対側に渡り，各々の遠位筋を正確に制御する．運動皮質は⓰（　　　），⓱（　　　），⓲（　　　）に区分され，個々の協調した働きにより運動制御を行う．⓳（　　　）は身体の反対側の随意運動の制御を行う．⓴（　　　）は先行性姿勢調整を行う．体幹筋と四肢の筋を制御し，姿勢の構えをつくる．㉑（　　　）は運動の開始，頭部と眼の方向づけ，両側性の運動を制御する．
- 小脳における運動制御：小脳は速い運動をプログラムし，運動過程の修正をしたり㉒（　　　）と㉓（　　　）を相互に関連づけたりする．㉔（　　　）と㉕（　　　）を調整し，特定の運動課題の正確さ，強さ，運動のタイミングを調整する役割を行う．
- 基底核における運動制御：基底核は㉖（　　　）と㉗（　　　）の調整に重要な役割を果たす．自動的および随意的な運動の両方を制御する．

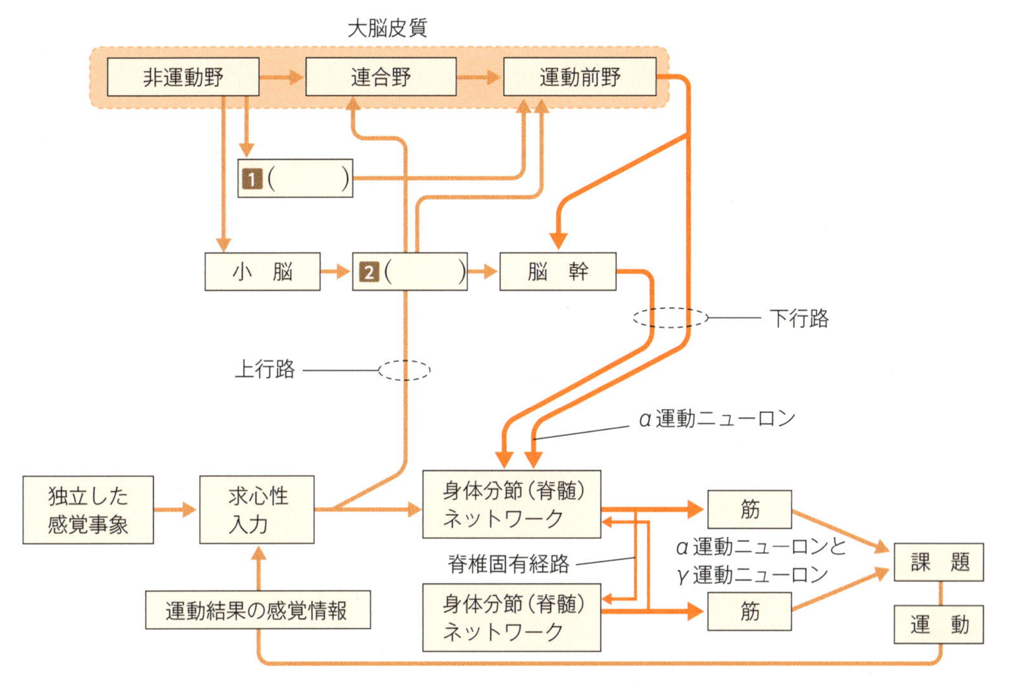

図4　運動皮質からの脊髄への外側および内側皮質脊髄路の概略

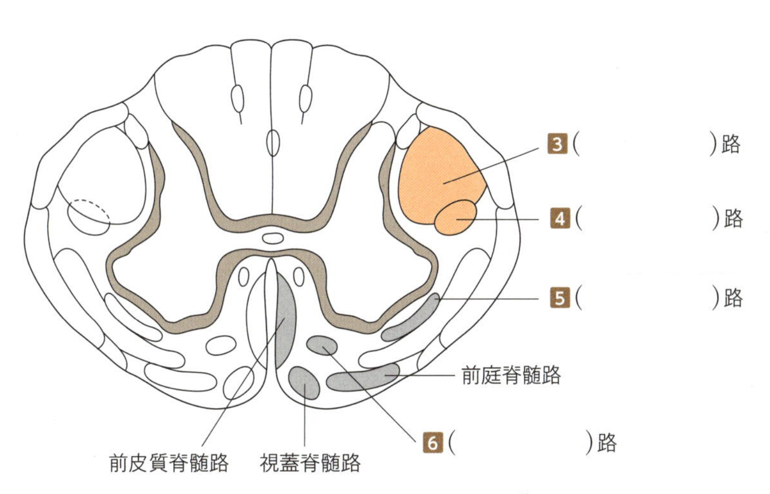

図5　脊髄内の神経路横断面（腹内側系と背外側系）[3]

解答

❶変化　❷維持　❸課題　❹環境　❺神経系　❻身体　❼環境　❽運動　❾姿勢　❿タイミング
⓫連続性　⓬パターンジェネレーター　⓭姿勢制御　⓮近位筋　⓯皮質脊髄路　⓰一次運動野
⓱運動前野　⓲補足運動野（⓰-⓲順不同）　⓳一次運動野　⓴運動前野　㉑補足運動野　㉒姿勢
㉓運動　㉔バランス　㉕協調性　㉖姿勢　㉗筋緊張
1基底核　2視床　3外側皮質脊髄　4赤核脊髄　5外側（延髄）網様体脊髄
6内側（橋）網様体脊髄

6. 運動制御の伝導路[3)]

- 腹内側系と背外側系（図 5）：オランダの Kuypers は姿勢と運動制御のための下行システムを腹内側系と背外側系の 2 つに分類した．腹内側系は脊髄の前索や前側索を下行するシステムで姿勢筋緊張の調整，体幹筋，肩甲帯，骨盤帯などの四肢の近位筋群を調整し，❶(　　　　　) を制御するなど❷(　　　　　) に関与するシステムである．背外側系は脊髄の背側索を下行し，主に四肢の運動の調整や手足の巧緻運動といった❸(　　　　　) に関与するシステムである．
- 腹内側系の運動性伝導路：腹内側系の主な経路は，❹(　　　　　)路，❺(　　　　　)路，内側前庭脊髄路，外側前庭脊髄路，視蓋脊髄路，間質核脊髄路，青斑核脊髄路，前皮質脊髄路，縫線核脊髄路である．
- 背外側系の運動性伝導路：背外側系の主な経路は❻(　　　　　)路，❼(　　　　　)路である．

解答

❶姿勢　❷安定性　❸運動　❹橋網様体脊髄　❺延髄網様体脊髄　❻外側皮質脊髄　❼赤核脊髄

Try It! 基本問題

1. 姿勢の安定性を維持するということはどういうことだろうか？

2. 先行性の姿勢調整機構が働くことには，人間にとってどのようなメリットがあるだろうか？

解答・解説

1. 抗重力的な姿勢のなかで，支持基底面の中に質量中心（center of mass：COM）を調整し，安定したバランスを維持する．
身体中枢部や上下肢の近位部の安定性などの姿勢コントロールが重要となる．私たちが地球上で生活していくうえで，さまざまな運動場面で常にバランスの維持が重要となる．バランスが保たれていなければ私たちはすぐに転倒し，怪我を負ってしまう[3]．

2. 運動を開始する前に，予測的に姿勢や重心位置を調整することで，運動準備のための安定性や構えを準備することがきる．姿勢を崩すような外乱が加わってから姿勢を調整するようなフィードバック制御だけではなく，先行的なフィードフォワード制御が働くことで人間は素早い姿勢調整にも対応できる．何度も動作を繰り返すことで学習し，適切な姿勢調整が行われる．脳卒中患者などでは運動麻痺とともに，先行的な姿勢調整が適切に行われず，転倒するリスクは増すことになる．股関節戦略，足関節戦略，ステッピング戦略など姿勢戦略は（フィードバック制御，フィードフォワード制御を含む）転倒しないよう姿勢を適切に調整する役割をもつ[3]．

参考文献

1) 中村隆一・他：基礎運動学　第6版．pp331-332，医歯薬出版，2007.
2) AS Cook, MH Woollancott（著），田中　明・田中　茂（監訳）：モーターコントロール　運動制御の理論と臨床応用　原著第2版．pp183-184，p284，医歯薬出版，2004.
3) 古澤正道，高橋幸治：脳卒中後遺症者へのボバースアプローチ　基礎編．pp46-57，運動と医学の出版社，2015.
4) PA Houglum, DB Bertoti（著），武田　功（監訳）：ブルーストローム臨床運動学　原著第6版．pp105-111，医歯薬出版，2013.

（赤松泰典）

5　肩関節複合体

- 肩関節複合体は，胸骨，❶(　　　　)骨，❷(　　　　)骨，❸(　　　　)骨から成り，肩甲上腕関節（関節上腕関節），肩鎖関節，胸鎖関節で構成される．
- ❹(　　　　)関節は解剖学的な関節ではないが肩関節複合体の運動に重要で，烏口肩峰アーチ・肩峰下滑液包・回旋筋腱板を中心とする機能的（生理的）関節である❺(　　　　)関節（肩峰下関節，上腕上方関節）とともに肩関節複合体に含むことがある．
- 一般に“肩関節”とは❻(　　　　)関節を指し，肩関節複合体の要素の一つにすぎない．

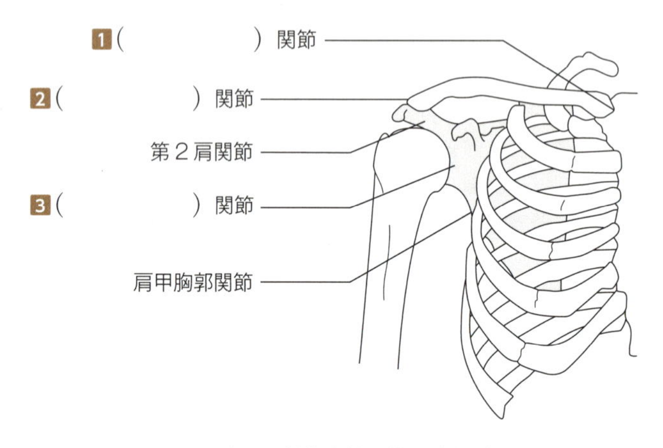

図１　右肩関節複合体の構成（前面）

解答

❶鎖　❷肩甲　❸上腕　❹肩甲胸郭　❺第２肩　❻肩甲上腕
1胸鎖　2肩鎖　3肩甲上腕

骨　格

1　胸　骨

- 胸郭前部の正中にある扁平な骨である．

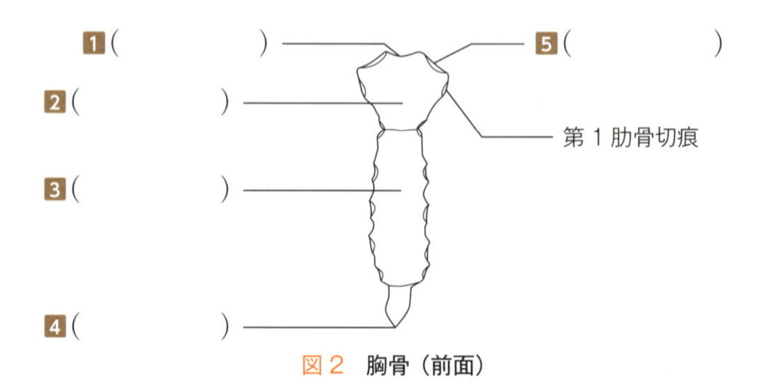

図２　胸骨（前面）

解答

1頸切痕　2胸骨柄　3胸骨体　4剣状突起　5鎖骨切痕

2 鎖　骨

- ❶(　　　　) 字状に弯曲しており，内側は❷(　　　　) に凸，外側は❸(　　　　) に凸である．
- 体幹と上肢を直接連結する唯一の骨で，❹(　　　　) することが多い骨である．

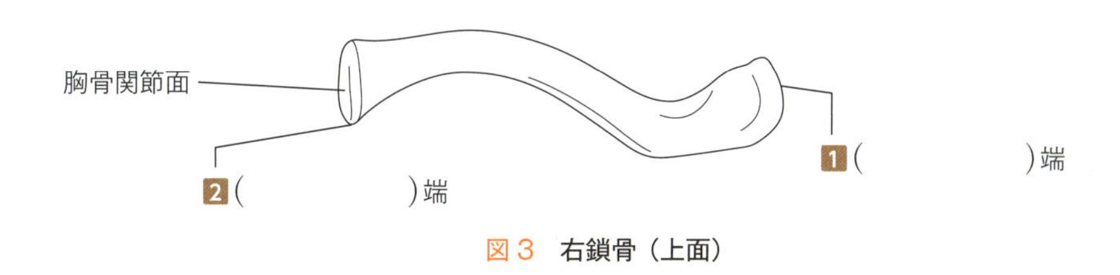

図3　右鎖骨（上面）

解答

❶S　❷前　❸後ろ　❹骨折　　1肩峰　2胸骨

3 肩甲骨

- 三角形の扁平な骨である．
- 前面は肋骨に面して❶(　　　　) 面ともいい，少しくぼんでいる．
- 後面は背面で，上 1/3 程度を内側の❷(　　　　) から外側前上方の肩峰まで肩甲棘が横切る．
- 肩甲棘の上部のくぼみを棘上窩，下部のくぼみを棘下窩という．
- 安静肢位で肩甲骨は第❸(　　　　) 胸椎～第❹(　　　　) 胸椎棘突起間に位置し，棘三角は第❺(　　　　) 胸椎の高さ，内側縁と後正中線（棘突起列）間は 5～6 cm である．
- 肩甲骨は前額面に対して❻(　　　　)°～45°，鎖骨に対して❼(　　　　)°～65° の角度をもつ[1]．

解答

❶肋骨　❷棘三角　❸2　❹7　❺3　❻30　❼50

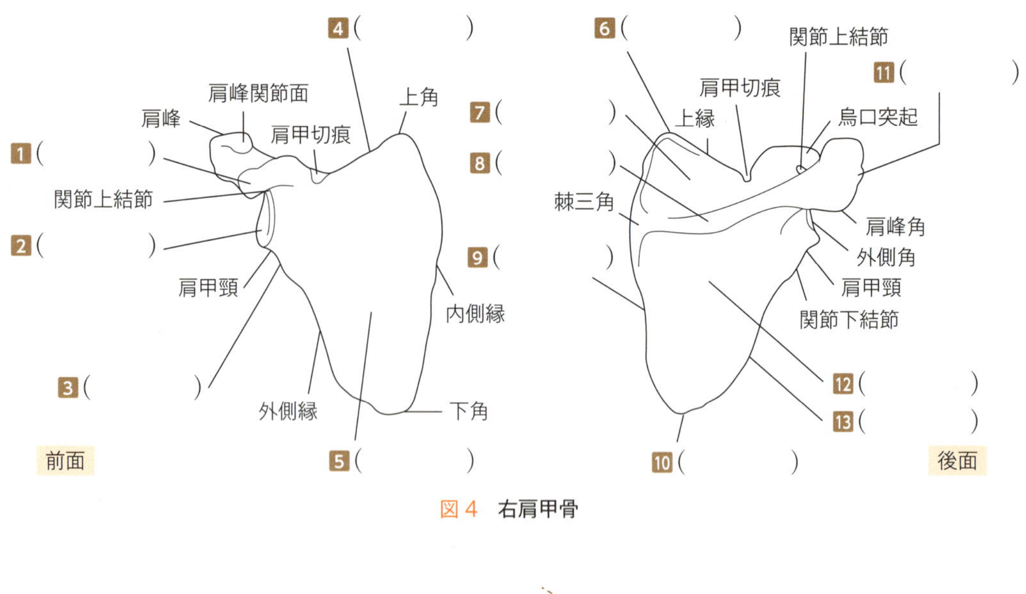

図 4　右肩甲骨

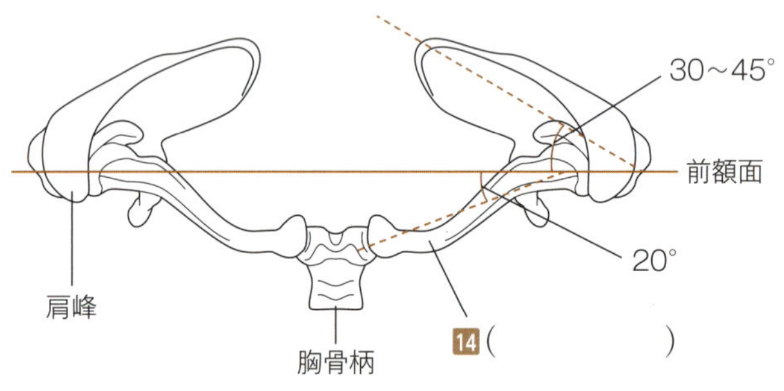

図 5　肩甲骨の前額面または鎖骨に対する角度
（上から見た肩甲骨・鎖骨・胸郭・上腕骨）

解答

1 烏口突起　2 関節窩　3 関節下結節　4 上縁　5 肩甲下窩　6 上角　7 棘上窩　8 肩甲棘
9 内側縁　10 下角　11 肩峰　12 棘下窩　13 外側縁　14 鎖骨

4　上腕骨（近位部）

- 上腕骨頭は凸型で，上腕骨頭の遠位に大きく丸い隆起である大結節，その内側に小さく鋭い隆起である小結節がある．
- 大結節と小結節の間のくぼみを❶(　　　　)（上腕二頭筋腱溝）といい，上腕二頭筋長頭腱が走行している．
- 上腕骨頭は上腕骨長軸に対して約❷(　　　　)°の角度をもち，これを❸(　　　　)という．
- 上腕骨頭は内側上顆と外側上顆を結ぶ線に対して後方へ約❹(　　　　)°捻転しており，❺(　　　　)とよばれる．
- 頸体角と後捻角によって，上腕骨頭は肩甲骨関節窩に適合している（図 7）．

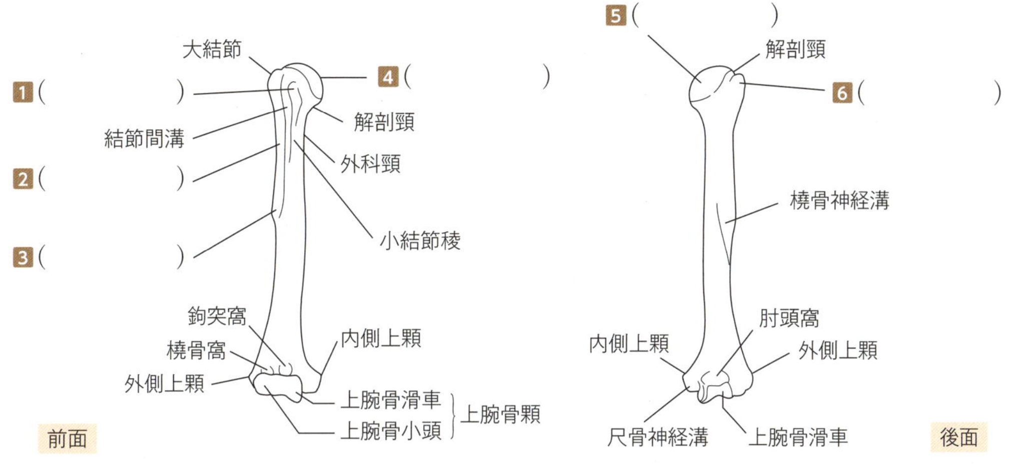

図6　右上腕骨

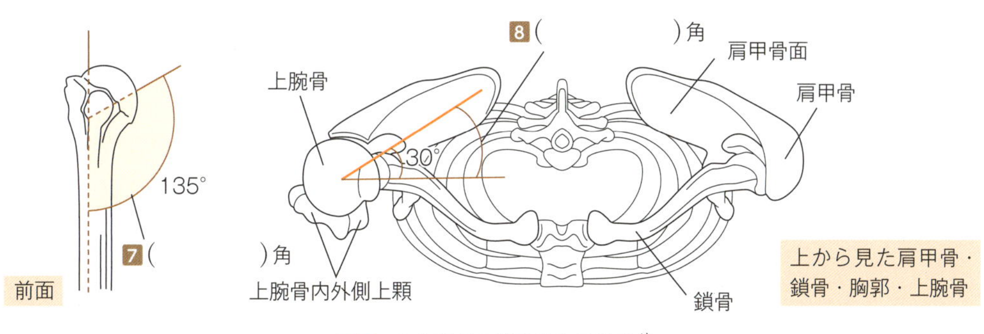

図7　右上腕骨の頸体角と後捻角[1)]

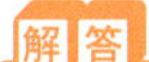

❶結節間溝　❷135　❸頸体角　❹30　❺後捻角

1小結節　2大結節稜　3三角筋粗面　4上腕骨頭　5上腕骨頭　6大結節　7頸体　8後捻

関節と運動

1　胸鎖関節

1. 構成と概要

- 鎖骨の胸骨関節面と胸骨の❶(　　　　　)によって構成され，上肢と体幹を直接連結する唯一の関節で，厚い靱帯，関節円板，関節包によって支持され安定性を保つ．

2. 種類と運動自由度[1,2,3)]

- ❷(　　　　　)関節に分類されるが，❸(　　　　　)により球関節機能を有し，運動自由度は❹(　　　　　)である．

解答

❶鎖骨切痕　❷鞍　❸関節円板　❹3

3. 関節包内運動 [1,2]

- ❶(　　　　)，❷(　　　　)，❸(　　　　) が起こるとされる．
- 挙上時には胸骨の凹面上で鎖骨の凸面が上方への転がりと下方へのすべりが同時に起こる（図8）．
- 下制時には胸骨上で鎖骨が下方への転がりと上方へのすべりが同時に起こる．
- 軸回旋は関節円板上で鎖骨頭部が回旋する．

4. 主な靱帯

- ❹(　　　　) 靱帯と❺(　　　　) 靱帯は鎖骨と胸骨柄をしっかり連結して関節包とともに❻(　　　　) 安定性を保つ．
- 鎖骨間靱帯は胸骨頸切痕部を覆い，両鎖骨内側上部を連結して，鎖骨の❼(　　　　) 安定性を保つ．
- 肋鎖靱帯は鎖骨と第1肋骨を前部線維と後部線維により連結して，鎖骨の下制以外の運動を制限する．

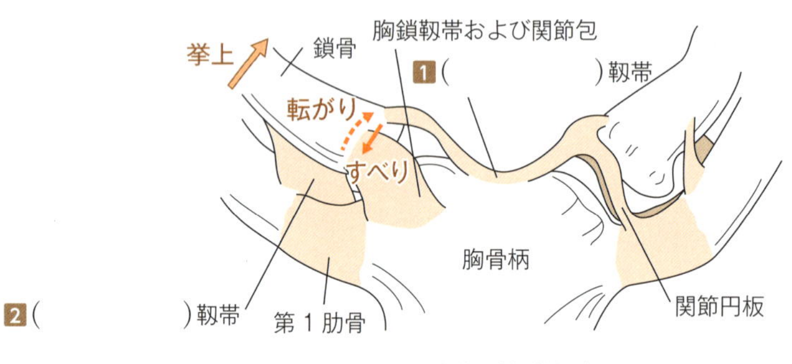

図8　胸鎖関節（前面）

5. 関節の運動 [1,2]

- 鎖骨は3つの運動軸の運動を行い，❽(　　　　)(30～45°) と❾(　　　　)(5～10°)，❿(　　　　)(15～30°) と⓫(　　　　)(15～30°)，⓬(　　　　)(安静肢位から40～50°後方回旋，安静肢位に戻す運動が前方回旋) がある．
- 鎖骨はS字状の形状のため鎖骨の後方回旋によって⓭(　　　　) 端は高位となり，肩甲骨の⓮(　　　　) や⓯(　　　　) に貢献する．
- 胸鎖関節は肩甲骨のすべての動きに関与するため，胸鎖関節に運動制限が起これば肩関節複合体の運動が制限される．

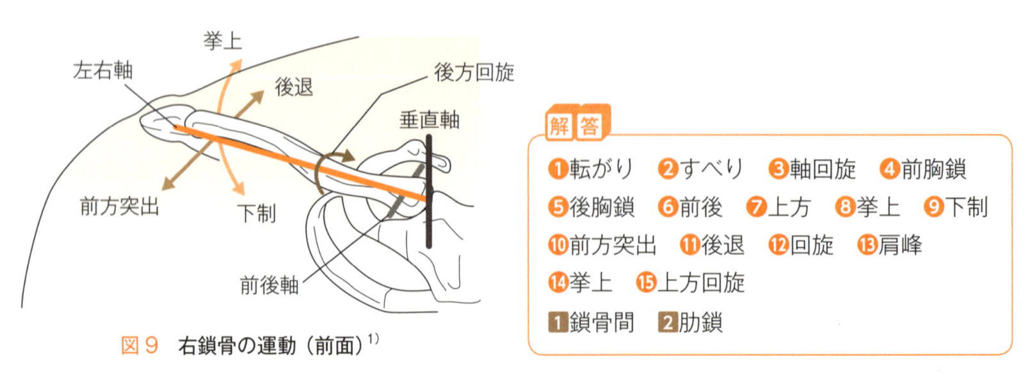

図9　右鎖骨の運動（前面）[1]

解答

❶転がり　❷すべり　❸軸回旋　❹前胸鎖
❺後胸鎖　❻前後　❼上方　❽挙上　❾下制
❿前方突出　⓫後退　⓬回旋　⓭肩峰
⓮挙上　⓯上方回旋
1鎖骨間　2肋鎖

2 肩鎖関節

1. 構成と概要

- 肩甲骨肩峰内側縁の関節面と鎖骨肩峰端の❶（　　　　　）によって構成される．

2. 種類と運動自由度[1,2,3]

- ❷（　　　　　）関節に分類されるが，多くは完全または不完全な❸（　　　　　）をもち，運動自由度は❹（　　　　　）である．

3. 関節包内運動[1]

- 転がり運動やすべり運動は起こらないとされている．

4. 主な靱帯（図 10）

- 肩鎖靱帯は関節包を補強し，鎖骨と肩峰を連結して肩甲骨の脱臼を防ぎ，肩甲骨と鎖骨の運動に関与している．
- 烏口鎖骨靱帯は鎖骨下面と肩甲骨烏口突起の間に張る強い靱帯で脱臼を防ぎ，肩甲骨を鎖骨から吊り下げる役割をもつ．
- 烏口鎖骨靱帯は前外側部の菱形靱帯と後内側部の円錐靱帯に分けられる．

5. 関節の運動（図 11）

- 3つの運動軸の運動を行い，わずかな回旋運動で肩甲骨の運動に関与する．
- 運動そのものは小さいが，❺（　　　　　）関節による肩甲骨の運動を微調整し，肩関節複合体の運動において胸郭上に肩甲骨を保持する役割をもつ[1,2]．
- 肩鎖関節の前後軸での運動として肩甲骨の上方回旋・下方回旋がある（肩甲胸郭関節を参照）．
- 垂直軸での運動として肩甲骨の内側傾斜－外側傾斜がある．
- ❻（　　　　　）は肩甲骨関節窩が前方に向く運動で，❼（　　　　　）は肩甲骨関節窩が外側を向く運動である．
- 内外側軸での運動として前方傾斜－後方傾斜がある．
- ❽（　　　　　）は肩甲骨上縁が前方に移動するとともに肩甲骨下角が胸郭から離れる運動で，❾（　　　　　）はその反対の運動である．

解答

❶肩峰関節面　❷平面　❸関節円板　❹3　❺胸鎖　❻内側傾斜　❼外側傾斜　❽前方傾斜　❾後方傾斜

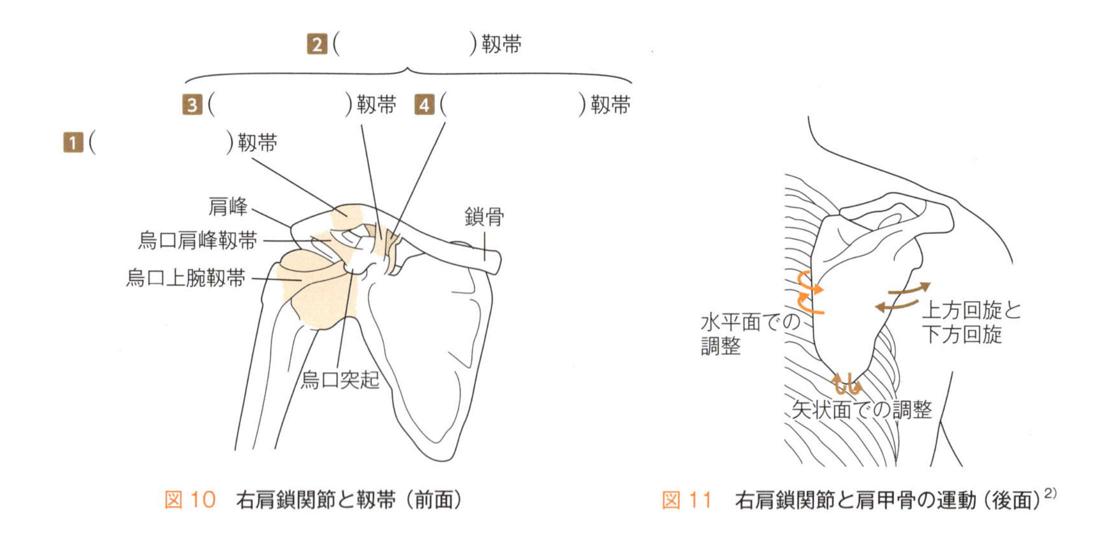

図10　右肩鎖関節と靱帯（前面）

図11　右肩鎖関節と肩甲骨の運動（後面）[2)]

解答

1肩鎖　2烏口鎖骨　3菱形　4円錐

3 肩甲胸郭関節

- 肩甲胸郭関節は解剖学的関節ではない．骨性の連結がないため，❶(　　　　　) 関節または生理的関節とよばれている．
- 肩甲骨と胸郭後壁は軟部組織によって隔てられており，多くの運動は肩甲骨に付着する筋の筋膜と胸郭上の筋膜との間で起こっている．
- 肩甲胸郭関節の運動は，❷(　　　　　) 関節と❸(　　　　　) 関節の運動から直接的な影響を受け，肩甲胸郭関節の運動は胸郭後壁を移動する肩甲骨の運動として表す．
- 肩甲胸郭関節には，肩関節の関節可動域を拡大させる機能，肩関節の❹(　　　　　) を与える機能，応力を緩衝して損傷を防止する機能，プッシュアップなど身体を上方へ押し上げる機能などがある[1)]．

1. 肩甲骨の挙上と下制

- 肩甲骨の上方へのすべりを挙上といい，たとえば肩をすくめる動作で起こる．
- 胸鎖関節での鎖骨の❺(　　　　　) と，肩鎖関節の繊細な下方回旋運動によって肩甲骨と胸郭の位置関係は維持される．
- 肩鎖関節は肩甲骨挙上において肩甲骨を垂直位に保つように働く．
- 下方へのすべりを下制といい，たとえば肩をすくめてから静止肢位に戻すときに起こる．
- 胸鎖関節での鎖骨の❻(　　　　　) と肩鎖関節の繊細な上方回旋運動での調整による．

2. 肩甲骨の外転（前方突出）と内転（後退）

- 正中線を離れる肩甲骨のすべりを外転または前方突出といい，体の前で両肘を合わせるような動作で起こる．
- 胸鎖関節での鎖骨の❼（　　　　）と，肩鎖関節は胸郭上に肩甲骨の位置を維持する調整を行う．
- どちらかの運動が制限されると，互いに代償することで影響を最小限にする．
- 正中線に近づく肩甲骨のすべりを内転または後退といい，たとえば体の前で両肘を合わせてから静止肢位に戻すときに起こる．
- 胸鎖関節の鎖骨の❽（　　　　）と肩鎖関節の調整によって肩甲骨の位置を維持する．

3. 肩甲骨の上方回旋と下方回旋

- 肩甲骨の上方回旋は肩甲骨関節窩を上に向ける運動で，最大上方回旋は肩関節屈曲180°によって生じる．
- 胸鎖関節での鎖骨の❾（　　　　）と肩鎖関節は肩甲骨の上方回旋を完成させるとともに，胸郭上に肩甲骨の位置を維持する．
- 肩甲骨の下方回旋は肩甲骨関節窩を下に向ける運動で，最大下方回旋は肩関節最大伸展によって生じる．
- 胸鎖関節での鎖骨の❿（　　　　）と肩鎖関節の運動で肩甲骨の下方回旋は完成する．

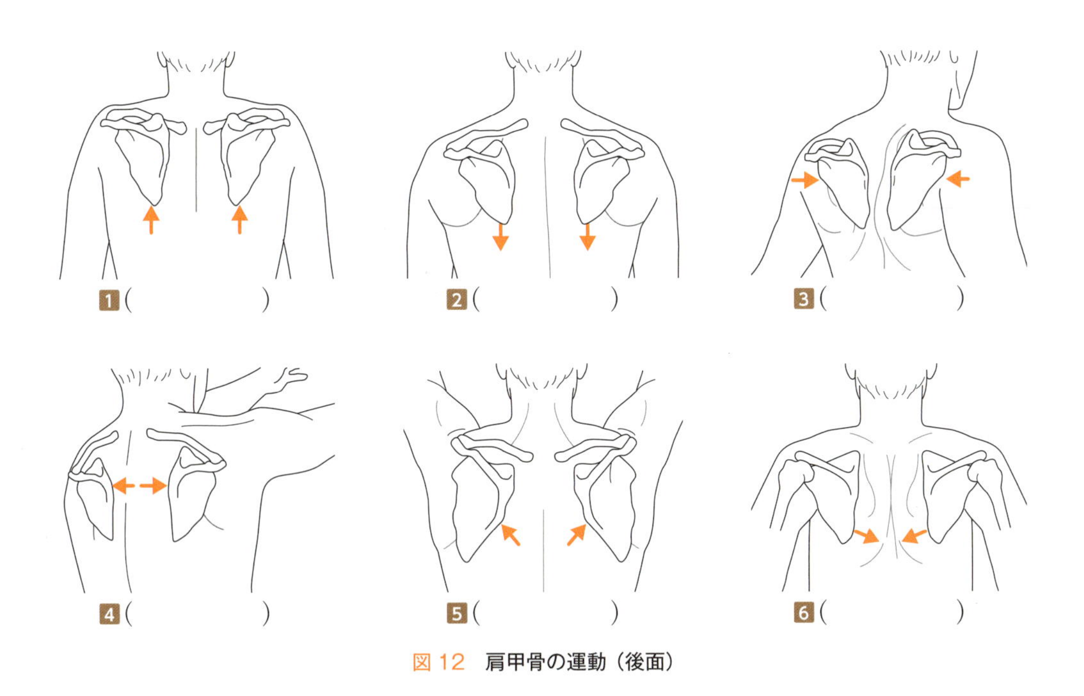

図 12　肩甲骨の運動（後面）

解答

❶機能的　❷胸鎖　❸肩鎖　❹安定性　❺挙上　❻下制　❼前方突出　❽後退　❾挙上　❿下制
1挙上　2下制　3内転　4外転　5上方回旋　6下方回旋

4 肩甲上腕関節（関節上腕関節）

1. 構成と概要

- 凹面の肩甲骨関節窩と凸面の❶(　　　　)で構成され，それらの大きさの比は1：❷(　　　　)である[4)].
- 肩甲骨関節窩から上腕骨解剖頸までゆるい❸(　　　　)で覆われており，軟骨性の❹(　　　　)は関節窩の深さを補い関節適合性を高める役割と，関節面の接触領域を増して応力を減少させる機能がある.
- 肩甲上腕関節の構造は不安定なため❺(　　　　)が起こりやすい.

2. 種類と運動自由度[1,2,3)]

- ❻(　　　　)関節に分類され，運動自由度は❼(　　　　)である.

3. 関節包内運動[1)]

- 上腕骨頭の❽(　　　　)運動と❾(　　　　)運動の両方が起こる.

4. 主な靱帯

- 主な靱帯には，烏口上腕靱帯，烏口肩峰靱帯，❿(　　　　)靱帯がある.

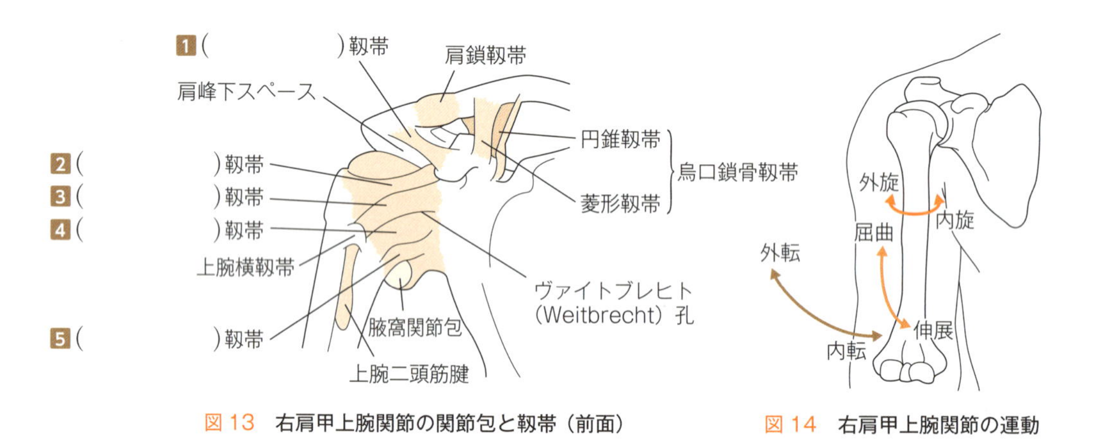

図13　右肩甲上腕関節の関節包と靱帯（前面）

図14　右肩甲上腕関節の運動

5. 関節の運動

- 3つの軸の運動は，内外側軸での運動である⓫(　　　　)・⓬(　　　　)，前後軸での運動である⓭(　　　　)・⓮(　　　　)，垂直軸での運動である⓯(　　　　)・⓰(　　　　)がある.
- ほかに肩関節90°外転位での水平屈曲（水平内転）・水平伸展（水平外転）の運動がある.

解答

❶上腕骨頭　❷3　❸関節包　❹関節唇　❺脱臼　❻球　❼3　❽転がり　❾すべり
❿関節上腕　⓫屈曲　⓬伸展　⓭外転　⓮内転　⓯外旋　⓰内旋
1烏口肩峰　2烏口上腕　3上関節上腕　4中関節上腕　5下関節上腕

1. 烏口上腕靱帯（coraco-humeral ligament）

- 烏口上腕靱帯は肩甲骨❶(　　　　) と上腕骨❷(　　　　) 前面および小結節とをつなぐ靱帯で，多くの例で小胸筋からの腱線維が合流する[5].
- 安静肢位で重力による下方への❸(　　　　) に抗して，下垂した上肢を支持する機能がある．この靱帯がゆるむと，骨頭の❹(　　　　) 方不安定性が生じる．
- 下垂位において肩関節❺(　　　　) 位でゆるみ，❻(　　　　) 位で緊張することから，肩関節外旋を制限する機能がある（図 15）.
- 烏口上腕靱帯は肩関節❼(　　　　)・屈曲・水平屈曲でゆるんで，❽(　　　　)・伸展・水平伸展で緊張する．

2. 烏口肩峰靱帯（coraco-acromial ligament）

- 烏口肩峰靱帯は❾(　　　　) から❿(　　　　) に付く靱帯で，烏口突起，烏口肩峰靱帯，肩峰を合わせて⓫(　　　　) または烏口肩峰弓（coraco-acromial arch）とよぶ．
- 第 2 肩関節の中心となる構造である．
- 烏口肩峰靱帯は上腕骨頭の⓬(　　　　) または脱臼を防止する機能と，棘上筋を上方から押さえることで上腕骨大結節にかかる牽引ベクトルを関節窩の方向へ変換し，上腕骨頭の肩甲骨関節窩への⓭(　　　　) を増大させる機能がある（図 16）[5].
- 烏口肩峰靱帯の肥厚は肩峰下⓮(　　　　) 症候群の要因の一つになる．

3. 関節上腕靱帯（gleno-humeral ligament，肩関節包靱帯）

- 上・中・下関節上腕靱帯は全体として Z 字状を成し，肩関節⓯(　　　　) 面を補強する．
- 関節窩および関節唇から関節包の肥厚を形成して上腕骨頸部と小結節に付く．
- 上関節上腕靱帯と中関節上腕靱帯との間の関節包には⓰(　　　　) 孔という脆弱な部分があり，肩甲上腕関節の⓱(　　　　) の好発部位である．
- 上関節上腕靱帯と中関節上腕靱帯は，下垂した上肢を支持する役割と軽度外転位での⓲(　　　　) を制限する役割がある．
- 下関節上腕靱帯は⓳(　　　　) の一部を成し，肩関節⓴(　　　　) 時の主な安定化機構である．

解答

❶烏口突起　❷大結節　❸牽引力　❹下　❺内旋　❻外旋　❼外転　❽内転　❾烏口突起
❿肩峰　⓫烏口肩峰アーチ　⓬上昇　⓭求心力　⓮インピンジメント　⓯前
⓰ヴァイトブレヒト（Weitbrecht）　⓱前方脱臼　⓲外旋　⓳腋窩関節包　⓴外転

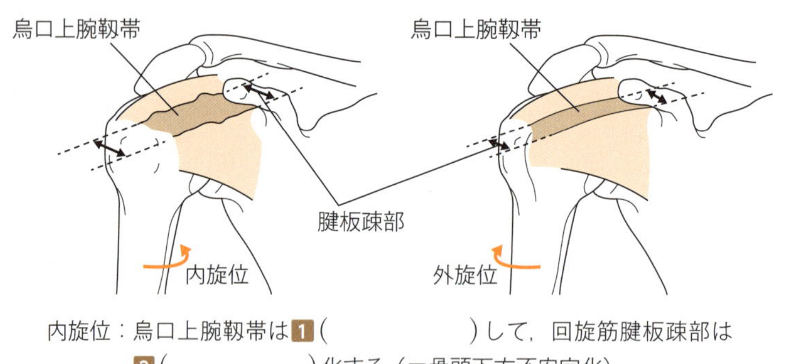

内旋位：烏口上腕靱帯は1(　　　　　)して，回旋筋腱板疎部は
2(　　　　　)化する（＝骨頭下方不安定化）．
外旋位：烏口上腕靱帯は3(　　　　　)して，回旋筋腱板疎部は
4(　　　　　)化する（＝骨頭安定化）．

図15　右肩関節内旋位・外旋位における烏口上腕靱帯（前面）[5)]

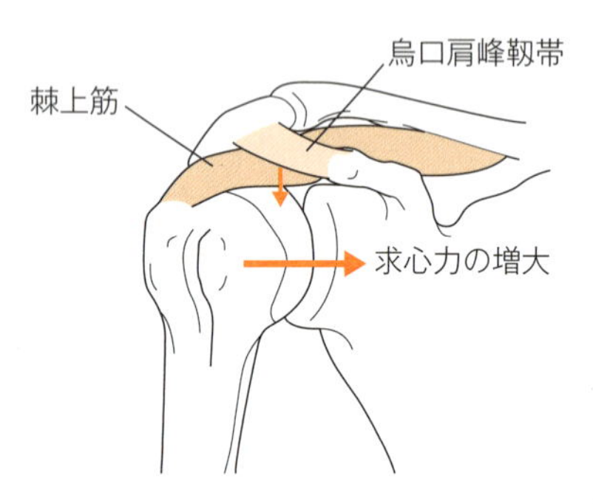

図16　右烏口肩峰靱帯による滑車作用（前面）[5)]

解答
1弛緩　2拡大　3緊張　4狭小

5　第2肩関節（肩峰下関節，上腕上方関節　図1，図13）

- 第2肩関節は解剖学的関節ではない．肩峰，烏口肩峰靱帯，烏口突起で構成される❶(　　　　　)または烏口肩峰弓と，その下部の緩衝作用をもつ❷(　　　　　)を中心とする機能的（生理的）関節である．
- 烏口肩峰アーチと上腕骨頭との間を❸(　　　　　)という．
- ❸には重要な軟部組織構造があり，これには❹(　　　　　)筋・腱，❺(　　　　　)筋長頭腱，肩峰下滑液包，関節包上部が含まれる．
- 回旋筋腱板（とくに棘上筋）と上腕二頭筋長頭腱は肩甲上腕関節の❻(　　　　　)を防いでいる．
- 回旋筋腱板と長頭腱による骨頭上方化の抑制が機能しないと，関節の運動軸は上方に移動してしまい上腕骨頭と肩峰に❼(　　　　　)または擦れ合いが起こる．これが，肩峰下❽(　　　　　)症候群の起こるメカニズムである．（→本章「筋の機能 3 回旋筋腱板」参照）

解答
❶烏口肩峰アーチ　❷肩峰下滑液包　❸肩峰下スペース　❹棘上　❺上腕二頭　❻上方脱臼
❼衝突　❽インピンジメント

6 肩甲上腕リズム

- 肩関節複合体を構成する関節は，❶(　　　　　) して作用することによって単独で働くよりも大きな上腕の運動を提供する．
- 肩関節複合体は，上肢機能を最適化するために関節窩と上腕骨頭を適切に連携するとともに，胸郭上に肩甲骨の正確な位置を❷(　　　　　) する．
- 肩関節での上腕の挙上には屈曲（前方挙上）と外転（側方挙上）があるが，肩甲上腕関節❸(　　　　　) または❹(　　　　　) では肩甲骨❺(　　　　　) が同時に起こり，これを❻(　　　　　)(scapulo-humeral rhythm) とよぶ[4]．
- 挙上運動の全体を通して肩甲骨と上腕骨が関与するが，挙上運動の初期相はセッティング・フェイズ（the setting phase）とよばれ各個人で異なること，外転❼(　　　　　)°～170°では肩甲上腕関節と肩甲胸郭関節の運動が❽(　　　　　)：1 の比率で起こると報告されている[1,6]．
- 最近の研究では，肩甲上腕関節と肩甲胸郭関節の多様なタイミングが報告されているが，挙上運動 180°のうち肩甲上腕関節で❾(　　　　　)°外転，肩甲胸郭関節で❿(　　　　　)°上方回旋が関与することに変わりない[1]．
- 肩甲上腕リズムにおいて，肩甲胸郭関節での運動は⓫(　　　　　) 関節と⓬(　　　　　) 関節の複合運動によって行われる．
- 肩甲胸郭関節の 60°⓭(　　　　　) では，胸鎖関節の⓮(　　　　　)°挙上と肩鎖関節の⓯(　　　　　)°上方回旋が起こる（図 17）．

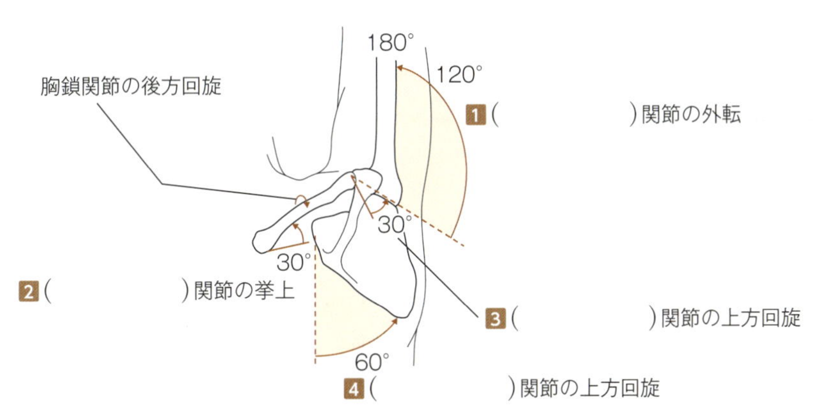

図 17　肩関節複合体と肩甲上腕リズム（右肩関節複合体の後面）[15]

解答

❶共同　❷維持　❸屈曲　❹外転　❺上方回旋　❻肩甲上腕リズム　❼30　❽2　❾120　❿60　⓫胸鎖　⓬肩鎖　⓭上方回旋　⓮30　⓯30
1肩甲上腕　2胸鎖　3肩鎖　4肩甲胸郭

筋と運動（肩甲胸郭関節）

1 肩甲骨の運動に関与する筋の解剖

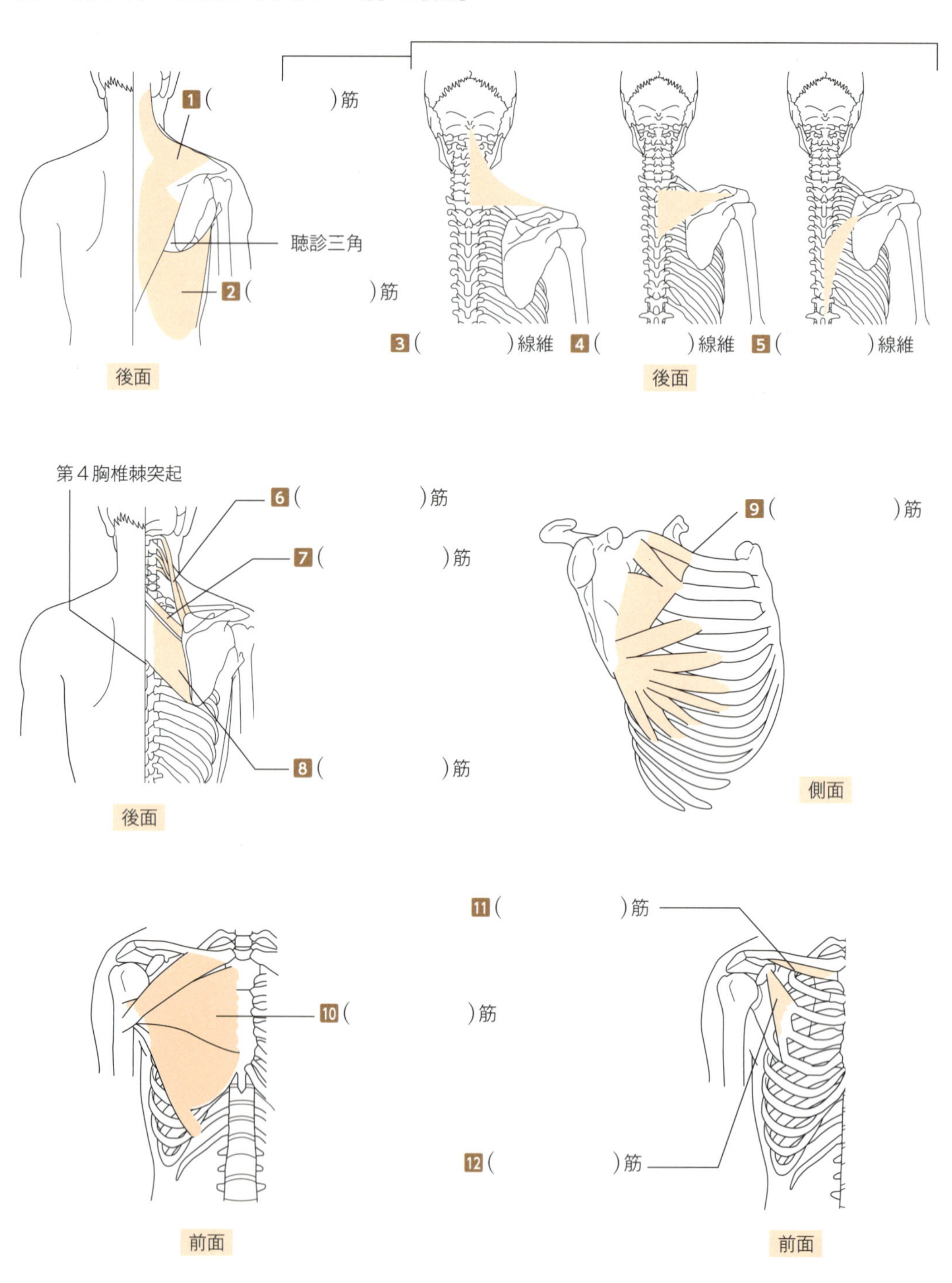

解答

1僧帽　2広背　3上部　4中部　5下部　6肩甲挙　7小菱形　8大菱形　9前鋸　10大胸　11鎖骨下　12小胸

2 肩甲骨の運動に関与する筋の特徴

● 各筋の起始・停止・支配神経・作用を覚えよう．

筋名	起始	停止	支配神経，髄節レベル	作用
僧帽筋　上部線維 （trapezius m., upper fiber）	外後頭隆起，項靱帯 C7 棘突起	鎖骨外側 1/3	副神経，頸神経 C2-4	肩甲骨挙上・上方回旋・△内転
僧帽筋　中部線維 （trapezius m., middle f.）	Th1-5 棘突起	肩峰（中央部），肩甲棘	副神経，頸神経 C2-4	肩甲骨内転
僧帽筋　下部線維 （trapezius m., lower f.）	Th6-12 棘突起	肩甲棘（内側縁に近い，上方の縁）	副神経，頸神経 C2-4	肩甲骨下制・上方回旋・△内転
肩甲挙筋 （levator scapulae m.）	C1-4 横突起結節	肩甲骨上角，内側縁上部	肩甲背神経，頸神経 C2-5	肩甲骨挙上・△下方回旋・頸部回旋
小菱形筋 （rhomboid minor m.）	C6-7 棘突起，項靱帯下部	肩甲骨内側縁	肩甲背神経 C(4), 5, (6)	肩甲骨挙上・内転・下方回旋
大菱形筋 （rhomboid major m.）	Th1-4 棘突起	肩甲骨内側縁	肩甲背神経 C(4), 5, (6)	肩甲骨挙上・内転・下方回旋
前鋸筋 （serratus anterior m.）	第 1～9 肋骨	肩甲骨内側縁	長胸神経 C5-7	肩甲骨外転・上方回旋
小胸筋 （pectoralis minor m.）	第 3～5 肋骨	肩甲骨烏口突起	内側・外側胸筋神経 C7-Th1	肩甲骨下制・外転・下方回旋
鎖骨下筋 （subclavius m.）	第 1 肋骨とその軟骨部	鎖骨の下面	鎖骨下筋神経 C5-6	肩甲骨下制・鎖骨外側下制

（△：補助動筋）

（中村隆一・他：基礎運動学　第 6 版補訂．医歯薬出版，2012 より改変）

3 肩甲骨の運動に関与する筋の起始・停止・走行

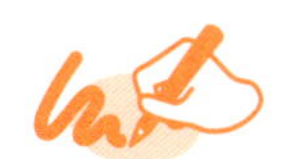

● 運動をイメージしながら，関与する筋をなぞって色を塗ろう．

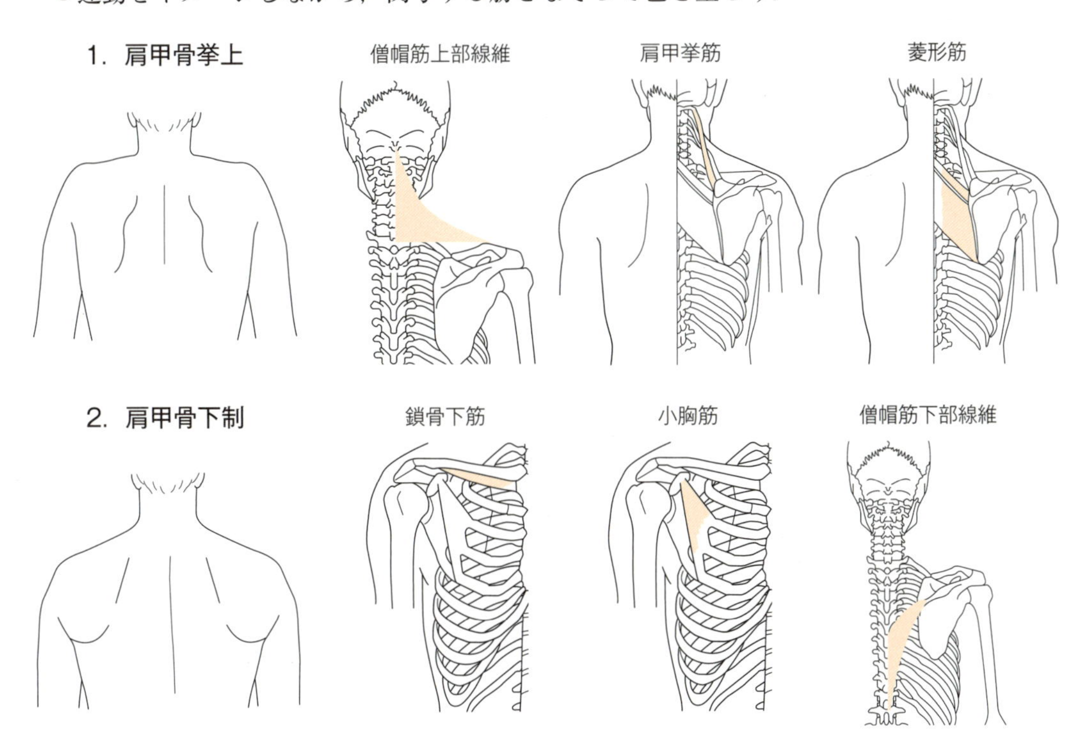

3. 肩甲骨外転（前方突出）

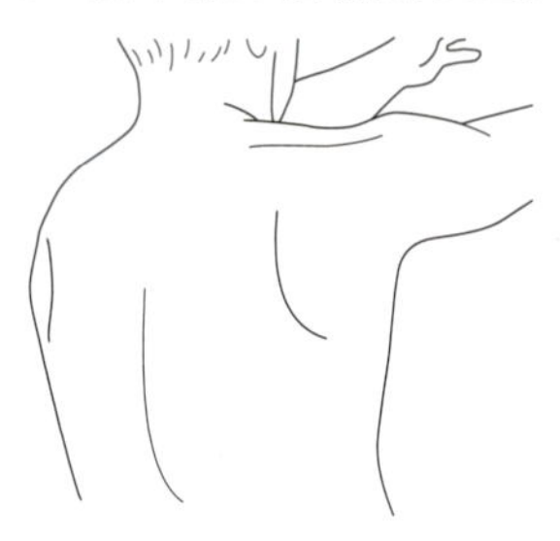

小胸筋

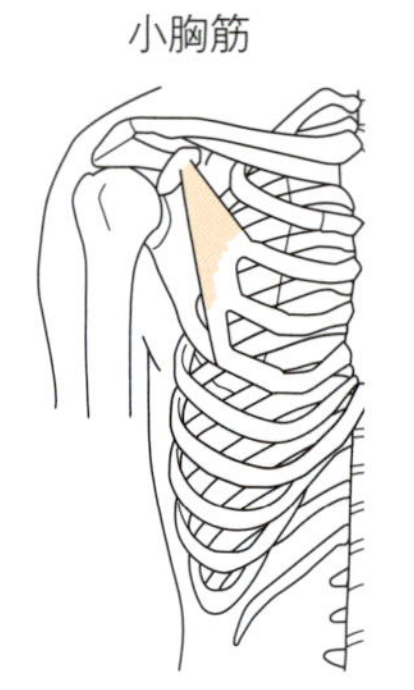

前鋸筋

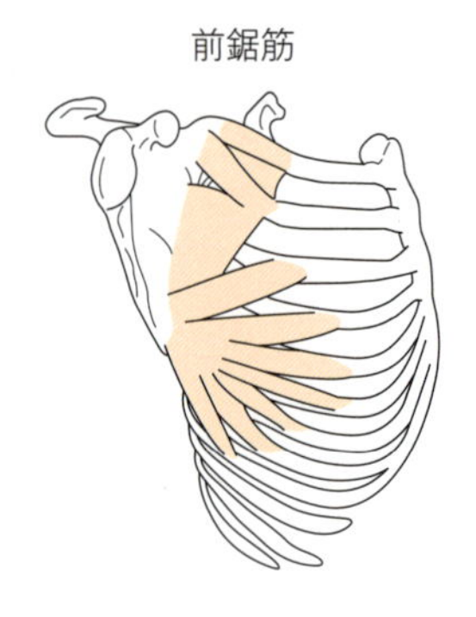

4. 肩甲骨内転（後退）

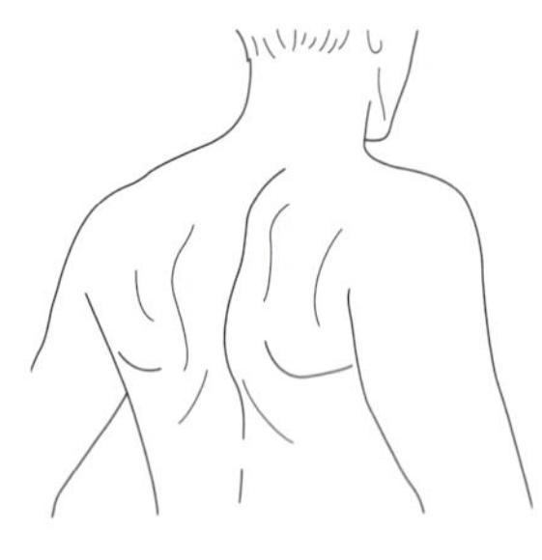

（補助動筋）僧帽筋上部線維，僧帽筋下部線維

僧帽筋中部線維

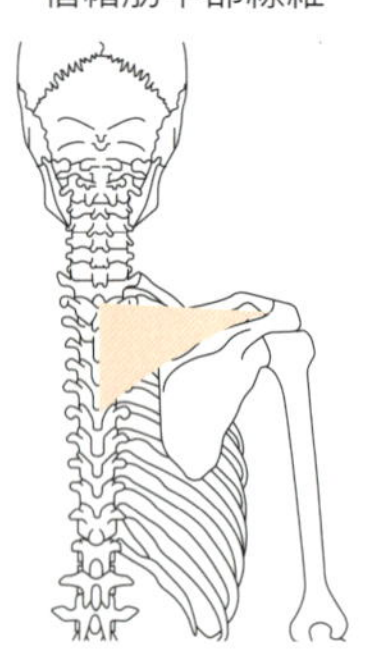

菱形筋

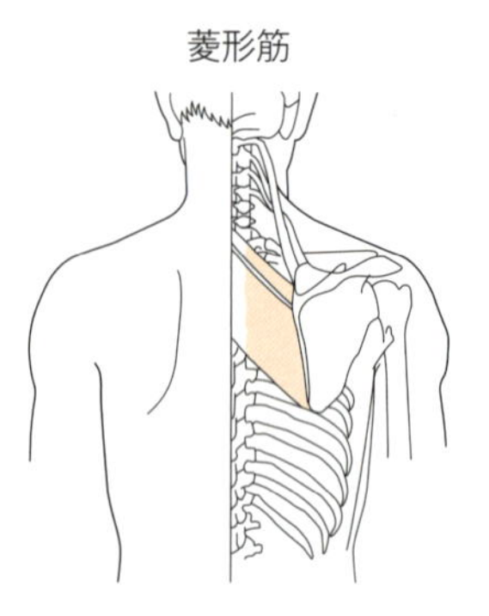

5. 肩甲骨上方回旋

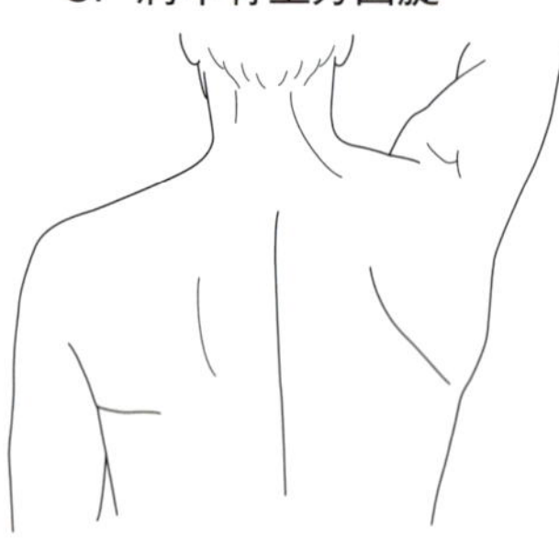

前鋸筋

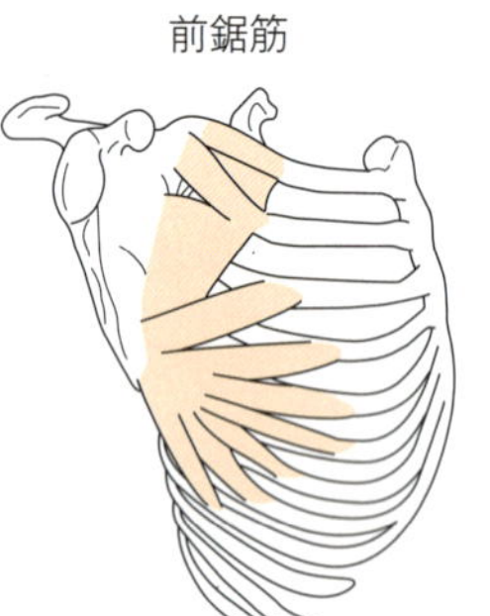

僧帽筋上部線維

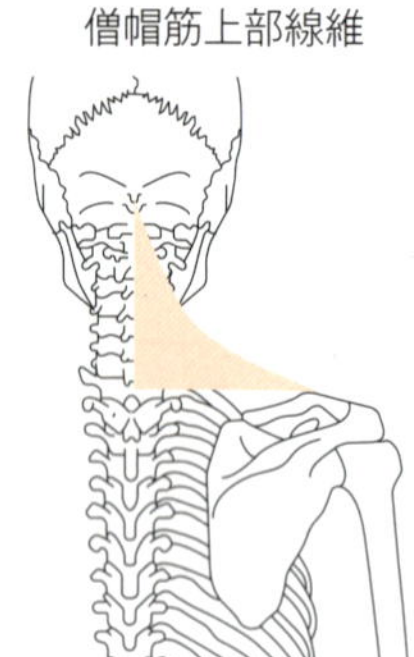

僧帽筋下部線維

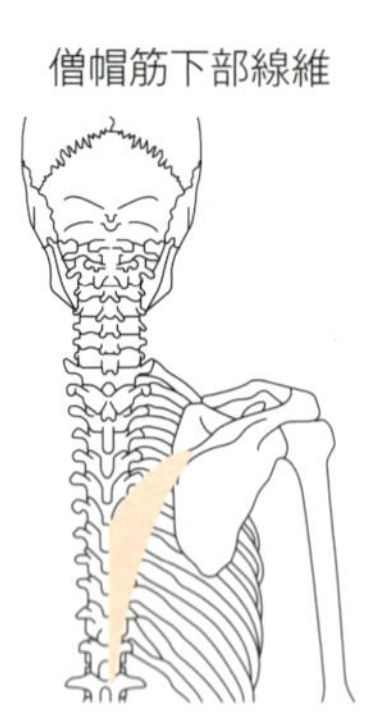

6. 肩甲骨下方回旋

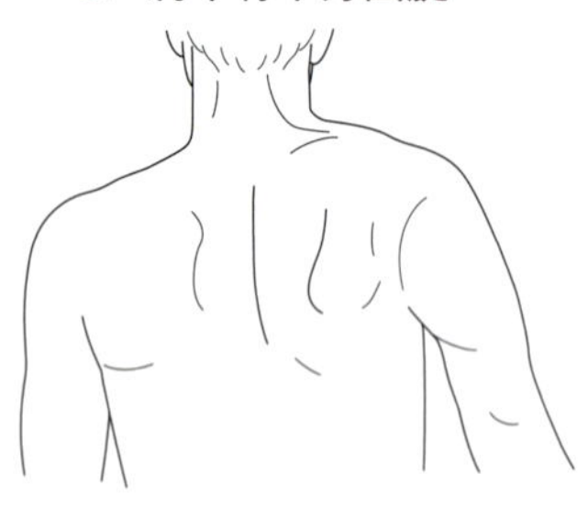

小胸筋

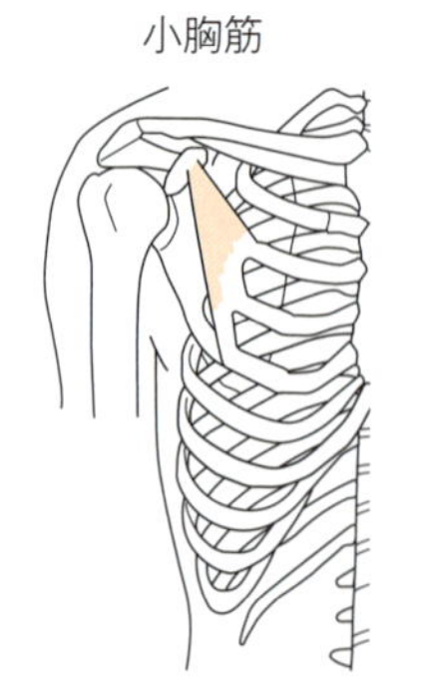

菱形筋

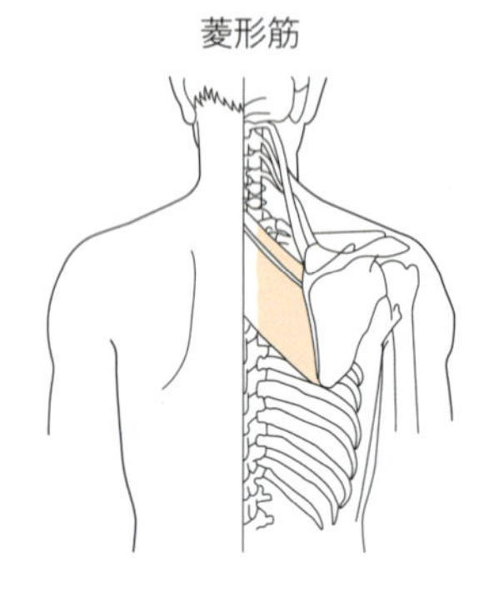

4 肩甲骨の運動に関与する筋の動筋と補助動筋

- 肩甲骨の各運動に関与する筋について，動筋と補助動筋を覚えよう．

	挙上	下制	外転（屈曲）	内転（伸展）	上方回旋	下方回旋
鎖骨下筋		○				
小胸筋		○	○			○
前鋸筋			○		○	
僧帽筋上部	○			△	○	
僧帽筋中部				○		
僧帽筋下部		○		△	○	
肩甲挙筋	○					△
菱形筋	○			○		○

○：動筋，△：補助動筋

（中村隆一・他：基礎運動学　第6版補訂．医歯薬出版，2012より）

筋と運動（肩甲上腕関節）

1 肩甲上腕関節の運動に関与する筋の解剖

- 肩甲下筋は肩関節の❶(　　　　　) 安定性に関与する．
- 腋窩周辺での❷(　　　　　) 筋の走行は，大円筋を包み込むように前方へと回り込み，大円筋の前方の上腕骨❸(　　　　　) に停止する．
- 上肢を挙上して前方からみると，広背筋は大円筋より❹(　　　　　) 層に位置する．
- 上腕二頭筋長頭・短頭とも❺(　　　　　) 筋である．長頭は❻(　　　　　) 部を補強する形で関節内を走行し，上腕骨頭の上方でアーチを形成した後，上腕骨の❼(　　　　　) を下降する．長頭腱は結節間溝で上腕❽(　　　　　) 靱帯と❾(　　　　　) 靱帯によって保持され，上腕骨頭の❿(　　　　　) を抑制する．最大外旋時には腱の近位と遠位が一直線になり最も緊張するが，最大外旋位以外では腱が折れており，⓫(　　　　　) 損傷を引き起こしやすい．2頭が合流して⓬(　　　　　) 粗面と⓭(　　　　　) (上内側) に停止する．
- 上腕三頭筋は⓮(　　　　　) のみ二関節筋で肘関節と肩関節に作用するが，⓯(　　　　　) 頭と⓰(　　　　　) 頭は単関節筋で肘関節伸展のみに作用する．内側頭は長頭の⓱(　　　　　) 層に位置する．
- 上腕三頭筋長頭腱は，肩関節後方で肩甲骨関節下結節に広く付着し，後方関節包の一部と錯綜して上腕骨頭の⓲(　　　　　) への逸脱を防いでいる．

解答

❶前方　❷広背　❸小結節稜　❹表　❺二関節　❻腱板疎　❼結節間溝　❽横　❾烏口上腕
❿上昇　⓫インピンジメント　⓬橈骨　⓭前腕筋膜　⓮長頭　⓯外側　⓰内側　⓱深　⓲後方

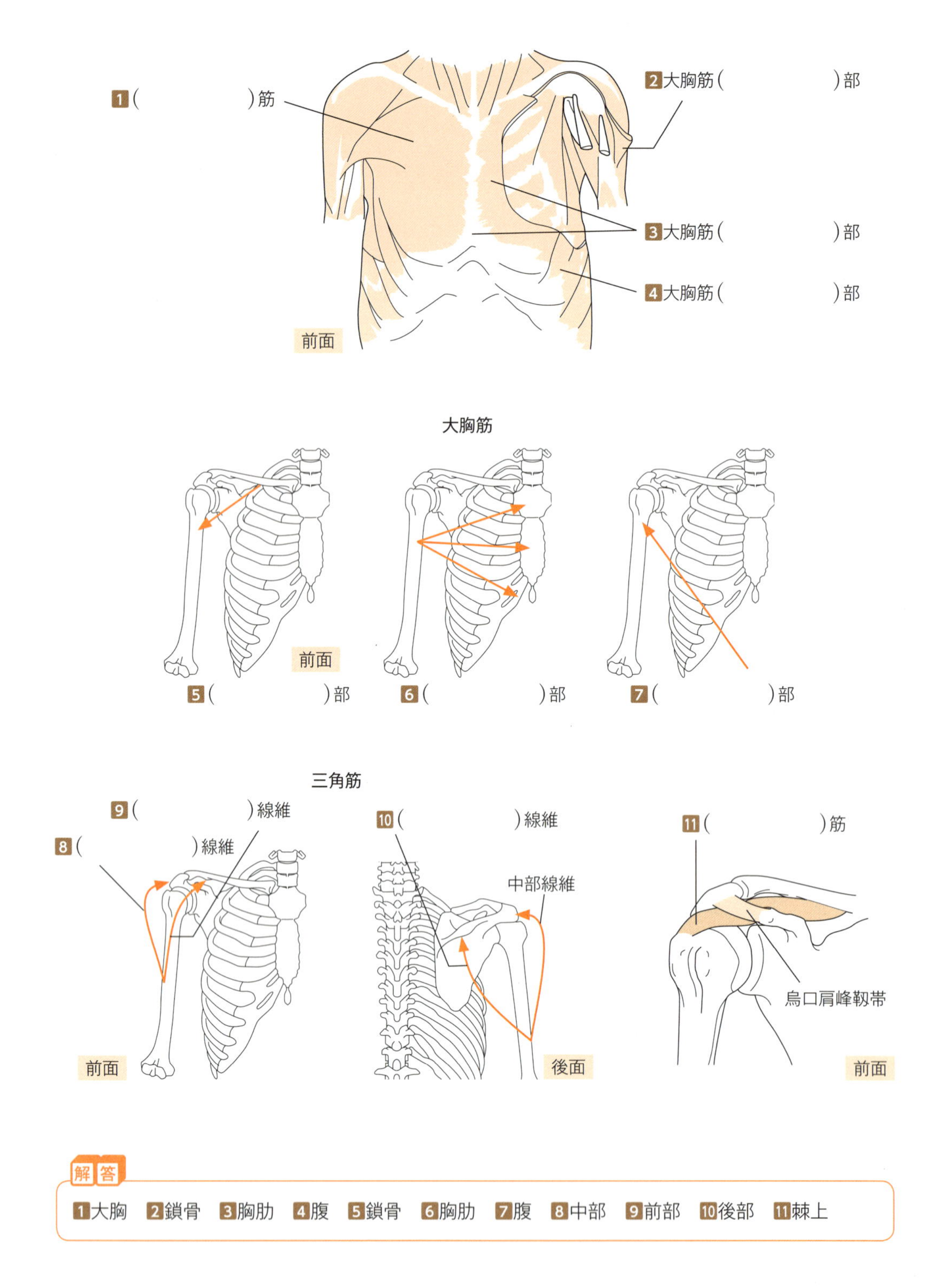

解答

1 大胸　2 鎖骨　3 胸肋　4 腹　5 鎖骨　6 胸肋　7 腹　8 中部　9 前部　10 後部　11 棘上

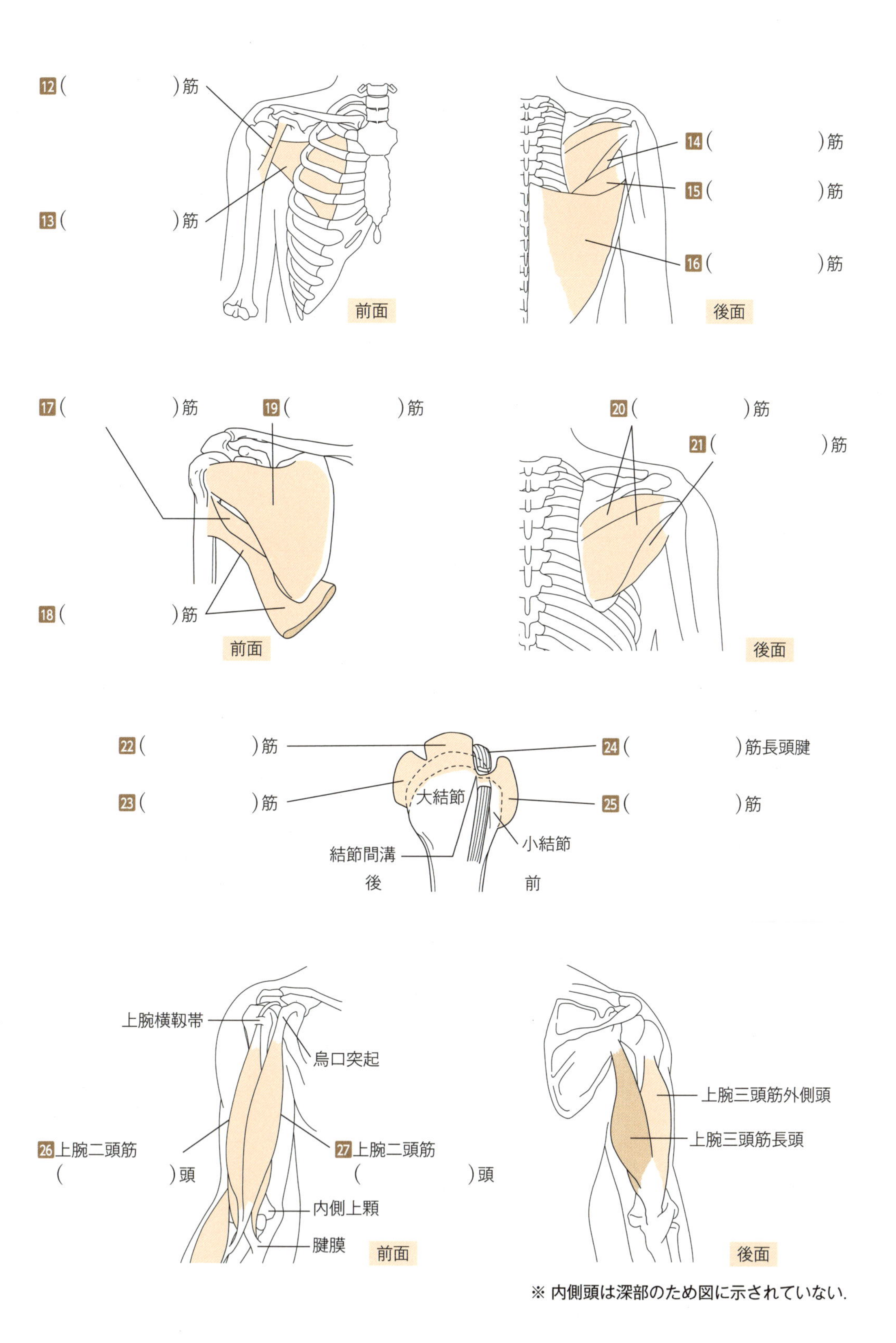

※ 内側頭は深部のため図に示されていない.

解答

12 烏口腕　13 肩甲下　14 小円　15 大円　16 広背　17 大円　18 広背　19 肩甲下　20 棘下　21 小円
22 棘上　23 棘下　24 上腕二頭　25 肩甲下　26 長　27 短

2 肩甲上腕関節の運動に関与する筋の特徴

● 各筋の起始・停止・支配神経・作用を覚えよう.

筋名	起始	停止	支配神経, 髄節レベル	作用
三角筋　前部線維 (deltoid m., anterior f.)	鎖骨外側 1/3	上腕骨三角筋粗面	腋窩神経 C5，6	肩関節屈曲・水平屈曲・△内旋
三角筋　中部線維 (deltoid m., middle f.)	肩峰	上腕骨三角筋粗面	腋窩神経 C5，6	肩関節外転・水平伸展
三角筋　後部線維 (deltoid m., posterior f.)	肩甲棘	上腕骨三角筋粗面	腋窩神経 C5，6	肩関節伸展・水平伸展・△外旋
棘上筋 (supraspinatus m.)	肩甲骨棘上窩	上腕骨大結節	肩甲上神経 C5	肩関節外転
大胸筋　鎖骨部 (pectoralis major m., clavicular part)	鎖骨内側 2/3	上腕骨大結節稜	内側・外側胸筋神経　C5-Th1	肩関節屈曲・水平屈曲・△内転・△内旋
大胸筋　胸肋部 (pectoralis major m., sternocostal part)	胸骨前面, 第 1-6 肋軟骨	上腕骨大結節稜	内側・外側胸筋神経　C5-Th1	肩関節内転・水平屈曲・△内旋
大胸筋　腹部 (pectoralis major m., abdominal part)	腹直筋鞘	上腕骨大結節稜	内側・外側胸筋神経　C5-Th1	肩関節内転・水平屈曲・△内旋
烏口腕筋 (coracobrachialis m.)	肩甲骨烏口突起	上腕骨内側面	筋皮神経 C6，7	肩関節水平屈曲・△屈曲・△内転
肩甲下筋 (subscapularis m.)	肩甲骨肩甲下窩	上腕骨小結節	肩甲下神経 C5-7	肩関節内旋・水平屈曲・△内転
広背筋 (latissimus dorsi m.)	下部胸椎・腰椎・仙椎棘突起，腸骨稜，下部肋骨，肩甲骨下角，胸腰筋膜	上腕骨小結節稜	胸背神経 C6-8	肩関節伸展・内転・△内旋・△水平伸展
大円筋 (teres major m.)	肩甲骨下角	上腕骨小結節稜	肩甲下神経 C5-7	肩関節伸展・内転・内旋・△水平伸展
棘下筋 (infraspinatus m.)	肩甲骨棘下窩	上腕骨大結節	肩甲上神経 C5，6	肩関節外旋・水平伸展
小円筋 (teres minor m.)	肩甲骨外側縁	上腕骨大結節	腋窩神経 C5	肩関節外旋・水平伸展
上腕二頭筋長頭 (biceps brachii m., long head)	肩甲骨関節上結節	橈骨粗面, 前腕筋膜，尺骨（上腕二頭筋腱膜を経て）	筋皮神経 C5，6	肘関節屈曲，前腕回外, △肩関節外転
上腕二頭筋短頭 (biceps brachii m., short head)	肩甲骨烏口突起	橈骨粗面, 前腕筋膜，尺骨	筋皮神経 C5，6	肘関節屈曲，前腕回外, △肩関節屈曲，△内転
上腕三頭筋長頭 (triceps brachii m., long head)	肩関節関節下結節	肘頭	橈骨神経 C6-8	肘関節伸展，△肩関節伸展，△内転

（△：補助動筋）

（中村隆一・他：基礎運動学　第 6 版補訂．医歯薬出版，2012 より改変）

3 肩甲上腕関節の運動に関与する筋の起始・停止・走行

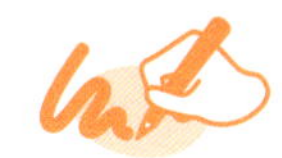

●運動をイメージしながら，関与する筋をなぞって色を塗ろう．

1．肩関節屈曲

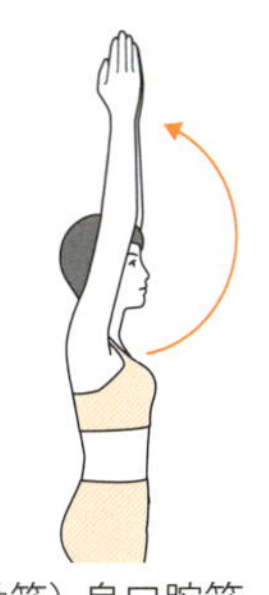

（補助動筋）烏口腕筋，上腕二頭筋短頭

三角筋前部線維

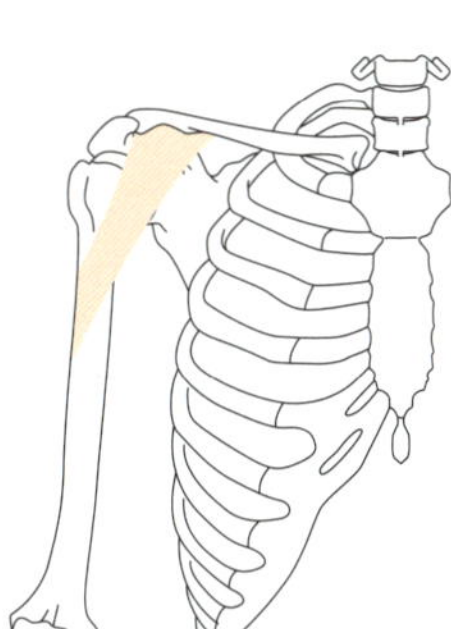

大胸筋鎖骨部

2．肩関節伸展

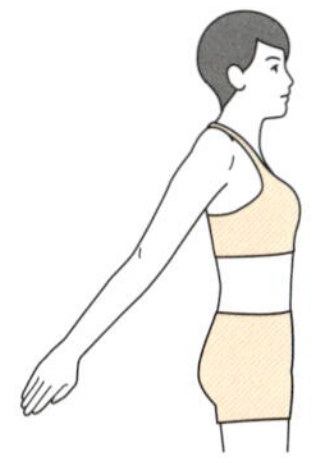

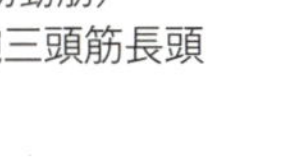

（補助動筋）上腕三頭筋長頭

三角筋後部線維

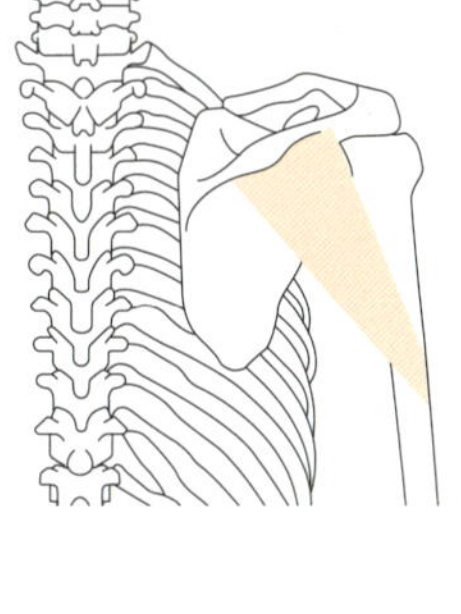

広背筋

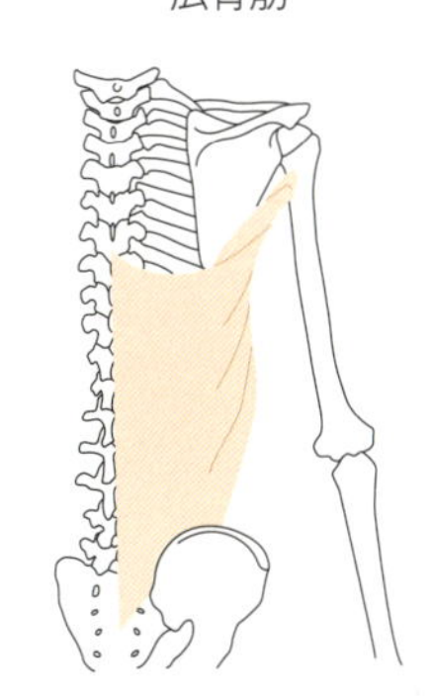

大円筋

3．肩関節外転

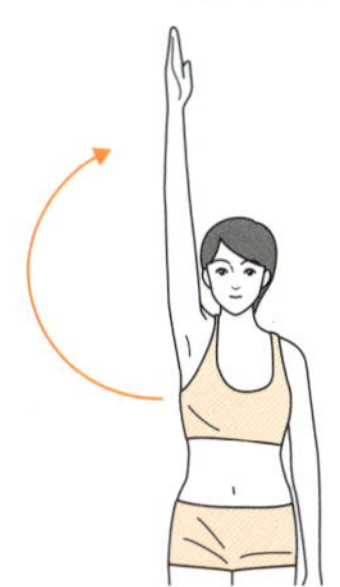

（補助動筋）上腕二頭筋長頭

三角筋中部線維

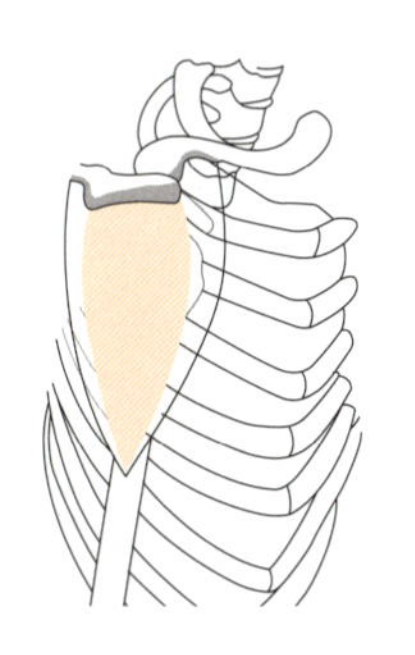

棘上筋

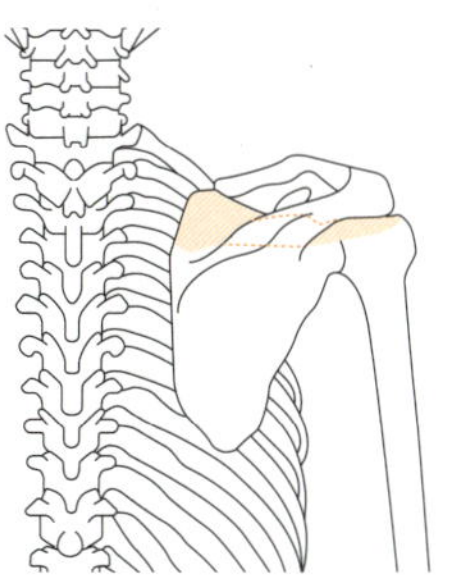

4．肩関節内転

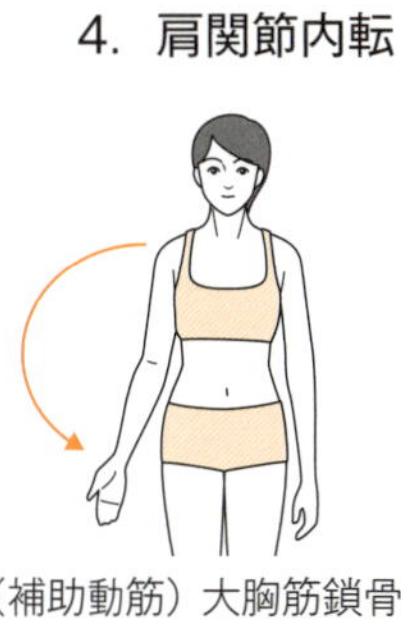

（補助動筋）大胸筋鎖骨部，烏口腕筋，肩甲下筋，上腕二頭筋短頭，上腕三筋長頭

大胸筋胸腹部

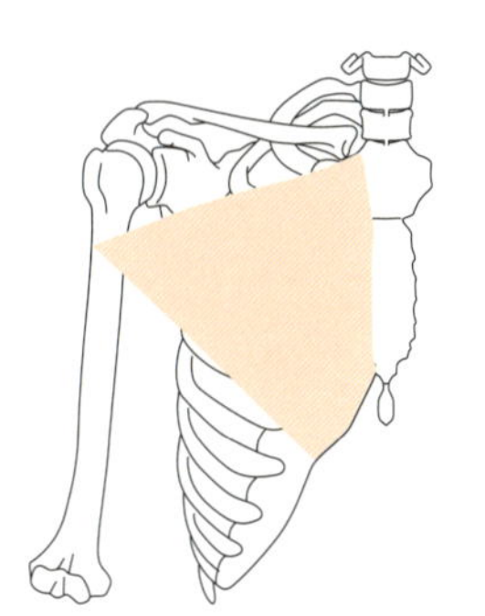

広背筋

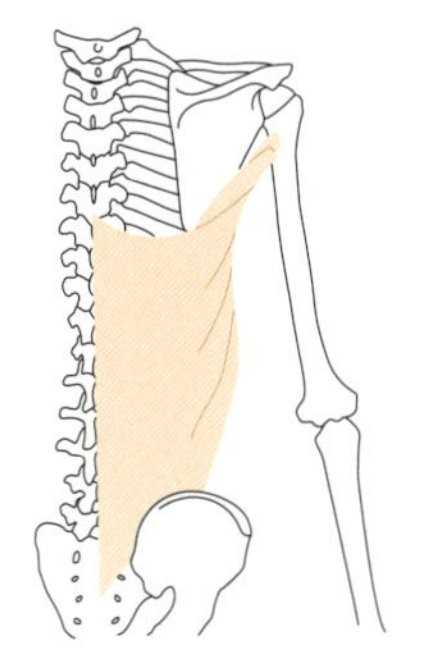

大円筋

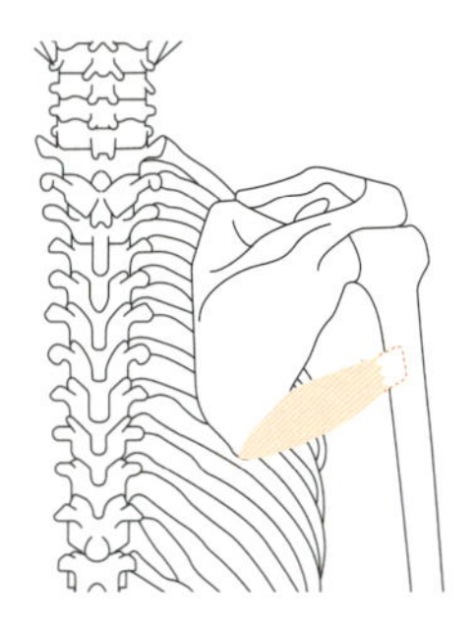

5. 肩関節外旋

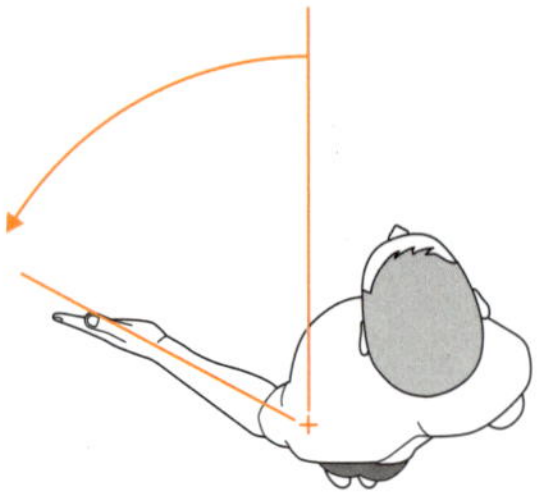

（補助動筋）三角筋後部

棘下筋

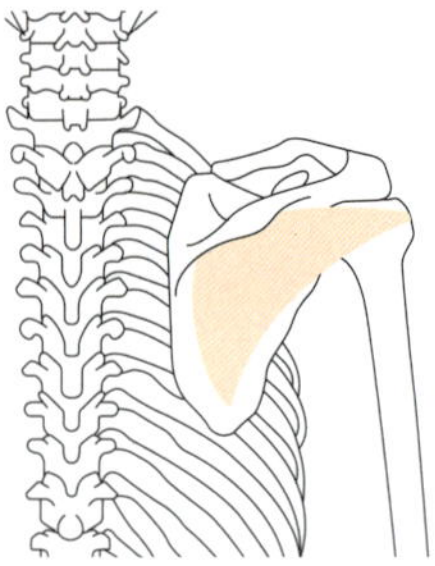

小円筋

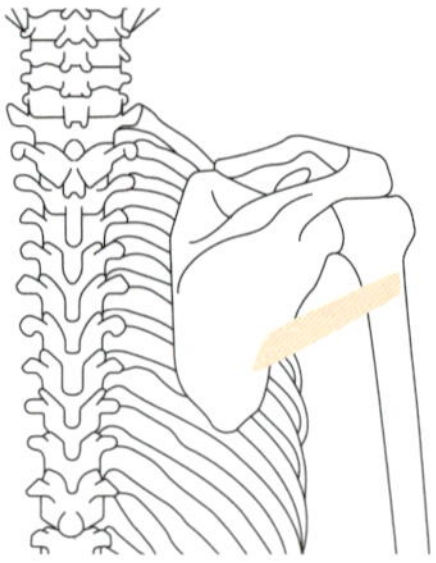

6. 肩関節内旋

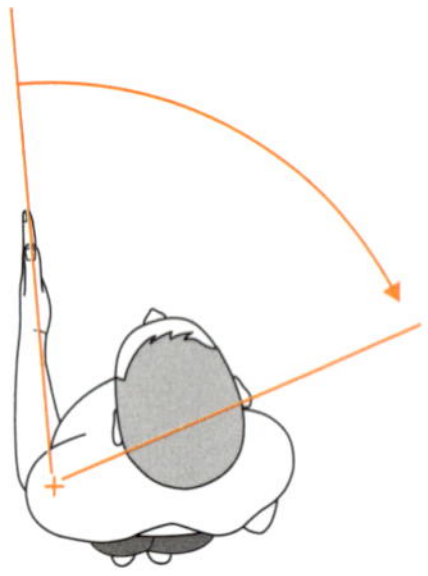

（補助動筋）三角筋前部，大胸筋鎖骨部，大胸筋胸腹部，広背筋

肩甲下筋

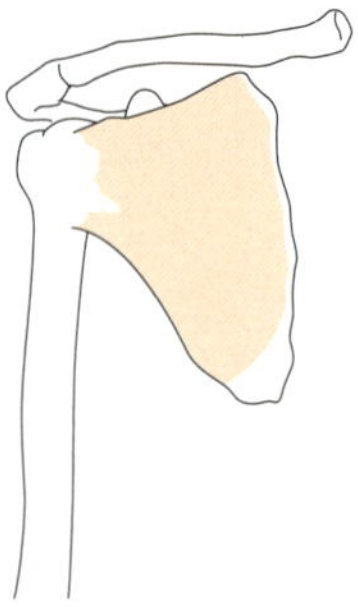

大円筋

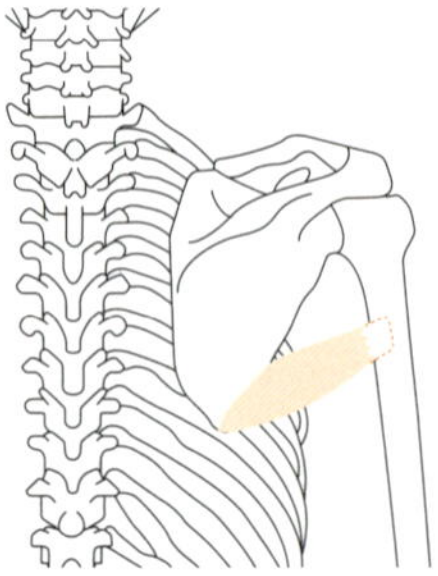

7. 肩関節水平屈曲

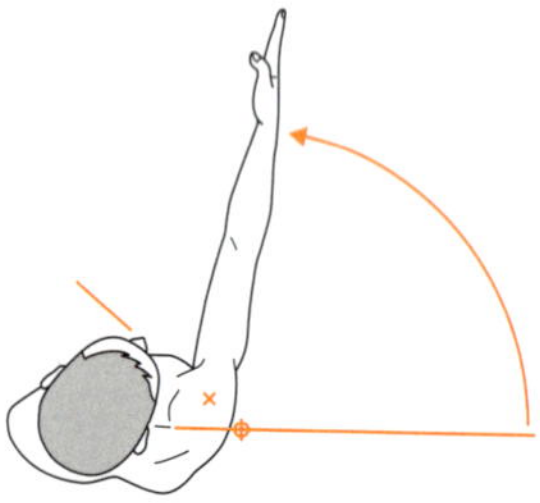

三角筋前部線維

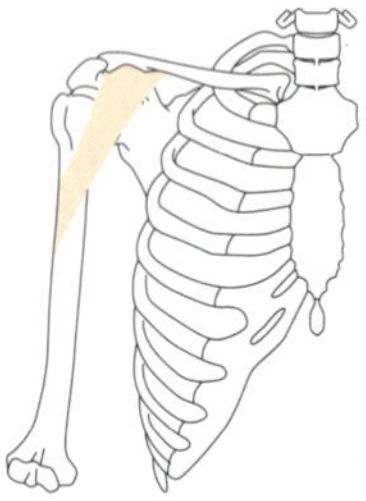

大胸筋鎖骨部

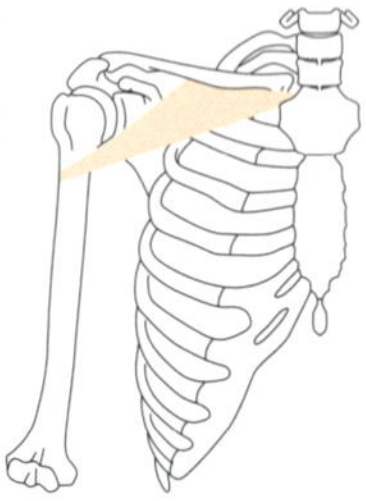

大胸筋胸腹部

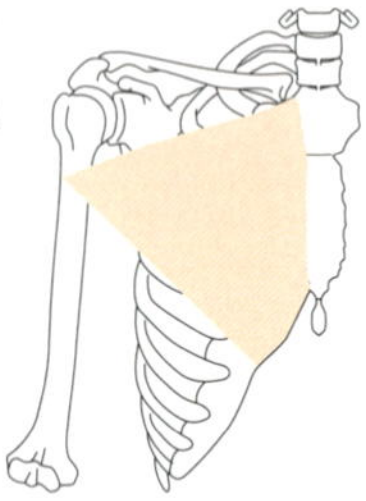

烏口腕筋

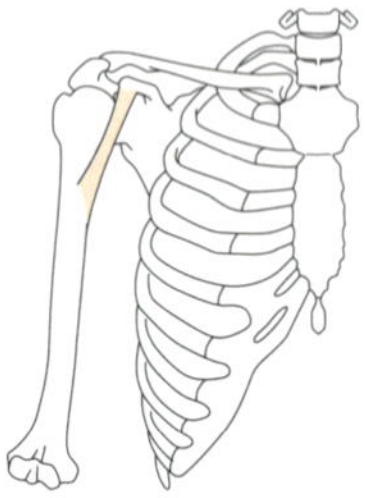

8. 肩関節水平伸展

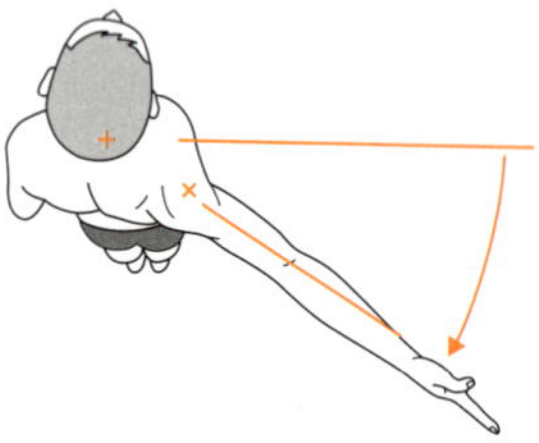

（補助動筋）広背筋，大円筋

三角筋後部線維
（中部線維は前頁参照）

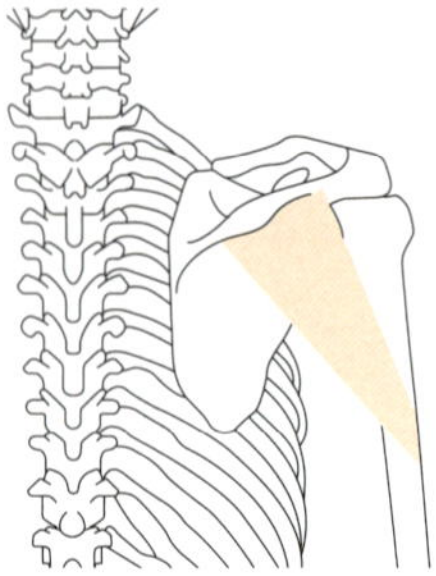

棘下筋

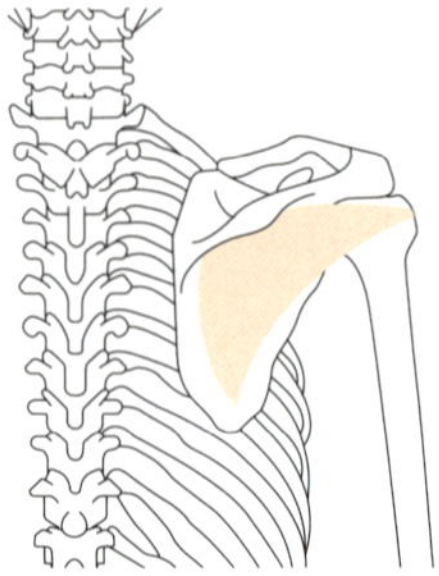

小円筋

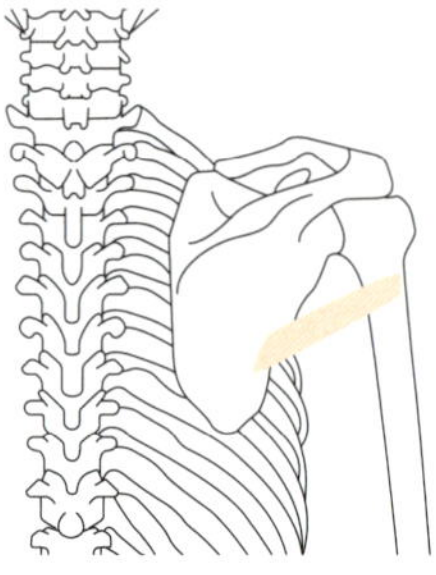

4　肩甲上腕関節の運動に関与する筋の動筋と補助動筋

- 肩甲上腕関節の各運動に関与する筋について，動筋と補助動筋を覚えよう．

	屈曲	伸展	外転	内転	外旋	内旋	水平屈曲	水平伸展
三角筋前部	○					△	○	
三角筋中部			○					○
三角筋後部		○			△			○
棘上筋			○					
大胸筋鎖骨部	○			△		△	○	
大胸筋胸腹部				○		△	○	
烏口腕筋	△			△			○	
肩甲下筋				△		○	○	
広背筋		○		○		△		△
大円筋		○		○		○		△
棘下筋					○			○
小円筋					○			○
上腕二頭筋長頭			△					
上腕二頭筋短頭	△			△				
上腕三頭筋長頭		△		△				

（中村隆一・他：基礎運動学　第6版補訂．医歯薬出版，2012より）

筋の機能

1　僧帽筋と他筋の相互作用

- 左右の僧帽筋上部線維が同時に作用すると，頸部❶（　　　　）が起こる[4)]．
- 僧帽筋上部線維・中部線維・後部線維が全体として働くと，肩甲骨❷（　　　　）を伴いながら肩甲骨❸（　　　　）が起こる[4)]．
- 三角筋前部線維が働くときに，僧帽筋上部線維は鎖骨の固定筋として働くことによって，肩関節❹（　　　　）が起こる．
- 肩関節90°外転位で三角筋中部線維・後部線維が働くときに，僧帽筋中部線維が肩甲骨の固定筋として働くことによって肩関節❺（　　　　）が起こる．
- ゼロポジション（肩甲棘と上腕骨長軸が平行になった肢位，肩関節約150°外転位）で❻（　　　　）筋が働くとき，僧帽筋下部線維が肩甲骨の固定筋として働くことによって上肢を空中に保持できる．
- 僧帽筋上部線維の作用は肩甲骨挙上・上方回旋・内転，菱形筋の作用は肩甲骨挙上・内転・下方回旋である．これらの2つの筋が同時に作用するとき，僧帽筋上部線維の上方回旋の作用と菱形筋の❼（　　　　）の作用は相殺されて，肩甲骨❽（　　　　）・❾（　　　　）に作用する．

解答

❶伸展　❷内転　❸上方回旋　❹屈曲　❺水平伸展　❻三角　❼下方回旋　❽挙上　❾内転

2 リバースアクション[2)]

- 上肢下垂位で僧帽筋下部線維と広背筋を作用させると，肩甲骨は❶（　　　　）する.
- 上肢下垂位で固定してこれらの筋を作用させると，これらの筋の❷(　　　　)として体幹は持ち上がる. →プッシュアップ（push up）
- 図 18 左図のように上腕骨を❸(　　　　) しない状態でこれらの筋を作用させると，肩甲骨は下制する.
- 図 18 右図のように上腕骨を❹(　　　　)した状態でこれらの筋を作用させると，リバースアクション（reverse action）として体幹は持ち上がる.

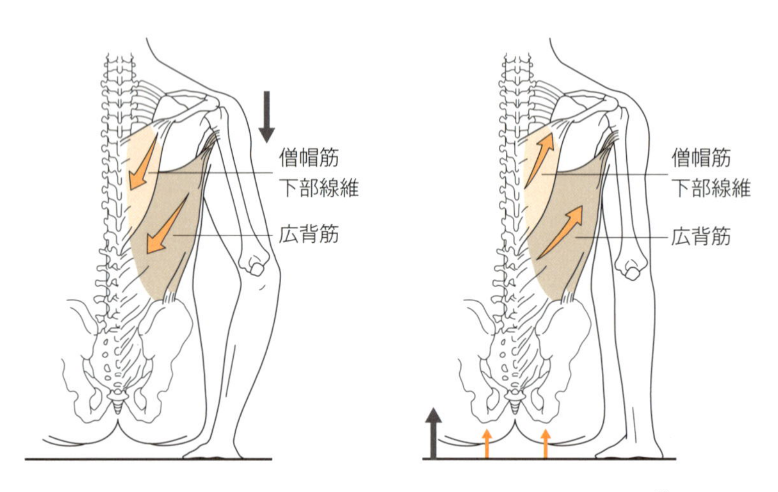

図 18　プッシュアップ（僧帽筋下部線維と広背筋の相互作用）[2)]

解答

❶下制　❷リバースアクション　❸固定　❹固定

3 回旋筋腱板[2,3)]

- 腱板は❶(　　　　) 筋（supraspinatus m.：S), ❷(　　　　) 筋（infraspinatus m.：I), ❸(　　　　) 筋（teres minor m.：T), ❹(　　　　) 筋（subscapularis m.：SS）から構成される.
- 棘上筋は，上腕骨頭を肩甲骨❺(　　　　) に直接引きつける.
- 棘上筋と棘下筋の線維はその停止部において互いの線維を交差させ，肩関節❻(　　　　) 支持機能を高めている（図 19).
- 棘下筋と小円筋は，肩甲上腕関節を❼(　　　　) して上腕骨大結節と肩峰の衝突を防ぐ.
- 三角筋による❽(　　　　) へ引く力に対抗して，棘下筋，小円筋，肩甲下筋は上腕骨頭を❾(　　　　) に引く.
- これらにより，回旋筋腱板（SITS）は肩甲上腕関節の❿(　　　　) 安定性を維持する重要な機能を担っている.

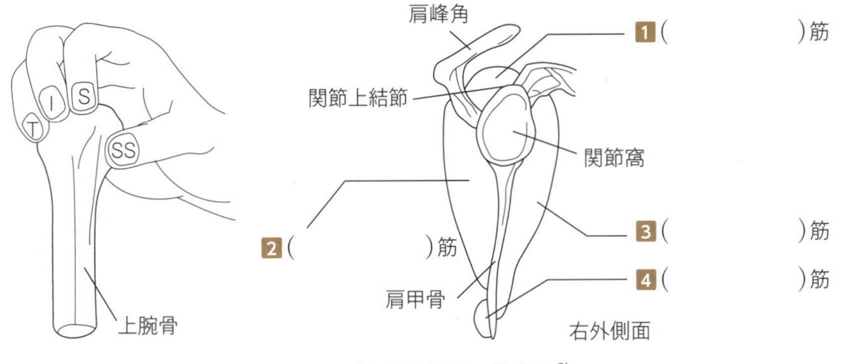

図 19　右回旋筋腱板の模式図[3)]

解答
❶棘上　❷棘下　❸小円　❹肩甲下　❺関節窩　❻上方　❼外旋　❽上方　❾下方　❿動的
1棘上　2棘下　3肩甲下　4小円

4　フォースカップル[1,2)]

1. 前鋸筋・僧帽筋上部線維・僧帽筋下部線維によるフォースカップル（force-couple）（図 20）

- 前鋸筋・僧帽筋上部線維・僧帽筋下部線維の作用の向きはそれぞれ異なるが，いずれも同じ向きに肩甲骨を回旋させて肩甲骨❶（　　　　）をもたらす．
- このように複数の筋が同じ回転方向の力を生じさせる現象を，❷（　　　　）という[1,2)]．

2. 肩甲挙筋・菱形筋・小胸筋によるフォースカップル（図 21）

- 肩甲挙筋・菱形筋・小胸筋の作用の向きはそれぞれ異なるが，いずれも同じ向きに肩甲骨を回旋させて肩甲骨❸（　　　　）をもたらす．

3. 回旋筋腱板と三角筋によるフォースカップル

- 上腕骨頭を関節窩へ引きつける❹（　　　　）筋，上腕骨頭を引き下げる❺（　　　　）筋，❻（　　　　）筋，❼（　　　　）筋，上腕骨頭を上方へ引く❽（　　　　）筋により，円滑な肩甲上腕関節の外転・屈曲が起こる．
- 腱板が作用しない状態で三角筋のみが作用すると，三角筋のほぼ垂直な走行によって上腕骨頭が❾（　　　　）して烏口肩峰アーチに引っかかる（または衝突してしまう）．

解答
❶上方回旋　❷フォースカップル　❸下方回旋　❹棘上　❺棘下　❻小円　❼肩甲下（❺-❼順不同）
❽三角　❾上昇

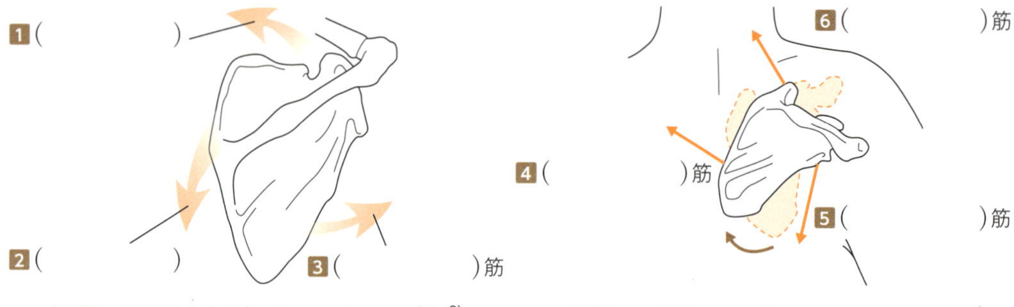

図 20　肩甲骨上方回旋のフォースカップル[2)]

図 21　肩甲骨下方回旋のフォースカップル[1)]

解答

1僧帽筋上部線維　2僧帽筋下部線維　3前鋸　4菱形　5小胸　6肩甲挙

☑ 復習チェックポイント

1. 肩甲骨の運動と作用する筋をそれぞれ再度確認しよう.
   - ❶肩甲骨の運動：挙上・下制，外転（前方突出）・内転（後退），上方回旋・下方回旋
   - ❷肩甲骨の運動に作用する筋：僧帽筋（上部・中部・下部線維），肩甲挙筋，小・大菱形筋，前鋸筋，小胸筋，鎖骨下筋

2. 肩関節（肩甲上腕関節）の運動と作用する筋をそれぞれ再度確認しよう.
   - ❶肩関節の運動：屈曲・伸展，外転・内転，外旋・内旋，水平屈曲・水平伸展
   - ❷肩関節の運動に作用する筋：三角筋（前部・中部・後部線維），棘上筋，大胸筋（鎖骨部・胸肋部・腹部），烏口腕筋，肩甲下筋，広背筋，大円筋，棘下筋，小円筋，上腕二頭筋（長頭・短頭），上腕三頭筋（長頭）

Try It!　基本問題

1. 各部位を触察しよう.
   - ❶鎖骨
   - ❷胸鎖関節
   - ❸肩甲骨　下角，肩峰，肩甲棘，棘上窩，棘下窩，内側縁，烏口突起
   - ❹肩鎖関節
   - ❺上腕骨（近位）　大結節，小結節，結節間溝
   - ❻代表的な筋　三角筋（前部・中部・後部線維），棘上筋，大胸筋（鎖骨部・胸肋部・腹部），烏口腕筋，肩甲下筋，広背筋，大円筋，棘下筋，小円筋，上腕二頭筋（長頭・短頭），上腕三頭筋（長頭）

2. 実際に自分の身体を動かして関節の動きをイメージしよう．また，パートナーの関節を動かして関節可動域と最終域感（end feel）を確認しよう.

❶肩甲胸郭関節の運動（肩甲骨の運動）：挙上・下制，外転（前方突出）・内転（後退），上方回旋・下方回旋
❷肩甲上腕関節の運動（肩関節の運動）：屈曲・伸展，外転・内転，外旋・内旋，水平屈曲・水平伸展

解答・解説

1. ❶内側から外側に向かい触察しよう．内側は前に凸，外側は前に凹であることがわかるだろう．
❷鎖骨近位部～中部を触察して肩関節外転・内転をしよう．肩峰側が挙上していることがわかるだろう．
❸下角：肩甲骨内側縁を下降していき，第７肋骨の高さに確認できる．
肩峰：肩関節の最上方かつ最外側の骨性突出として確認できる．
肩甲棘：肩峰より後内側へたどるとアーチ状に確認できる．
棘上窩：肩甲棘の上方に確認できる．
棘下窩：肩甲棘の下方に確認できる．
内側縁：棘突起から約 5～8cm 外側，第 2～7 肋骨の高さに確認できる．
烏口突起：鎖骨外側 1/3 の 1 横指尾側を押すと確認できる．圧痛を感じるだろう．
❹肩峰と鎖骨肩峰端との間を触察しよう．肩鎖靱帯に覆われているが，くぼみがわかるだろう．
❺大結節：肩峰外側縁の約 1cm 下方に確認できる．
小結節：肩関節を下垂位，外旋位にすると肩関節前面に確認できる．
結節間溝：肩関節を下垂位内外旋中間位にすると肩関節前面で大結節と小結節の間に確認できる．
❻各筋の触診については他書を参照．
2. ❶❷最終域感は，被検者の訴えとともに ROM 制限の制限因子の推察に役立つ．最終域感は，拮抗筋の緊張，関節包，靱帯，関節の構造などによって異なり，個人内でも各関節運動で違いがある．また，健常者においても個人差があるので男女数名で確認しておきたい．

臨床へつなげる　応用編

1　基礎評価と運動療法の考え方

1．日本整形外科学会，日本リハビリテーション医学会基準による関節可動域（ROM：range of motion）表示ならびに測定法[7)]
❶関節可動域測定法において“肩関節運動”は肩甲上腕関節として測定するか肩関節複合体として測定するか説明しよう．
❷関節可動域測定法で肩甲帯の測定項目と運動を説明しよう．
❸関節可動域測定法で肩関節の測定項目と運動を説明しよう．
❹「肩関節屈曲・伸展」における肩甲上腕関節と肩甲胸郭関節の運動，胸鎖関節の運動を説明しよう．また，代償運動を説明しよう．

❺「肩関節外転」における肩甲上腕関節と肩甲胸郭関節の運動，「肩関節内外旋」の角度と「肩関節外転」の運動を説明しよう．また，代償運動を説明しよう．

❻「肩関節外転」の角度と「肩関節内旋・外旋」の運動を説明しよう．また，代償運動を説明しよう．

❼肩甲上腕関節の運動に制限があるとき，“肩関節屈曲”のROM検査を行うと代償的にどのような運動が増大されるか説明しよう．

解答・解説

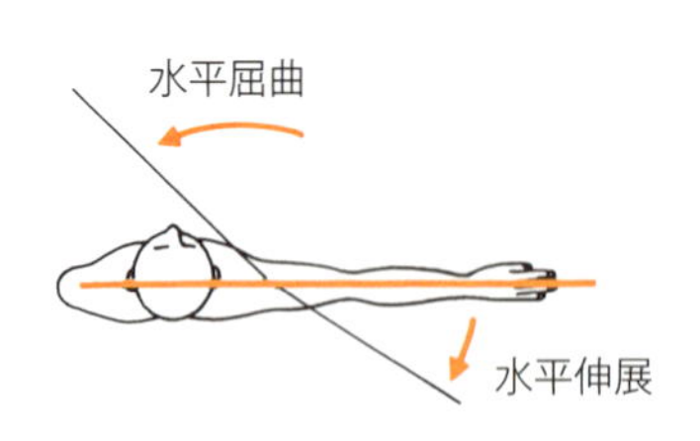

① 肩関節の水平屈曲・水平伸展

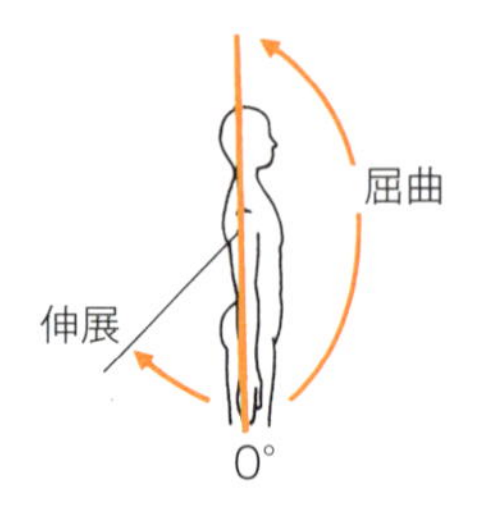

② 肩関節の屈曲・伸展

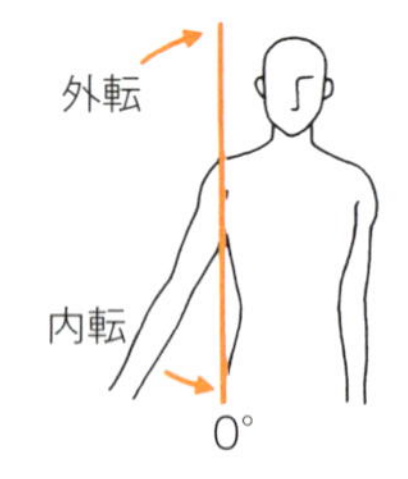

③ 肩関節の外転・内転

1. ❶関節可動域測定法では，肩甲上腕関節の運動ではなく肩関節複合体の運動を“肩関節運動”として測定する．そのため，制限されている関節運動を確認するには，肩甲胸郭関節と肩甲上腕関節の運動を評価することが必要となる．

❷屈曲・伸展，挙上・引き下げ（下制）

❸屈曲（前方挙上）・伸展（後方挙上），外転（側方挙上）・内転，外旋・内旋，水平屈曲（水平内転）・水平伸展（水平外転）（図①）

❹肩甲上腕関節における屈曲は最大120°で，肩甲胸郭関節の運動をあわせて180°とされてきた．しかし，体幹の伸展運動を除外して計測すると170°程度である[1]．「肩関節屈曲」に伴い肩甲骨は上方回旋し，同時に外転，後傾運動を生じる．具体的には屈曲60°以上になると，2°屈曲するごとに肩甲骨は1°上方回旋する．また，「肩関節伸展」に伴い肩甲骨は下方回旋し，同時に内転，前傾運動を生じる．「肩関節屈曲」において90°のとき胸鎖関節における鎖骨の後方回旋は最高となり，基本肢位から約36°前方に移動する．さらに屈曲すると，前方に移動していた鎖骨はもとに戻るように後方に移動する．「測定肢位および注意点」の「前腕は中間位とする」は，前腕回内位とすると連動して肩関節内旋位となり「肩関節屈曲」の角度が小さくなることを防止するためである（図②）．
「肩関節屈曲」では体幹伸展，「肩関節伸展」では体幹屈曲の代償運動が起こりうる．

❺肩甲上腕関節における外転は最大120°で，肩甲胸郭関節の運動をあわせて180°とされてきた．基本肢位から肩関節を180°外転させるとき，肩甲上腕関節で120°外転，肩甲骨で60°上方回旋する[8]．肩関節の角度によって寄与率は異なるが，全体では肩関節の外転3°のうち肩関節2°外転，肩甲骨1°上方回旋する[4]．
また，肩甲上腕関節を最大に内旋すると，上腕骨大結節と肩峰および肩鎖靱帯が一直線に並びまた衝突するために肩関節の外転は約60°に制限される．肩関節の内外旋中間位では約120°以上の外転が妨げられる．肩関節の外転90°以上では肩関節を外旋させると，大結節が肩峰下面をすり抜けて小結節が肩峰に面することで外転を継続することができる．「測定肢位および注意点」の「90°以上になったら前腕を回外する」とは，前腕を回外することで「肩関節外旋」させて上腕骨大結節と肩峰が衝突することを防ぐためである．

「肩関節外転」では反対側への体幹側屈,「肩関節内転」では同側への体幹側屈の代償運動が起こりうる(図③).

❻肩関節の外転に伴って回旋の程度は変化する.肩関節 90°外転・肘関節 90°屈曲位における肩甲上腕関節では,約 90°外旋と約 70°内旋の合計 160°の回旋が可能であるが,上肢完全挙上では烏口上腕靱帯および関節上腕靱帯の捻れや緊張によって約 90°まで減少する.上肢下垂位における参考可動域は外旋 60°,内旋 80°である.

上肢下垂位での「肩関節外旋」では体幹伸展と肩関節軽度屈曲を伴う肩関節内転,「肩関節内旋」では反対側への体幹回旋と肩関節外転が起こりうる.

別法の「肩関節 90°外転位・肘関節 90°屈曲位」における参考可動域は外旋 90°,内旋 70°である.

別法の「肩関節外旋」では検査側への体幹回旋と肩関節内転,「肩関節内旋」では体幹屈曲と肩関節外転が起こりうる(図④,⑤).

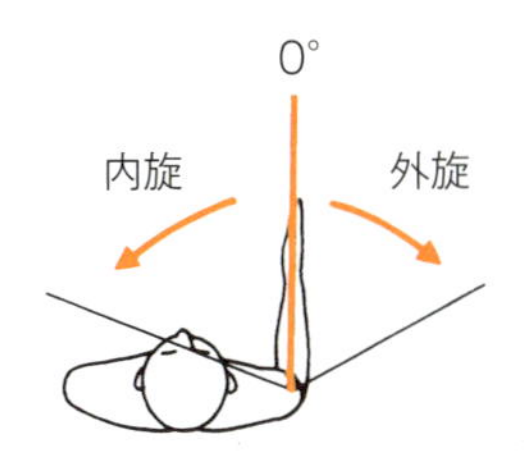

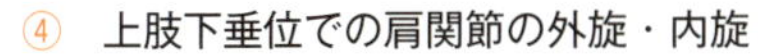
④ 上肢下垂位での肩関節の外旋・内旋

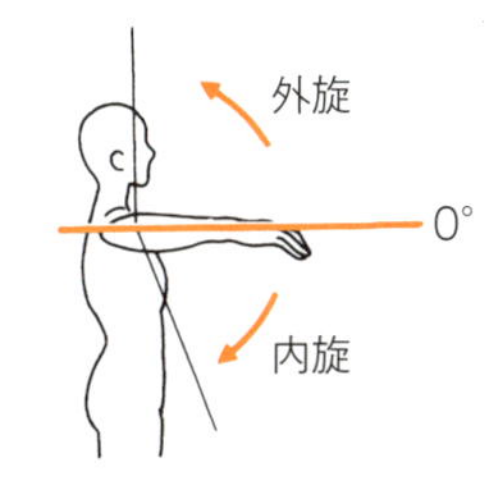

⑤ 肩関節 90°外転位・肘関節 90°屈曲位での肩関節の外旋・内旋

❼肩関節周囲炎では,肩甲上腕関節の運動が制限されるが,代償的に肩甲胸郭関節の運動が増大して“肩関節屈曲”の運動の主体となることがある.

肩甲上腕関節の運動制限を明確にするには,検者が肩甲骨を固定して代償的な運動を抑える必要がある.肩甲上腕関節の運動を計測する方法では,肩甲棘と上腕骨の成す角度である SHA(spino-humeral angle)を指標とする[9].

2. 徒手筋力検査法(MMT:manual muscle testing)において起こりうる代償運動を説明しよう.

❶肩関節屈曲

❷肩関節外転

解答・解説

2. MMT を行うには,関節運動における動筋・補助動筋の作用と起こりうる代償運動の理解が必要となる.代償運動が生じた場合は,動筋の筋力低下が疑われる.

❶肩関節屈曲:1)肩関節を外旋して行う(上腕二頭筋短頭),2)肩甲骨を挙上させる(主に僧帽筋上部線維),3)肩関節水平内転が起こる(大胸筋),4)体幹を後傾させる.

❷肩関節外転:1)肩関節を外旋して肘関節を屈曲しようとする(上腕二頭筋長頭),2)肩甲骨を挙上させる(主に僧帽筋上部線維),3)反対側へ体幹を側屈または傾斜させる.

また,肩甲骨の挙上,外転(前方突出),内転と下方回旋,肩関節の水平外転,外旋,内旋においても代償運動が起こりうる[10].

3. 罹患筋を同定する方法を説明しよう.

4. 座位で肩関節屈曲の自動運動を行った. 肩甲骨を固定しないときに比べて肩甲骨を固定した場合に運動は円滑になった症例について, その理由を説明しよう.

解答・解説

3. 罹患筋は, 最大等尺性収縮で疼痛が生じやすい[9]. 損傷が疑われる筋を最大等尺性収縮させる方法によって, その筋に疼痛を生じたら罹患筋と推定できる.

4. 座位で肩関節を屈曲する際に, 肩甲骨を安定化させる筋群に筋力低下があると肩甲骨が不安定となり肩関節屈曲運動が円滑に遂行できない[9]. このとき, 検者が肩甲骨を固定することで肩甲骨に安定性が得られ, 肩関節屈曲が遂行できるようになったと推察される.

2 動作と筋の働き

1. 腕立て伏せ動作

第2相で働く肩関節複合体の主な筋を同定して, それらの筋名と収縮様式 (求心性収縮・遠心性収縮・等尺性収縮) を説明しよう (図22).

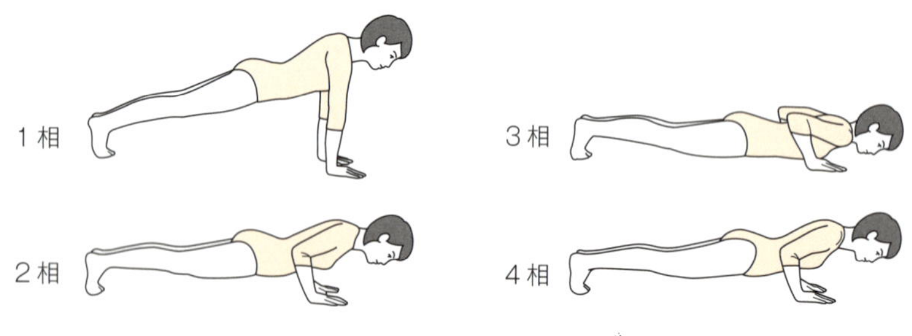

図22 腕立て伏せ動作の各相[4)]

2. 長座位プッシュアップ動作

殿部を挙上させるときに働く肩関節複合体の筋を同定して, それらの筋名と収縮様式 (求心性収縮・遠心性収縮・等尺性収縮) を説明しよう (図23).

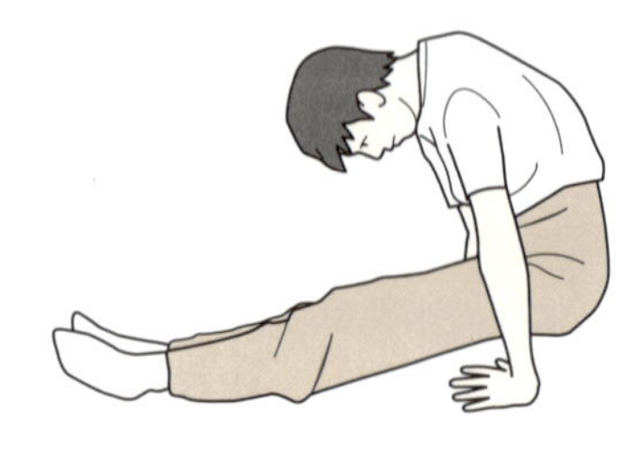

図23 長座位プッシュアップ動作

3. 頭上のバーを引っ張る動作

頭上のバーを引っ張る（引き下げる）ときに働く肩関節複合体の筋を同定して，それらの筋名と収縮様式（求心性収縮・遠心性収縮・等尺性収縮）を説明しよう（図 24）.

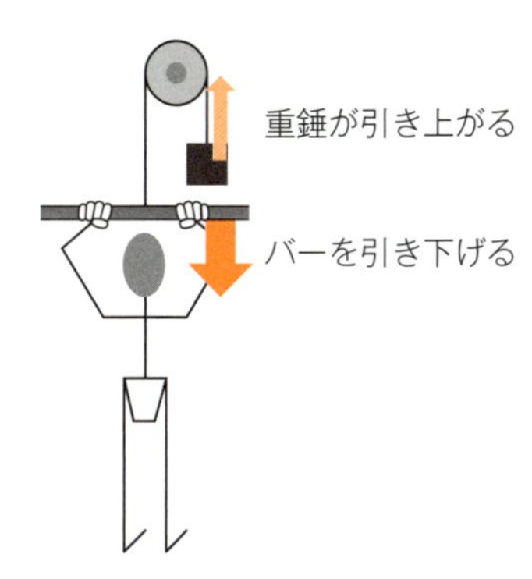

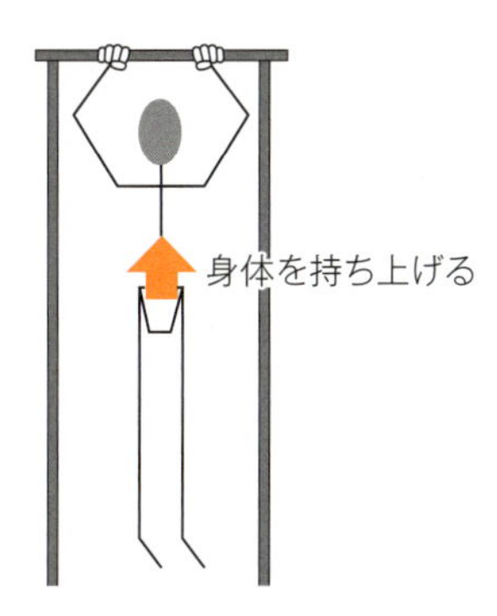

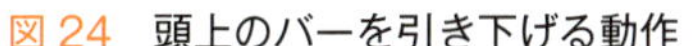

図 24　頭上のバーを引き下げる動作　　図 25　懸垂によって身体を持ち上げる動作

解答・解説

1. 腕立て伏せ動作は，第 1 相から第 4 相に分けることができる[4].

   第 1 相（開始肢位）：両手掌を肩幅に離し肩関節直下に置く．肘関節伸展 0°位で静止状態.
   第 2 相（下方への運動）：両肘関節屈曲運動および両肩関節伸展運動で，体幹を床上すれすれまで下ろす.
   第 3 相（床上での停止）：体幹が床上すれすれで，静止状態.
   第 4 相（上方への運動）：両肘関節伸展運動および両肩関節屈曲運動で，体幹を開始肢位まで上げる.
   第 2 相の関節運動，主な筋と収縮様式は以下のとおりである.
   肩関節伸展：三角筋前部線維・大胸筋鎖骨部の遠心性収縮
   肩甲骨内転（後退）：前鋸筋・小胸筋の遠心性収縮
   肘関節屈曲：上腕三頭筋の遠心性収縮

2. 長座位プッシュアップ動作は両手掌で支持して床から殿部を持ち上げる運動で，脊髄損傷による下肢筋群麻痺等において除圧や移動・移乗手段として行われる．上肢が固定された状態で肩甲骨最大挙上の位置から肩甲骨下制によって体幹を 10～15 cm 押し上げることができる[1].
   長座位プッシュアップ動作の関節運動，主な筋と収縮様式は以下のとおりである.
   肩甲骨下制に伴う骨盤挙上（リバースアクション）：僧帽筋下部線維と広背筋の求心性収縮（図 18 参照）
   上肢が固定された状態で僧帽筋下部線維と広背筋が作用することで，起始部である骨盤・腰仙椎が持ち上げられる.

3. 頭上のバーを引き下げるときの関節運動と主な筋は以下のとおりである.
   肩甲骨下制・外転（前方突出）・下方回旋：鎖骨下筋，小胸筋，僧帽筋下部線維，前鋸筋，菱形筋
   肩甲上腕関節内転・伸展・内旋（身体近くに手があるとき）：大胸筋胸腹部，広背筋，大円筋，三角筋後部，肩甲下筋（肘関節屈曲：上腕二頭筋，上腕筋，腕橈骨筋）
   収縮様式はいずれも求心性収縮である.

4. 懸垂によって身体を持ち上げる動作

懸垂によって身体を持ち上げるときに働く肩関節複合体の筋を同定して，それらの筋名と収縮様式（求心性収縮・遠心性収縮・等尺性収縮）を説明しよう（図 25）.

解答・解説

4. 懸垂によって身体を持ち上げるときの関節運動と主な筋は以下のとおりである.
肩甲骨下制・内転（後退）・下方回旋：鎖骨下筋，小胸筋，僧帽筋下部，僧帽筋中部線維，菱形筋
肩甲上腕関節内転・伸展・内旋：大胸筋胸腹部，広背筋，大円筋，三角筋後部，肩甲下筋
（肘関節屈曲：上腕二頭筋，上腕筋，腕橈骨筋）
収縮様式はいずれも求心性収縮である.

3 肩関節複合体に起こりやすい障害

構造の特性やよく行う運動により起こりやすい障害について考えよう．障害の理解が進んだら，診断・評価，治療法や予防についてまとめよう.

1. 反復性肩関節脱臼

❶なぜ肩関節では脱臼が起こりやすいか？
❷原因となる主な外傷と場面は？脱臼の方向は？
❸反復性の概念は？
❹好発年齢は？
❺運動療法として強化すべき筋は？
❻再脱臼を防ぐために生活上注意すべきことは？

解答・解説

❶ 肩甲上腕関節は大きな可動域をもつが，上腕骨頭に対して関節窩が浅く不安定な関節で，関節唇，関節包，筋，靱帯で覆われた構造をもつ．そのため，外力が加わると脱臼が生じやすい.
→ Check！肩関節の構造
❷ ほとんどは外傷性肩関節脱臼に続発して起こる．ラグビー，アメリカンフットボール，柔道などのコンタクトスポーツで多く，外力により肩関節外転（水平外転）・外旋を強制されることで起こる前方脱臼がほとんどである[11]．関節唇の損傷（Bankart lesion），下関節上腕靱帯の損傷，関節包の断裂・弛緩，骨の欠損などを伴うことがある.
→ Check！肩関節の構造，靱帯の解剖
❸ 反復性肩関節脱臼は外傷後に起きて，その後に軽度の力で再脱臼する病態をいう.
❹ 10 代で初回脱臼すると再発しやすい.
❺ 腱板（棘上筋，棘下筋，小円筋，肩甲下筋）
→ Check！肩関節の筋（とくに回旋筋腱板）
❻ 手を後方について起き上がるなど，外旋，外転（水平外転），伸展を伴って関節に負荷がかかる運動・動作を避ける.

2. 肩関節周囲炎（いわゆる五十肩）

❶病態，好発年齢は？

❷症状は？

❸肩甲上腕関節の外転時に起こる肩甲骨運動の特徴は？

❹病態の経過と各時期の治療の注意点は？

解答・解説

❶ 肩関節周囲の組織に加齢性変化が生じて炎症が起こるとされる．肩峰下滑液包や関節包が癒着すると関節拘縮が起こる．中年以降，50代に多くみられる．

❷ 肩の疼痛（運動時痛，夜間の安静時痛）と関節可動域制限が主な症状で[11]，病期によって筋力低下などもみられる．これらによって更衣動作，整容動作に困難さが生じる．

❸ 肩甲上腕関節周囲の組織に炎症が起きることが主な原因と考えられており，上肢の挙上において肩甲上腕関節の運動制限が大きく，代償動作として過度に肩甲骨挙上が起こる（肩をすくめる）シュラグサイン（shrug sign）が起こる．

❹ 急性期：炎症が強い時期で激しい痛みが現れるため，ポジショニングに注意して肩の安静を保つ．
拘縮期：炎症が治まってきて疼痛は軽減するが運動制限が生じやすい時期なので，セラピストが適切な運動を指導する．
回復期：炎症が治まり疼痛はほぼなくなる．セラピストの指導によって疼痛を誘発しない程度に積極的に運動を行う．

3. 腱板断裂

❶原因は？

❷断裂が起こりやすい筋は？

❸好発年齢は？

❹症状は？

❺肩甲上腕関節の外転時にみられる特徴は？

解答・解説

❶ 交通事故や転倒などの外傷による急性の断裂，反復運動や加齢による変性による断裂がある．急性の断裂は肩関節脱臼に伴って起こることがある．変性による断裂は野球，テニスなどの反復運動による損傷，加齢や喫煙に起因する循環障害による損傷，インピンジメント症候群による損傷などがある．

❷ 棘上筋腱の断裂が最も多い[11]．棘上筋は肩峰と上腕骨頭に挟まれた位置にあり，その停止部の大結節付近は血流が乏しく，組織学的にも脆弱であることから腱板断裂の好発部位とされる．棘下筋も棘上筋と共同腱を形成して停止することから損傷が起こりやすい．
→ Check！棘上筋，棘下筋

❸ 40代以上に多く，ピークは60代である．加齢によって損傷が生じやすく，使用頻度の高い右肩に多い．

❹ 肩の疼痛（運動時痛，自発痛），自動運動の障害（上肢を挙上できない，ゆっくり下ろせない，手を後ろに回せない），軋轢（あつれき）音，筋力低下が主な症状である．加齢による変性での断裂では無症候性も多い．

❺ 肩関節周囲炎と異なり，他動的関節可動域制限は軽度で，反対側の手で補助すれば上肢の挙上が可能となる．また，疼痛は有痛弧（painful arc）といわれる一定の範囲で生じ，上肢の挙上または下降の途中で疼痛が増悪する．

→ Check！症状が似ている肩関節周囲炎での運動と比較しよう．

4. 肩峰下インピンジメント症候群

❶発症要因，メカニズムは？

❷症状は？

❸発症しやすいスポーツ種目は？

❹インピンジメントの発生を防ぐ上肢挙上の方法は？

解答・解説

❶ 健常な状態で肩関節屈曲または外転を行うと，棘上筋は上腕骨頭を肩甲骨関節窩に引きつけ，棘下筋，小円筋，肩甲下筋は上腕骨を下方に引き，骨頭の上方化を抑制する．また，棘下筋と小円筋は肩関節を外旋して上腕骨大結節と肩峰の衝突，腱板の挟み込みを防ぐ．これらの回旋筋腱板に機能障害があると，上腕骨頭と肩峰の衝突や棘上筋の挟み込みが起こり，炎症や痛みを引き起こす．

また，肩甲骨上方回旋筋である前鋸筋，僧帽筋上部線維，僧帽筋下部線維の機能不全は肩甲骨安定性の低下をもたらすために肩甲上腕リズムが障害され，インピンジメントの発症に影響する．

→ Check！回旋筋腱板，肩甲上腕リズム

❷ 上肢を肩の高さより上に挙げて動かしたときの肩の疼痛，引っかかり感，運動制限が主で，ほかに夜間の安静時痛，筋力低下がみられる．

❸ オーバーヘッドの場面で，肩関節外転または屈曲により上腕骨頭と肩峰の衝突や棘上筋の挟み込みが起こりやすい．野球，水泳，バレーボールなどで起こりやすい．

❹ 前額面での肩関節外転運動は肩峰下インピンジメント症候群が起こりやすい．前額面に対して30～40°前方に偏位した面は肩甲骨面とよばれ，関節包が弛緩した肢位である．肩甲骨面での肩関節外転は，上腕骨大結節が烏口肩峰間の構造物と衝突する可能性が少ない．これは肩関節外転時に上腕骨大結節が肩峰の最も高い位置の下を通るためで，肩関節の内外旋にかかわらず肩峰下インピンジメントを防ぐことができる[2)]．日常生活，スポーツ活動における肩関節外転では，前額面の運動より肩甲骨面の運動が多い．

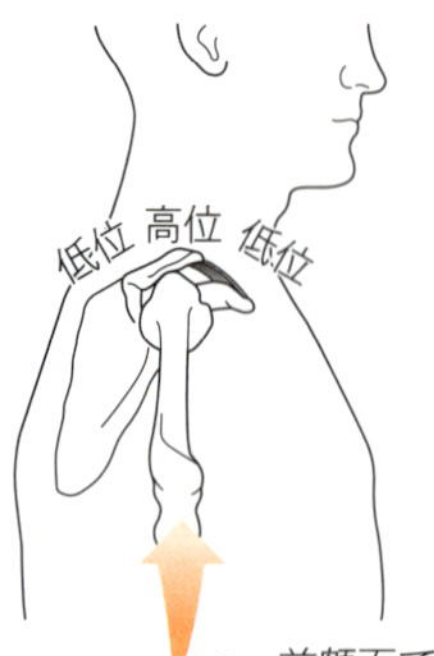

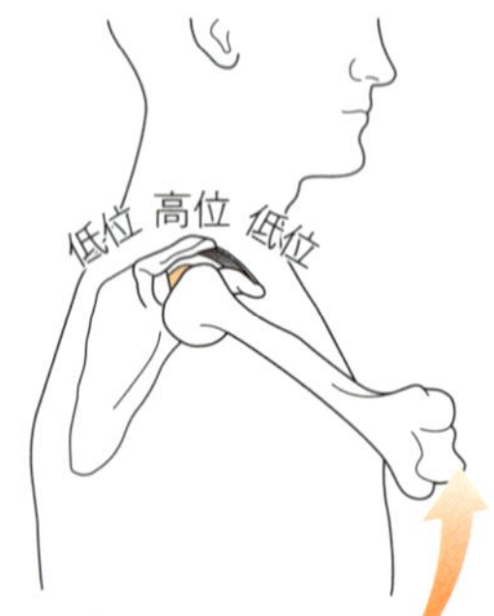

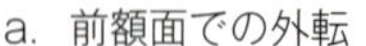

前額面または肩甲骨面での肩関節外転運動[2)]

5. Swimmer's shoulder（水泳肩）

●Swimmer's shoulder とは水泳競技者でクロール・バタフライ時に疼痛が起こることをいう．クロールで肩関節に疼痛が起こりやすいタイミングと疼痛の起こる理由を説明しよう．

解答・解説

クロールではリカバリー（上肢が水面から出て前腕を前方へ伸ばしていく）後半からエントリー（入水）へと移行する時期に疼痛が最も生じやすい．この時期，肩関節回旋運動に伴い上腕二頭筋腱や棘上筋が烏口肩峰弓に衝突・擦れて肩関節前面に疼痛が生じる[5]．

4 代表的な整形外科的検査[12,13]

●代表的な検査法を，陽性の場合疑われる障害・疾患，検査肢位や検査方法の意味を考えながらまとめよう．

検査名	陽性の場合疑われる障害・疾患	方法
ペインフルアークテスト	❶(　　　　　) 症候群，肩峰下滑液包炎，腱板断裂，腱板炎	上肢を自動的に❷(　　　　) するとき，あるいは挙上した位置から下ろしていくとき，約❸(　　　　)°～❹(　　　　)°の間で疼痛が起これば陽性とする．肩関節外転60°～120°は上腕骨頭と肩峰の衝突が起こりやすい角度である． 外転 120° 外転 60°
ニアーサイン[14]	❺(　　　　　) 症候群，肩峰下滑液包炎，腱板断裂	被検者の肩甲骨を固定して肩甲骨上方回旋を制限した状態で，肩関節最大❻(　　　　) 位で他動的に❼(　　　　) させる．❽(　　　　)や❾(　　　　) が出現すれば陽性とする．腱板および上腕骨大結節と肩峰下面が衝突することでクリック音や疼痛が起こる． 他動的に肩関節最大内旋位で屈曲 肩甲骨を固定する
ホーキンス・ケネディーテスト	❿(　　　　　) 症候群，肩峰下滑液包炎，腱板断裂	被検者の肩甲骨を固定して肩甲骨上方回旋を制限した状態で，肩関節90°挙上位と肘関節90°屈曲位として⓫(　　　　) を強制する．⓬(　　　　) や⓭(　　　　) が出現すれば陽性とする．腱板および上腕骨大結節と肩峰下面が衝突することでクリック音や疼痛が起こる． 肩甲骨を固定し，肩関節内旋を強制

解答

❶肩峰下インピンジメント　❷挙上　❸60　❹120　❺肩峰下インピンジメント　❻内旋　❼屈曲　❽クリック音　❾疼痛　❿肩峰下インピンジメント　⓫内旋　⓬クリック音　⓭疼痛

壁つきテスト	①(　　　　) 筋の筋力低下，長胸神経麻痺	立位で左右の上肢を前方に伸ばして壁を押す．②(　　　　)神経麻痺などで③(　　　　)筋の筋力低下が生じると，障害側では肩甲骨の外転（前方突出）ができず，肩甲骨内側縁が胸郭から著しく離れ浮き上がっているようにみえる④(　　　　)（winging scapula）が起こる．	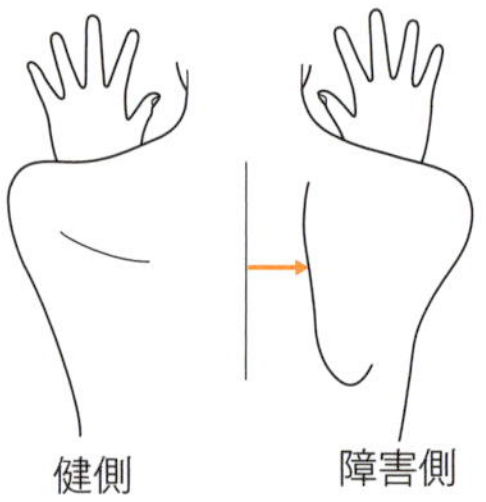 健側 障害側
リフトオフテスト	⑤(　　　　) 筋の筋力低下，⑥(　　　　) 筋腱断裂	被検者の手掌を後ろ向きにして手を背中に回し，検者は被検者の手掌に前方へ抵抗を加える．肩甲下筋による肩関節⑦(　　　　)方安定化のために手掌を⑧(　　　　) 方に押す力を検査することで，固有の筋力を確認できる．腱断裂の場合は手を背中から離せず，陽性とする．	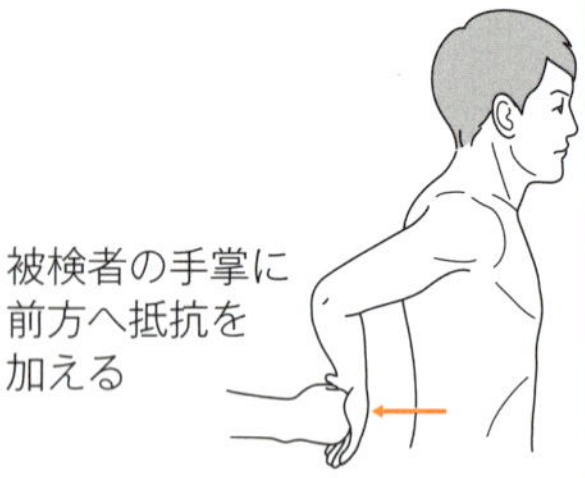 被検者の手掌に前方へ抵抗を加える
前方不安定感テスト	反復性 ⑨(　　　　)	検者は後方に立ち，被検者を座位（または背臥位）にさせ，他動的に肩関節前方脱臼が生じやすい肢位である肩関節⑩(　　　　) 位かつ⑪(　　　　) 位にさせる．このとき被検者が⑫(　　　　) 方脱臼するような不安を感じるかを検査する．	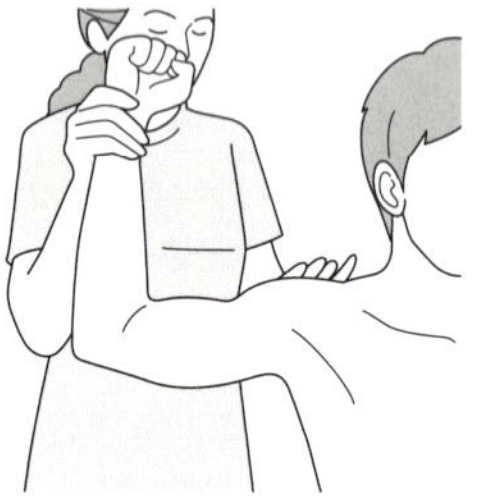
サルカスサイン	⑬(　　　　)，腋窩神経麻痺	被検者を座位または立位にさせ，他動的に上腕を⑭(　　　　) 方へ牽引する．このとき⑮(　　　　) と上腕骨頭の間に陥没を認めると陽性とする．肩関節の⑯(　　　　) 方不安定性を検査する．	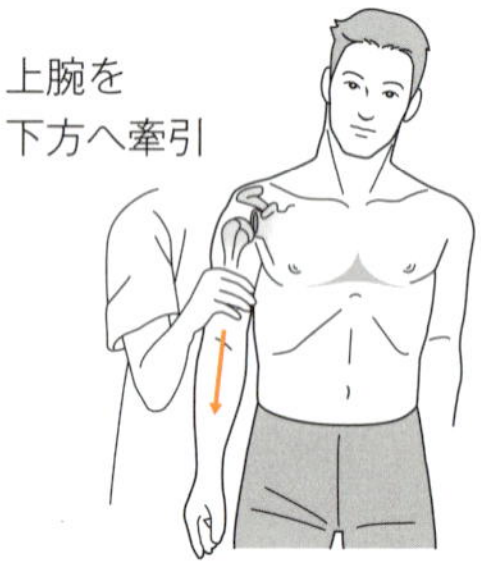 上腕を下方へ牽引
スピードテスト	⑰(　　　　) 筋長頭腱の異常（腱の炎症，部分断裂）	被検者に前腕を⑱(　　　　) 位，肘関節⑲(　　　　) 位で上肢を前方挙上（屈曲）させ，検者は前腕部で抵抗を加える．このとき⑳(　　　　) 部の圧痛が増強すれば陽性とする．	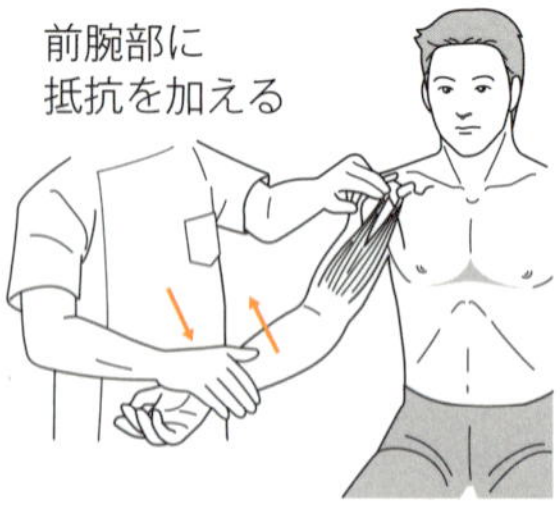 前腕部に抵抗を加える
ヤーガソンテスト	㉑(　　　　) 筋長頭腱の異常（腱の炎症，部分断裂）	被検者に前腕を㉒(　　　　) 位，肘関節 90°㉓(　　　　) 位でスピードテストを行う．このとき㉔(　　　　) 部の圧痛が増強すれば陽性とする．	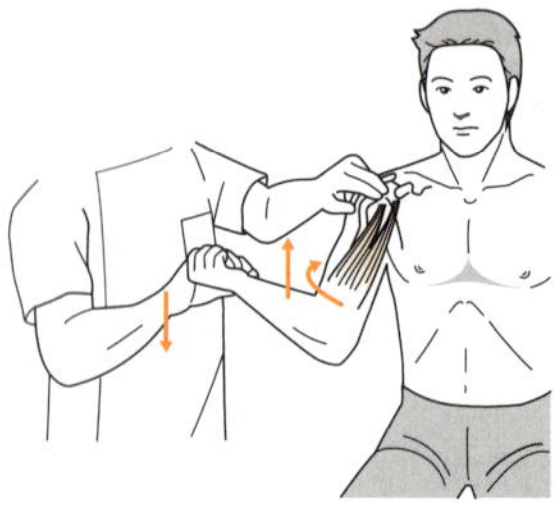

ドロップアームテスト	㉕(　　　　　)筋腱，㉖(　　　　　)筋腱の異常（腱板断裂，腱板炎）	検者が被検者の肩関節を外転させて外転㉗(　　　　　)°付近で手を離す．このとき上肢を保持できずに落下すれば陽性とする． 外転 90° 手を離す

解答

❶前鋸　❷長胸　❸前鋸　❹翼状肩甲骨　❺肩甲下　❻肩甲下　❼前　❽後　❾肩関節脱臼　❿外転　⓫外旋　⓬前　⓭ルースショルダー（loose shoulder）　⓮下　⓯肩峰　⓰下　⓱上腕二頭　⓲回外　⓳伸展　⓴結節間溝　㉑上腕二頭　㉒回外　㉓屈曲　㉔結節間溝　㉕棘上　㉖棘下　㉗90

●ペインフルアークテスト：painful arc sign，有痛弧徴候　●ニアーサイン：neer sign　●ホーキンス・ケネディーテスト：Hawkins-Kennedy test　●リフトオフテスト：lift off test　●前方不安定感テスト：anterior apprehension test　●サルカスサイン：sulcus sign　●スピードテスト：speed's test　●ヤーガソンテスト：Yergason test　●ドロップアームテスト：drop arm test

■ 参考文献

1）Hougulm PA・他（著），武田　功（総括監訳）：ブルンストローム臨床運動学 原著第6版．pp11-13，156-198，医歯薬出版，2013．
2）Mansfield PJ・他（著），弓岡光徳・他（監訳）：エッセンシャル・キネシオロジー―機能的運動学の基礎と臨床．pp51-86，南江堂，2010．
3）野村　嶬（編集）：標準理学療法学・作業療法学専門基礎分野 解剖学　第4版．pp55-62，113-119，179-182，医学書院，2010．
4）中村隆一・他：基礎運動学，第6版補訂．pp214-224，医歯薬出版，2012．
5）青木隆明（監修）：運動療法のための機能解剖学的触診技術．pp88-105，120-173，メジカルビュー社，2005．
6）Inman VT, et al：Observations on the function of the shoulder joint. *J Bone Joint Surg,* 26(1)：1-30, 1944.
7）米本恭三・他（日本リハビリテーション医学会評価基準委員会）：関節可動域表示ならびに測定法（平成7年4月改訂）．リハ医学，32(4)：207-217，1995．
8）伊東　元・他（編集）：標準理学療法学・作業療法学専門基礎分野 運動学．pp88-98，医学書院，2012．
9）細田多穂（監修），星　文彦・他（編集）：シンプル理学療法シリーズ　理学療法評価学テキスト．pp49-81，南江堂，2010．
10）Hislop HJ, et al（著），津山直一，中村耕三（訳）：新・徒手筋力検査法 原著第9版．pp82-139，協同医書出版社，2014．
11）落合慈之（監修）：整形外科疾患ビジュアルブック．学研メディカル秀潤社，2012．
12）高岡邦夫（編集）：整形外科徒手検査法．pp15-19，メジカルビュー社，2003．
13）鈴木俊明（監修）：臨床理学療法評価法―臨床で即役に立つ理学療法評価のすべて　第2版．pp225-226，アイペック，2015．
14）Phillip Hughes：The Neer sign and Hawkins-Kennedy test for shoulder impingement. *Journal of Physiotherapy,* 57：260, 2011.
15）DA Neumann（著），PD Andrew・他（監訳）：筋骨格系のキネシオロジー　原著第3版．p163，医歯薬出版，2018．

（廣瀬浩昭）

6 肘関節・前腕

- 肘関節は，❶(　　　　　) 骨，❷(　　　　　) 骨，❸(　　　　　) 骨から成り，❹(　　　　　) 関節，❺(　　　　　) 関節，および❻(　　　　　) 関節によって構成される．
- これら 3 つの関節は，1 つの関節包内にある複合関節であり，一般に❼(　　　　　) 関節と❽(　　　　　) 関節の 2 つが "肘関節" とよばれている．
- 一方，❾(　　　　　) 関節は，他の 2 つの関節と同様の関節包内に包まれているが，肘関節の運動には直接関与せず，❿(　　　　　) 関節とともに前腕の回内・回外運動を行う．

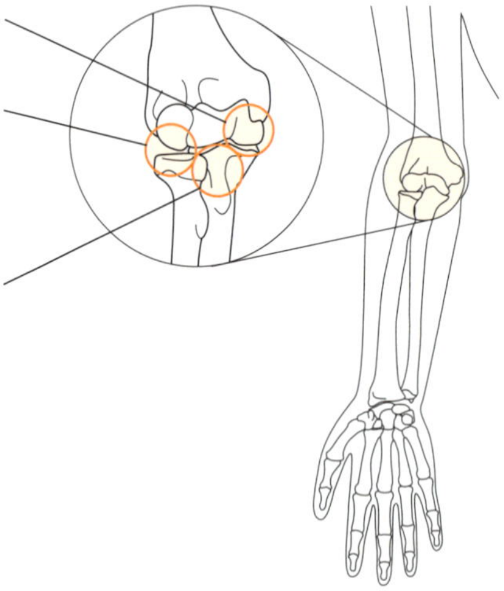

1 (　　　　　) 関節

2 (　　　　　) 関節

3 (　　　　　) 関節

図 1　右肘関節複合体の構成（前面）

解答

❶上腕　❷橈　❸尺（❶-❸順不同）　❹腕橈
❺腕尺　❻上橈尺（または近位橈尺）(❹-❻順不同)
❼腕橈　❽腕尺（❼❽順不同）　❾上橈尺
❿下橈尺（または遠位橈尺）
1腕尺　2腕橈　3上橈尺

骨　格

1 上腕骨（遠位）

- 上腕骨は上腕部にある単一の骨で，典型的な❶(　　　　　) である．
- 上腕骨遠位端の構造は，内側に糸巻き状の❷(　　　　　)，外側に❸(　　　　　) とよばれる隆起があり，前者は尺骨と，後者は橈骨と関節をつくる．
- 体表から触知できる内側の隆起を❹(　　　　　)，外側の隆起を❺(　　　　　) とよぶ．
- 内側上顆の後面には，尺骨神経溝とよばれる浅い溝があり，尺骨神経が通過する．
- 上腕骨滑車のすぐ上の前面には❻(　　　　　)，後面には❼(　　　　　) とよばれるへこみがある．これらのへこみは尺骨の鉤状突起および肘頭に対応しており，肘を自由に屈曲・伸展させることができる．

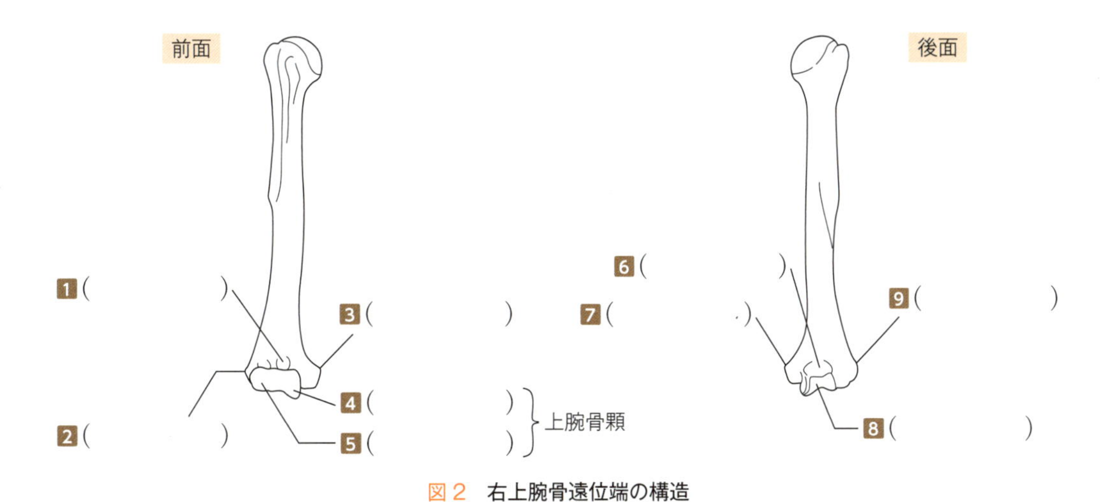

図2　右上腕骨遠位端の構造

解答

❶長骨　❷上腕骨滑車　❸上腕骨小頭　❹内側上顆　❺外側上顆　❻鉤突窩　❼肘頭窩
1鉤突窩　2外側上顆　3内側上顆　4上腕骨滑車　5上腕骨小頭　6肘頭窩　7内側上顆
8上腕骨滑車　9外側上顆

2 尺　骨

- 尺骨は，解剖学的肢位で前腕内側に位置する骨である．
- 近位端の前面には❶(　　　　　) 突起，後面には❷(　　　　　)，その中間には凹状の❸(　　　　　) があり，上腕骨滑車との間で肘内側の関節を形成している．
- 滑車切痕よりもやや遠位の外側面には，ややへこんだ橈骨切痕があり，橈骨頭と関節をつくる．尺骨の遠位端は❹(　　　　　) とよばれ，内側には❺(　　　　　) とよばれる突起部がある．

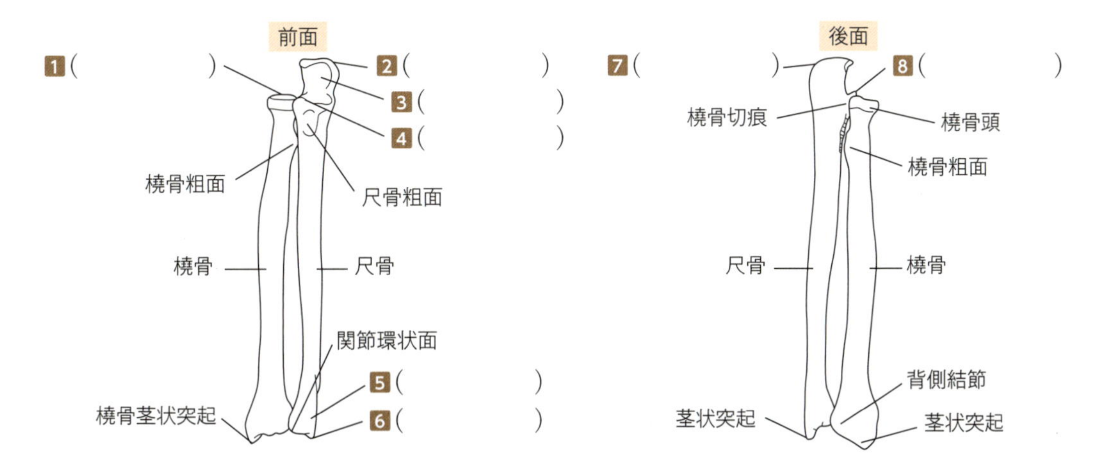

図3　右尺骨および右橈骨の構造

解答

❶鉤状　❷肘頭　❸滑車切痕　❹尺骨頭　❺茎状突起
1橈骨頭　2肘頭　3滑車切痕　4鉤状突起　5尺骨頭　6尺骨茎状突起　7肘頭　8鉤状突起

3 橈　骨

- 橈骨は，解剖学的肢位で前腕外側に位置する骨である．
- 橈骨の近位端を❶(　　　　　)とよび，幅の広い円盤型をしている．
- 橈骨頭の上面は浅いへこみがあり，これを❷(　　　　　)といい，上腕骨小頭と関節をつくる．
- 橈骨近位端の前面には，❸(　　　　　)とよばれる骨隆起部があり，❹(　　　　　)筋が停止している．
- 橈骨の遠位端は，幅広く平らな形状で，橈骨茎状突起と尺骨切痕で構成されている．
- 橈骨の遠位外側にある❺(　　　　　)は，その突起部を体表から容易に触知することができる．
- ❻(　　　　　)は，遠位内側にある小さなへこみで，尺骨の関節環状面と関節をつくる．

解答

❶橈骨頭　❷橈骨頭窩　❸橈骨粗面　❹上腕二頭　❺茎状突起　❻尺骨切痕

関節と運動

1 腕尺関節

- **構成と概要**：上腕骨内側の❶(　　　　　)と尺骨の❷(　　　　　)によって構成され，その構造上，肘関節における安定性の大部分を担う．
- **種類と運動自由度**：❸(　　　　　)関節に分類され，運動自由度は❹(　　　　　)である．
- **関節包内運動**：上腕骨滑車（凸面）に対して，滑車切痕（凹面）が❺(　　　　　)ながら❻(　　　　　)．
- **主な靱帯**：❼(　　　　　)靱帯は，上腕骨内側上顆から起こり三角形に拡がっている．前部は鉤状突起へ，後部は肘頭の内側縁に付着する．また，中央部は扇状に広がりながら滑車切痕の内側に至る．❽(　　　　　)方向への運動に抵抗することによって，肘の内側安定性に寄与する．
- **関節の運動**：腕尺関節の運動は，屈曲❾(　　　　　)°と伸展❿(　　　　　)°である．女性や小児では，それ以上の可動性を有することもある．運動軸は，滑車を通る⓫(　　　　　)で，運動は⓬(　　　　　)面で起こる．

解答

❶上腕骨滑車　❷滑車切痕　❸蝶番（らせん）　❹1　❺転がり　❻すべる　❼内側側副　❽外反
❾145　❿5　⓫内－外側軸　⓬矢状

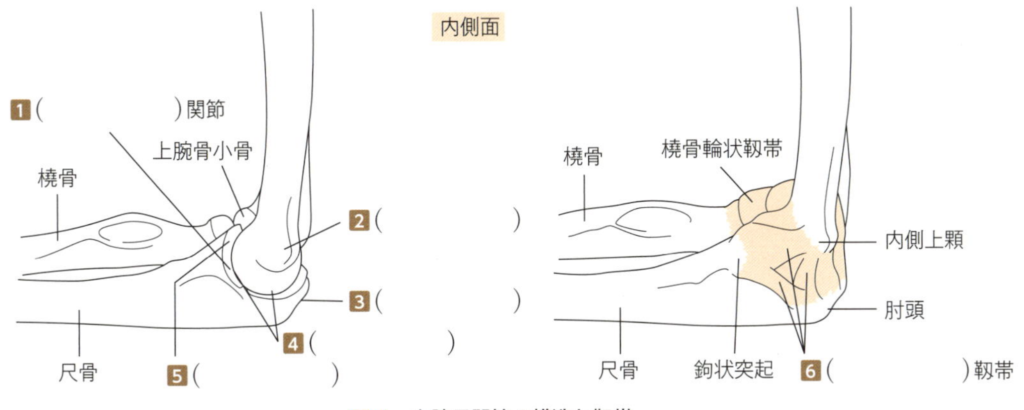

図4　右腕尺関節の構造と靱帯

解答
1腕尺　2内側上顆　3肘頭　4上腕骨滑車　5鉤状突起　6内側側副

2 腕橈関節

- **構成と概要**：上腕骨❶(　　　)と❷(　　　)で関節面を形成している．
- **種類と運動自由度**：運動自由度❸(　　　)の❹(　　　)関節に分類されるが，運動は制限され屈曲伸展と回旋の動きである．
- **関節包内運動**：上腕骨小頭（凸面）に対して，橈骨頭窩（凹面）が❺(　　　)ながら❻(　　　)．また，前腕の回旋運動時には，上腕骨小頭に対して橈骨頭が❼(　　　)を行う．
- **主な靱帯**：❽(　　　)靱帯は，上腕骨外側上顆から起こり，前後2部に分けられる．前部は，橈骨輪状靱帯と癒着し，後部は尺骨の橈骨切痕後縁から回外筋稜に付着する．❾(　　　)方向への運動に抵抗することによって，肘の外側安定性に寄与する．
- **関節の運動**：腕尺関節と共同して，屈曲❿(　　　)°と伸展⓫(　　　)°を行う．また，前腕の回内および回外にも関与する．

解答
❶小頭　❷橈骨頭（窩）　❸3　❹球　❺転がり　❻すべる　❼軸回旋　❽外側側副　❾内反
❿145　⓫5

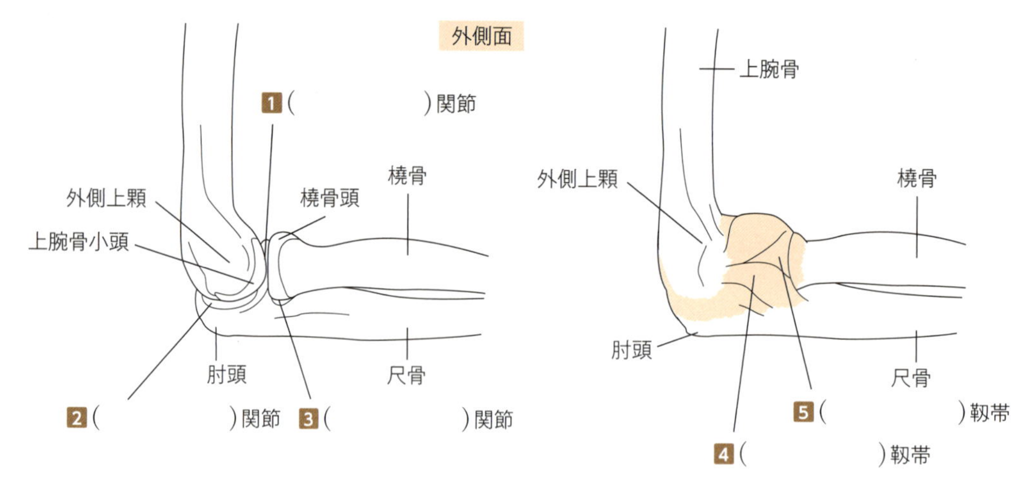

図5　右腕橈関節の構造と靱帯

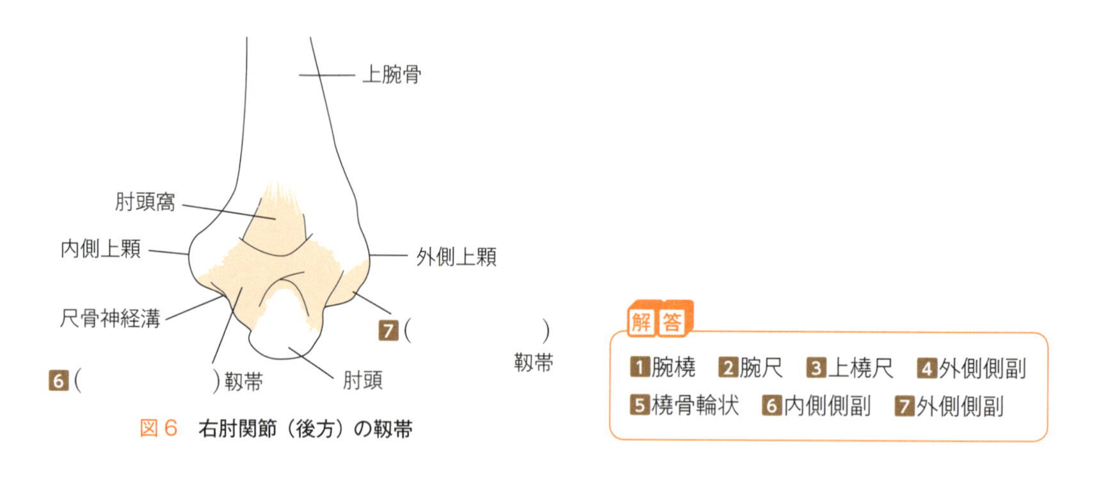

図6　右肘関節（後方）の靱帯

解答

1腕橈　2腕尺　3上橈尺　4外側側副
5橈骨輪状　6内側側副　7外側側副

3　上橈尺関節

- **構成と概要**：❶（　　　　）の関節環状面と尺骨の❷（　　　　）で関節面を形成している.
- **種類と運動自由度**：❸（　　　　）関節に分類され，運動自由度は❹（　　　　）である.
- **関節包内運動**：尺骨の橈骨切痕（凹面）に対して，橈骨頭の関節環状面（凸面）が❺（　　　　）運動を行う.
- **主な靱帯**：❻（　　　　）靱帯は，橈骨頭を輪状に取り巻く強い靱帯で，尺骨の橈骨切痕前縁から出てその後縁に付着し，橈骨頭の安定性に関与する.
- **関節の運動**：上橈尺関節の運動は，前腕の回内❼（　　　　）°および回外❽（　　　　）°である．前腕回内外の運動軸は，上腕骨小頭の中心を斜めに走り，橈骨頭の中心を通って尺骨茎状突起を通過している．なお，肘関節伸展位で前腕回内外を行うと，肩関節の内外旋運動が加わるため，純粋な前腕回内外は肘関節❾（　　　　）で行われる.

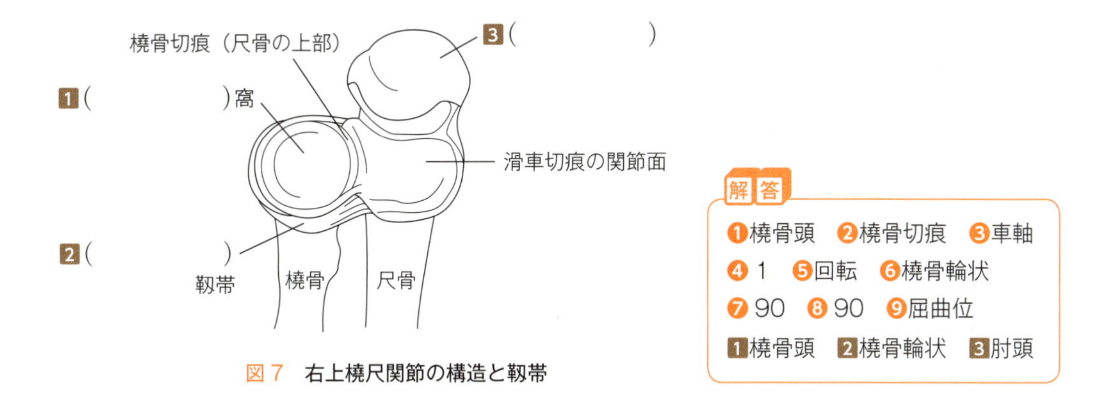

図 7　右上橈尺関節の構造と靱帯

解答
❶橈骨頭　❷橈骨切痕　❸車軸
❹1　❺回転　❻橈骨輪状
❼90　❽90　❾屈曲位
1橈骨頭　2橈骨輪状　3肘頭

4　下橈尺関節

- **構成と概要**：橈骨の❶(　　　　　) と尺骨の関節環状面で関節面を形成している．
- **種類と運動自由度**：❷(　　　　　) 関節に分類され，運動自由度は❸(　　　　　) である．
- **関節包内運動**：尺骨の関節環状面（凸面）に対して，橈骨の尺骨切痕（凹面）が骨運動と同じ方向へ❹(　　　　　) と❺(　　　　　) 運動を行う．
- **主な靱帯**：橈骨尺骨靱帯（背側および掌側）によって連結されている．上・下橈尺関節は，❻(　　　　　) によって機能的に連結されており，その機能は前腕筋群の起始部としての力の伝達，橈骨および尺骨の安定性，遠位より長軸方向への❼(　　　　　) である．
- **関節の運動**：下橈尺関節は，上橈尺関節と共同して前腕の回外❽(　　　　　)°および回内❾(　　　　　)°に関与している．前腕回外位では，橈骨と尺骨は平行となるが，回内位では，腕尺関節で固定された尺骨上を橈骨が交差する（図 8）．

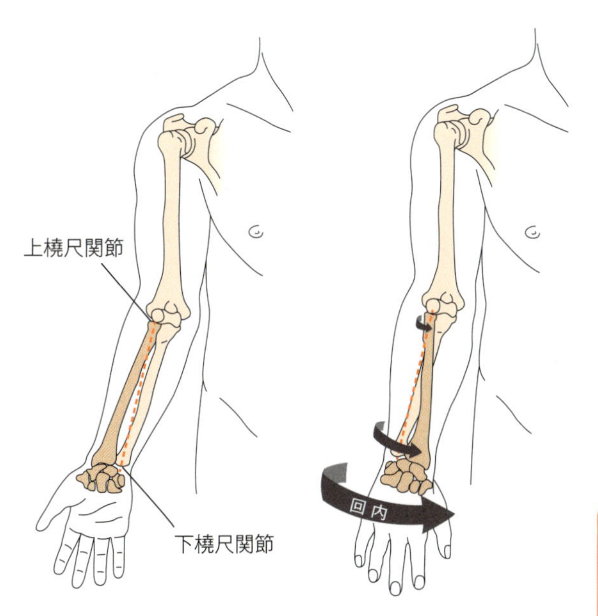

図 8　前腕の回内外運動[1)]

解答
❶尺骨切痕　❷車軸　❸1　❹転がり
❺すべり　❻前腕骨間膜　❼荷重伝達
❽90　❾90

5 肘 角

- 肘関節を伸展し，前腕を回外すると，前腕は上腕に対してやや橈側に❶(　　　　　)している．この生理的な外反を❷(　　　　　)(cubital angle) とよぶ．
- 物を手に提げて運ぶときに明らかになることから，❸(　　　　　) ともよばれる．
- 成人男性では約❹(　　　　　)°，小児や女性では 15°以上のこともある．

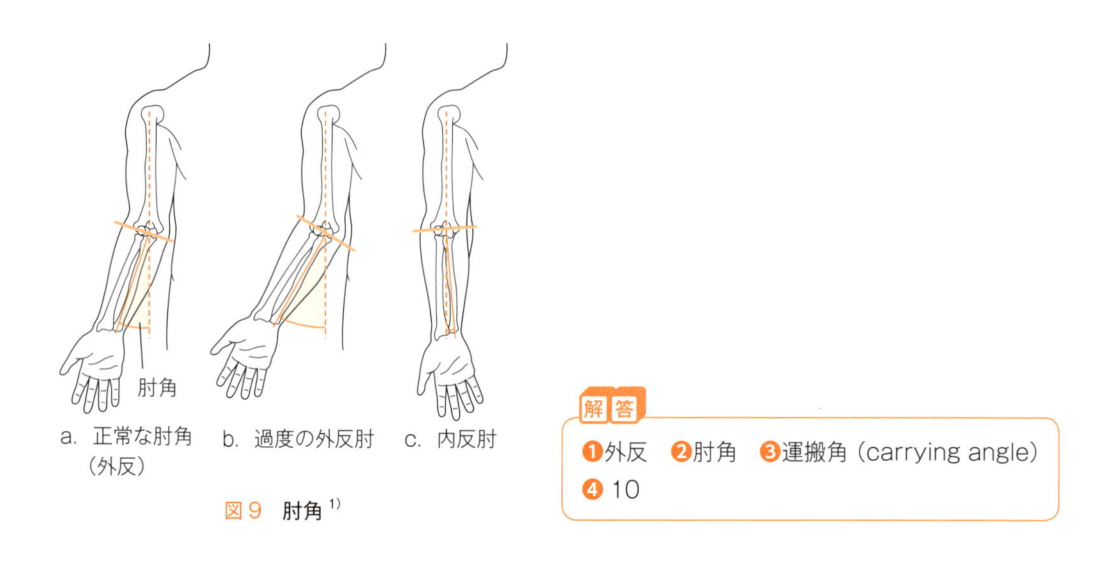

図 9　肘角[1)]

解答
❶外反　❷肘角　❸運搬角（carrying angle）
❹ 10

6 ヒューター線とヒューター三角

- 伸展した肘を後面から見ると，上腕骨内側上顆，外側上顆，および肘頭は直線上にある（図 10a）．
- 90°屈曲位においても，外側から見ると直線上にある（図 10b）．
- 一方，90°屈曲した肘を後方から見ると，内側上顆と外側上顆は肘頭を頂点とした二等辺三角形を成す（図 10c）．骨折や脱臼を起こすと，この三角形の形状は変形する．

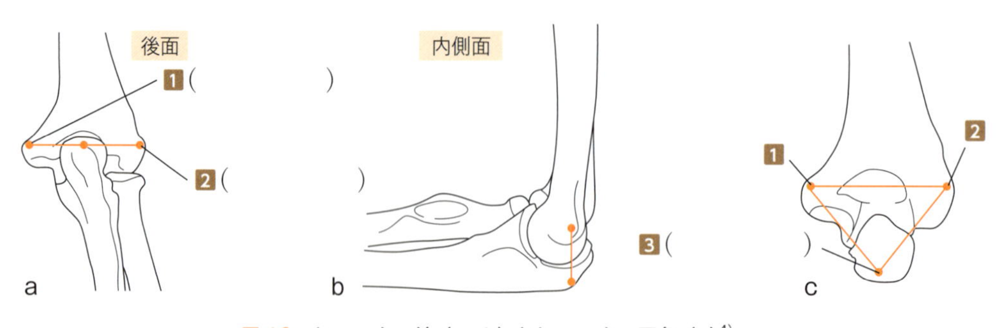

図 10　ヒューター線（a，b）とヒューター三角（c）[4)]

解答
1内側上顆　2外側上顆　3肘頭

筋と運動（肘関節）

1 肘関節（腕尺関節および腕橈関節）に関与する筋の解剖

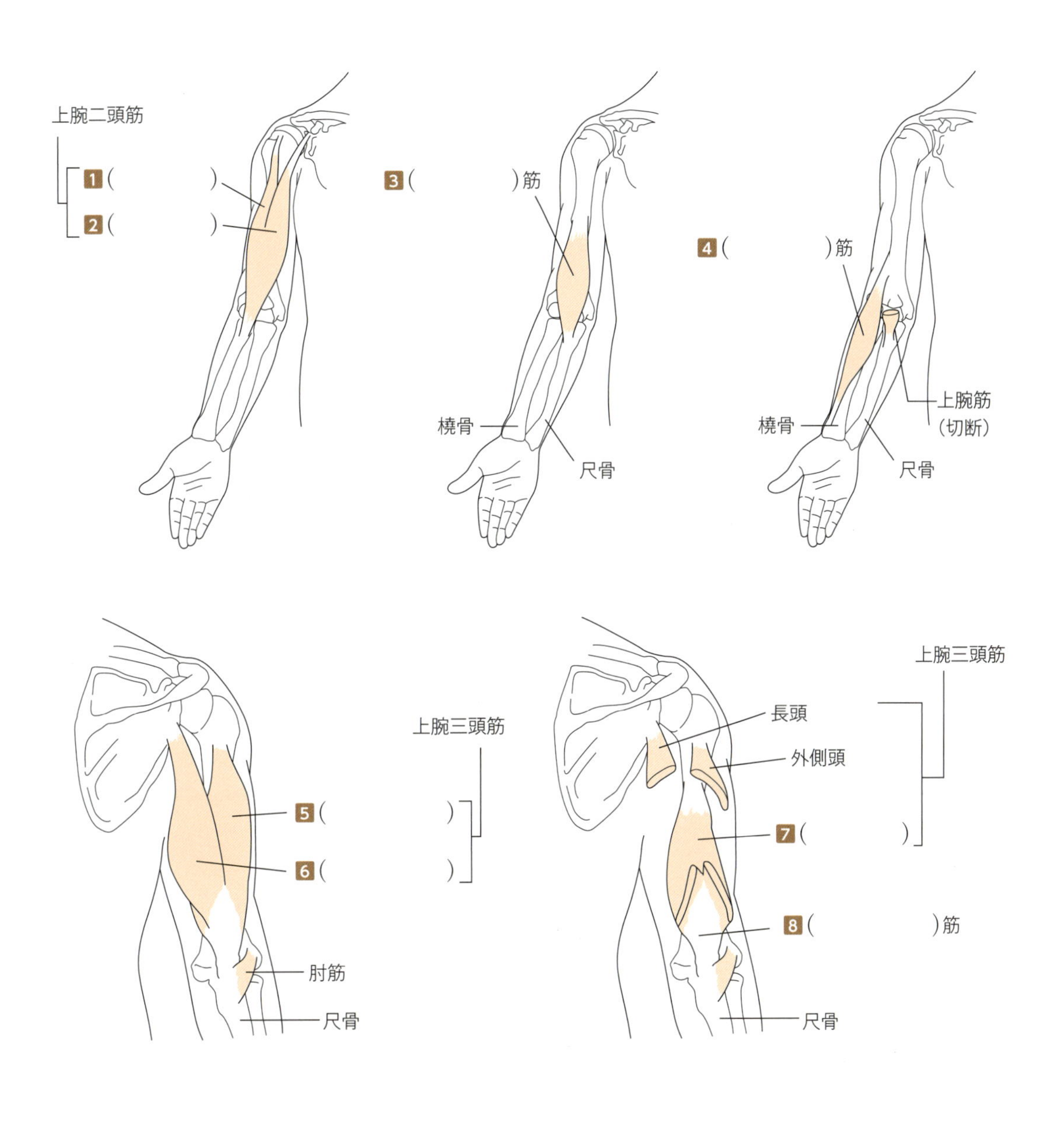

解答

1長頭　2短頭　3上腕　4腕橈骨　5外側頭　6長頭　7内側頭　8肘

2 肘関節に関与する筋の特徴

●各筋の起始・停止・支配神経・作用を覚えよう．

筋名	起始	停止	支配神経，髄節レベル	作用
上腕二頭筋 (biceps brachii m.)	長頭：肩甲骨関節上結節，短頭：肩甲骨烏口突起	橈骨粗面，前腕筋膜，尺骨（上腕二頭筋腱膜を経て）	筋皮神経，C5, 6	肘関節の屈曲，△前腕の回外
上腕筋 (brachialis m.)	上腕骨前面	尺骨鉤状突起	筋皮神経（ときに橈骨神経），C5, 6	肘関節の屈曲
腕橈骨筋 (brachioradialis m.)	上腕骨外側縁，外側上腕筋間中隔	橈骨茎状突起	橈骨神経，C(5)，6，7，(8)	肘関節の屈曲，△前腕の回内・回外
上腕三頭筋 (triceps brachii m.)	長頭：肩甲骨関節下結節，外側頭：上腕骨後面 内側頭：上腕骨後面（橈骨神経溝の下方）	肘頭	橈骨神経，C6-8	肘関節の伸展，肩関節の内転・伸展（長頭）
肘筋 (anconeus m.)	上腕骨外側上顆後面	肘頭，尺骨後面	橈骨神経，C7, 8	△肘関節伸展 △前腕の回内

（△：補助動筋）

（中村隆一・他：基礎運動学　第6版補訂．医歯薬出版，2012より改変）

3 肘関節の運動に関与する筋の起始・停止・走行

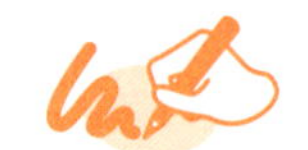

●運動をイメージしながら，関与する筋をなぞって色を塗ろう．

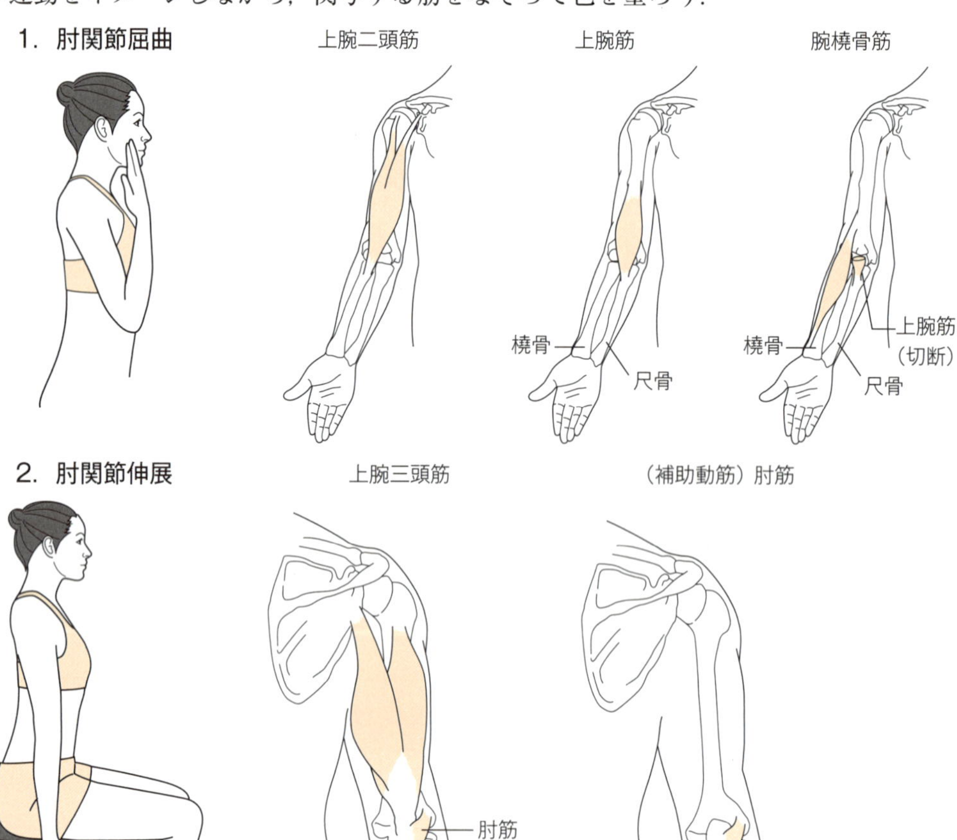

4 肘関節の運動に関与する筋の動筋と補助動筋

●肘関節の各運動に関与する筋の動筋と補助動筋を覚えよう.

	屈曲	伸展
上腕二頭筋	○	
上腕筋	○	
腕橈骨筋	○	
円回内筋	△	
上腕三頭筋		○
肘筋		△
手関節屈筋群	△	
手関節伸筋群		△

（○：動筋，△：補助動筋）

（中村隆一・他：基礎運動学　第6版補訂．医歯薬出版，2012より改変）

筋と運動（前腕）

1 前腕（橈尺関節）に関与する筋の解剖

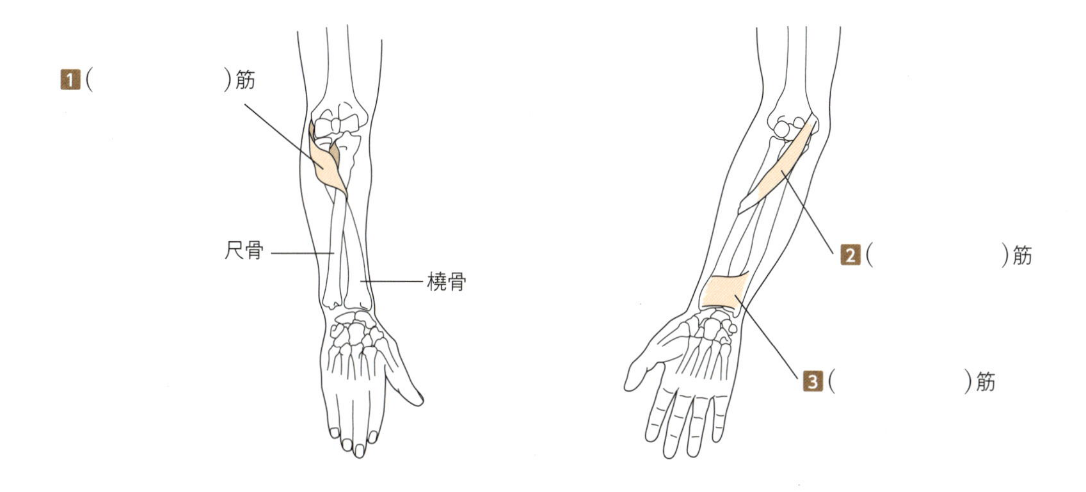

解答

1回外　2円回内　3方形回内

2 前腕（橈尺関節）の運動に関与する筋の特徴

● 各筋の起始・停止・支配神経・作用を覚えよう．

筋名	起始	停止	支配神経，髄節レベル	作用
回外筋 (supinator m.)	上腕骨外側上顆，肘関節の外側側副靱帯	橈骨前面の近位部	橈骨神経，C(5)，6，7，(8)	前腕の回外
円回内筋 (pronator teres m.)	上腕頭：上腕骨内側上顆，尺骨頭：尺骨鉤状突起	橈骨外側面	正中神経（ときに筋皮神経），C6，7	前腕の回内，△肘関節の屈曲
方形回内筋 (pronator quadratus m.)	尺骨前面の遠位部	橈骨前面の遠位部	正中神経（前骨間神経），C6-Th1	前腕の回内

（△：補助動筋）

（中村隆一・他：基礎運動学　第6版補訂．医歯薬出版，2012より改変）

3 前腕（橈尺関節）の運動に関与する筋の起始・停止・走行

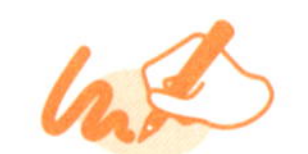

● 運動をイメージしながら，関与する筋をなぞって色を塗ろう．

1．前腕回外

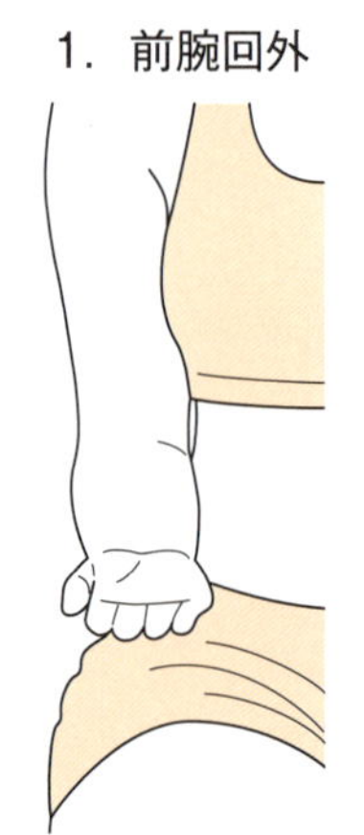

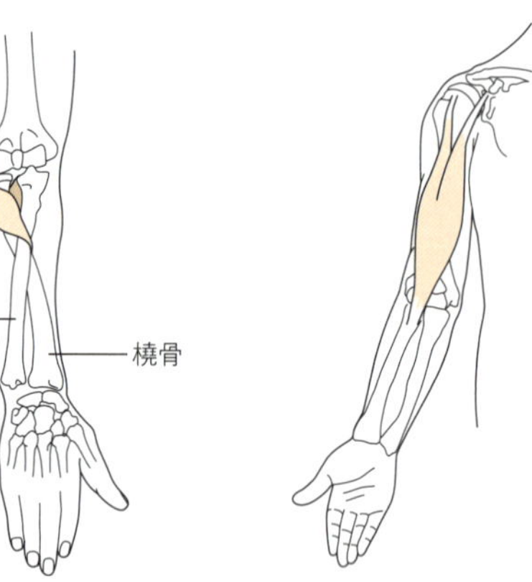

2．前腕回内

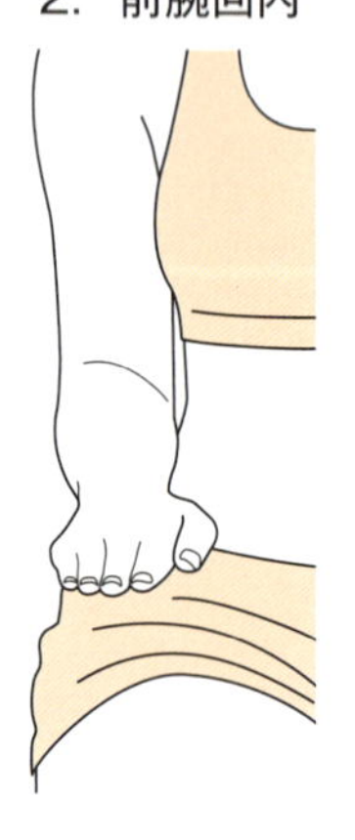

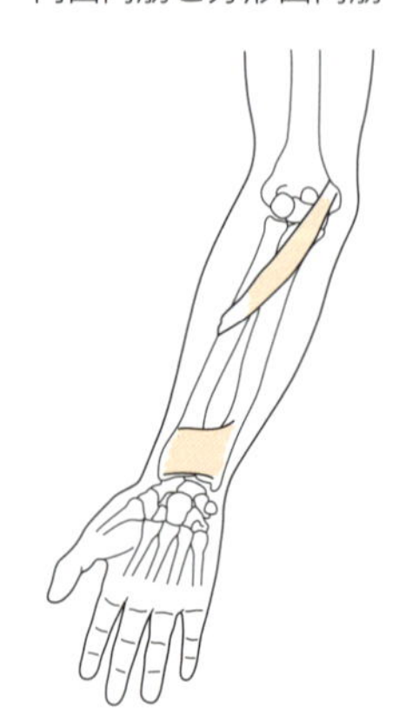

4　前腕（橈尺関節）の運動に関与する筋の動筋と補助動筋

● 前腕の各運動に関与する筋の動筋と補助動筋を覚えよう．

	回外	回内
上腕二頭筋	△※	
回外筋	○	
円回内筋		○
方形回内筋		○
腕橈骨筋	△	△
肘　筋		△
手関節屈筋群		△
長母指外転筋	△	

（○：動筋，△：補助動筋）

（中村隆一・他：基礎運動学　第6版補訂．医歯薬出版，2012より改変）

※ 筆者注：強力な回外作用ももつので，動筋（○）でよいかもしれない

筋の機能

1　肘関節の屈曲に関与する筋群

● 肘関節屈曲に主に関わる筋は，❶(　　　　　) 筋，❷(　　　　　) 筋，および❸(　　　　　) 筋である．

● これらの筋は，前腕の肢位（回内および回外）によって貢献度が変化する．

● 上腕二頭筋は，橈骨粗面に停止部をもつため，❹(　　　　　) 位で最も屈曲トルクを発揮する．

● 肘関節屈筋のなかで最も長い腕橈骨筋は，橈骨の茎状突起に停止部をもち，❺(　　　　　) 位で屈曲トルクを発揮する．

● 上腕筋は，尺骨の鉤状突起に停止部をもつため，前腕の肢位（回内，回外，中間位）にかかわらず，肘関節屈曲に貢献することができる．

2　肘関節の伸展に関与する筋群

● 肘関節伸展に関わる筋は，❻(　　　　　) 筋と❼(　　　　　) 筋である．

● 上腕三頭筋は，長頭，外側頭，内側頭に分けられ，三頭が合流して肘頭に停止し強力な肘関節伸展トルクを発揮する．

● 肩甲骨関節下結節より起こる長頭は，2関節筋として肩関節伸展にも作用し，壁やドアなどを押す動作で筋の長さと張力の関係を調整する働きもある．

● ❽(　　　　　) 筋は小さな筋で，負荷の低い肘関節伸展運動の初動時に重要であるが，発揮される伸展力の1割程度しか出力しない．

解答

❶上腕二頭　❷腕橈骨　❸上腕（❶-❸順不同）　❹前腕回外　❺前腕回内外中間　❻上腕三頭　❼肘　❽肘

3 前腕の回内に関与する筋群

- 前腕回内に関わる筋は，❶(　　　　　) 筋と❷(　　　　　) 筋である.
- 円回内筋は，上腕骨内側（および尺骨鉤状突起）から起始し，橈骨中央に付着するため，回内に加えて❸(　　　　　) にも補助的に作用する.
- 尺骨と橈骨を結ぶ方形回内筋は，肘関節の肢位にかかわらず，すべての前腕回内に作用する.

4 前腕の回外に関与する筋群

- 前腕回外に関わる筋は，❹(　　　　　) 筋と❺(　　　　　) 筋である.
- 回外筋は，上腕骨外側上顆から橈骨の近位外側に付着しているため，肘関節❻(　　　　　) 位で作用しやすい.
- 上腕二頭筋は，肘関節❼(　　　　　) 位で最も大きな回外トルクを発揮することができる（例：ドアノブを回す，ドライバーを回す）.

解答

❶円回内　❷方形回内（❶❷順不同）　❸肘関節屈曲　❹回外　❺上腕二頭（❹❺順不同）
❻伸展　❼屈曲

☑ 復習チェックポイント

1. 肘関節の運動と作用する筋をそれぞれ再度確認しよう.
   ❶肘関節の運動
   ❷肘関節の運動に作用する筋

2. 前腕の運動と作用する筋をそれぞれ再度確認しよう.
   ❶前腕の運動
   ❷前腕の運動に作用する筋

解説 本章「関節と運動」「筋と運動」を参照.

Try It! 基本問題

1．各部位を触察しよう．

❶上腕骨：内側上顆，外側上顆，肘頭窩，尺骨神経溝

❷尺　骨：肘頭，尺骨頭

❸橈　骨：橈骨頭，茎状突起

❹腕尺関節

❺腕橈関節

❻上橈尺関節

❼下橈尺関節

❽代表的な筋：上腕二頭筋（長頭，短頭），上腕筋，腕橈骨筋，上腕三頭筋（長頭，内側頭，外側頭），肘筋，円回内筋

2．実際に自分の身体を動かして関節の動きをイメージしよう．また，パートナーの関節を動かして肘関節屈曲および伸展の最終域感（end feel）を確認しよう．

解答・解説

1．❶内側および外側上顆：上腕骨遠位部の内外側を挟むように触れ，そのまま遠位方向へ触れていくと，内外側に最も突出した骨隆起を触れることができる．

肘頭窩：肘関節を90°屈曲させ，肘頭よりもやや上方を軽く圧迫すると，肘頭窩の凹みを確認できる．

尺骨神経溝：内側上顆と肘頭の間を指で圧迫すると，尺骨神経溝の凹みを確認できる．

❷肘　頭：肘関節を90°屈曲すると，肘関節の後方に突出した肘頭が確認できる．

尺骨頭：尺骨遠位端を尺骨縁に沿って触れると，丸く隆起した尺骨頭を確認できる．

❸橈骨頭：外側上顆より約1横指遠位に位置しているのが確認できる．

茎状突起：橈骨遠位端を橈側縁に沿って触れると，徐々に橈側に隆起した茎状突起が確認できる．

❹肘関節を軽度屈曲させ，肘頭の内側壁にあたる部分を触れる．ゆっくりと肘関節の屈伸を繰り返すと，上腕骨滑車に沿って肘頭が移動することを確認できる．

❺上腕骨外側上顆を触れた指を橈骨頭に向かって半横指ほど移動させると，腕橈関節の裂隙を確認できる．

❻橈骨頭を触れた指を，橈骨頭の丸み（環状面）に沿って後方へ触れると，上橈尺関節の凹みを確認できる．

❼背側より尺骨頭に触れ，その丸みに沿って指を橈側へ移動させると，下橈尺関節の裂隙を確認できる．

❽各筋の触察については他書を参照．

2．肘関節における屈曲と伸展の最終域感は異なる．屈曲では，屈筋群（主に上腕二頭筋）の収縮による軟部組織の量的増加が制限因子となるが，伸展では，肘頭と肘頭窩の骨性制限，側副靱帯の緊張が制限因子となる．

1 基礎評価と運動療法の考え方

1．日本整形外科学会，日本リハビリテーション医学会基準による関節可動域測定法（ROM：range of motion）

❶関節可動域測定法で肘関節の測定項目と運動を説明しよう．

❷関節可動域測定法で前腕の測定項目と運動を説明しよう．

解答・解説

❶屈曲・伸展

❷回内・回外

2．徒手筋力検査法（MMT：manual muscle testing）において起こりうる代償運動を説明しよう．

- 肘関節屈曲および伸展
- 前腕回外および回内

解答・解説

肘関節の屈曲：①肩関節を屈曲させる（三角筋前部線維），②体幹を後傾させる（脊柱起立筋）
肘関節の伸展：①肩関節を外旋させる（棘下筋，小円筋），②肩関節を水平内転させる（大胸筋）
前腕の回外：①肩関節を外旋・内転させる（棘下筋，小円筋，大胸筋），②手関節を背屈（伸展）させる（長・短橈側手根伸筋）
前腕の回内：①肩関節の内旋・外転させる（肩甲下筋，広背筋，大円筋，三角筋）

3．肘関節屈曲に作用する３つの筋と前腕肢位との関係について説明しよう．

解答・解説

肘関節屈曲に主に関わる筋は，上腕二頭筋，腕橈骨筋，および上腕筋である．これらの筋は，前腕の肢位（回内および回外）によって貢献度が変化する．上腕二頭筋は，橈骨粗面に停止部をもつため，前腕回外位で最も屈曲トルクを発揮する．また，肘関節屈筋の中で最も長い腕橈骨筋は，橈骨の茎状突起に停止部をもち，前腕回内外中間位で屈曲トルクを発揮する．上腕筋は，尺骨の鉤状突起に停止部をもつため，前腕の肢位（回内，回外，中間位）にかかわらず，肘関節屈曲に貢献することができる．

2 動作と筋の働き

1. 肘関節屈筋のリバースアクション（逆作用・反作用）

前腕遠位部を固定して起き上がるときに作用する筋について説明しよう（図 11）.

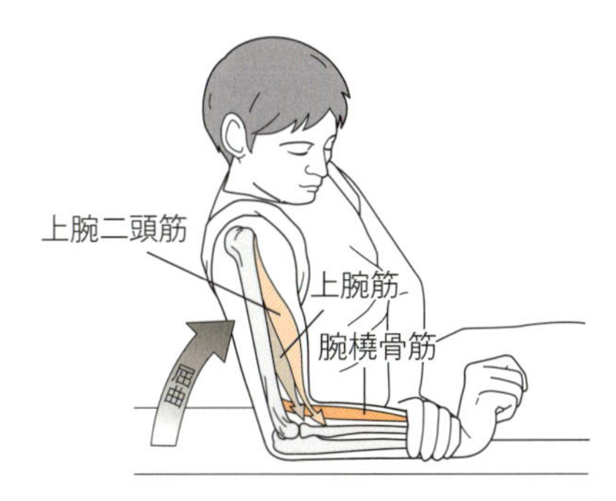

図 11　前腕遠位部を固定した起き上がり[1)]

解答・解説

通常，肘関節屈筋群（上腕二頭筋，腕橈骨筋，上腕筋）は，上腕骨（近位）に対して前腕（遠位）を屈曲させる．一方，前腕を固定した状態で，肘関節屈筋のリバースアクションを用いると，前腕に対して上腕を屈曲させることができる．肘関節伸筋や体幹筋の運動麻痺を呈する頸髄損傷患者では，肘関節屈筋のリバースアクションを利用することで起き上がりが可能となる．

2. 扉を押す動作

扉を素早く押すときに作用する筋を挙げ，各々の筋の役割を説明しよう（図 12）.

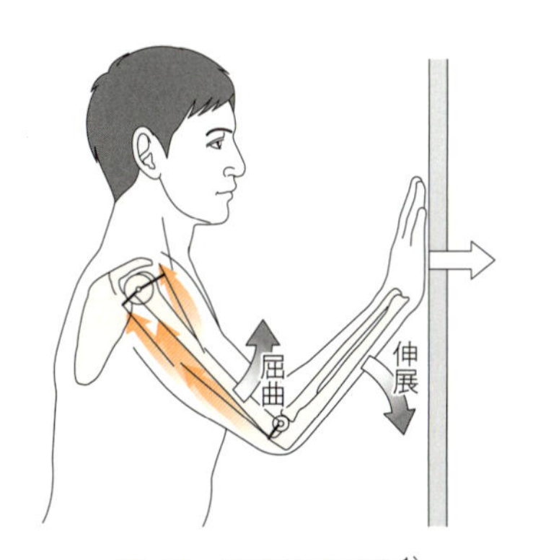

図 12　扉を押す動作[1)]

解答・解説

扉を押す動作では，上腕三頭筋が肘関節の伸展トルクを発揮すると同時に，三角筋前部線維の作用によって肩関節が屈曲する．上腕三頭筋は，肘関節伸筋であるとともに，肩関節伸筋でもある．肩関節屈筋の三角筋前部線維は，上腕三頭筋による肩関節伸展トルクを相殺することによって，効率的な肘関節の伸展を可能とする．

3. ドライバーを回す動作

ドライバーを時計回りに回すときに作用する筋を挙げ，各々の役割を説明しよう（図 13）.

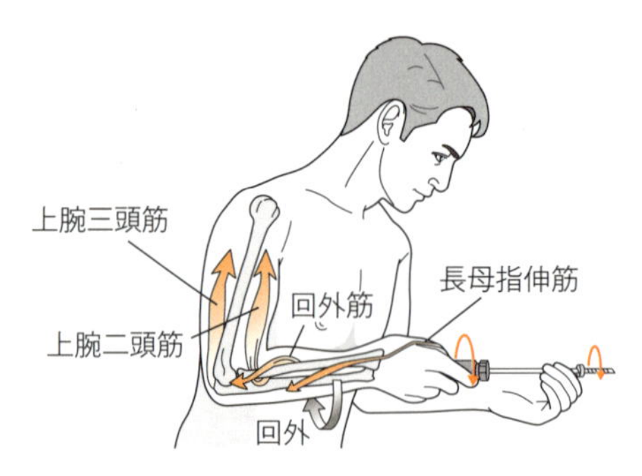

図 13　ドライバーを回す動作[1)]

解答・解説

上腕二頭筋，回外筋，長母指伸筋は，ドライバーやドアノブを時計回りに回すときに協同して前腕の回外トルクを発揮する．上腕二頭筋は，肘関節 90°屈曲で最も効率的に回外トルクを発揮することができる．ただし，上腕二頭筋は回外のみならず，肘関節を屈曲させるため，肘関節の肢位を保持するためには，肘関節屈曲に抵抗する上腕三頭筋の作用が必要となる．

3 肘関節および前腕に起こりやすい障害

野球肘，上腕骨外側上顆炎（テニス肘），変形性肘関節症について以下の問いに答えよう．

❶病態は？
❷好発年齢は？
❸症状は？
❹発症のメカニズムは？
❺予防と治療の留意点は？

解答・解説

1. 野球肘

❶内側型：内側側副靱帯の牽引力による剝離骨折，靱帯損傷
　外側型：上腕骨小頭の離断性骨軟骨炎，橈骨頭の肥大，関節内遊離体
　後方型：肘頭骨端線閉鎖遅延，肘頭疲労骨折，骨棘形成

❷ピッチャーやキャッチャー歴のある野球少年（10～16 歳）に多い．

❸投球時または投球後の疼痛（肘関節周辺）を主体とし，投球中止によって軽快する．遊離体の嵌頓によってロッキング現象を生じることがある．

❹投球動作の加速期（acceleration phase）に生じる肘の外反によって，肘関節内側に牽引力，外側に圧迫力，肘頭内側に圧迫ストレスが加わる．また，フォロースルー期（follow-through phase）では，肘関節の伸展・内反により，腕尺関節と肘頭外側に圧迫ストレスが繰り返し加わることによって生じる．

❺予防としては投球数の制限（オーバーユースを避ける）および早期発見，治療期間中の投球中止が重要である．また，適切な方法で上下肢・体幹のストレッチングや筋力トレーニングを行うことも肝要である．

2．上腕骨外側上顆炎（テニス肘）

❶上腕骨外側上顆の炎症や変性，手関節伸筋の微小な損傷（断裂）

❷日常生活や労働によって発症する場合，30～50 代の中年女性に多い．

❸手を使った動作時に肘関節や前腕の橈側に疼痛が生じる．手関節伸筋の起始部にストレスが加わる動作（たとえば，タオルを絞る，回内位で物を持ち上げる，拭き掃除など）で痛みを訴えることが多い．

❹上腕骨外側上顆に起始する手関節および手指伸筋の使いすぎ（オーバーユース）によって生じる．

❺患部の安静と日常生活指導が治療上重要である．重要物を持つときには手関節伸筋起始部にストレスをかけないよう前腕回外位で持ち上げること，手・肘関節を同時に伸展する動作を避けることを指導する．疼痛が軽快したら，手関節伸筋のストレッチングと筋力トレーニングを開始する．

3．変形性肘関節症

❶腕尺関節，腕橈関節，および上橈尺関節に，関節裂隙の狭小化，骨棘形成，骨硬化を生じ，疼痛や可動域制限が起こる．

❷好発年齢はないが，重労働者やスポーツ選手などに起こりやすい．

❸運動や作業後の肘関節痛，関節可動域制限（肘関節伸展制限）が生じる．関節遊離体が嵌頓すると肘関節のロッキング現象が起こる．また，進行すると肘内側を走行する尺骨神経が圧迫され，感覚障害や運動障害が起こる．

❹肘関節の外傷（関節内骨折や脱臼など），関節炎，離断性骨軟骨炎，肘関節に過度の負担がかかるスポーツや労働（野球，柔道，重量挙げ，大工，チェーンソーや削岩機の使用など）によって生じる．

❺肘関節を屈曲して手が口に届く，トイレの始末ができるなど日常生活に支障がなければ保存療法が行われる．保存療法は，三角巾や装具による安静固定，消炎鎮痛剤などを用いた薬物療法，温熱療法，筋力トレーニングやストレッチングなどの運動療法を実施する．日常生活に支障がある場合には，可動域改善と疼痛軽減を目的とした手術療法が行われる．

4 代表的な整形外科的検査

●代表的な検査法とその方法を説明し，陽性の場合に疑われる障害や疾患についてまとめよう．

検査名	陽性の場合に疑われる障害・疾患	方法
側副靱帯ストレステスト（外反・内反ストレステスト）	❶（　　　　）靱帯および❷（　　　　）靱帯の損傷，不安定性	肘関節伸展位から軽度屈曲位，前腕回外位で，検者は上腕骨を固定し，前腕遠位部に対して外反（a）および内反（b）方向に抵抗を加える．陽性の場合，健側と比較して関節の離開が大きく，また痛みを伴うことがある． 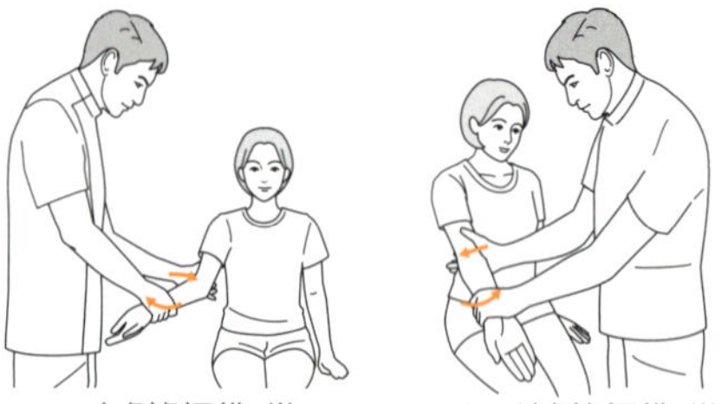 a. 内側側副靱帯　b. 外側側副靱帯
ミルズテスト	❸（　　　　）	患者の上腕外側上顆に触れ，肘関節屈曲位で前腕を他動的に回内して，手関節を完全掌屈し（a），肘関節をゆっくりと伸展する（b）． 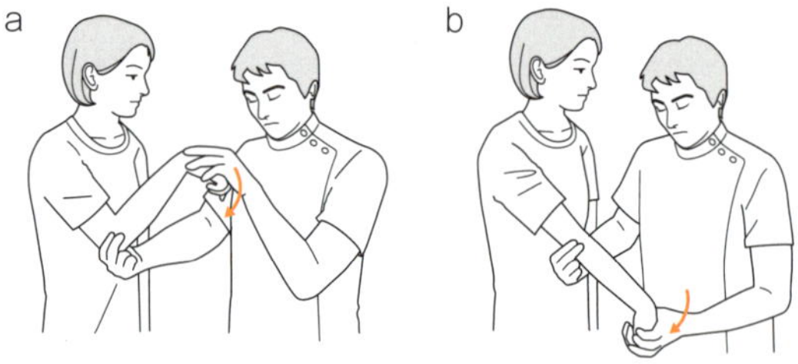 a　b
コーゼンテスト	❹（　　　　）	拳を握らせて手関節を背屈させる．検者は，手関節掌屈方向へ抵抗を加え，患者はその抵抗に対して手関節背屈位を保持する．陽性の場合，上腕骨外側上顆に痛みが出現する． 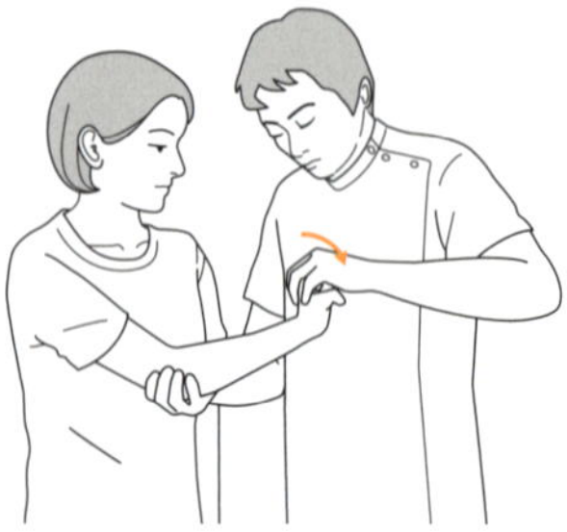

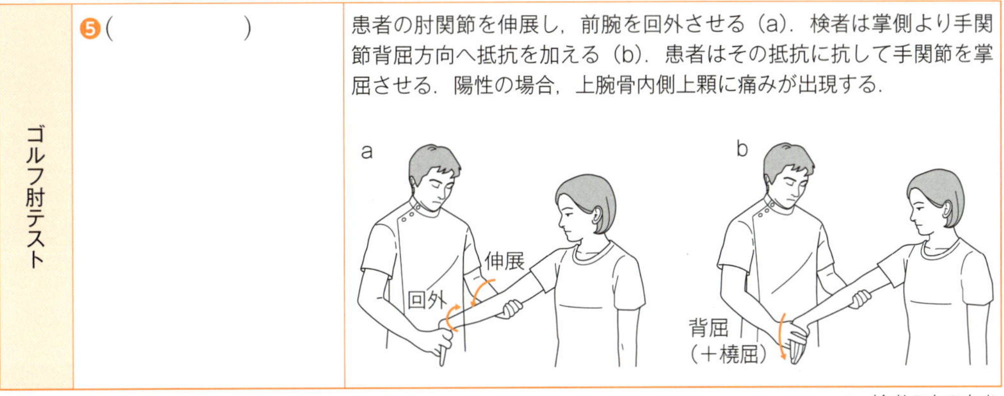

ゴルフ肘テスト	❺（　　　　　）	患者の肘関節を伸展し，前腕を回外させる（a）．検者は掌側より手関節背屈方向へ抵抗を加える（b）．患者はその抵抗に抗して手関節を掌屈させる．陽性の場合，上腕骨内側上顆に痛みが出現する．

●ミルズテスト：Mill's test　●コーゼンテスト：Cozen's test　●ゴルフ肘テスト：Golfer's elbow test

解答

❶内側側副　❷外側側副　❸上腕骨外側上顆炎（テニス肘）　❹上腕骨外側上顆炎（テニス肘）
❺上腕骨内側上顆炎（ゴルフ肘）

参考文献

1）Mansfield PJ・他（著），弓岡光徳・他（監訳）：エッセンシャルキネシオロジー　機能的運動学の基礎と臨床　原書第2版．南江堂，2015.
2）Houglum PA・他（著），武田　功・他（監訳）：ブルンストローム臨床運動学　原著第6版．医歯薬出版，2013.
3）中村隆一・他：基礎運動学 第6版補訂．医歯薬出版，2012.
4）坂井建雄，松村讓兒（監訳）：プロメテウス解剖学アトラス 解剖学総論／運動器系．医学書院，2011.
5）Hislop HJ（著），津山直一（訳）：新・徒手筋力検査法　原著第8版．協同医書出版社，2010.
6）小柳磨毅・他：PT・OTのための運動学テキスト．金原出版，2015.
7）内田淳正（監修），中村利孝・他（編集）：標準整形外科学　第11版．医学書院，2011.

（甲斐義浩・村田　伸）

7 手関節・手

- 手は把持（握り，つまみなど），さまざまな巧緻動作を行うため複雑な構造・機能を有しており，手関節には手の位置を決めて手の機能を発揮させる役割がある．
- 手には繊細な感覚器官があり，軽く触る，擦る，握るなどを行うときの感覚器の情報から外部環境を知る役割を担っている．

骨　格（手関節）

- 手関節周囲には❶（　　　　）骨，❷（　　　　）骨，❸（　　　　）骨と関節包，靱帯などの軟部組織があり，複雑な構造を有している（図 1）．

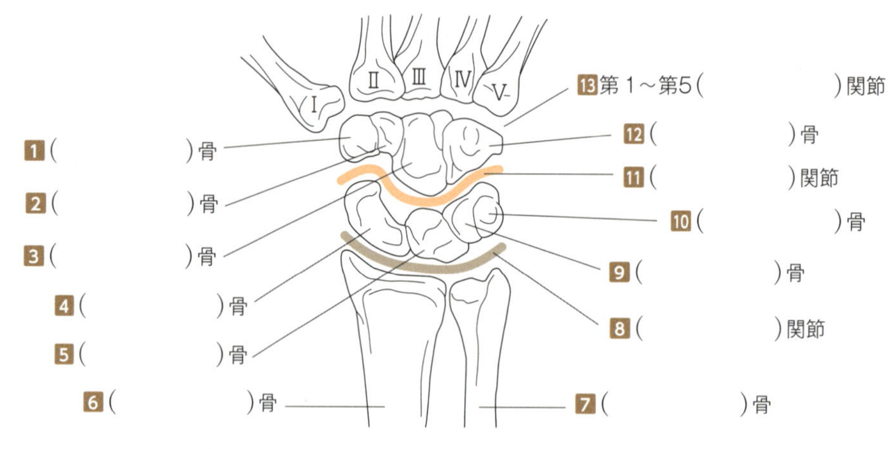

図 1　右手関節の構成を示す模式図（手背）

解答

❶橈　❷尺　❸手根（❶-❸順不同）
1大菱形　2小菱形　3有頭　4舟状　5月状　6橈　7尺　8橈骨手根　9三角　10豆状
11手根中央　12有鉤　13手根中手

1 手根骨（図 1）

- 手関節には 8 つの手根骨があり，❶（　　　　）列と❷（　　　　）列を構成する．
- 遠位手根列は橈側から尺側へ順に大菱形骨（だいりょうけいこつ），小菱形骨（しょうりょうけいこつ），有頭骨（ゆうとうこつ），有鉤骨（ゆうこうこつ），近位手根列は橈側から尺側へ順に舟状骨（しゅうじょうこつ），月状骨（げつじょうこつ），三角骨（さんかくこつ），豆状骨（とうじょうこつ）※である．

※ 厳密には手根骨といえないとする説がある．

- 手関節運動における橈屈・尺屈の運動軸は，手関節中央にある❸（　　　　）頭を通過し，掌屈・背屈の運動軸は角度によって変化する[1]．

解答

❶遠位手根　❷近位手根（❶❷順不同）　❸有頭骨

筆者が学生時代に聞いた手根骨配置の覚え方を紹介する．

覚え方：だいしょうあってもゆうこうてきに，しゅうげつさんでまめたべる．

右背側面で遠位手根列橈側から，

大（大菱形骨）小（小菱形骨）あっても（有頭骨）友好的に（有鉤骨），

舟（舟状骨）月（月状骨）山（三角骨）で豆（豆状骨）食べる．

2 手根骨の概要[2, 5]

- 大菱形骨：掌側面に大菱形骨結節があり，屈筋支帯が付く．遠位部は鞍状で第1中手骨底と関節を成し，母指の大きな可動域に関与する．
- 小菱形骨：大菱形骨と有頭骨の間にあって楔の役割を有し，第2中手骨底と関節を成す．
- 有頭骨：手根骨で最も大きく，手関節の中央部にあり手関節橈屈・尺屈運動の運動軸が通過する．
- 有鉤骨：楔状の形で，掌側面に突き出た鉤状の隆起である有鉤骨鉤があり，屈筋支帯が付く．
- 舟状骨：掌側面に舟状骨結節があり，屈筋支帯が付く．手関節から力が直接伝わるので，他の手根骨よりも骨折が多い．骨折部へ血液供給が不十分となって治癒が遷延しやすい．
- 月状骨：靱帯の付着が少なく筋の付着はないため，脱臼が起こりやすい．外傷によって血液供給経路が損傷を受けやすく，キーンベック病という無腐性壊死を起こしやすい．
- 三角骨：三角形の外観から名付けられた．内側・掌側面に豆状骨がある．
- 豆状骨：尺側手根屈筋腱の中にある種子骨で屈筋支帯が付く．

3 橈骨（遠位）（図2）

- 橈骨は手関節と下（または遠位）❶（　　　　）関節において重要な役割をもつ．
- 橈骨遠位の下面は手根関節面となって近位手根列の手根骨（舟状骨，月状骨，三角骨）と❷（　　　　）関節を成し，橈骨遠位内側の❸（　　　　）は尺骨頭の関節環状面と下（または遠位）橈尺関節を構成する．
- 外側（または橈側）に橈骨茎状突起，後面（または背側面）に❹（　　　　）結節（または背側結節，橈骨結節）を触診できる[1]．

解答

❶橈尺　❷橈骨手根　❸尺骨切痕　❹リスター

4 尺骨（遠位）（図 2）

- 尺骨遠位は直接には手根骨と関節を構成せず尺骨関節窩に付着する線維軟骨性の❶（　　　）を介して手関節に関与している．尺骨遠位と手根骨との間には尺骨手根間隙という空間があり，前腕回内・回外運動を可能にしている．
- 尺骨遠位は尺骨頭の❷（　　　）が橈骨尺骨切痕と関節を成し，内側（または尺側）には尺骨茎状突起がある．

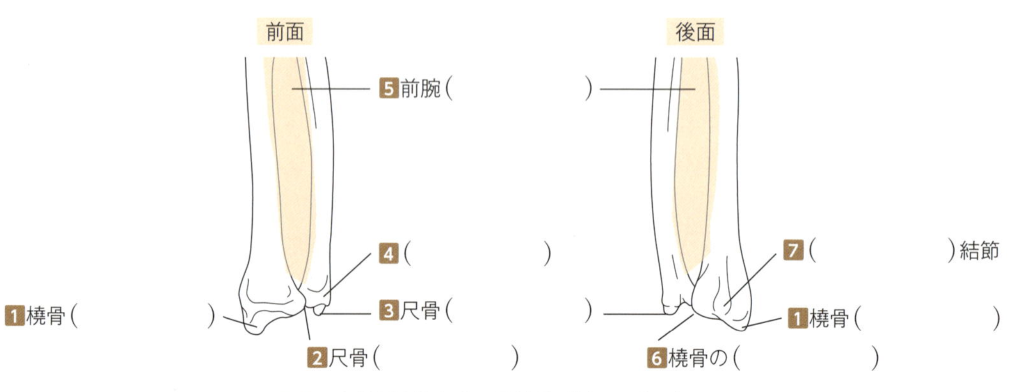

図 2　右橈骨遠位と右尺骨遠位（前面・後面）

解答

❶関節円板　❷関節環状面

1茎状突起　2関節環状面　3茎状突起　4尺骨頭　5骨間膜　6尺骨切痕　7リスター

骨　格（手）

1 中手骨（図 3）

- 橈側から順に第 1 ～第 5 中手骨，中手骨は近位から順に中手骨底，中手骨体，中手骨頭という部位がある．
- 中手骨底は手根骨と❶（　　　）関節（carpometacarpal joint：CM または CMC 関節）を構成し，中手骨頭は基節骨底と❷（　　　）関節（metacarpophalangeal joint：MP または MCP 関節）を構成する．

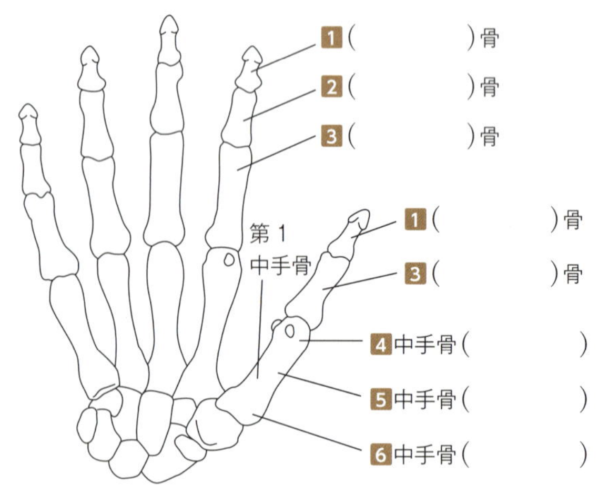

図 3　右手関節・手の骨と関節（掌側）

2　指節骨（図 3）

- 母指は近位から基節骨と末節骨〔母指に❸(　　　　　)はない〕，第 2 指～第 5 指（示指，中指，環指，小指）は近位から基節骨，中節骨，末節骨で構成される．
- 母指の指節骨は第 1 基節骨，第 1 末節骨，第 2～5 指の指節骨は第 2～5 基節骨，第 2～5 中節骨，第 2～5 末節骨である．

解答

❶手根中手　❷中手指節　❸中節骨　　1末節　2中節　3基節　4頭　5体　6底

関節と運動（手関節）

- 手関節は橈骨手根関節と手根中央関節で構成される複関節である．
- 関節運動は橈骨手根関節と手根中央関節が共同で，❶(　　　　　)（屈曲）90°・❷(　　　　　)（伸展）70°，❸(　　　　　) 25°・❹(　　　　　) 55°[3]，分回し運動（掌背屈と橈尺屈の複合運動）を行う．

1　橈骨手根関節

1．構成と概要（図 1，5）

- 橈骨下端の手根関節面を凹面，近位手根列である❺(　　　　　)骨・❻(　　　　　)骨・❼(　　　　　)骨の橈骨関節面を凸面とする．
- 尺骨は直接は接触しないが，尺骨関節窩に付く❽(　　　　　)を介して関与する．

2．種類と運動自由度

- ❾(　　　　　)関節に分類され，運動自由度は❿(　　　　　)である[4, 5]．

3．主な靱帯[5]（図 4）

- 背側橈骨手根靱帯：背側で橈骨遠位端と手根骨（舟状骨，有頭骨，月状骨，三角骨）を結ぶ．
- 掌側橈骨手根靱帯：掌側で橈骨遠位端と手根骨（舟状骨，有頭骨，月状骨，三角骨）を結ぶ．
- 掌側尺骨手根靱帯：尺骨遠位端，関節円板と手根骨（月状骨・三角骨）を結ぶ．
- 外側（橈側）手根側副靱帯：橈骨⓫(　　　　　)と手根骨（舟状骨・大菱形骨）を結ぶ．
- 内側（尺側）手根側副靱帯：尺骨⓬(　　　　　)と手根骨（三角骨・豆状骨）を結ぶ．

解答

❶掌屈　❷背屈　❸橈屈　❹尺屈　❺舟状　❻月状　❼三角（❺-❼順不同）　❽関節円板
❾楕円　❿ 2　⓫茎状突起　⓬茎状突起

2 手根中央関節（手根間関節の一部）

1. 構成と概要（図 1，5）

- ❶(　　　　) 骨を除く❷(　　　　) 手根列と❸(　　　　) 手根列との手根骨間の関節で，複関節である．
- 関節面は橈側と尺側で凹凸が逆向きで❹(　　　　) 字状になっている．

2. コンパートメントと種類（図 5）

- 手根骨の尺側にある内側コンパートメントは有頭骨・有鉤骨を関節頭として舟状骨・月状骨・三角骨との間に❺(　　　　) 関節を構成し，橈側にある外側コンパートメントは舟状骨を関節頭として大菱形骨・小菱形骨との間に❻(　　　　) 関節を成す．
- 内側コンパートメントの動きは，外側コンパートメントより大きい[5]．

3. 主な靱帯[5]（図 4，5）

- 背側手根間靱帯：背側で手根骨間を結ぶ．
- 掌側手根間靱帯：掌側で手根骨間を結ぶ．
- 放射状手根靱帯：掌側で❼(　　　　) 骨頭と周りの手根骨間を結ぶ．
- 骨間手根間靱帯：近位列の手根骨間と遠位列の手根骨間を結ぶ．

解答

❶豆状　❷近位　❸遠位　❹S　❺楕円　❻平面　❼有頭

3 手関節の関節包内運動[1, 2]

- 手関節背屈（伸展）運動は，橈骨手根関節と手根中央関節ともに❶(　　　　) 面上での❷(　　　　) 面の回転である．
- 手関節背屈において両関節は，凹凸の法則にしたがい❸(　　　　) 向きに❹(　　　　) と❺(　　　　) が起こる（図 6）．
- 一方，手関節掌屈（屈曲）は，同じく凹凸の法則にしたがい❻(　　　　) 向きに❹と❺が起こる（図 6）．
- 手関節背屈・掌屈では，両関節の手関節運動に関わる角度が異なる．
- 手関節背屈 85°を行う場合，橈骨手根関節で❼(　　　　)°，手根中央関節で❽(　　　　)°手関節運動に関与し，手関節掌屈 85°を行う場合には，橈骨手根関節で❾(　　　　)°，手根中央関節で❿(　　　　)°運動に関与する[4]．
- 手関節橈屈・尺屈運動は，背屈・掌屈運動と同じく両関節ともに⓫(　　　　) 面上での⓬(　　　　) 面の回転である．
- 両関節とも凹凸の法則にしたがい，すべりと転がりが⓭(　　　　) 向きに起こる．

●橈側の手根骨は橈骨⓮(　　　　　)にぶつかるため，橈屈の可動域は尺屈と比較して⓯(　　　　　).

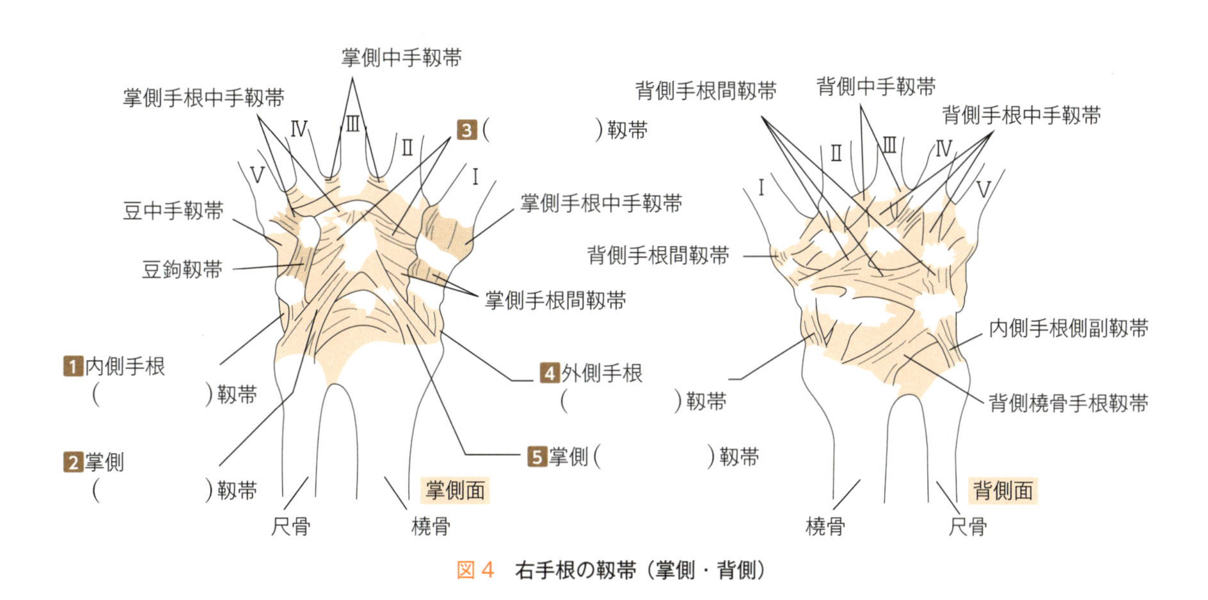

図4　右手根の靱帯（掌側・背側）

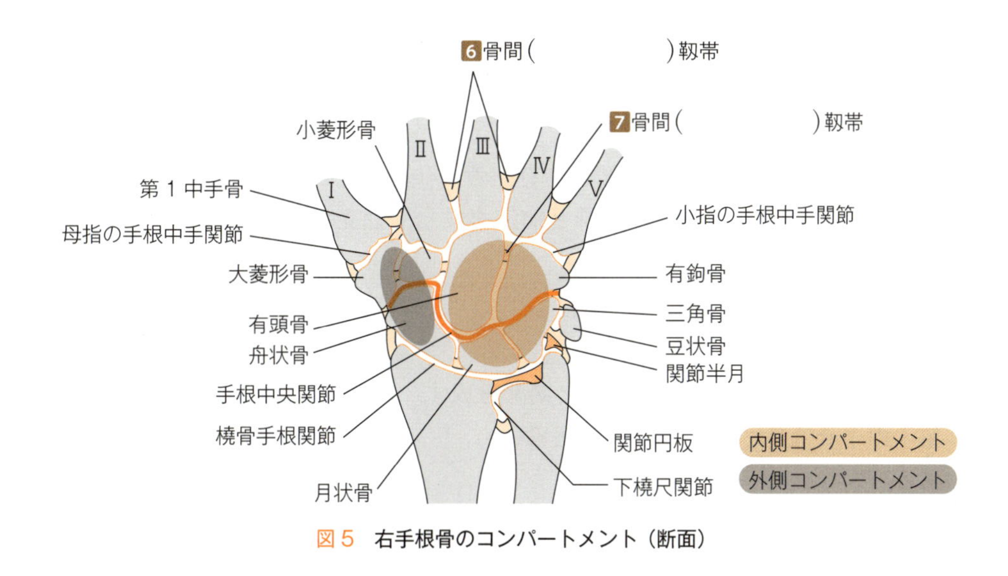

図5　右手根骨のコンパートメント（断面）

解答

❶凹　❷凸　❸反対　❹すべり　❺転がり（❹❺順不同）　❻反対　❼35　❽50　❾50　❿35
⓫凹　⓬凸　⓭反対　⓮茎状突起　⓯小さい
1側副　2尺骨手根　3放射状　4側副　5橈骨手根　6中手　7手根間

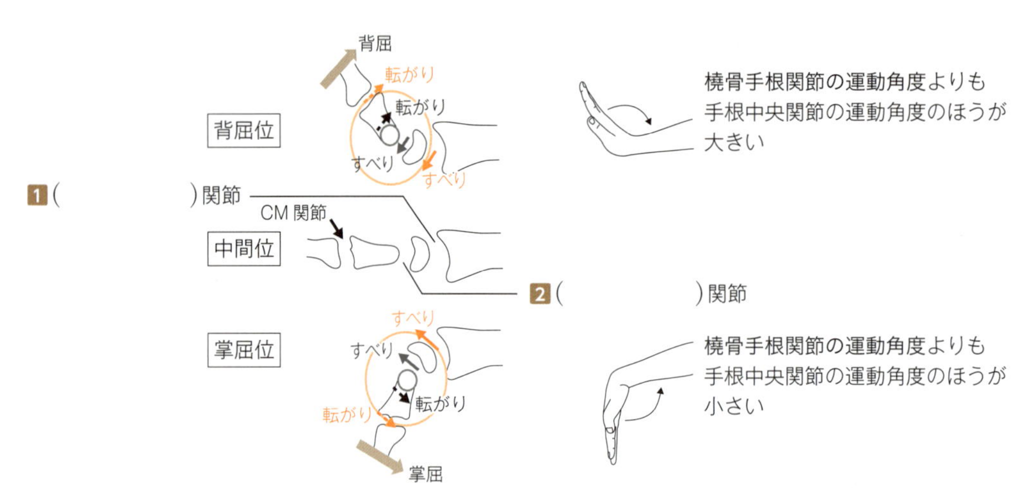

図6　右手関節背屈・掌屈における橈骨手根関節と手根中央関節の関節包内運動（橈側）

解答

1 橈骨手根　2 手根中央

4　手根中手関節〔CM（CMC）関節〕（図8）

1. 構成と概要

- 遠位手根列（大菱形骨，小菱形骨，有頭骨，有鉤骨）と各中手骨底との関節である．
- 第1中手骨は❶(　　　　　)骨と関節を成し，独立した関節包を有する．可動性は大きい．
- 第2中手骨は❷(　　　　　)骨，❸(　　　　　)骨，❹(　　　　　)骨と関節を成す．可動性はほとんどない．
- 第3中手骨は❺(　　　　　)骨と関節を成す．可動性はほとんどない．
- 第4中手骨は❻(　　　　　)骨と❼(　　　　　)骨と関節を成す．可動性は少しある．
- 第5中手骨は❽(　　　　　)骨と関節を成す．可動性は小さいが，第4指より大きい．

2. 種類と運動自由度

- 母指の CM 関節（carpometacarpal joint）は❾(　　　　　)関節に分類され，運動自由度は❿(　　　　　)である[5]．

解答

❶大菱形　❷大菱形　❸小菱形　❹有頭（❷-❹順不同）　❺有頭　❻有頭　❼有鉤（❻❼順不同）
❽有鉤　❾鞍　❿2

3. 主な靱帯 [5]（図 4）

- 背側手根中手靱帯：背側で遠位列の手根骨と第 2 ～第 5 中手骨底を結ぶ.
- 掌側手根中手靱帯：掌側で遠位列の手根骨と第 2 ～第 5 中手骨底を結ぶ.
- 豆中手靱帯：掌側で豆状骨と第 5 中手骨底を結ぶ.

4. 関節運動（図 7）

- 母指の CM 関節：橈側外転（伸展）60°・尺側内転（屈曲）0°, 掌側外転（外転）90°・背側内転（内転）0°, 分回し運動を行う [3].
- 第 2 指と第 3 指の CM 関節の可動性はほとんどない.
- 第 4 指と第 5 指の CM 関節は可動性が小さいが, 屈曲・伸展を行う.

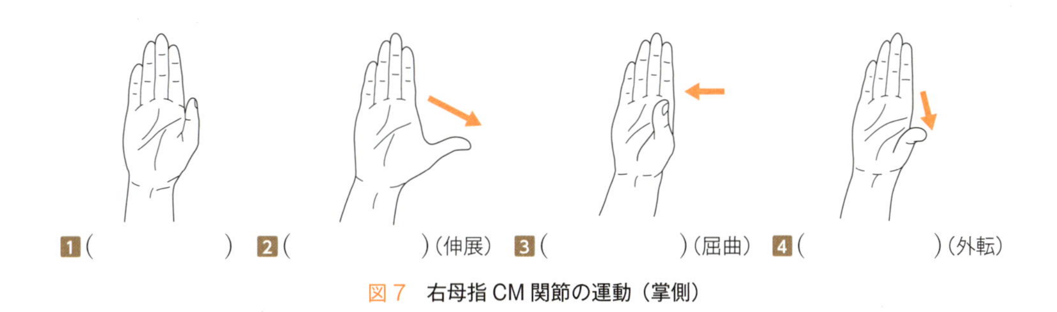

図 7　右母指 CM 関節の運動（掌側）

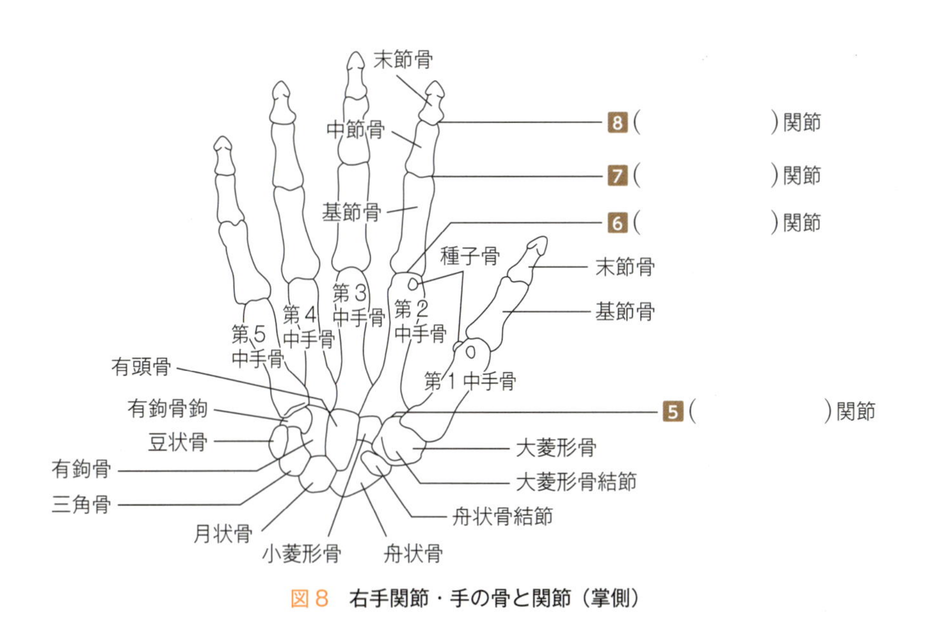

図 8　右手関節・手の骨と関節（掌側）

解答

1 基本肢位　2 橈側外転　3 尺側内転　4 掌側外転　5 手根中手（CM）　6 中手指節（MP）
7 近位指節間（PIP）　8 遠位指節間（DIP）

7 手関節・手

5 中手間関節

1. 構成と概要

- 第 2 ～第 5 中手骨の相互間の関節である.

2. 種類と運動自由度

- ❶(　　　　　) 関節に分類される[5].

3. 主な靱帯[5] (図 4, 5)

- 背側中手靱帯：第 2 ～第 5 中手骨底を背側で結ぶ.
- 掌側中手靱帯：第 2 ～第 5 中手骨底を掌側で結ぶ.
- 骨間中手靱帯：第 2 ～第 5 中手骨間の関節面すぐ遠位で隣接する中手骨間を結ぶ.

6 中手指節関節〔MP (MCP) 関節〕(図 8)

1. 構成と概要

- 中手骨❷(　　　　　) と基節骨❸(　　　　　) との関節である.

2. 種類と運動自由度

- 運動自由度❹(　　　　　) の❺(　　　　　) 関節に分類されるが, 靱帯等により運動が制限され機能的には❻(　　　　　) 関節に近い[4].

3. 関節包内運動

- 中手骨頭の凸面に対して基節骨底凹面が動くので, MP 関節 (metacarpophalangeal joint) の屈曲伸展では転がりとすべりが❼(　　　　　) 向きに生じる.

4. 主な靱帯[5] (図 9)

- 側副靱帯：中手骨頭側面と基節骨底側面を結ぶ. 側方への安定性を高め, MP 関節屈曲時に緊張が高まる.
- 掌側靱帯 (掌側板)：掌側で側副靱帯間を結ぶ. 線維軟骨から成る.
- 深横中手靱帯：掌側で第 2 ～第 5 中手骨頭を横走し, 掌側靱帯と合流してこれらを結ぶ.

5. 関節運動

- 母指の MP 関節：屈曲 60°・伸展 10°[3], 外転・内転は❽(　　　　　).
- 第 2 指～第 5 指の MP 関節：屈曲 90°・伸展 45°[3], 外転・内転を行う. 外転は❾(　　　　　) 位では側副靱帯の緊張が高まるため制限される. 実際には, 第 2 指～第 5 指にかけて屈曲角度が増大し, 第 5 指 MP 関節は 110～115°屈曲できる[1].

解答

❶平面　❷頭　❸底　❹2　❺顆状　❻蝶番　❼同じ　❽できない　❾屈曲

7 手の指節間関節（IP 関節）（図 8，9）

1. 構成と概要

- 指節骨間の関節である．
- 母指は基節骨頭と末節骨底で構成され，第 2 指～第 5 指は基節骨頭と中節骨底間に近位指節間関節（PIP 関節：proximal interphalangeal joint），中節骨頭と末節骨底間に遠位指節間関節（DIP 関節：distal interphalangeal joint）を成す．

2. 種類と運動自由度

- ❶（　　　　）関節に分類され，運動自由度❷（　　　　）である[5]．

3. 主な靱帯[5]（図 9）

- 側副靱帯：近位の指節骨頭側面と遠位の指節骨底側面を結ぶ．側方への安定性を高める．
- 掌側靱帯（掌側板）：関節面の掌側で指の線維鞘に付く．線維軟骨から成る．

4. 関節運動

- 母指の IP 関節（interphalangeal joint）：屈曲 80°・伸展 10°を行う[3]．
- 第 2 指～第 5 指の PIP 関節：屈曲 100°・伸展 0°を行う[3]．
- 第 2 指～第 5 指の DIP 関節：屈曲 80°・伸展 0°を行う[3]．

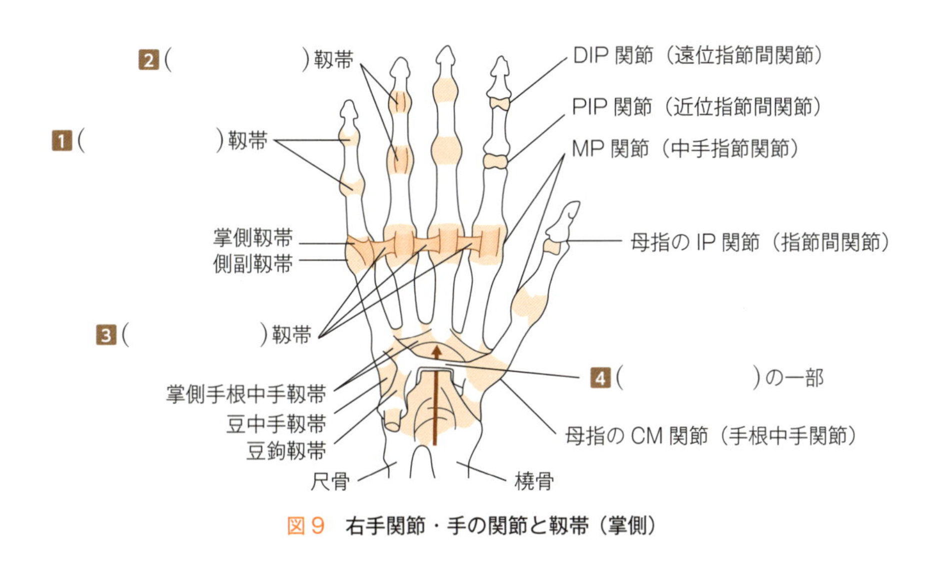

図 9　右手関節・手の関節と靱帯（掌側）

解答

❶蝶番　❷ 1

1側副　2掌側　3深横中手　4屈筋支帯

8 手のアーチ（手弓）（図 10）

- 力を抜いた状態で手にはアーチがみられる.
- このアーチ（手掌の凹面）はさまざまな形・大きさの物体を把持する際に調整される.
- 近位横アーチ（手根骨アーチ）は❶（　　　　　）で形成され，可動性はなく手根管を構成する.
- 遠位横アーチ（中手骨アーチ）は❷（　　　　　）（または中手指節関節）で形成され，近位横アーチに比べて可動性をもつ.
- 手の縦アーチは手根骨，中手骨，指骨で構成されるが❸（　　　　　）関節が主で機能的には示指・中指のアーチが重要である.
- 斜め方向のアーチは，母指と他の 4 指で形成され，把握動作で最も重要である.

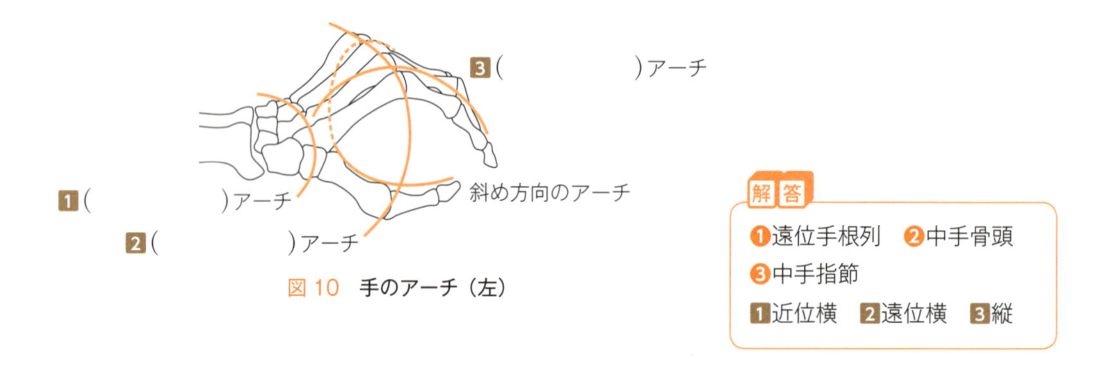

図 10　手のアーチ（左）

9 手根管（図 11，12）

- 手根骨は❶（　　　　　）側に凹となって❷（　　　　　）を形成する.
- 手根溝の橈側は大菱形骨結節と舟状骨結節から成る❸（　　　　　）隆起，尺側は有鉤骨鉤と豆状骨から成る❹（　　　　　）隆起によって凹となる.
- ❺（　　　　　）靱帯（屈筋支帯）は手根溝の屋根をテントのように張って手根管を構成している.

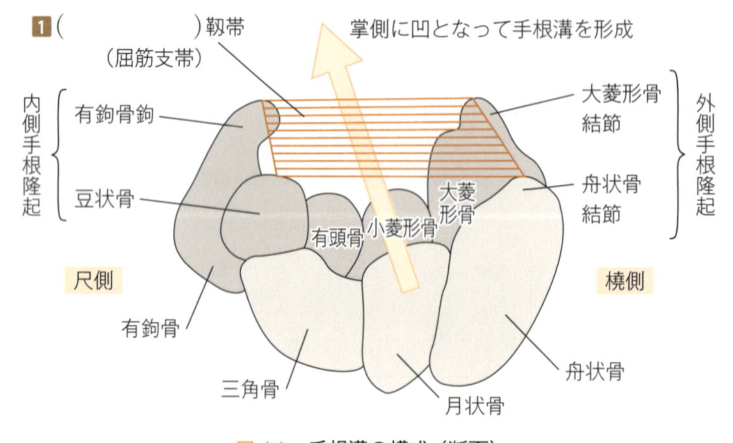

図 11　手根溝の構成（断面）
右手を近位側からみた図（上方が掌側）

- 手根管内を 4 本の❻(　　　　) 筋腱, 4 本の❼(　　　　) 筋腱, ❽(　　　　) 筋腱, ❾(　　　　) 神経が通過する.
- 橈側手根屈筋は一般に手根管内を通過しないとする分類が多い[1, 2, 5].
- 尺骨神経と尺骨動脈は尺骨神経管（ギヨン管）, 長掌筋は横手根靱帯（屈筋支帯）の掌側を走行する.

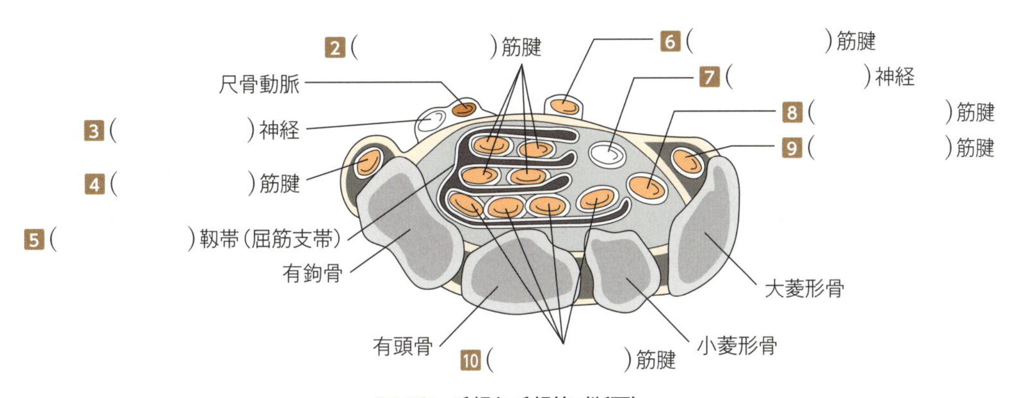

図 12　手根と手根管（断面）
右手手根骨部（遠位列部）の掌側横断面（上方が掌側）

解答

❶掌　❷手根溝　❸外側手根　❹内側手根　❺横手根　❻浅指屈　❼深指屈　❽長母指屈　❾正中

1 横手根　2 浅指屈　3 尺骨　4 尺側手根屈　5 横手根　6 長掌　7 正中　8 長母指屈　9 橈側手根屈　10 深指屈

10　腱　鞘

- 腱鞘は腱の滑走を円滑にする機構で, 靱帯性腱鞘（線維鞘）と滑膜性腱鞘（滑膜鞘）がある.
- **靱帯性腱鞘**（図 13）: 指の屈筋腱周囲にだけ認められ, 筋が短縮して指が屈曲したとき腱が指骨から浮き上がる現象を抑制する.
- **滑膜性腱鞘**：腱を取り巻く 2 層の滑膜から成り閉鎖腔を形成する. 腔は滑液で満たされ, 腱の滑走を容易にしている.

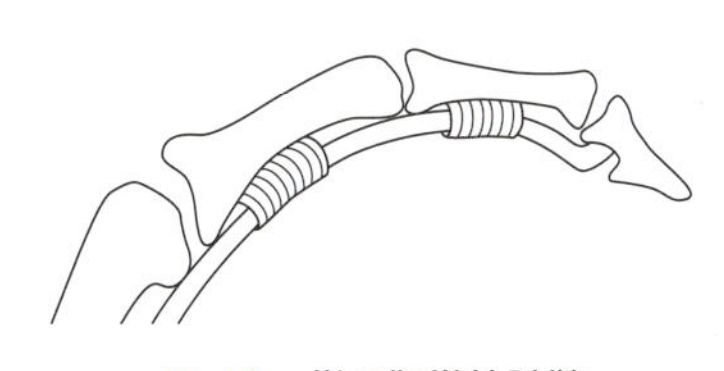

図 13　指の靱帯性腱鞘

1. 背側の滑膜性腱鞘（図 14）

- 伸筋支帯の深部にある 6 区画トンネル内の腱鞘で, Ⅰ～Ⅵのトンネルには以下の筋の腱鞘が通る.
- Ⅰは❶(　　　　) 筋, ❷(　　　　) 筋, Ⅱは❸(　　　　) 筋, ❹(　　　　) 筋, Ⅲは❺(　　　　) 筋, Ⅳは❻(　　　　) 筋, ❼(　　　　) 筋, Ⅴは❽(　　　　) 筋, Ⅵは❾(　　　　) 筋の腱鞘が通過する.

2. 掌側の滑膜性腱鞘（図 15）

- 屈筋支帯の深部にあり，❿（　　　　　）筋腱腱鞘，⓫（　　　　　）筋腱腱鞘，⓬（　　　　　）腱鞘がある．

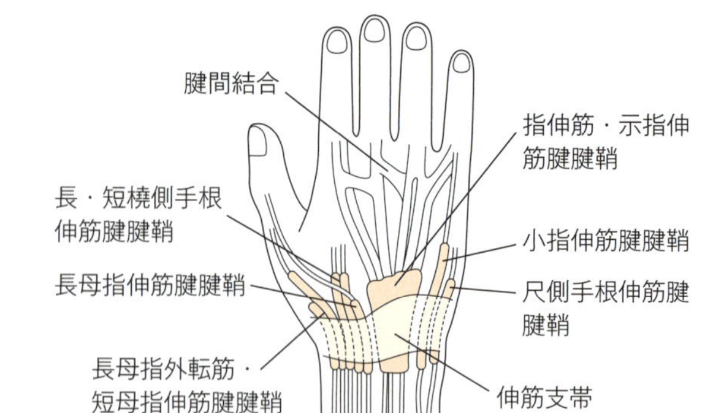

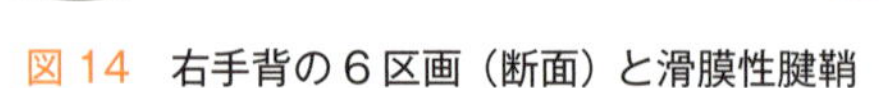

図 14　右手背の６区画（断面）と滑膜性腱鞘

Ⅰ～Ⅵのトンネルを通過する筋腱　Ⅰ：長母指外転筋，短母指伸筋，Ⅱ：長橈側手根伸筋，短橈側手根伸筋，Ⅲ：長母指伸筋，Ⅳ：指伸筋，示指伸筋，Ⅴ：小指伸筋，Ⅵ：尺側手根伸筋

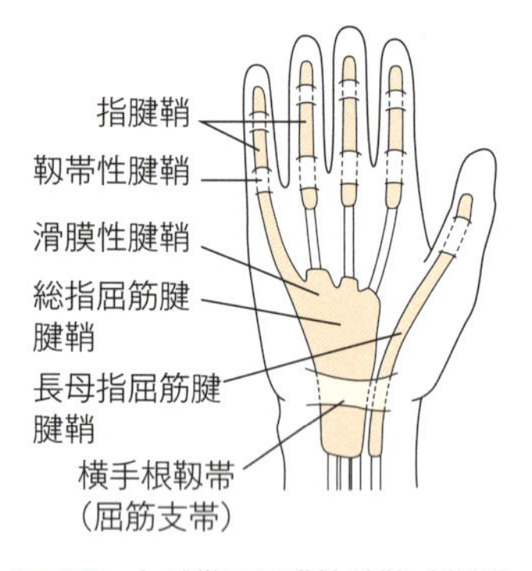

図 15　右手掌の滑膜性腱鞘（掌側）

解答

❶長母指外転　❷短母指伸　❸長橈側手根伸　❹短橈側手根伸　❺長母指伸　❻指伸　❼示指伸　❽小指伸　❾尺側手根伸　❿総指屈　⓫長母指屈　⓬指

11 手掌腱膜

- ❶（　　　　　）筋は手掌腱膜に停止して，手掌腱膜を緊張させる．

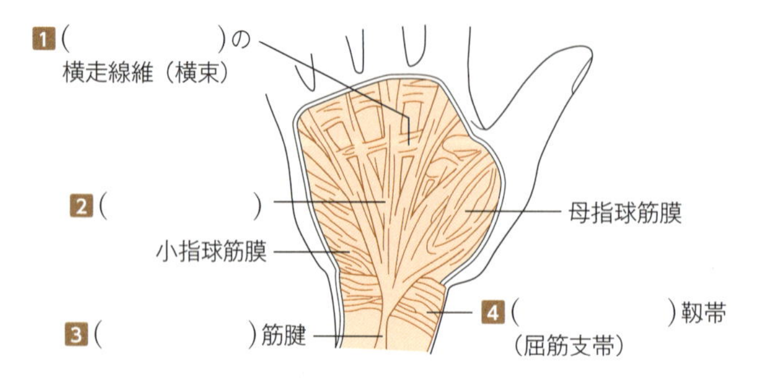

図 16　右手の手掌腱膜（掌側）

解答

❶長掌

1手掌腱膜　2手掌腱膜

3長掌　4横手根

12 指の伸展機構

- 第 2～第 5 指の伸展運動は，指伸筋・示指伸筋・小指伸筋のみで行われるのでなく特殊な伸展機構の働きで行われる．
- 特殊な伸展機構とは，指伸筋腱と❶(　　　　　) 筋腱，掌側・背側❷(　　　　　) 筋腱などで構成され，背側フード（dorsal hood）（または腱帽，指背腱膜）が主たる役割を果たす．
- 第 2～第 5 指の伸展機構は，近位の背側フードが MP 関節を包み込み（一部は基節骨底背側に付着），❸(　　　　　) 索と左右の❹(　　　　　) 索に分かれて末梢に進む．
- 中央索は中節骨底に付着し，側索は骨間筋腱と虫様筋腱と合流して末梢に進み，❺(　　　　　) 腱となって末節骨底背側に停止する．

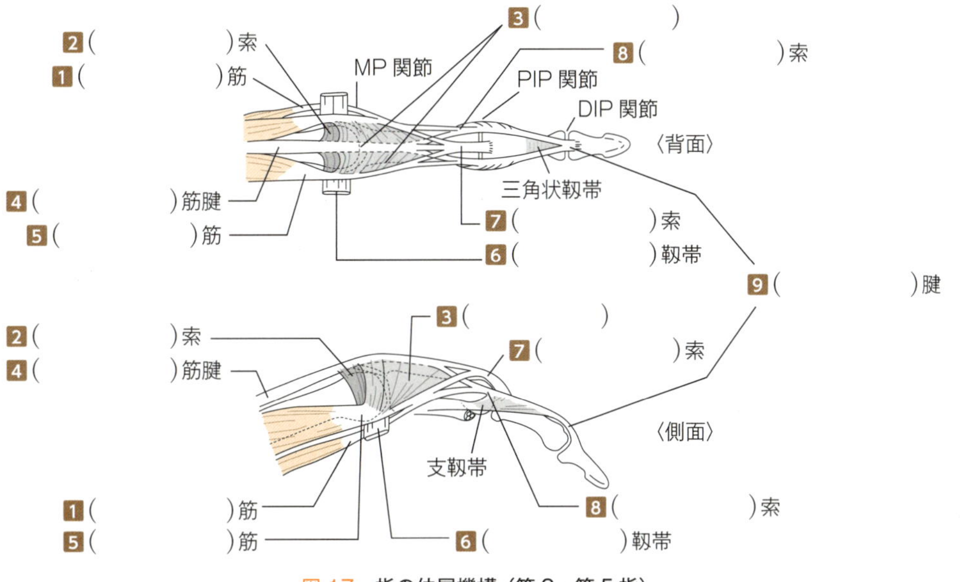

図 17　指の伸展機構（第 2～第 5 指）
示指では示指伸筋腱，小指では小指伸筋腱が指伸筋腱に伴走する．

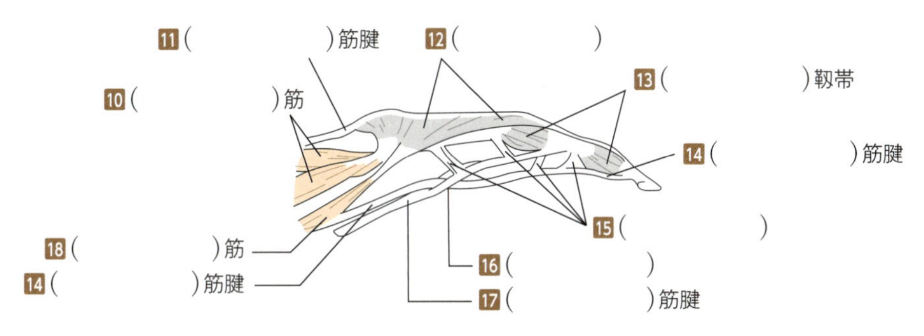

図 18　指の伸展機構と屈筋群（側面）

解答

❶虫様　❷骨間　❸中央　❹側　❺終伸

1 虫様　2 矢状　3 背側フード　4 指伸　5 骨間　6 深横中手　7 中央　8 側　9 終伸

10 骨間　11 指伸　12 背側フード　13 側副　14 深指屈　15 腱のひも　16 腱交叉　17 浅指屈　18 虫様

表 1　指の運動と動筋・補助動筋（第 2～第 5 指）　　*補助動筋

MP 関節屈曲：虫様筋・骨間筋*・浅指屈筋*・深指屈筋*
MP 関節伸展：指伸筋・示指伸筋・小指伸筋
PIP 関節屈曲：浅指屈筋・深指屈筋*
PIP 関節伸展：虫様筋・指伸筋・示指伸筋・小指伸筋・骨間筋*
DIP 関節屈曲：深指屈筋
DIP 関節伸展：虫様筋・指伸筋・示指伸筋・小指伸筋・骨間筋*

筋と運動（手関節）

1　手関節の運動に関与する筋の解剖

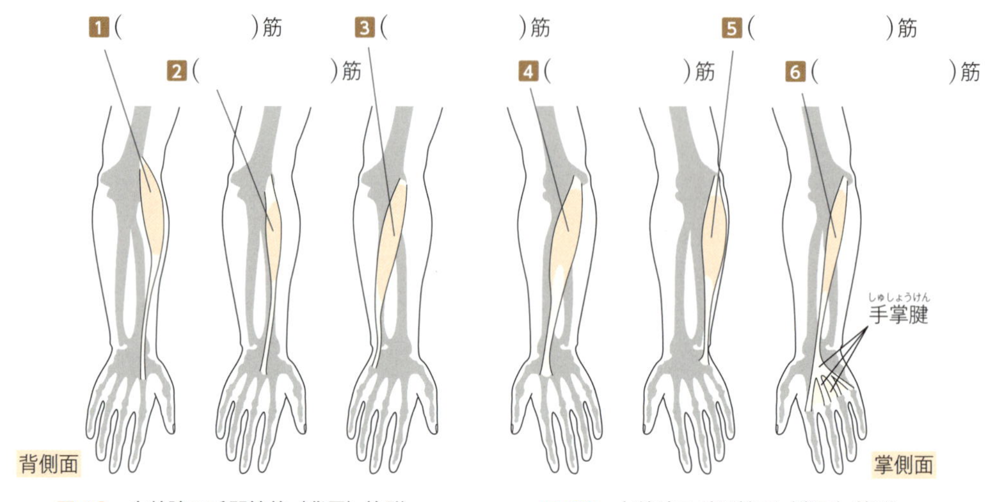

図 19　右前腕の手関節伸（背屈）筋群　　図 20　右前腕の手関節屈（掌屈）筋群

解答

1長橈側手根伸　2短橈側手根伸　3尺側手根伸　4橈側手根屈　5尺側手根屈　6長掌

2　手関節の運動に関与する筋の特徴

● 各筋の起始・停止・支配神経・作用を覚えよう．　　（△：補助動筋）

筋名	起始	停止	支配神経，髄節レベル	作用
長橈側手根伸筋（extensor carpi radialis longus m.）	上腕骨外側上顆	第 2 中手骨底背面	橈骨神経 C(5)，6，7，(8)	手関節背屈，橈屈（強）
短橈側手根伸筋（extensor carpi radialis brevis m.）	上腕骨外側上顆	第 2，3 中手骨底背面	橈骨神経 C(5)，6，7，(8)	手関節背屈，橈屈（弱）
尺側手根伸筋（extensor carpi ulnaris m.）	上腕頭：上腕骨外側上顆，尺骨頭：尺骨後面	第 5 中手骨底背面	橈骨神経 C6，7	手関節背屈・尺屈
橈側手根屈筋（flexor carpi radialis m.）	上腕骨内側上顆	第 2，3 中手骨底掌側面	正中神経 C6，7	手関節掌屈，△橈屈，前腕回内，肘関節屈曲
尺側手根屈筋（flexor carpi ulnaris m.）	上腕頭：上腕骨内側上顆，尺骨頭：肘頭，尺骨後面	豆状骨，有鉤骨鉤，第 5 中手骨底	尺骨神経 C(7)，8，Th1	手関節掌屈，尺屈，△肘関節屈曲
長掌筋（palmaris longus m.）	上腕骨内側上顆	横手根靱帯（屈筋支帯），手掌腱膜	正中神経 C7～Th1	手関節掌屈，手掌腱膜を緊張させる，△前腕回内，肘関節屈曲

（中村隆一・他：基礎運動学　第 6 版補訂．医歯薬出版，2012 より）

3 手関節の運動に関与する筋の起始・停止・走行

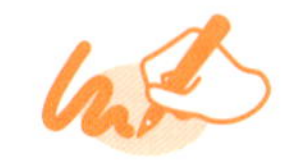

●運動をイメージしながら，関与する筋をなぞって色を塗ろう．

1. 手関節背屈

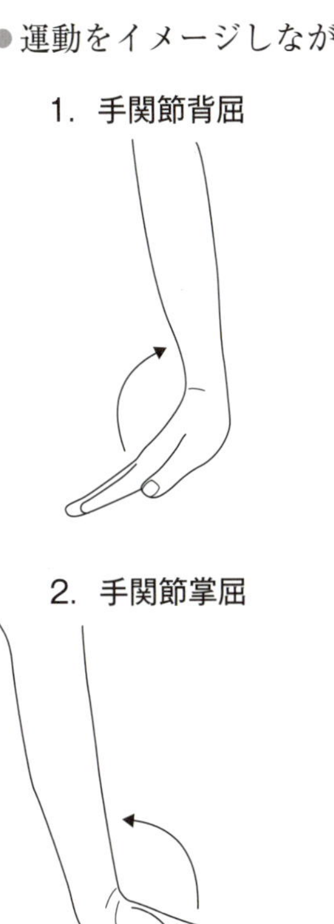

長橈側手根伸筋

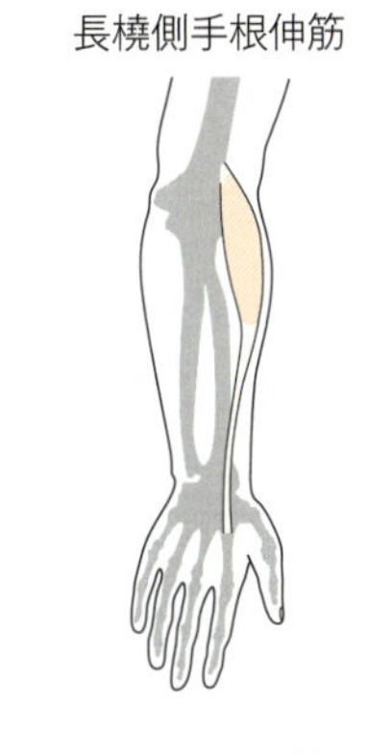

短橈側手根伸筋

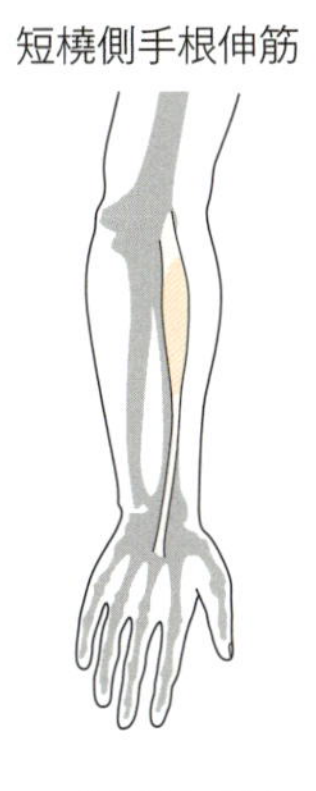

尺側手根伸筋

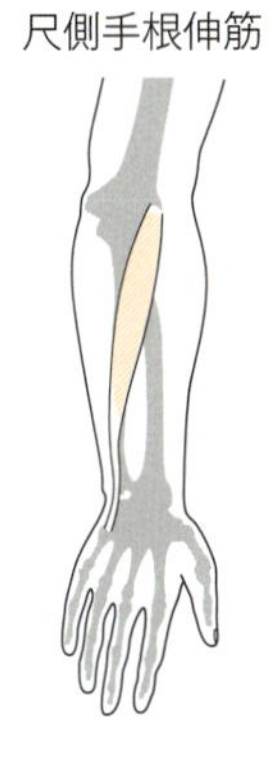

2. 手関節掌屈

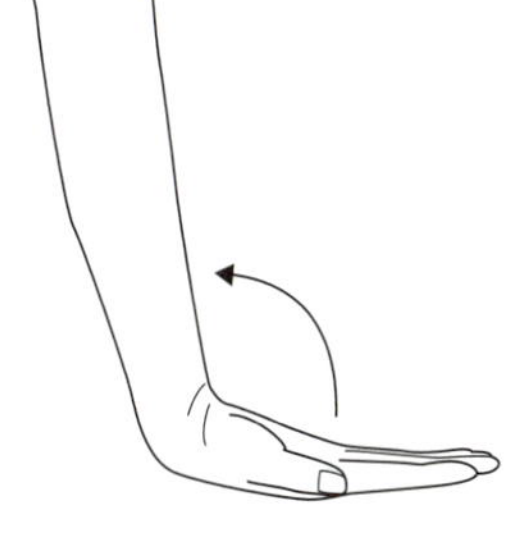

橈側手根屈筋

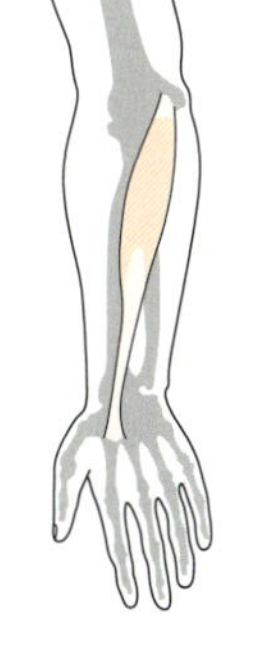

尺側手根屈筋

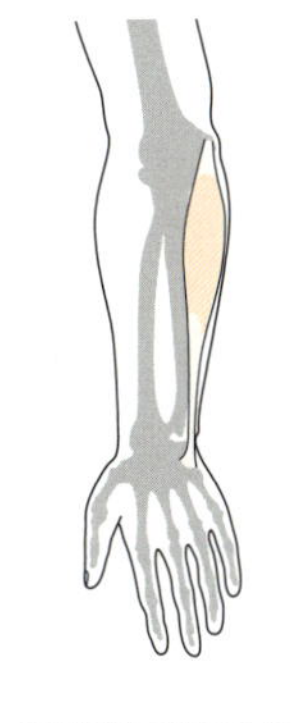

長掌筋

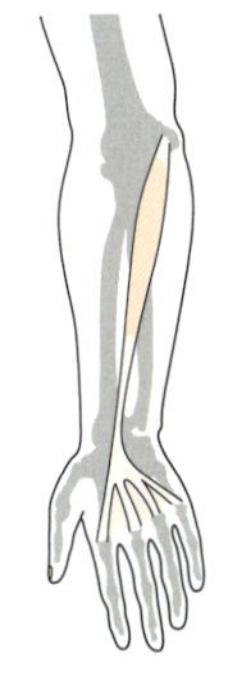

3. 手関節橈屈

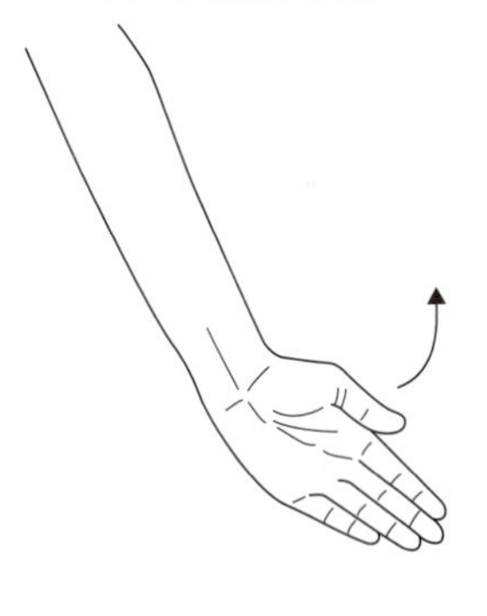

長橈側手根伸筋

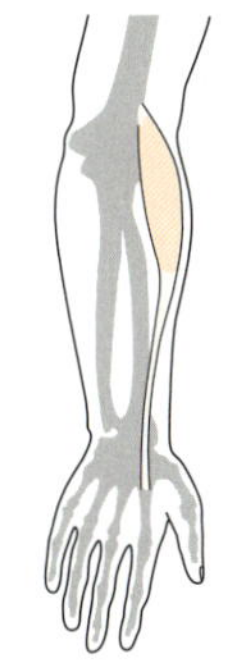

短橈側手根伸筋

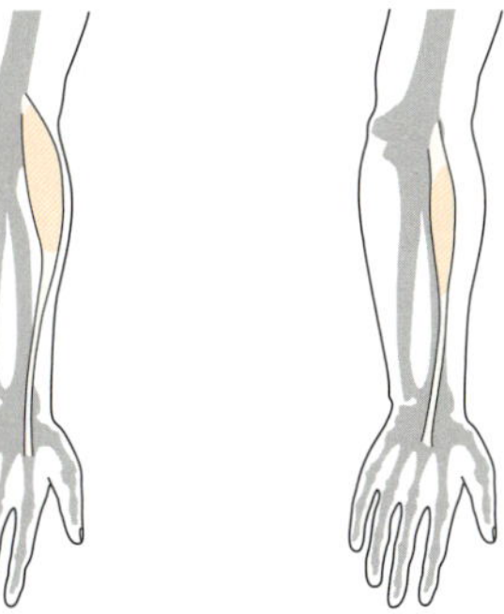

橈側手根屈筋

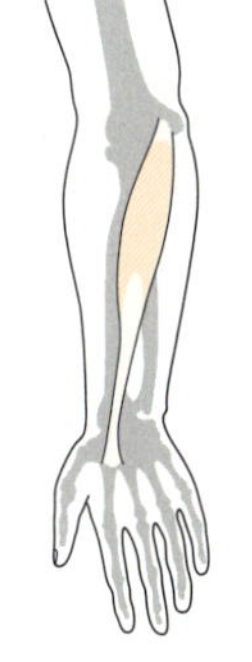

4. 手関節尺屈

尺側手根伸筋

尺側手根屈筋

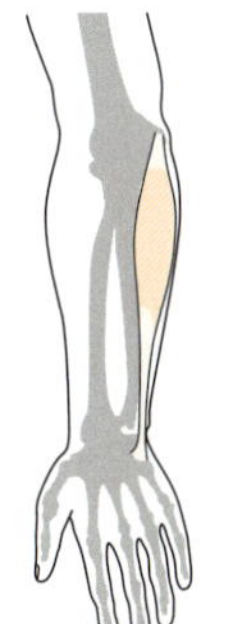

筋と運動（手指）

1 手指の運動に関与する筋の解剖

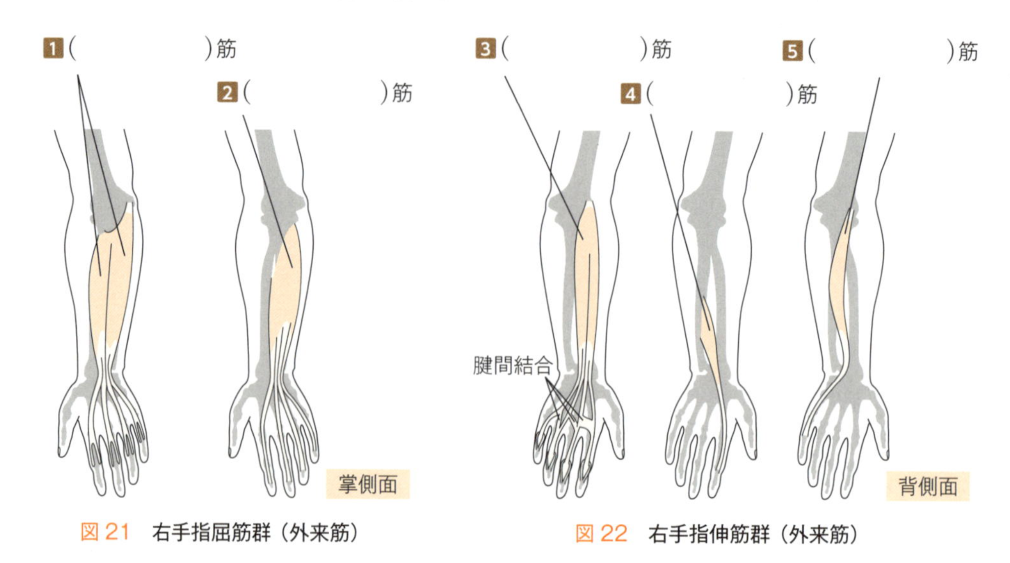

図21　右手指屈筋群（外来筋）　　図22　右手指伸筋群（外来筋）

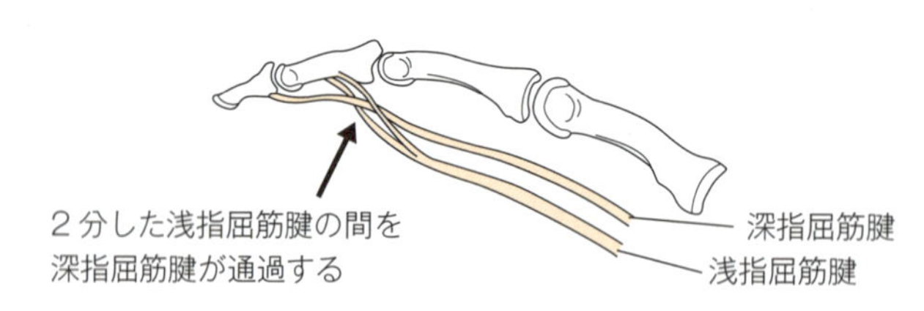

図23　浅指屈筋腱と深指屈筋腱の走行

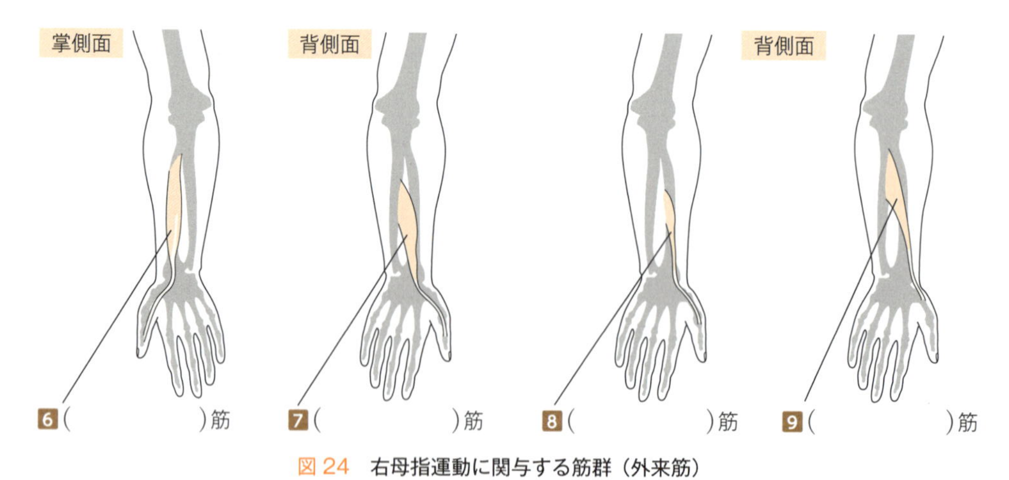

図24　右母指運動に関与する筋群（外来筋）

解答

1浅指屈　2深指屈　3指伸　4示指伸　5小指伸　6長母指屈　7長母指伸　8短母指伸
9長母指外転

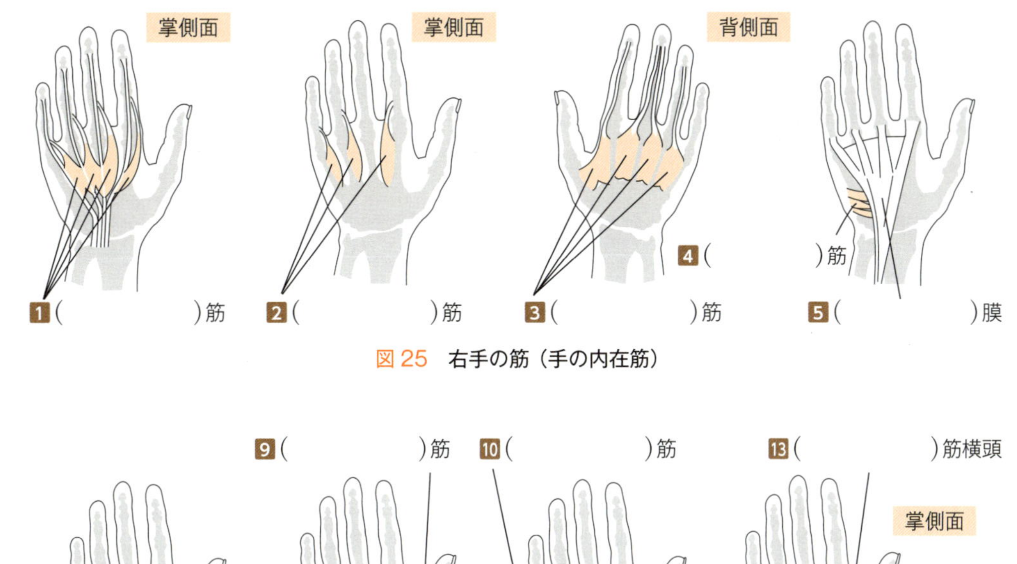

図 25　右手の筋（手の内在筋）

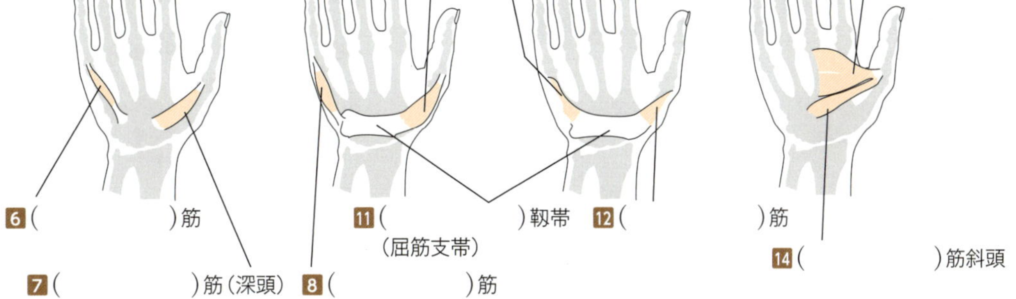

図 26　右手の筋（母指・小指の手内在筋）

解答

1 虫様　2 掌側骨間　3 背側骨間　4 短掌　5 手掌腱
6 短小指屈　7 短母指屈　8 小指外転　9 短母指外転　10 小指対立　11 横手根　12 母指対立
13 母指内転　14 母指内転

2 手指の運動に関与する筋の特徴

●各筋の起始・停止・支配神経・作用を覚えよう.

（△：補助動筋）

筋名	起始	停止	支配神経, 髄節レベル	作用
浅指屈筋 (flexor digitorum superficialis m.)	上腕尺骨頭：上腕骨内側上顆，尺骨鉤状突起，橈骨頭：橈骨前側面	第2～第5指中節骨底掌側面	正中神経 C7～Th1	第2～第5指PIP屈曲，△MP屈曲，手関節掌屈
深指屈筋 (flexor digitorum profundus m.)	尺骨軸，尺骨鉤状突起，前腕骨間膜	第2～第5指末節骨底掌側面	正中神経（第2，3指），尺骨神経（第4，5指） C7～Th1	第2～第5指DIP屈曲，△MP・PIP屈曲，手関節掌屈
指伸筋 (extensor digitorum m.)	上腕骨外側上顆	第2～第5指指背腱膜を経て末節骨底背面	橈骨神経 C(5)，6～8	第2～第5指伸展，△手関節背屈
示指伸筋 (extensor indicis m.)	尺骨，前腕骨間膜後面	第2指指背腱膜	橈骨神経 C6～8	示指伸展，△手関節背屈
小指伸筋 (extensor digiti minimi m.)	上腕骨外側上顆	第5指指背腱膜	橈骨神経 C(6)，7，8	小指伸展，△手関節背屈
長母指屈筋 (flexor pollicis longus m.)	橈骨前面，前腕骨間膜	母指末節骨底	正中神経 C6，7，(8)	母指MP・IP屈曲，△掌側内転，手関節掌屈
長母指伸筋 (extensor pollicis longus m.)	尺骨，前腕骨間膜後面	母指末節骨底背面	橈骨神経 C6，7，(8)	母指MP・IP伸展，△掌側内転，橈側外転，手関節背屈，橈屈
短母指伸筋 (extensor pollicis brevis m.)	橈骨後面，前腕骨間膜	母指末節骨底背面	橈骨神経 C6，7，(8)	母指MP伸展，△IP伸展，橈側外転，掌側外転，手関節橈屈
長母指外転筋 (abductor pollicis longus m.)	前腕骨間膜，橈骨・尺骨の後面	第1中手骨橈側，大菱形骨	橈骨神経 C(6)，7，(8)	母指橈側外転，掌側外転，△手関節掌屈・橈屈

手の内在筋（手内筋）

筋名	起始	停止	支配神経, 髄節レベル	作用
虫様筋（4筋） (lumbricales m.)	深指屈筋腱	第2～第5指指背腱膜	正中神経，尺骨神経 C8，Th1	第2～第5指MP屈曲，PIP・DIP伸展
掌側骨間筋（3筋） (palmar interossei m.)	第2，4，5中手骨側面	第2，4，5指指背腱膜	尺骨神経（橈側は正中神経あり） C8，Th1	第2・4・5指MP内転，△屈曲，PIP・DIP伸展
背側骨間筋（4筋） (dorsal interossei m.)	第1～第5中手骨対向側 （各2頭）	第2，3，4指指背腱膜	尺骨神経（橈側は正中神経あり） C8，Th1	第2・4指MP外転，△屈曲，第3指MP橈屈・尺屈，△屈曲，第2，3，4指PIP・DIP伸展
短母指外転筋 (abductor pollicis brevis m.)	舟状骨結節，大菱形骨，屈筋支帯	母指基節骨底橈側	正中神経 C6，7	母指掌側外転，△MP屈曲
短母指屈筋 (flexor pollicis brevis m.)	大菱形骨結節，屈筋支帯	母指基節骨底	正中神経，尺骨神経 C6，7	母指MP屈曲，尺側内転，掌側内転
母指対立筋 (opponens pollicis m.)	大菱形骨結節，屈筋支帯	第1中手骨橈側，大菱形骨	正中神経 C6，7	母指対立，△MP屈曲
母指内転筋 (adductor pollicis m.)	斜頭：有頭骨，小菱形骨，第2中手骨，横頭：第3中手骨	母指基節骨底尺側	尺骨神経 C8，Th1	母指尺側内転，掌側内転，△対立
小指外転筋 (abductor digiti minimi m.)	豆状骨，尺側手根屈筋腱	小指基節骨底尺側，指背腱膜	尺骨神経 C8，Th1	小指MP外転，△MP屈曲，PIP・DIP伸展
短小指屈筋 (flexor digiti minimi brevis m.)	有鉤骨鉤，屈筋支帯	小指基節骨底尺側	尺骨神経 C(7)，8，(Th1)	小指MP屈曲
小指対立筋 (opponens digiti minimi m.)	有鉤骨鉤，屈筋支帯	第5中手骨前側面	尺骨神経 C(7)，8，(Th1)	小指対立，△MP屈曲

（中村隆一・他：基礎運動学 第6版補訂．医歯薬出版，2012より）

3 手指の運動に関与する筋の起始・停止・走行

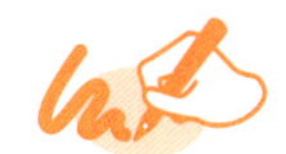

●運動をイメージしながら，関与する筋をなぞって色を塗ろう．

1. 手指屈筋群（外来筋）

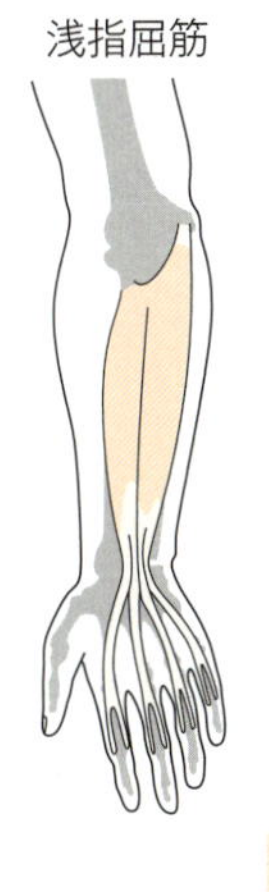

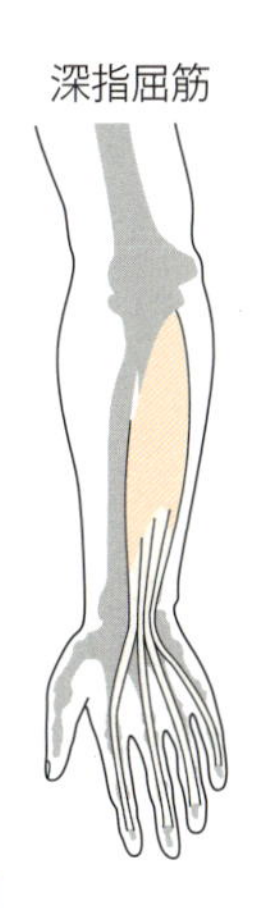

掌側面

2. 手指伸筋群（外来筋）

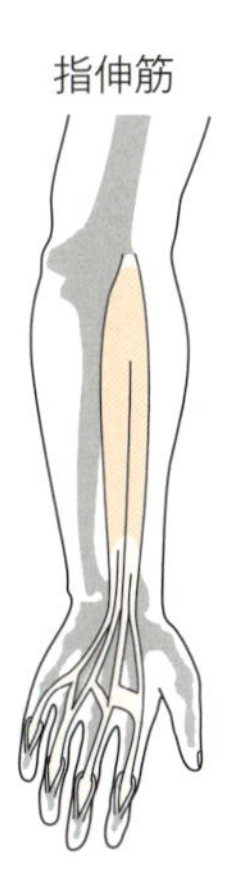

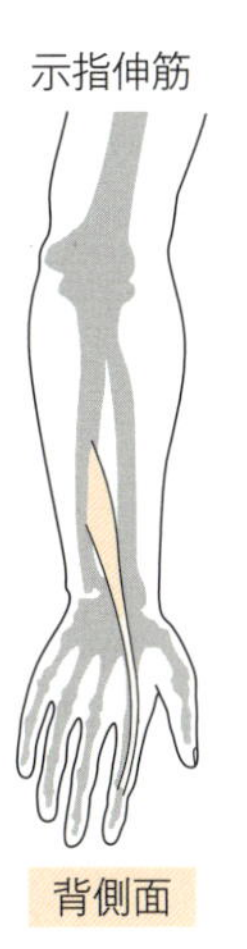

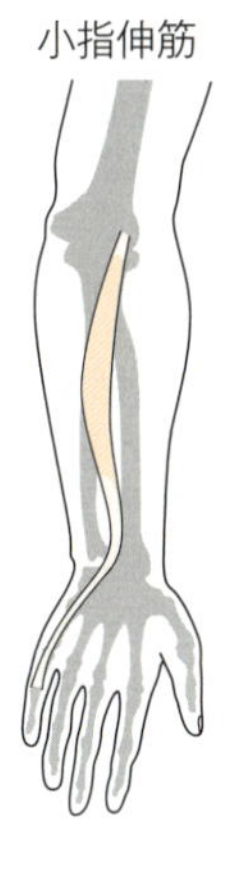

背側面

※母指の運動に関与する外来筋と手の内在筋については，1の図で確認しておくこと．

4 手関節・手指の運動に関与する筋の動筋と補助動筋

- 手関節・手指の各運動に関与する筋について，動筋と補助動筋を覚えよう．

	手関節				MP 関節				PIP 関節		DIP 関節		母指 CM 関節				
	掌屈	背屈	橈屈	尺屈	屈曲	伸展	外転	内転	屈曲	伸展	屈曲	伸展	橈側外転	尺側内転	掌側外転	掌側内転	対立
橈側手根屈筋	○		△														
長掌筋	○																
尺側手根屈筋	○			○													
長橈側手根伸筋		○	○														
短橈側手根伸筋		○	○														
尺側手根伸筋		○		○													
浅指屈筋	△				△				○								
深指屈筋	△				△				△		○						
指伸筋		△				○				○		○					
示指伸筋		△				○				○		○					
小指伸筋		△				○				○		○					
虫様筋					○					○		○					
掌側骨間筋					△*1			○*1		△*1		△*1					
背側骨間筋					△*2		○*3			△*2		△*2					
小指外転筋					△		○			△		△					
短小指屈筋					○												
小指対立筋					△												○*4
長母指屈筋	△				○				○							△	
長母指伸筋		△	△			○				○			△			△	
短母指伸筋			△			○				△			△		△		
長母指外転筋	△		△										○		○		
短母指外転筋					△										○		
短母指屈筋					○									○		○	
母指対立筋																	○
母指内転筋					△									○		○	△

*1：第2・4・5指，*2：第2・3・4指，*3：第2・4指（背側骨間筋は第3指に関しては橈屈と尺屈の作用をする），*4：第5指
（○：動筋，△：補助動筋）

（中村隆一・他：基礎運動学　第6版補訂．医歯薬出版，2012より）

筋の機能

1 テノデーシスライクアクション（腱固定様作用）

- 手関節❶（　　　　）位では手指が伸展しやすく，手関節を❷（　　　　）させると手指が屈曲しやすくなる．
- 臨床では手指屈筋群に運動麻痺または筋力低下が認められる第❸（　　　　）頸髄損傷者に利用される．
- 第6，7頸髄損傷者では手指屈筋群が十分作用しないため，手指屈筋群の作用による把持動作が困難である．
- そこで浅指屈筋と深指屈筋を意図的に短縮させ，手関節掌屈で手を開いて（手指の伸展），手関節を背屈させて把持動作（手指の屈曲）を行う．

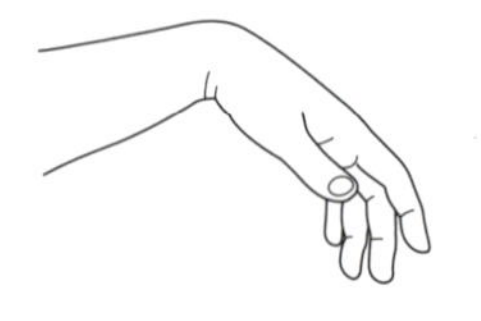
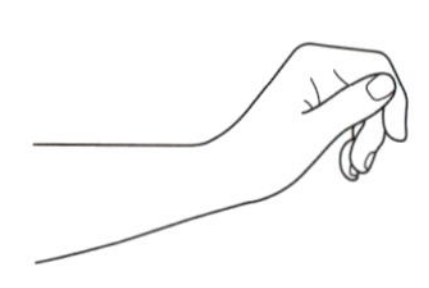

図27　テノデーシスライクアクション（tenodesis-like action）
手関節掌屈位では手指が伸展しているが，背屈させると手指が屈曲する．

●❹(　　　　　)筋と❺(　　　　　)筋が伸張されすぎていると（オーバーストレッチング）この作用は機能しないので，手指伸展の ROM 運動は手関節背屈位では実施せず，必ず手関節掌屈位で実施することが大切である．

2 握り動作の分類 [1]

1. パワー握り

●非把持の握りとして，かぎ握りがある．

●把持の握りとして，筒握り，球握り，こぶし握りがある．

2. 精緻握り

●側腹つまみ，指先つまみ，3 指つまみがある．

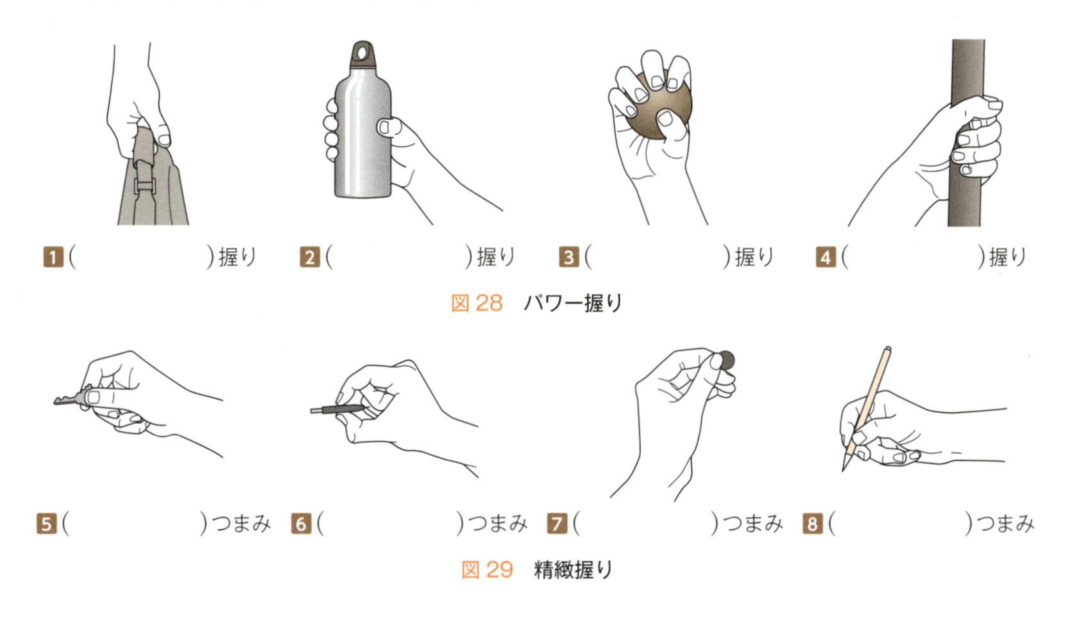

図 28　パワー握り

図 29　精緻握り

3 手関節掌背屈角度と握力

●手関節掌背屈の角度は握力の測定値に影響する．

●図 30 の結果では，手関節軽度❻(　　　　　)位（23°）において最も握力が発揮されており，掌屈位または背屈角度が大きくても握力測定値は低下している．

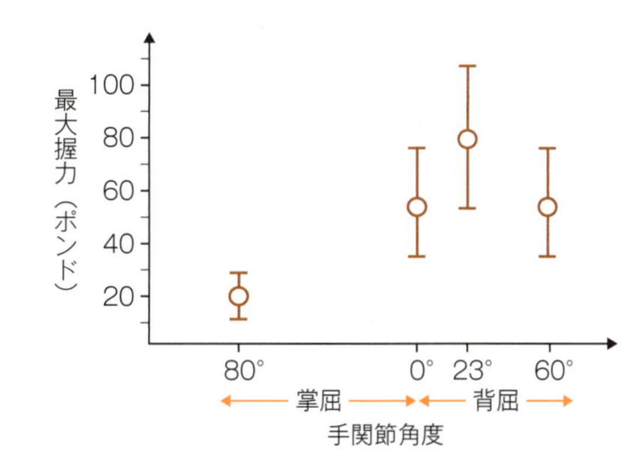

図 30　手関節の 4 つの肢位における等尺性最大握力[1] より改変

解答

❶掌屈　❷背屈　❸6，7　❹浅指屈　❺深指屈　❻背屈
1かぎ　2筒　3球　4こぶし　5側腹　6指先　7 3 指　8 3 指

7 手関節・手

復習チェックポイント

1. 手関節の運動と作用する筋をそれぞれ再度確認しなさい.
   - 手関節の運動：掌屈・背屈，橈屈・尺屈
   - 手関節の運動に作用する筋：長橈側手根伸筋，短橈側手根伸筋，尺側手根伸筋，橈側手根屈筋，尺側手根屈筋，長掌筋

2. 手指の運動と作用する筋をそれぞれ再度確認しなさい.
   - 母指の運動：CM 関節橈側外転・尺側内転，掌側外転・掌側内転，対立，MP 関節屈曲・伸展，IP 関節屈曲・伸展
   - 母指を除く手指の運動：MP 関節屈曲・伸展，PIP 関節屈曲・伸展，DIP 関節屈曲・伸展，外転・内転
   - 母指の運動に作用する筋：長母指屈筋，長母指伸筋，短母指伸筋，長母指外転筋，短母指外転筋，短母指屈筋，母指対立筋，母指内転筋
   - 母指を除く手指の運動に作用する筋：浅指屈筋，深指屈筋，指伸筋，示指伸筋，小指伸筋，虫様筋，掌側骨間筋，背側骨間筋，小指外転筋，短小指屈筋，小指対立筋

Try It! 基本問題

1. 各部位を触察しよう.
   ❶橈骨遠位端
   ❷尺骨遠位端
   ❸手根骨
   ❹中手骨
   ❺指節骨（基節骨，中節骨，末節骨）
   ❻代表的な筋
   　長橈側手根伸筋，短橈側手根伸筋，尺側手根伸筋，橈側手根屈筋，尺側手根屈筋，長掌筋，長母指屈筋，長母指伸筋，短母指伸筋，長母指外転筋，短母指外転筋，短母指屈筋，母指内転筋，浅指屈筋，指伸筋，示指伸筋，小指伸筋，小指外転筋，短小指屈筋
   ❼解剖学的嗅ぎタバコ窩を構成する 3 つの筋

2. 実際に自分の身体を動かして関節の動きをイメージしよう．また，パートナーの関節を動かして関節可動域と最終域感（end feel）を確認しよう.
   ❶手関節の運動：掌屈・背屈，橈屈・尺屈
   ❷母指の運動：CM 関節橈側外転・尺側内転，掌側外転・掌側内転，対立，MP 関節屈曲・伸展，IP 関節屈曲・伸展
   ❸母指を除く手指の運動：MP 関節屈曲・伸展，PIP 関節屈曲・伸展，DIP 関節屈曲・伸展，外転・内転

解答・解説

1. ❶橈骨茎状突起，リスター結節が確認できる.
❷尺骨茎状突起が確認できる.
❸大菱形骨，有鉤骨，舟状骨，月状骨が確認できる.
❹中手骨頭，中手骨体，中手骨底が確認できる.
❺基節骨，中節骨（母指を除く），末節骨が確認できる.
❻各筋の触診については他書を参照.
❼長母指伸筋，短母指伸筋，長母指外転筋

臨床へつなげる　応用編

1 基礎評価と運動療法の考え方

1. 日本整形外科学会，日本リハビリテーション医学会基準による関節可動域測定法（ROM：range of motion）
❶関節可動域測定法で手関節の測定項目と運動を説明しよう.
❷手関節の ROM 測定における前腕肢位について説明しよう.
❸指の ROM 測定と ROM 運動において注意することをそれぞれ説明しよう.

2. 徒手筋力検査法（MMT：manual muscle testing）において起こりうる代償運動を説明しよう．また，浅指屈筋と深指屈筋の個別検査について説明しよう.
例）❶手関節掌屈，❷手関節背屈，❸ PIP 関節と DIP 関節の屈曲

解答・解説

1. ❶屈曲（掌屈）・伸展（背屈），橈屈・尺屈
❷前腕回内外角度によって測定値に影響を及ぼす可能性があるため，掌屈・背屈の測定では前腕中間位，橈屈・尺屈橈屈では前腕回内位とする.
❸指の ROM 測定では，手指には多関節筋が多く存在し，多関節筋は複数関節の肢位に影響を受けるため，評価する関節が多関節筋の影響を受けないように注意する必要がある．また，指の ROM 運動で，筋短縮がある場合には指の線維性腱鞘を引き伸ばさないよう，単関節ごとに ROM 運動を行うとよい.

2. ❶手関節掌屈：手関節背屈筋を強く収縮させたあと力を抜くと，あたかも手関節掌屈筋群が働いたかのようにみえる．また，浅指屈筋・深指屈筋の作用によって代償動作が起こる.
❷手関節背屈：手関節掌屈筋を強く収縮させたあと力を抜くと，あたかも手関節背屈筋群が働いたかのようにみえる．また，指伸筋の作用によって代償動作が起こる.
❸PIP 関節と DIP 関節の屈曲：手関節を背屈することでテノデーシスライクアクションによる代償動作が起こる.

図 31 に個別検査の方法を示す．a ではテストする指以外の指を伸展位に保ち PIP 関節を屈曲させ，b ではテストする指の MP 関節と PIP 関節を伸展位に保って DIP 関節を屈曲させることで，a 浅指屈筋，b 深指屈筋の個別検査を実施できる．

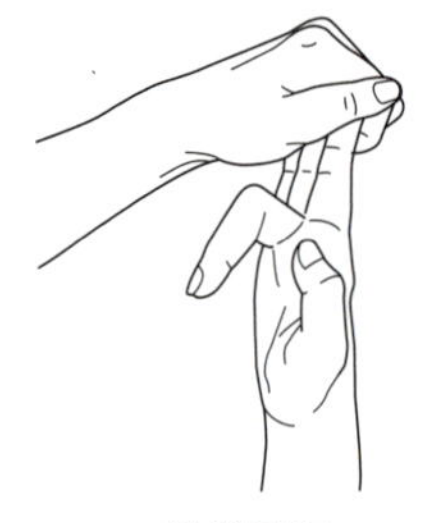

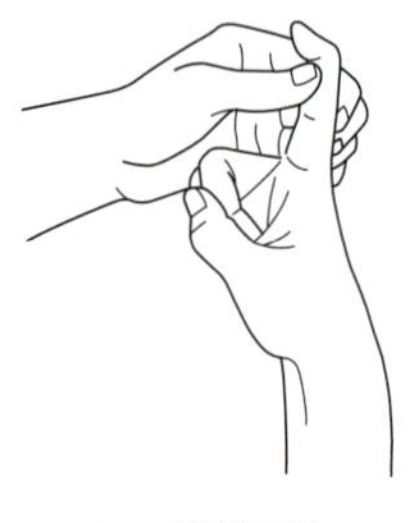

a．浅指屈筋　　b．深指屈筋

図 31　浅指屈筋と深指屈筋の個別検査

2　手関節・手に起こりやすい障害

1．手関節周囲の骨折

(1) 橈骨遠位端骨折

❶手部側の骨片が手背側にずれている骨折を何という？

❷起こりやすい合併症は？

(2) 舟状骨骨折

❶起こりやすい合併症は？

2．手根管症候群

❶症状は？

❷症状のうち，しびれ感，疼痛の部位は？

❸症状を一時的に軽減させる方法は？

3．ばね指（弾発指）

❶ばね指が起こるメカニズムは？

解答・解説

1．

(1) ❶橈骨遠位端骨折のうち，手部側の骨片が手背側にずれている骨折をコレス（Colles）骨折という．また，手部側の骨片が手掌側にずれている骨折をスミス（Smith）骨折という（下図）．

❷正中神経障害，手根管症候群，腱断裂，変形治癒などが起こりやすい．絞扼性神経障害，手根管症候群による神経障害が生じる可能性を考慮する．

(2) ❶舟状骨は指先側から手関節に向かって血行があり，骨折部より中枢側に血行障害が起こりやすく，偽関節が生じやすい．

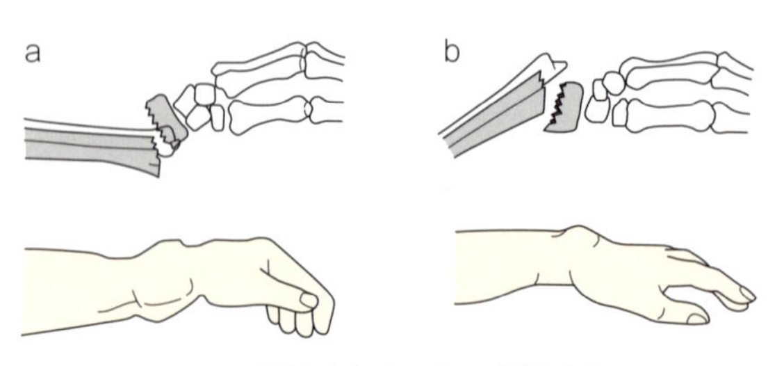

コレス骨折（a）とスミス骨折（b）

2.　❶しびれ感，疼痛，筋萎縮・母指球筋の筋力低下，手指の巧緻運動の低下
❷母指から環指橈側（正中神経支配領域）のしびれ感（下図左）
❸手を振る（flick sign，下図右），指を屈伸させる

3.　❶外来屈筋腱や滑膜に炎症が起こると，腫脹等により肥厚箇所が生じる．肥厚箇所は靭帯性腱鞘を通過する際に肥厚箇所が引っかかり，肥厚箇所を超えると急に滑走する（指が急に伸展する）．

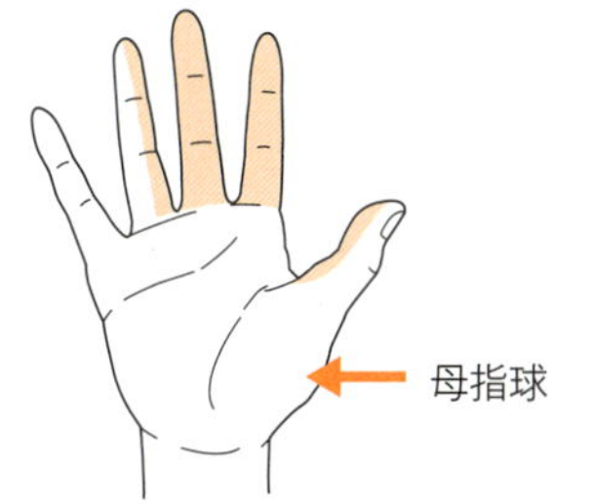

右正中神経の支配領域

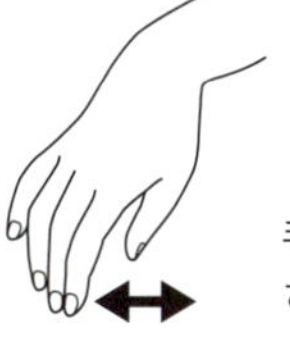

flick sign

4. 手指の変形

●手指の変形について，名称と関節角度，変形が生じるメカニズムをまとめよう．

主な疾患・障害	変形の名称	関節角度	メカニズム
パーキンソン（Parkinson）病・視床出血・関節リウマチ	手内在筋❶（　　　）の手	MP関節❷（　　　）位，PIP・DIP関節❸（　　　）位	指伸筋の緊張と比較して❹（　　　）筋と❺（　　　）筋の緊張が高い
尺骨神経麻痺	手内在筋❻（　　　）の手	MP関節過❼（　　　）位，PIP・DIP関節❽（　　　）位	骨間筋と虫様筋の緊張と比較して❾（　　　）筋の緊張が高い
関節リウマチ	❿（　　　）変形	MP関節⓫（　　　）位，PIP関節過⓬（　　　）位，DIP関節⓭（　　　）位	手内在筋の短縮・緊張，MP関節の屈曲拘縮，PIP関節不安定

●優位の手：intrinsic plus hand　●劣位の手：intrinsic minus hand　●スワンネック変形：swan neck deformity

解答

❶優位　❷屈曲　❸伸展　❹骨間　❺虫様　❻劣位　❼伸展　❽屈曲　❾指伸　❿スワンネック　⓫屈曲　⓬伸展　⓭屈曲

関節リウマチ	❶(　　　　) 変形	MP関節過❷(　　　　) 位，PIP関節❸(　　　　) 位，DIP関節過❹(　　　　) 位 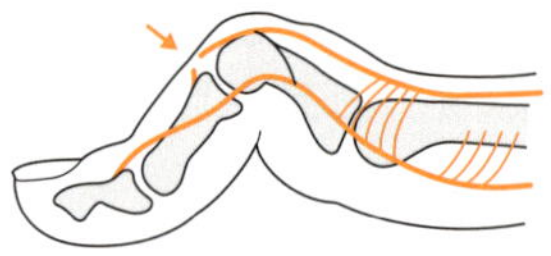	❺(　　　　) の伸張または断裂
突き指	❻(　　　　) 〔マレット(mallet)指〕	PIP関節❼(　　　　) 位，DIP関節❽(　　　　) 位 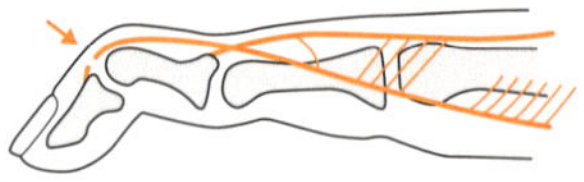	❾(　　　　) 腱（指背腱膜付着部）断裂
橈骨神経麻痺 （高位麻痺）	❿(　　　　)	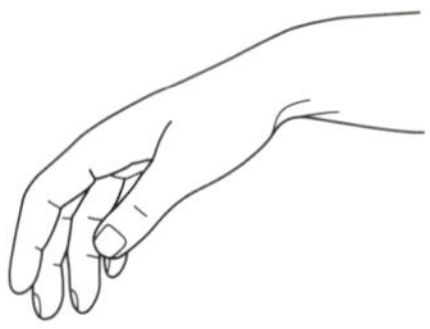 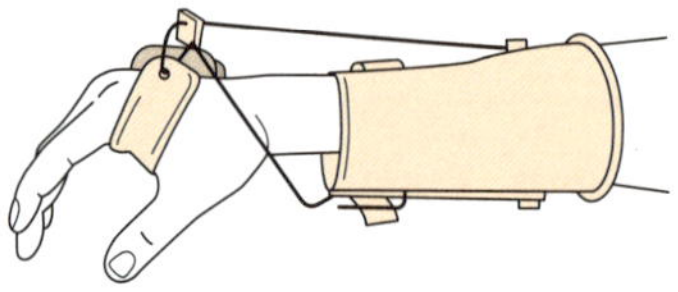 下垂手で用いられる手背屈装具の例	手関節背屈筋群の筋力低下で自動的な背屈ができない
正中神経麻痺 （手関節より遠位）	⓫(　　　　)	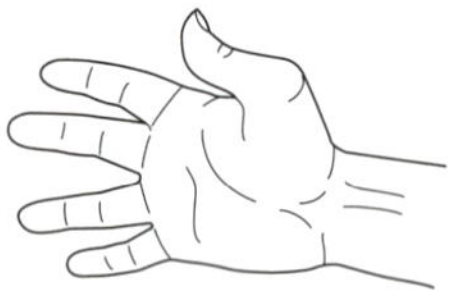	⓬(　　　　) 筋の筋力低下で自動的な母指対立ができない
正中神経麻痺 （手関節より近位）	祈りの手	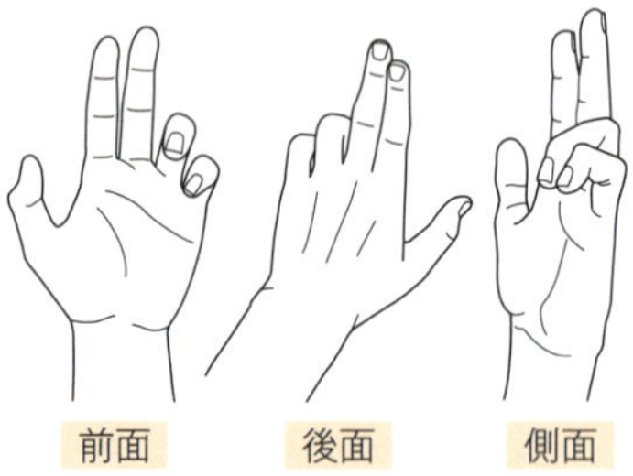 前面　後面　側面	橈側の指屈筋筋力低下で母指・示指・中指の自動的な屈曲ができない
尺骨神経麻痺 （前腕より遠位での損傷のほうが変形は少ない）	⓭(　　　　)	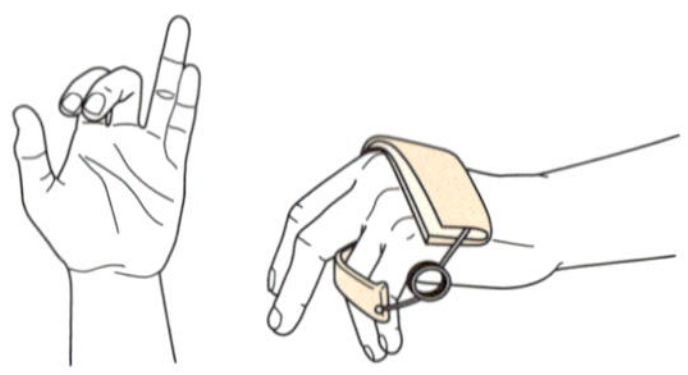 鷲手で用いられる指装具の例	環指・小指の屈筋群の筋力低下でMP関節過伸展位，IP関節屈曲位となる

●ボタン穴変形：button hole deformity　●下垂手：drop hand　●さる手：ape hand　●鷲手：claw hand

3 代表的な整形外科的検査

検査名	陽性の場合疑われる障害・疾患	方法
ファレンテスト	⑭(　　　　　　)症候群	両側の手関節を掌屈位にして（手背）部を合わせることにより症状が生じる，または増強されれば陽性である．
フロマン徴候	⑮(　　　　　　)神経麻痺 陽性	母指と示指橈側で紙をはさみ引っ張らせる．母指（内転）ではなく母指IP関節（屈曲）で押さえる代償が生じると陽性である．

●ファレンテスト：Phalen test　●フロマン徴候：Froment's sign

解答

①ボタン穴　②伸展　③屈曲　④伸展　⑤中央索　⑥槌指（つちゆび）　⑦伸展　⑧屈曲　⑨終伸　⑩下垂手
⑪さる手　⑫母指対立　⑬鷲手　⑭手根管　⑮尺骨

■ 参考文献

1) Houglum PA・他（著），武田　功（統括監訳），弓岡光徳・他（監訳）：ブルンストローム臨床運動学 原著第6版．pp237-285，医歯薬出版，2013.
2) Mansfield PJ・他（著），弓岡光徳・他（監訳）：エッセンシャル・キネシオロジー—機能的運動学の基礎と臨床．pp121-172，南江堂，2010.
3) 米本恭三・他（日本リハビリテーション医学会評価基準委員会）：関節可動域表示ならびに測定法（平成7年4月改訂）．リハ医学，32（4）：207-217，1995.
4) 中村隆一・他：基礎運動学，第6版補訂．pp229-245，医歯薬出版，2012.
5) 野村　嶬（編集）：標準理学療法学・作業療法学専門基礎分野　解剖学，第4版．pp62-67，123-127，182-193，医学書院，2015.
6) 伊東　元・他（編集）：標準理学療法学・作業療法学専門基礎分野　運動学．pp105-119，医学書院，2012.
7) Hislop HJ・他（著），津山直一，中村耕三（訳）：新・徒手筋力検査法　原著第9版．pp158-203，エルゼビア・ジャパン，協同医書出版社，2014.
8) 細田多穂（監修），星　文彦・他（編集）：シンプル理学療法学シリーズ，理学療法評価学テキスト．pp49-81，南江堂，2010.

（廣瀬浩昭）

8 脊柱（頭部・頸部・体幹）

- 脊柱の半固定的な構造は，身体運動に必要な多くの機能をもつ．脊柱の第1頸椎（環椎）から仙骨下部まで，脊髄から出る❶（　　　　）神経を保護する役割を担う．脊柱の頭蓋末端の❷（　　　　）関節や❸（　　　　）関節，頸部内の関節は，相互に作用し合いながら頭部や頸部の運動を作り出す．頭頸部の関節可動域は，脊柱の他の部分と比べて最❹（　　　　）であり，視覚や聴覚，嗅覚，平衡感覚などの感覚を最適に❺（　　　　）することに役立つ．
- 胸腰部領域がもつ3つの役割は，心臓や肺など多くの臓器を❻（　　　　）すること，この領域の関節や筋が呼吸器として機能するために十分な❼（　　　　）性をもつこと，腹部や背部の筋群，腸腰筋，腰方形筋が，体幹や全身に❽（　　　　）スタビリティを与えることである．
- 脊柱下端部の2つの機能は，腰仙関節と仙腸関節が体重や筋活動から生じる力を，骨盤を通して❾（　　　　）に伝達すること，脊柱の尾側端と股関節の2つが機械的に相互作用して，❿（　　　　）の運動を最大限に引き出すことである．
- 身体の重心線は常に⓫（　　　　）する．生体力学的に適切な姿勢では，姿勢保持に必要なエネルギーが⓬（　　　　）する．この適正な重心線は，筋緊張の変化や筋力⓭（　　　　），外傷，悪習慣，老化，疾病など多様な要因によって変化し，⓮（　　　　）姿勢を余儀なくされる．長期的に不良姿勢が続くと，⓯（　　　　）は不安定となり，上下肢や体幹，身体全体の動きには⓰（　　　　）的な戦略が必要となる．

解答

❶脊髄　❷環椎後頭　❸環軸　❹大　❺調節　❻保護　❼可動　❽コア　❾下肢　❿体幹　⓫変動　⓬減少　⓭低下　⓮不良　⓯脊柱　⓰代償

骨格（脊柱と胸郭）

1 椎骨

- 脊柱は❶（　　　　）～34個の椎骨が上下に連結され，頸椎の❷（　　　　）個，胸椎の❸（　　　　）個，腰椎の❹（　　　　）個，仙椎の❺（　　　　）個，尾椎❻（　　　　）個から構成される．成人では複数個の仙椎と尾椎がそれぞれ癒合して，仙骨と尾骨を形成する．頸椎，胸椎，腰椎は❼（　　　　）椎とよばれる．胸椎は肋骨，胸骨とともに❽（　　　　）を構成する．
- 第2頸椎から腰仙骨結合部までの椎骨の間には，線維軟骨である❾（　　　　）がある．❾には，内部にゼリー状構造の❿（　　　　）があり，その周りを弾性のある線維でできた⓫（　　　　）が取り巻く．

2　椎間板（椎間円板）

- 椎間板の機能は，上下椎体の⑫（　　　　　），脊柱の⑬（　　　　　）性，機械的負荷の⑭（　　　　　）の各作用である．
- **構成と概要**：ゼラチン物質でできたほぼ球形の⑮（　　　　　）と，その周りを囲む結合組織線維層の⑯（　　　　　）から成る．髄核は水分を⑰（　　　　　）％含んだ透明な⑱（　　　　　）状の物質で親水性に富む．髄核内部には血管も神経もない．
- **関節の運動**：⑲（　　　　　）関節ともよばれる．運動時には椎間板が⑳（　　　　　）して脊柱に可動性を与える．髄核は線維輪内をわずかに移動する．椎体間を連結して機械的負荷に対する㉑（　　　　　）作用をもち，脊柱に可動性を与える．体幹が屈曲するときは椎間部の㉒（　　　　　）部が圧縮され，髄核は㉓（　　　　　）方に移動する．体幹の伸展時には，椎間板の㉔（　　　　　）部が圧縮されて髄核は㉕（　　　　　）方に移動する（図1，2）．

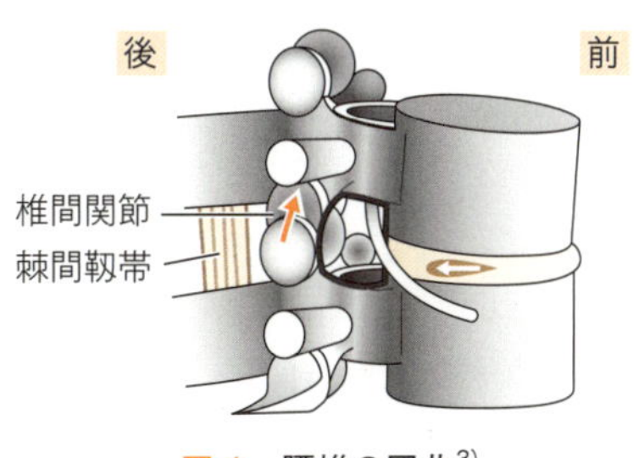

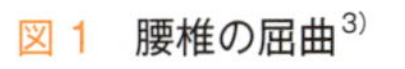
図1　腰椎の屈曲[3)]

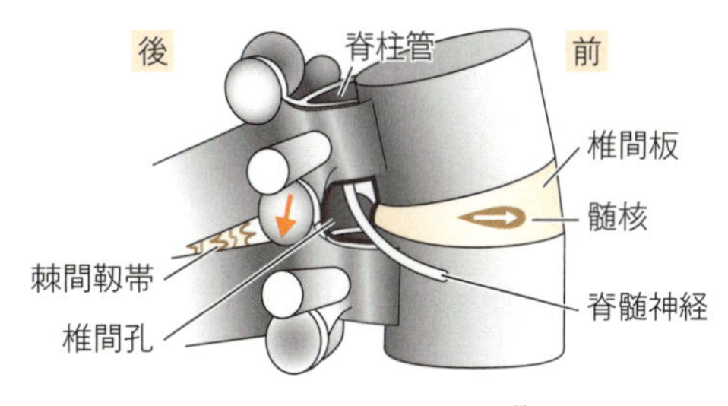

図2　腰椎の伸展[3)]

解答

①33　②7　③12　④5　⑤5　⑥3～5　⑦可動　⑧胸郭　⑨椎間円板　⑩髄核　⑪線維輪
⑫連結　⑬可動　⑭緩衝　⑮髄核　⑯線維輪　⑰88　⑱ゼリー　⑲椎間　⑳変形　㉑緩衝
㉒前　㉓後　㉔後　㉕前

3　生理的弯曲，椎間孔

- 脊柱は①（　　　　　）方向に弯曲する（図3）．矢状面からみた脊柱の生理的弯曲は，頸椎部と腰椎部では緩やかな②（　　　　　）で前方に③（　　　　　）となる．胸椎部と仙尾骨では緩やかな④（　　　　　）で後方に⑤（　　　　　）を示す．静止立位での脊柱の生理的弯曲は，頸椎前弯が⑥（　　　　　）°～⑦（　　　　　）°，胸椎の後弯は⑧（　　　　　）°，腰椎前弯が⑨（　　　　　）°である．脊柱の弯曲は⑩（　　　　　）的ではなく，多種多様な姿勢や動作に応じて柔軟に対応する．身体が全体に後方へ反り返るときは，頸椎部と腰椎部の前弯は⑪（　　　　　）するが，胸椎部の後弯は⑫（　　　　　）する．逆に，身体が前方に屈曲すると，頸椎部と腰椎部の前弯は⑬（　　　　　）し，胸椎部の後弯は⑭（　　　　　）する．

解答

①前後　②前弯　③凸　④後弯　⑤凸　⑥30　⑦35　⑧40　⑨45　⑩固定　⑪増加　⑫減少
⑬減少　⑭増強

●脊椎の1分節は，隣接する2つの❶(　　　　)，およびその間に存在する❷(　　　　)から成り，脊髄神経は❸(　　　　)から❹(　　　　)を通って外に出る．椎間孔は，前部の境界が❺(　　　　)および❻(　　　　)で，後部の境界は❼(　　　　)，上方と後方の境界は❽(　　　　)で構成される．椎間孔を❾(　　　　)が通るために，椎間孔の大きさの変化は❾に影響を及ぼす．成人では脊髄の終端は❿(　　　　)と⓫(　　　　)の間で，その下方に存在する神経の束を⓬(　　　　)神経とよぶ．椎弓の後端から後下方に⓭(　　　　)が，椎弓根と椎弓板の境界付近から側方に1対の⓮(　　　　)が突き出る．椎弓根のすぐ後方から上方と下方に，それぞれ⓯(　　　　)と⓰(　　　　)が突出する．

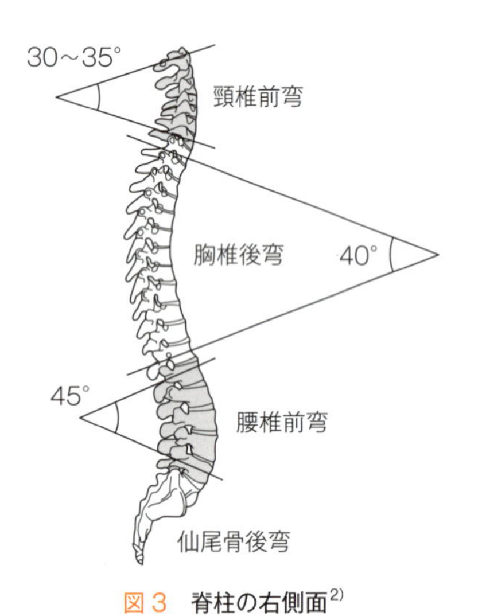

図3　脊柱の右側面[2)]

解答

❶椎体　❷椎間板　❸脊柱管　❹椎間孔　❺椎体　❻椎間板　❼椎間関節　❽椎弓根　❾脊髄神経　❿L1　⓫L2　⓬馬尾　⓭棘突起　⓮横突起　⓯上関節突起　⓰下関節突起

4　頸　椎

●全脊椎のなかで頸椎は最も小さく❶(　　　　)性が高い．形態学的，機能的に異なる上位頸椎と下位頸椎から構成される．上位頸椎，または後頭下頸椎は，第❷(　　　　)頸椎と第❸(　　　　)頸椎から成る．下位頸椎は第❹(　　　　)頸椎の椎体下面から第❺(　　　　)胸椎の椎体上面に及び，第3～第7頸椎で構成される．

●第1頸椎は❻(　　　　)とよばれ，横に長い指輪の形で頭蓋の重量を支える．両側には左右に張り出した2つの大きな塊である❼(　　　　)を伴い，前弓と後弓によって前後に弓状に結びつけられる．外側の塊の上に大きな凹面の❽(　　　　)面（窩）があり，下面に❾(　　　　)窩がある（図4）．

●第2頸椎は❿(　　　　)とよばれ，大きな棘突起が特徴である（図5）．椎体上面から上方に直立する⓫(　　　　)をもち，環軸前弓内にはまり込んで，頭部と頸上部間の⓬(　　　　)運動の軸として機能する．軸椎の上関節面は比較的平坦で，環椎の平らな下関節面と適合する．第1頸椎が第2頸椎❿上で水平面を回旋することにより，頭部を左右に振ることができる．

●第3～第7頸椎は（下位）頸椎とよばれる．横突起には⑬（　　　　　）がある．突起の先端は⑭（　　　　　）と⑮（　　　　　）に分かれて突出する．頸椎の横突孔は椎骨動・静脈の通路になっていて，椎骨動脈は第6頸椎から上位，椎骨静脈は全頸椎の横突孔を通る．両結節間には⑯（　　　　　）神経孔がみられ，椎間孔から出た神経が通る．頸椎の椎体後外側縁に，⑰（　　　　　）（ルシュカ）突起がある．頸椎棘突起の大部分は先端が二分して，その両側に筋が付着する．⑱（　　　　　）とよばれる第7頸椎は，頸椎のなかで最も長い棘突起をもつ．

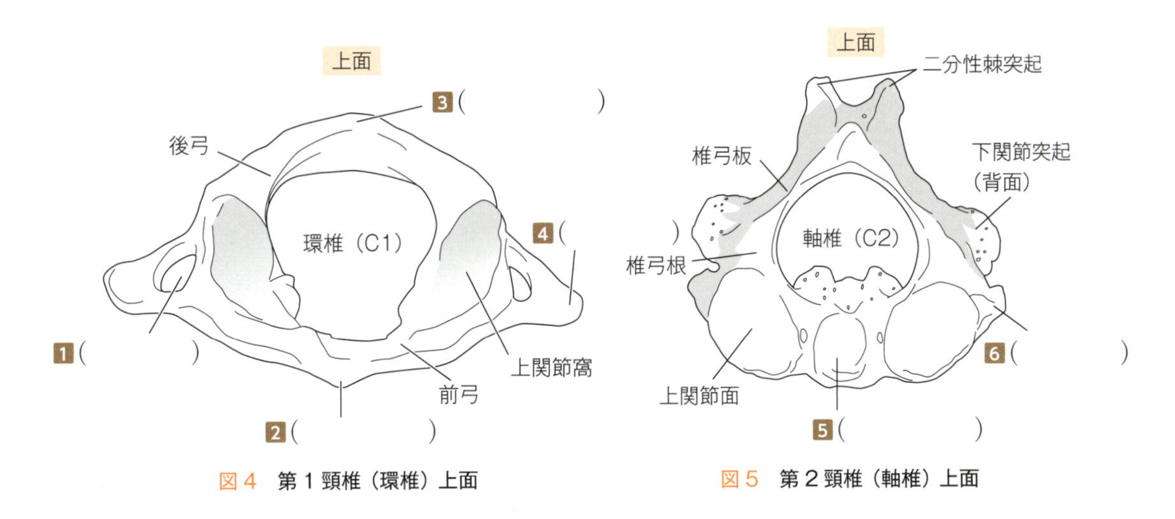

図4　第1頸椎（環椎）上面

図5　第2頸椎（軸椎）上面

解答

①可動　②1　③2　④2　⑤1　⑥環椎　⑦外側塊　⑧上関節　⑨下関節　⑩軸椎　⑪歯突起
⑫回旋　⑬横突孔　⑭前結節　⑮後結節　⑯脊髄　⑰鉤状　⑱隆椎
1横突孔　2前結節　3後結節　4横突起　5歯突起　6横突起

5　胸腰椎，胸郭

●胸椎は12個あり，下方に伸びた①（　　　　　）突起と，後方で外側に突出する②（　　　　　）突起がある．胸椎の椎体と横突起には，肋骨の後面で関節を形成する③（　　　　　）がある．胸椎の④（　　　　　）関節は前額面で，ほぼ一直線に並ぶ．肋骨と胸椎，胸骨は，胸腔の⑤（　　　　　）を決定する．

●胸郭は⑥（　　　　　）骨，12対の⑦（　　　　　）骨と⑧（　　　　　）から構成される（図6，7）．後部は⑨（　　　　　）で，前部は⑩（　　　　　）骨である．胸骨は3つの部分に分けられる．胸骨上部にある⑪（　　　　　），その上端に⑫（　　　　　）がある．その両側には，鎖骨との関節面である⑬（　　　　　）がある．

解答

①棘　②横　③肋骨窩　④椎間　⑤容積　⑥胸　⑦肋　⑧胸椎　⑨脊柱　⑩胸　⑪胸骨柄
⑫頸切痕　⑬鎖骨切痕

●腰椎の椎体は，上半身の重量を支持するために幅が広く大きい．棘突起の幅は広く長方形で，厚い❶(　　　　)と❷(　　　　)によって椎体につながる．腰椎上部の関節面は❸(　　　　)面に面しているが，腰椎下部では❹(　　　　)面の方を向く．

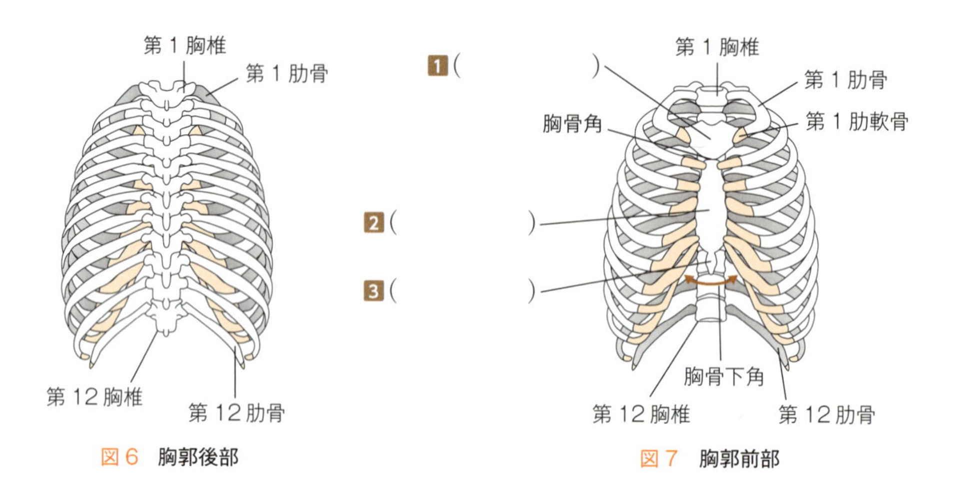

図 6　胸郭後部　　図 7　胸郭前部

解答

❶椎弓　❷椎弓根　❸矢状　❹前額
1胸骨柄　2胸骨体　3剣状突起

骨　格（骨盤）

●骨盤（図 8）を構成する骨は，無名骨とよばれる❶(　　　　)骨と，後方にある楔状の❷(　　　　)骨である．❶骨は，前方および上方の❸(　　　　)骨，後方の❹(　　　　)骨，前下方の❺(　　　　)骨の 3 つの骨が癒合して形成される．骨盤の機能は骨盤と❻(　　　　)を連結すること，下肢から❼(　　　　)に力を伝達すること，❽(　　　　)を守ることの 3 つである．

1　腸　骨

●腸骨は，寛骨の翼状をした上部の部分である．❾(　　　　)稜は，腸骨上縁の長い隆起で，触れることができる．骨盤の左右の高さを確認する際に，腸骨稜の高さを比較する．また，左右の腸骨稜の頂点を結んだ線をヤコビー線（Jacoby's line）とよび，第 4 腰椎と第 5 腰椎の間に一致する．

●腸骨稜の前方の鋭い突端部は，❿(　　　　)腸骨棘（ASIS）とよばれる．上前腸骨棘の下位にあるのが⓫(　　　　)腸骨棘（AIIS）で，⓬(　　　　)筋の付着部である．腸骨稜の後方にある隆起は，⓭(　　　　)腸骨棘（PSIS）で，

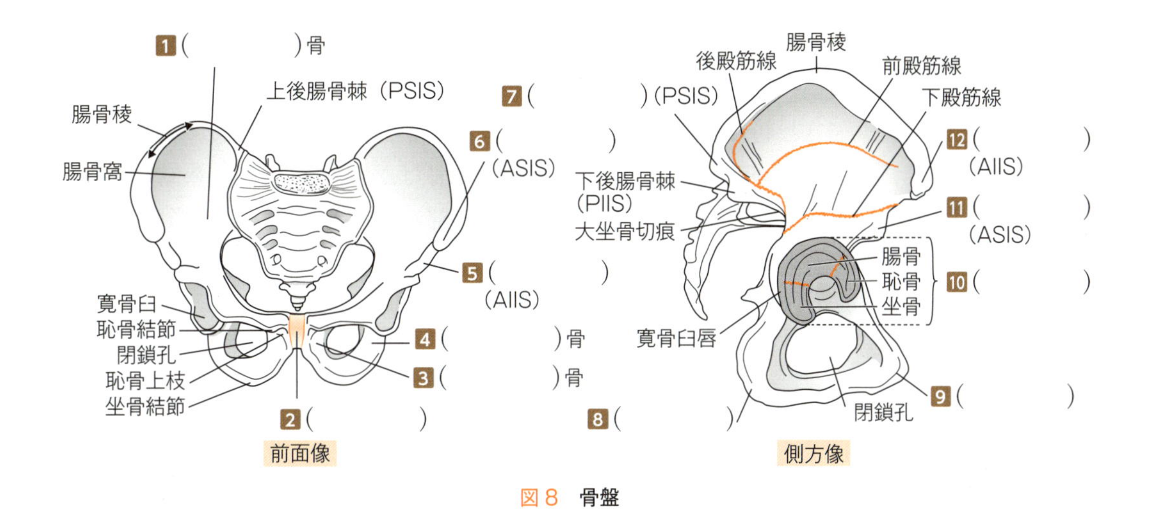

図8　骨盤

上前腸骨棘よりも丸く，容易に触れることができる．上後腸骨棘の下方にある骨突起の先端で，⑭(　　　　)切痕の上側には，⑮(　　　　)腸骨棘がある．

● 寛骨臼は，大腿⑯(　　　　)が入って股関節を形成するためのカップである．坐骨神経は，骨盤で⑭切痕を通過して⑰(　　　　)筋と交差する．坐骨と恥骨によって⑱(　　　　)孔が形成され，この孔を血管と神経が通過して下肢に向かう．⑲(　　　　)は，左右両側の腸骨前方にある滑らかな凹面で，⑳(　　　　)筋の起始部である．

2 坐骨

● 坐骨は，㉑(　　　　)骨の後方下位に位置する．㉒(　　　　)棘は大坐骨切痕の下位にある，後方の突起である．㉓(　　　　)結節は，坐骨の下位後方の突起で，4筋のハムストリングスのうち，3筋の起始となる．坐骨枝は，坐骨結節から前方に伸びて㉔(　　　　)につながる．座位では，坐骨の㉕(　　　　)で座るように位置する．突出した坐骨の骨の構造は，脊髄損傷や二分脊椎などで感覚脱失する症例において㉖(　　　　)の好発部位となる．

解答

①寛　②仙　③腸　④坐　⑤恥　⑥下肢　⑦上肢　⑧腹部　⑨腸骨　⑩上前　⑪下前　⑫大腿直　⑬上後　⑭大坐骨　⑮下後　⑯骨頭　⑰梨状　⑱閉鎖　⑲腸骨窩　⑳腸骨　㉑寛　㉒坐骨　㉓坐骨　㉔恥骨下枝　㉕坐骨結節　㉖褥瘡

1腸　2恥骨結合　3恥　4坐　5下前腸骨棘　6上前腸骨棘　7上後腸骨棘　8坐骨結節　9恥骨結節　10寛骨臼　11下前腸骨棘　12上前腸骨棘

3 恥骨

- 恥骨❶(　　　　　)と恥骨❷(　　　　　)の２本の枝から成る．恥骨稜から伸びて，❸(　　　　　)側で両側が結合する．恥骨稜と寛骨は，❹(　　　　　)結合で連結する．恥骨枝と坐骨によって，大きい円形の開口部が❺(　　　　　)を形成する．閉鎖孔は閉鎖膜で覆われて，❻(　　　　　)筋と❼(　　　　　)筋の起始部となる．

4 仙骨(図9～12)

- 仙骨は❽(　　　　　)形を成して，脊柱の重量を骨盤に伝える．❾(　　　　　)個の仙椎が融合した骨で，左右の❿(　　　　　)の間に固定される．仙骨上部にある幅広く平らな⓫(　　　　　)角，および上関節面をもつ⓬(　　　　　)突起が第５腰椎と関節をつくる．
- 仙骨前面に４対の⓭(　　　　　)孔がある．後面に癒合した仙骨の棘突起が遺残した⓮(　　　　　)稜が認められる．⓯(　　　　　)稜は上下関節突起の遺残であり，⓰(　　　　　)稜は横突起の遺残である．仙骨後面には仙骨⓱(　　　　　)が認められる．仙骨粗面の外側面に⓲(　　　　　)面があり，４対の⓳(　　　　　)がある．仙骨後面にある仙骨⓴(　　　　　)部で，左右に下方に突き出す㉑(　　　　　)角がみられる．仙骨の下端には㉒(　　　　　)が，仙骨上面に㉓(　　　　　)がある．

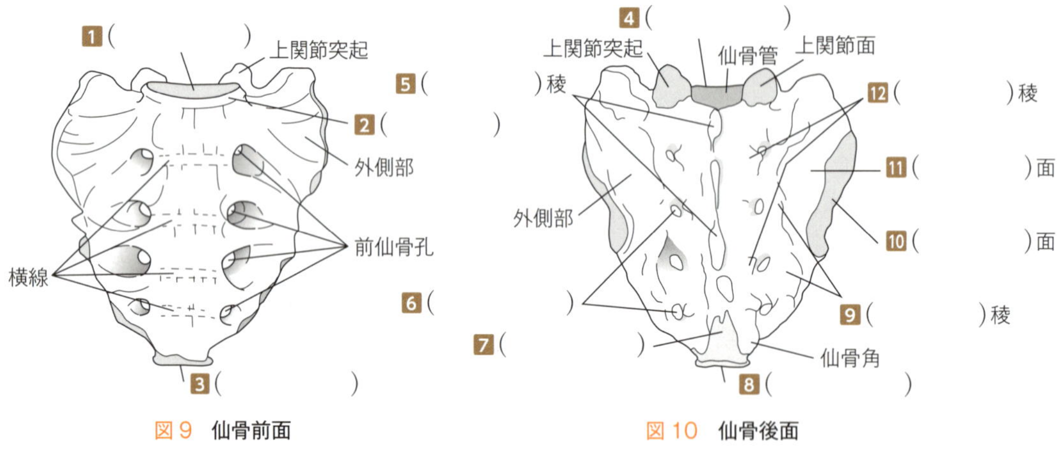

図９　仙骨前面　　図10　仙骨後面

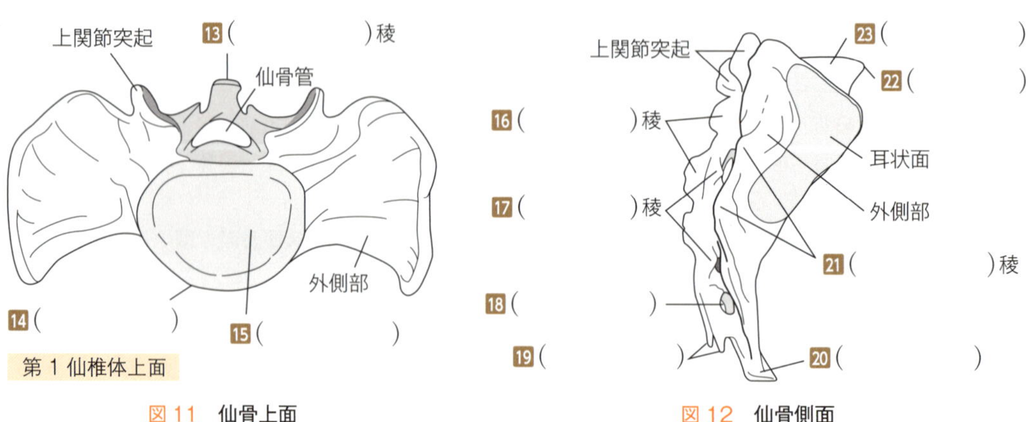

図11　仙骨上面　　図12　仙骨側面

5 尾　骨（図 13）

●尾骨は痕跡的な遺残構造で，3～5 個の㉔(　　　　　) から成る．仙骨と接する㉕(　　　　　) がある．

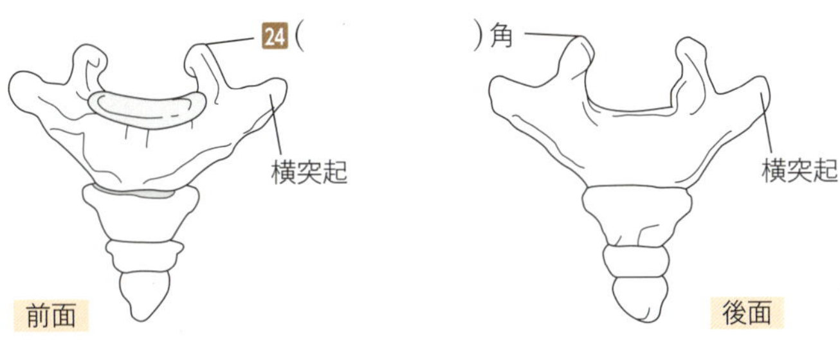

図 13　尾骨（前面・後面）

解答

❶上枝　❷下枝　❸前　❹恥骨　❺閉鎖孔　❻内閉鎖　❼外閉鎖　❽三角　❾5　❿腸骨
⓫仙骨岬　⓬上関節　⓭前仙骨　⓮正中仙骨　⓯中間仙骨　⓰外側仙骨　⓱粗面　⓲耳状
⓳後仙骨孔　⓴裂孔　㉑仙骨　㉒仙骨尖　㉓仙骨底　㉔尾椎　㉕尾骨角
1 仙骨底　2 岬角（こうかく）　3 仙骨尖　4 仙骨底　5 正中仙骨　6 後仙骨孔　7 仙骨裂孔　8 仙骨尖
9 外側仙骨　10 耳状　11 仙骨粗　12 中間仙骨　13 正中仙骨　14 岬角　15 仙骨底　16 正中仙骨
17 中間仙骨　18 後仙骨孔　19 仙骨角　20 仙骨尖　21 外側仙骨　22 岬角　23 仙骨底　24 尾骨

骨　　格（頭部）

●頭蓋は脳髄を包む❶(　　　　　) と感覚器や消化器，呼吸器を保護する❷(　　　　　) に分けられる．

脳頭蓋：後頭骨 1 個，前頭骨 1 個，頭頂骨 2 個，蝶形骨 1 個，側頭骨 2 個の 5 種 7 個の骨

顔面頭蓋：篩骨 1 個，下鼻甲介 2 個，涙骨 2 個，鼻骨 2 個，鋤骨 1 個，上顎骨 2 個，口蓋骨 2 個，頬骨 2 個，下顎骨 1 個，舌骨 1 個の 10 種 16 個の骨

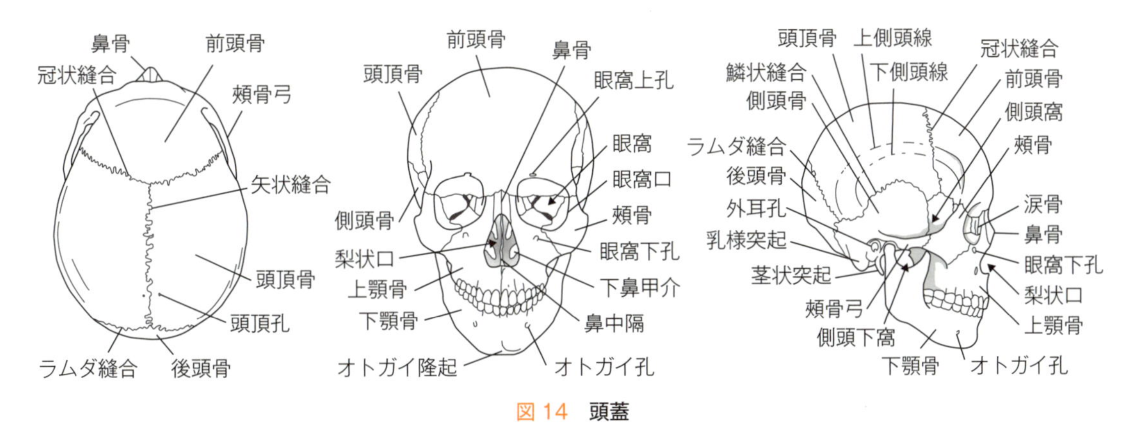

図 14　頭蓋

解答

❶脳頭蓋　❷顔面頭蓋

関節と運動

1 環椎後頭関節（図 15）

- **構成と概要**：頭蓋骨と環椎は❶（　　　　）関節で連結される．環椎後頭関節の関節包近くには，後頭骨と環椎の間に張る❷（　　　　）膜があり，脊髄の後ろにある❸（　　　　）靱帯の機能を果たす．
- **種類**：❹（　　　　）軸性関節．❺（　　　　）関節．
- **主な靱帯**：❻（　　　　）靱帯と❼（　　　　）靱帯が，後頭骨と軸椎の歯突起の間を補強する．環椎の左右の外側塊の間に張る強靱な❽（　　　　）靱帯と，後頭骨と軸椎をつなぐ縦束は，合わせて❾（　　　　）靱帯とよばれ，軸椎の歯突起を後方から覆い，後方への偏位を防ぐ．
- **関節の運動**：頭部の❿（　　　　）-⓫（　　　　）（うなずき運動）で，後頭顆と対応する環椎の上関節面の上を揺りかごのように動く．後頭顆は伸展時に⓬（　　　　）に転がり，屈曲時は⓭（　　　　）に転がる．可動域は⓮（　　　　）が約 10°，⓯（　　　　）は約 8°である．⓰（　　　　）運動はできない．

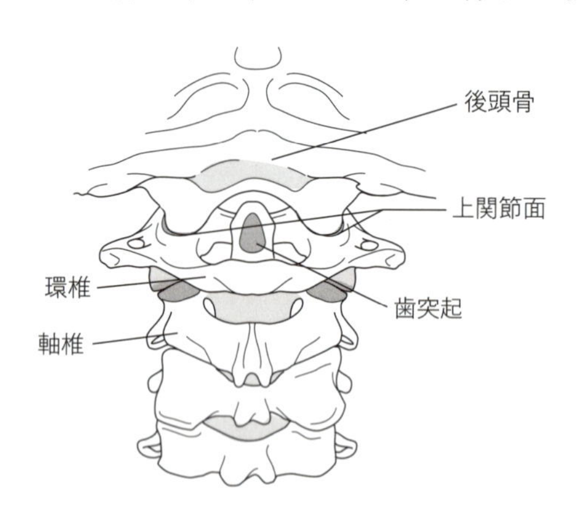

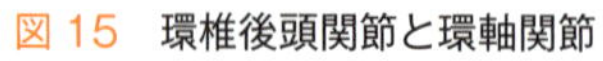
図 15　環椎後頭関節と環軸関節

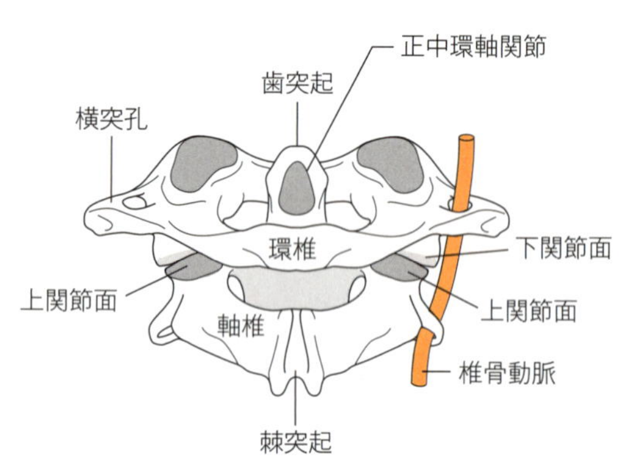

図 16　正中環軸関節

解答

❶環椎後頭　❷後環椎後頭　❸黄色　❹二　❺楕円　❻歯尖　❼翼状　❽環椎横　❾環椎十字
❿屈曲　⓫伸展　⓬後方　⓭前方　⓮前・後屈　⓯側屈　⓰回旋

2 正中環軸関節（図 16）・外側環軸関節

- **構成と概要**：環椎と軸椎は，❶（　　　　）関節および❷（　　　　）関節で連結される．❶関節は，環椎前弓の❸（　　　　）窩と❹（　　　　）椎歯突起の前関節面との間，および歯突起の後関節面と❺（　　　　）靱帯との間に，それぞれ関節腔をもつ．❷関節は，環椎の❻（　　　　）窩と，軸椎の❼（　　　　）面との間の関節である．
- **種類**：正中環軸関節は❽（　　　　）関節．外側環軸関節は❾（　　　　）関節．
- **主な靱帯**：歯突起を後面から覆う❿（　　　　）靱帯の縦束が，後頭骨と軸椎を結ぶ．

- **関節の運動**：左右の正中環軸関節が共同して，軸椎を中心に頭蓋を乗せた環椎を⓫(　　　　　) させる．⓬(　　　　　) 関節の関節包は緩く，左右の関節が共同して頭蓋を乗せた環椎を回旋させる．回旋可動域は一側に約⓭(　　　　　)°である．⓮(　　　　　) は10°，⓯(　　　　　) は5°の動きが可能である．

解答

❶正中環軸　❷外側環軸　❸歯突起　❹軸　❺環椎横　❻下関節　❼上関節　❽車軸　❾平面
❿環椎十字　⓫回旋　⓬外側環軸　⓭30　⓮伸展　⓯屈曲

3 椎間関節

- **構成と概要**：軸椎と第3頸椎以下の椎骨間は，椎間関節で連結される．頸椎には横突孔，成人では椎体の後外側面に❶(　　　　　) 突起がみられ，上位椎体との間に関節を形成し，❷(　　　　　) 関節といわれる．❸(　　　　　) の可動域を制限して，可動性が要求される椎間体の連結に❹(　　　　　)性を与える役割を担う．
- **種類**：❺(　　　　　) 関節．椎間関節面は，頸椎部では水平面に対して前上方から後下方に❻(　　　　　)°傾き，❼(　　　　　) 面に平行である．胸椎部では，水平面に対して❽(　　　　　)°傾き，前額面に対して❾(　　　　　)°傾く．腰椎部では，水平面にほぼ❿(　　　　　) で，前額面に対して約45°傾くが，その前部が前額面に平行になるように内側に曲がる．
- **主な靱帯**：全椎骨を通じて連結する靱帯は，⓫(　　　　　) 靱帯，⓬(　　　　　) 靱帯，⓭(　　　　　) 靱帯，⓮(　　　　　) 靱帯である．⓫靱帯は椎体前面にあり，後頭骨の基底部から仙骨前面に至る．頸部や腰部の⓯(　　　　　)〔過度の⓰(　　　　　)〕を制限する．⓬靱帯は椎体後面で，後頭骨から仙骨に至る．⓱(　　　　　) を制限する働きがあり，椎間板と強固に結合して線維輪の後部を補強する．⓭靱帯は，第7頸椎棘突起から仙骨後面まで棘突起間をつなぎ，⓲(　　　　　) を制限する．⓮靱帯は，棘上靱帯が頭頸部にまで伸び後頭骨と第7頸椎棘突起を結ぶ頑強な膜組織で，頭部・頸部を他動的に⓳(　　　　　) する．
上下椎骨間を連結する靱帯は⓴(　　　　　) 靱帯，㉑(　　　　　) 靱帯，㉒(　　　　　) 靱帯である．⓴靱帯は脊椎後方に位置して，多量の㉓(　　　　　) 線維を含んで強靱である．軸椎から第1仙椎までの各椎骨の上下椎弓板の間にあり，隣接する椎弓を連結する．脊柱全体の㉔(　　　　　) を制限し，椎間板にかかる過度の圧迫力を避ける働きがある．㉑靱帯は隣接する上下の㉕(　　　　　) 間を結ぶ靱帯で，㉖(　　　　　) を制限する．㉒靱帯は，上下に隣接する横突起間に張り，対側への㉗(　　　　　) を制動する．

解答

❶鉤状（ルシュカ）　❷ルシュカ　❸側屈　❹安定　❺平面　❻45　❼前額　❽60　❾20
❿垂直　⓫前縦　⓬後縦　⓭棘上　⓮項　⓯伸展　⓰前弯　⓱屈曲　⓲屈曲　⓳支持　⓴黄色
㉑棘間　㉒横突間　㉓弾性　㉔屈曲　㉕棘突起　㉖屈曲　㉗側屈

●**関節の運動**：椎間板と左右の椎間関節の３か所で椎骨間の可動性が生じる．椎骨間の運動方向と運動軸は，❶(　　　　　)によって規定される．椎骨間の可動範囲は，関節面の向きや椎間板の変形量，各種の靱帯，肋骨，棘突起の形状などが複合的に作用して規定される．

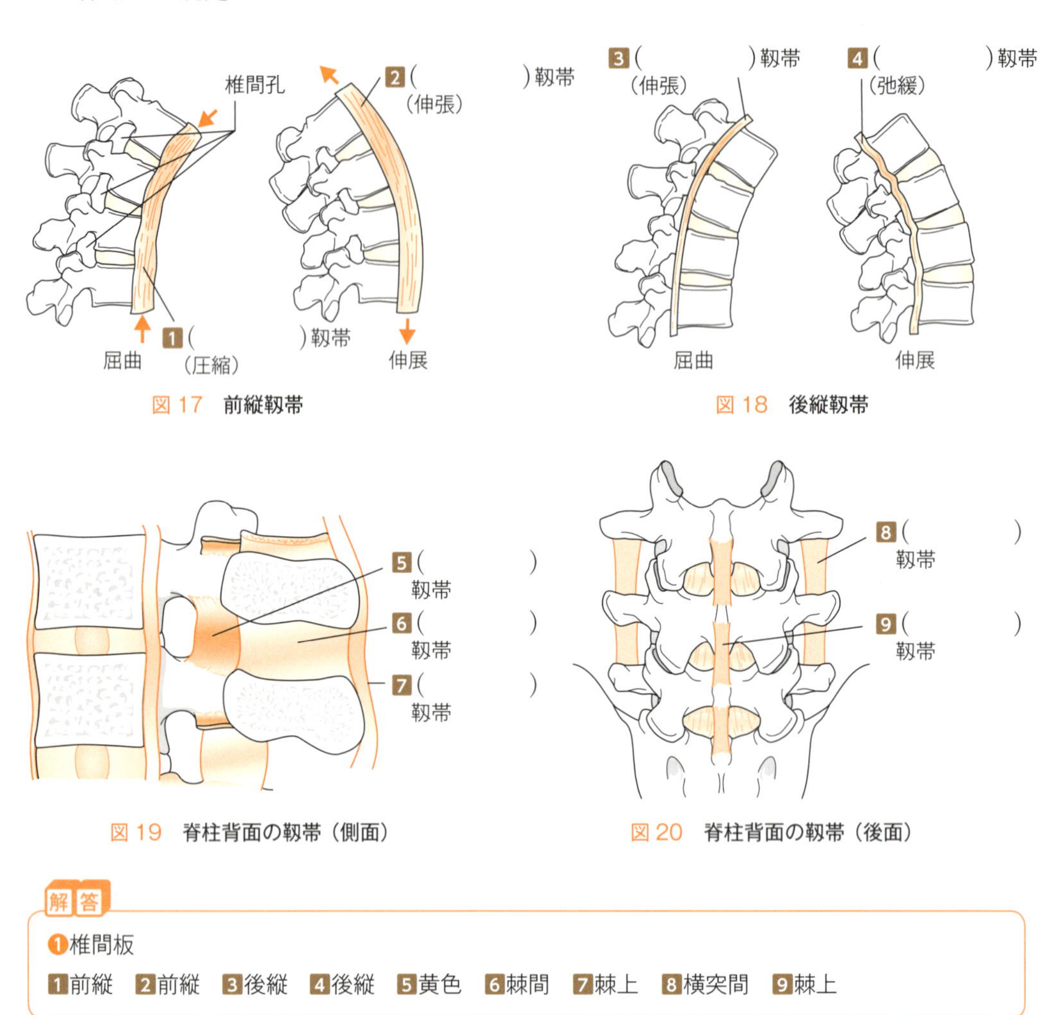

図17　前縦靱帯

図18　後縦靱帯

図19　脊柱背面の靱帯（側面）

図20　脊柱背面の靱帯（後面）

解答

❶椎間板

1前縦　2前縦　3後縦　4後縦　5黄色　6棘間　7棘上　8横突間　9棘上

4　肋椎関節

●**構成と概要**：胸郭後面で，❶(　　　　　)と❷(　　　　　)を連結する．❸(　　　　　)関節と❹(　　　　　)関節から成る．❸関節は，肋骨頭と胸椎の上・下肋骨窩でつくられる関節である．❹関節は，肋骨の❺(　　　　　)結節と胸椎の横突起先端部にある❻(　　　　　)窩で構成される．

●**種類**：❼(　　　　　)関節．

●**主な靱帯**：肋骨頭関節は，❽(　　　　　)靱帯や❾(　　　　　)靱帯により補強される．肋横突関節は❿(　　　　　)靱帯や⓫(　　　　　)靱帯，⓬(　　　　　)靱帯により補強される．

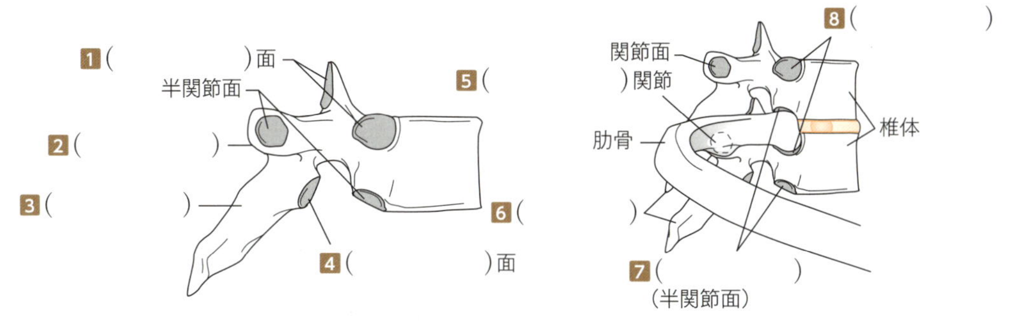

図 21　肋椎関節

解答

❶胸椎　❷肋骨（❶❷順不同）　❸肋骨頭　❹肋横突　❺肋骨　❻横突肋骨　❼半
❽放射状肋骨頭　❾関節内肋骨頭　❿肋横突　⓫上肋横突　⓬外側肋横突（❿-⓬順不同）
1上関節　2横突起　3棘突起　4下関節　5肋横突　6棘突起　7下肋骨窩　8上肋骨窩

5　胸肋結合

1. 胸肋関節

- **構成と概要**：胸郭前面で，上位7対の肋軟骨の❶(　　　　)と胸骨の❷(　　　　)切痕との間の関節である．固い関節包に包まれ，関節腔は❸(　　　　)靱帯で上下に2分される．第1肋軟骨は関節腔を作らず，直接に胸骨と結合して❹(　　　　)結合となる．
- **種類**：❺(　　　　)関節．
- **主な靱帯**：胸肋関節の関節包は，❻(　　　　)靱帯によって❼(　　　　)を補強される．第2胸肋関節は，胸骨柄と胸骨体の境に位置し，❽(　　　　)靱帯によって関節腔が上下2つに分けられる．
- **関節の運動**：関節運動は起こりにくく，肋椎関節における肋骨の運動に追随して生じる．第1肋軟骨は，❾(　　　　)結合として直接，胸骨と軟骨結合する．可動性はほとんどない．

2. 軟骨間関節

- **構成と概要**：第5～9（または第10）肋軟骨の上下に隣り合う隆起の間にできる平面状の関節で，薄い関節包に包まれている．
- **種類**：❿(　　　　)関節．
- **主な靱帯**：⓫(　　　　)靱帯が補強する．

解答

❶前端　❷肋骨　❸関節内胸肋　❹軟骨　❺半　❻放線状胸肋　❼前後　❽関節内胸肋
❾胸肋軟骨　❿半　⓫軟骨間

3. 肋骨肋軟骨結合

- **構成と概要**：肋骨の骨部と❶(　　　　　) 間の連結である．肋骨の骨膜が軟骨の軟骨膜に移行している．
- **主な靱帯**：関節包や靱帯の補強はない．
- **関節の運動**：非常にわずかな運動が可能である．

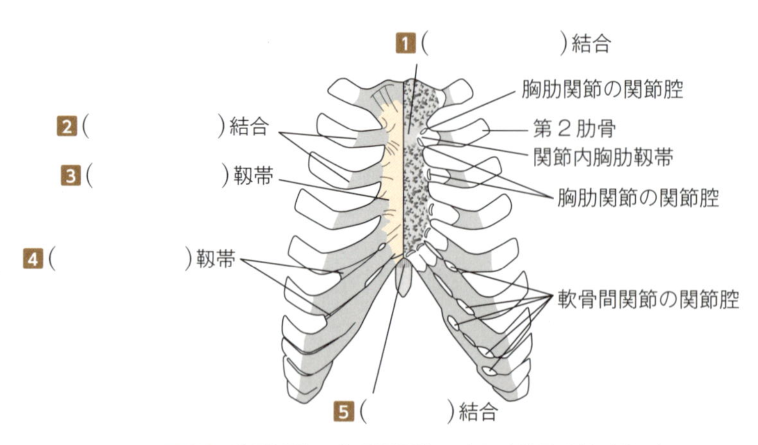

図22　胸肋関節，軟骨間関節，肋骨肋軟骨連結（前面）

解答

❶肋軟骨

1胸骨柄　2肋骨肋軟骨　3放線状胸肋　4軟骨間　5胸骨剣

6 腰仙連結

- **構成と概要**：第❶(　　　　　) 腰椎と第❷(　　　　　) 仙骨の連結である．この部分を介して，上半身全体の重量が骨盤に伝えられる．腰仙連結は，仙骨底が❸(　　　　　)°前方に傾くが，これを❹(　　　　　) 角とよぶ．
- **主な靱帯**：第4，第5腰椎の肋骨突起と腸骨稜内唇の後端部を結ぶ強靱な腸腰靱帯がある．
- **関節の運動**：脊柱の屈曲と伸展に対する制動は少なく，脊柱の❺(　　　　　) にはほとんど関与しない．腰椎が❻(　　　　　)に対して過度に前方変位した病態を，❼(　　　　　) 症という．

7 仙腸関節

- **構成と概要**：仙骨の関節面と，左右両方にある❽(　　　　　) の耳状面の間の関節である．多くの靱帯によって補強され，仙骨と腸骨のそれぞれの関節面の適合性は良好である．
- **種類**：❾(　　　　　) 関節で，❿(　　　　　) 関節．

●**主な靱帯**：⑪(　　　　)と⑫(　　　　)の間をつなぐ⑬(　　　　)靱帯が強力に補強する．前面にある⑭(　　　　)靱帯が骨盤部を補強する．より表面を走り，腸骨後面と仙骨稜をつなぐのは⑮(　　　　)靱帯である．⑯(　　　　)靱帯と⑰(　　　　)靱帯は，仙腸関節を補助的に補強する．

●**関節運動**：⑱(　　　　)性は極めて小さい．関節の動きは，脊柱や股関節の動きに連動する⑲(　　　　)的なものである．仙骨は標準で⑳(　　　　)°以下の回旋，㉑(　　　　)mm以下の可動性が認められる．関節が固定されると腸骨と仙骨は安定する．歩行や走行などの大きな負荷を，的確に㉒(　　　　)や㉓(　　　　)に伝える役割を担う．

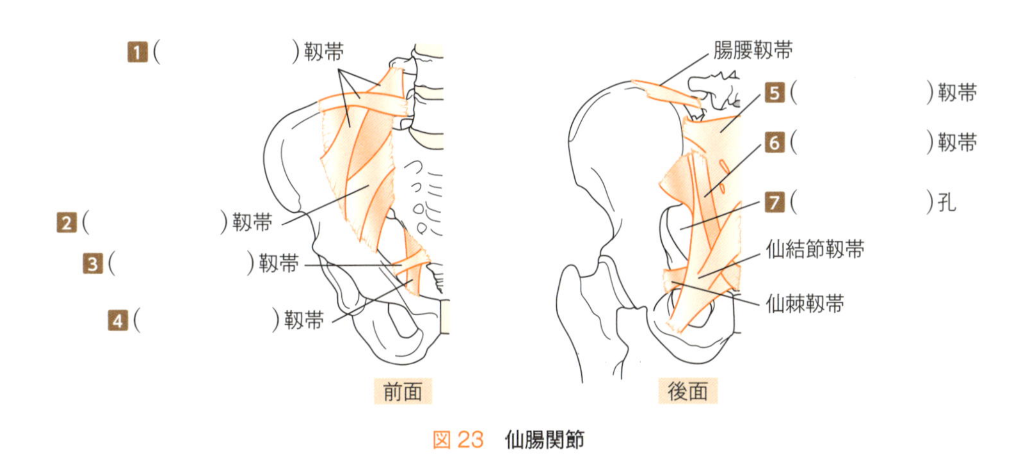

図23　仙腸関節

8　恥骨結合

●**構成と概要**：恥骨結合は㉔(　　　　)性の連結で，前面で左右の㉕(　　　　)をつなぐ．恥骨間には線維軟骨性の㉖(　　　　)円板が介在する．恥骨結節から恥骨結合両上縁に至る部分を㉗(　　　　)稜といい，㉘(　　　　)筋が付着する．

●**主な靱帯**：恥骨結合は，㉙(　　　　)靱帯と㉚(　　　　)靱帯が補強する．

●**関節の運動**：通常，運動はほとんど起こらない．ジャンプしたときの着地で過度の応力が負荷されると，恥骨結合や仙腸関節の㉛(　　　　)，㉜(　　　　)を引き起こすことがある．

解答

①5　②1　③40　④腰仙　⑤回旋　⑥仙骨底　⑦脊椎すべり　⑧腸骨　⑨滑膜　⑩半
⑪腸骨粗面　⑫仙骨翼　⑬骨間仙腸　⑭前仙腸　⑮後仙腸　⑯仙結節　⑰仙棘　⑱可動　⑲受動
⑳2　㉑2　㉒仙骨　㉓脊柱　㉔軟骨　㉕恥骨　㉖恥骨間　㉗恥骨　㉘腹直　㉙上恥骨
㉚恥骨弓　㉛損傷　㉜脱臼
1腸腰　2仙腸　3仙棘　4仙結節　5短後仙腸　6長後仙腸　7大坐骨

9 顎関節

- 顎関節は，頭蓋における唯一の可動関節である．下顎骨の❶(　　　　　)と側頭骨の❷(　　　　　)およびその前部の❸(　　　　　)の間の❹(　　　　　)関節で，❺(　　　　　)がある．
- 関節包は緩く，これを補強する靱帯には，❻(　　　　　)靱帯，❼(　　　　　)靱帯，❽(　　　　　)靱帯の３つがある．
- 顎関節の動きは，左右同時に働いて❾(　　　　　)運動を行うが，わずかに❿(　　　　　)も可能である．❾運動は⓫(　　　　　)と⓬(　　　　　)の間で，回転および前後の水平運動は⓭(　　　　　)と⓮(　　　　　)の間で起こる．

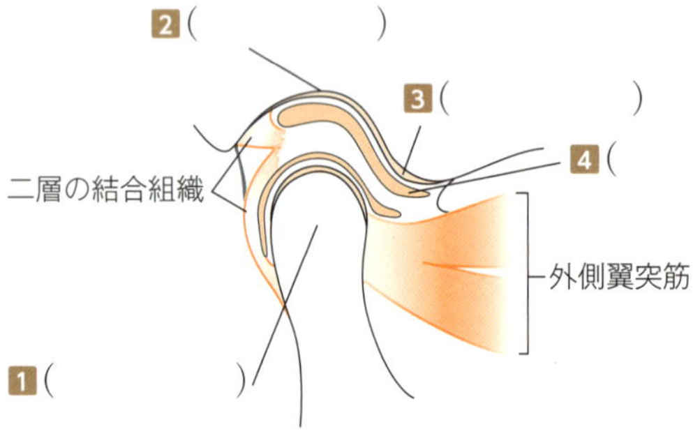

2(　　　　　)
3(　　　　　)
4(　　　　　)
二層の結合組織
外側翼突筋
1(　　　　　)

図 24　顎関節

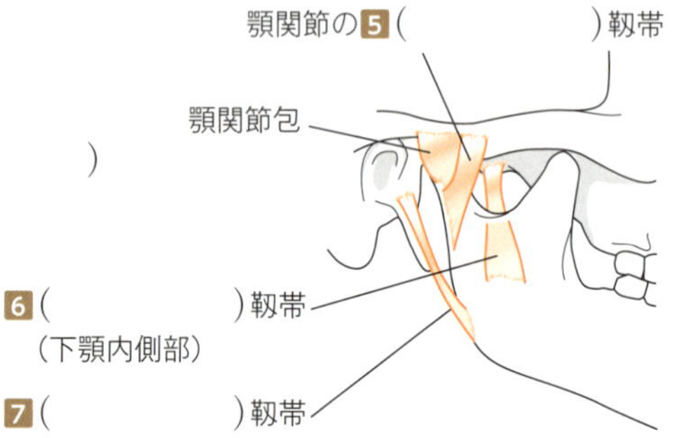

顎関節の5(　　　　　)靱帯
顎関節包
6(　　　　　)靱帯
(下顎内側部)
7(　　　　　)靱帯

図 25　顎関節と関連する靱帯（右外側面）

解答

❶下顎頭　❷下顎窩　❸関節結節　❹楕円　❺関節円板　❻外側　❼蝶下顎（ちょうかがく）　❽茎突下顎（けいとつかがく）
❾蝶番　❿側屈　⓫関節円板　⓬下顎頭　⓭下顎窩　⓮関節円板
1下顎頭　2下顎窩　3関節結節　4関節円板　5外側　6蝶下顎　7茎突下顎

筋と運動（頭頸部）

1 頭頸部の運動に関与する筋の解剖（図 26〜29）

- 頭頸部の屈曲：椎前筋群[*1]，胸鎖乳突筋，△舌骨筋群[*2]，△斜角筋群[*3]
- 頭頸部の伸展：板状筋群[*4]，脊柱起立筋[*5]，短背筋群[*6]，後頭下筋群[*7]，△胸鎖乳突筋
- 頭頸部の側屈：椎前筋群[*1]，斜角筋群[*2]，胸鎖乳突筋，板状筋群[*4]，後頭下筋群[*7]，脊柱起立筋[*5]，短背筋群[*6]，△肩甲挙筋
- 頭頸部の同側回旋：板状筋群[*4]，後頭下筋群[*7]，脊柱起立筋[*5]
- 頭頸部の対側回旋：胸鎖乳突筋，短背筋群[*6]

△：補助動筋
＊1 椎前筋群：前頭直筋，外側頭直筋，頭長筋，頸長筋
＊2 舌骨筋群：舌骨上筋群（顎二腹筋，茎突舌骨筋，顎舌骨筋，オトガイ舌骨筋），舌骨下筋群（胸骨舌骨筋，胸骨甲状筋，肩甲舌骨筋，甲状舌骨筋）

＊3 斜角筋群：前斜角筋，中斜角筋，後斜角筋
＊4 板状筋群：頭板状筋，頸板状筋
＊5 脊柱起立筋：腸肋筋，最長筋，棘筋
＊6 短背筋群：横突棘筋群（半棘筋，多裂筋，回旋筋），棘間筋，横突間筋，後頭下筋群[＊7]
＊7 後頭下筋群：大後頭直筋，小後頭直筋，上頭斜筋，下頭斜筋

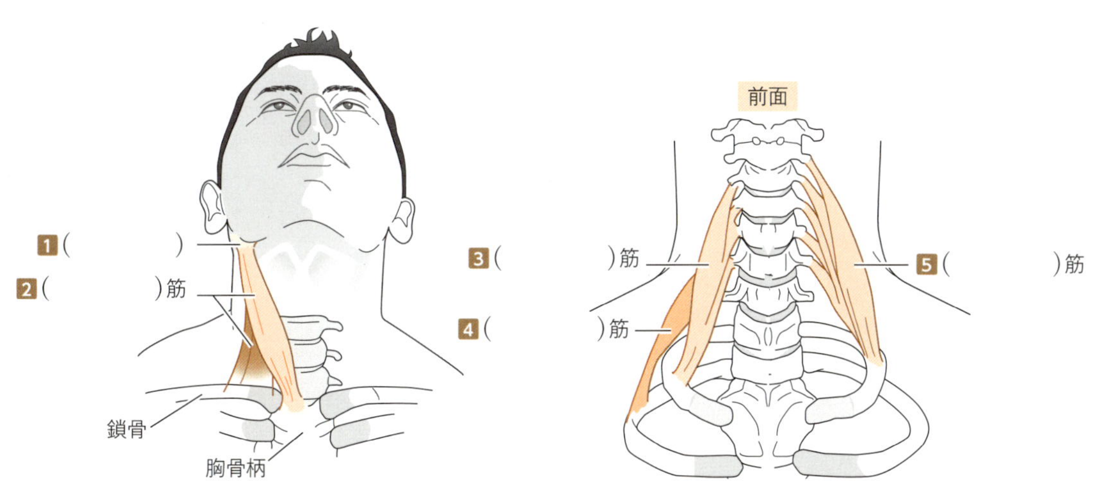

図 26　頸部前面の筋

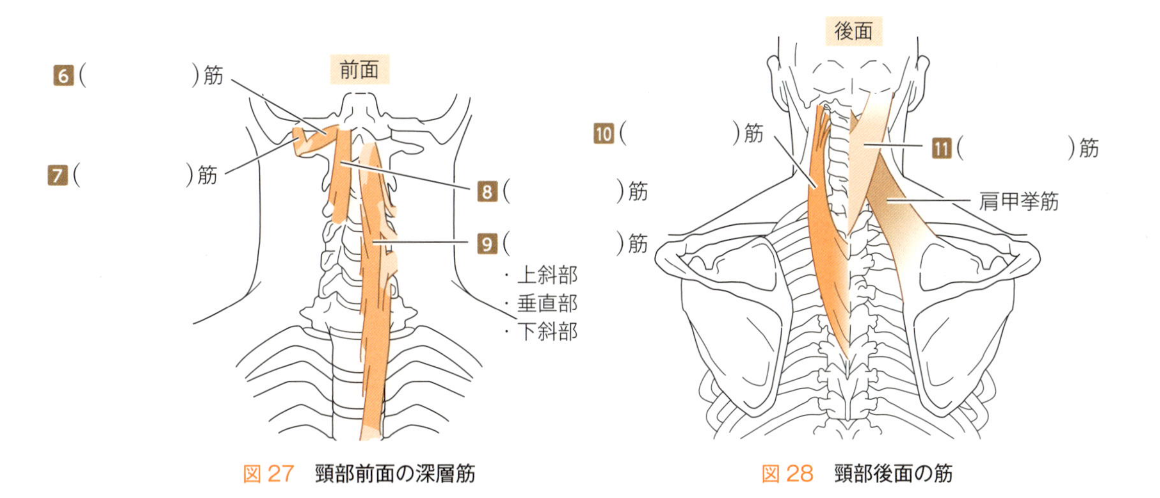

図 27　頸部前面の深層筋

図 28　頸部後面の筋

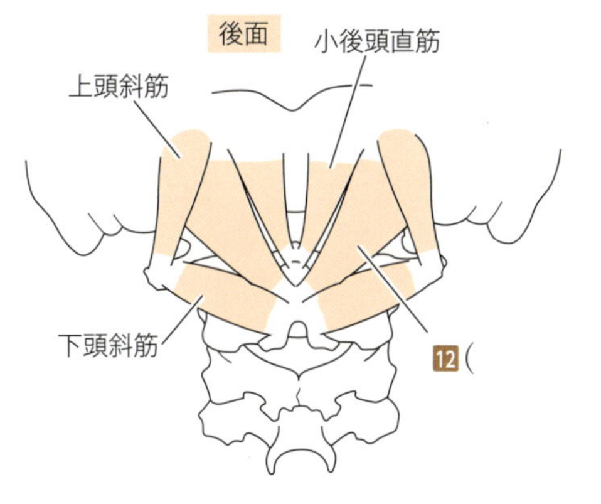

図 29　後頭下筋群

解答

1 乳様突起　2 胸鎖乳突　3 前斜角
4 後斜角　5 中斜角　6 前頭直
7 外側頭直　8 頭長　9 頸長
10 頸板状　11 頭板状　12 大後頭直

8 脊柱（頭部・頸部・体幹）

2 頭頸部の運動に関与する筋の動筋と補助動筋

● 頭頸部の各運動に関与する筋について，動筋と補助動筋を覚えよう．

筋＼運動	屈曲	伸展	側屈	同側回旋	対側回旋
椎前筋群	○		○		
舌骨筋群	△				
斜角筋群	△		○		
胸鎖乳突筋	○	△	○		○
肩甲挙筋			△		
板状筋群		○	○	○	
後頭下筋群		○	○	○	
脊柱起立筋群		○	○	○	
短背筋群		○	○		○

（○：動筋，△：補助動筋）

（中村隆一・他：基礎運動学　第6版補訂．医歯薬出版，2012より）

筋と運動（胸腰椎）

1 胸腰椎の運動に関与する筋の解剖（図30〜34）

● 胸腰部の屈曲：腹直筋，外腹斜筋，内腹斜筋

● 胸腰部の伸展：脊柱起立筋[*1]，短背筋群

● 胸腰部の側屈：外腹斜筋，内腹斜筋，腰方形筋，脊柱起立筋[*1]，△腹直筋，△短背筋群[*2]

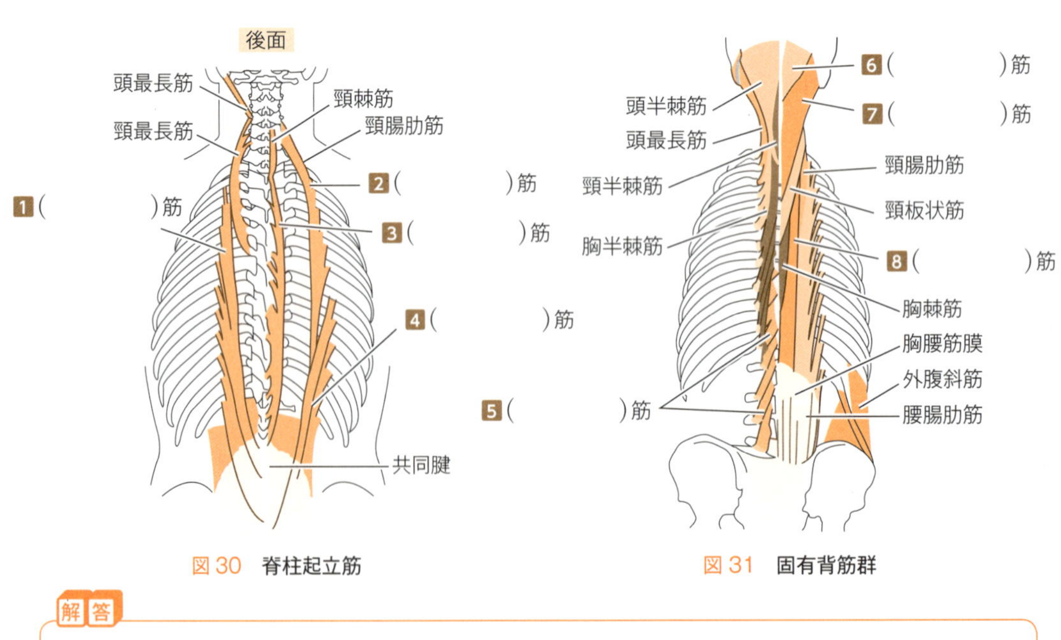

図30　脊柱起立筋

図31　固有背筋群

解答

1胸最長　2胸腸肋　3胸棘　4腰腸肋　5多裂　6頭半棘　7頭板状　8最長

- 胸腰部の同側回旋：内腹斜筋，脊柱起立筋＊1
- 胸腰部の対側回旋：外腹斜筋，短背筋群＊2

△：補助動筋
＊1 脊柱起立筋：腸肋筋，最長筋，棘筋
＊2 短背筋群：横突棘筋群（半棘筋，多裂筋，回旋筋），棘間筋，横突間筋

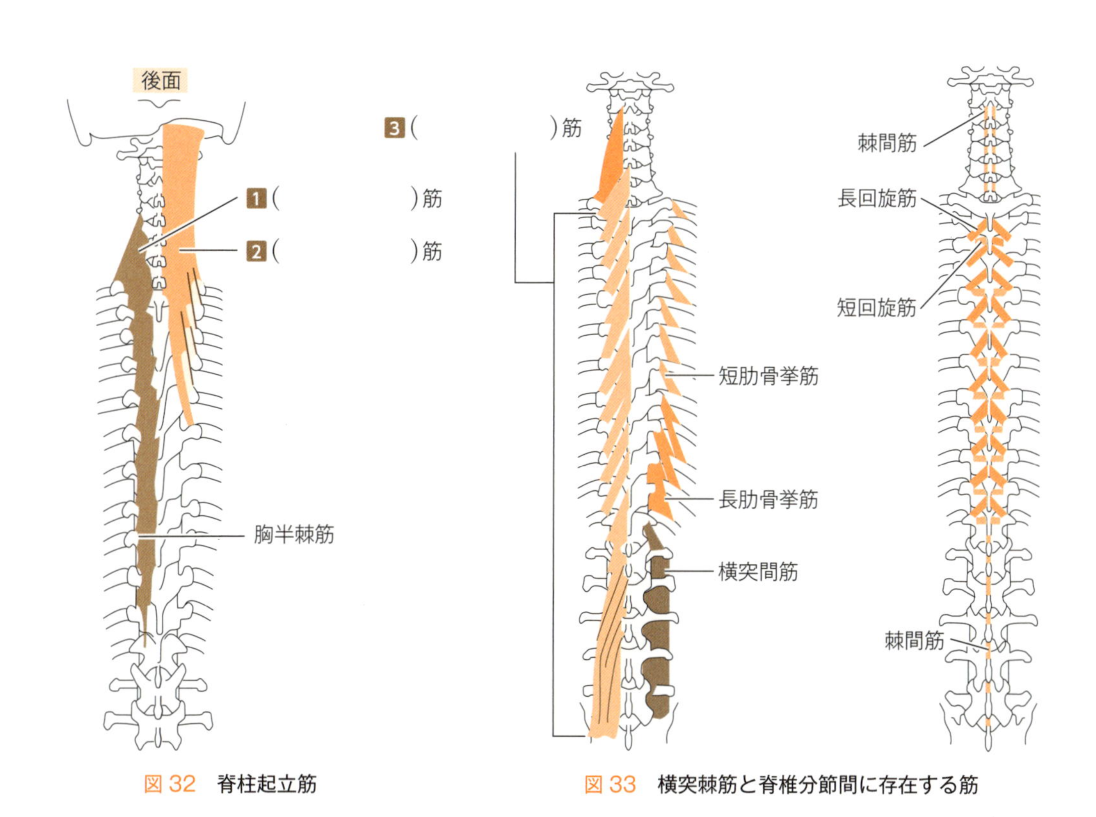

図 32　脊柱起立筋

図 33　横突棘筋と脊椎分節間に存在する筋

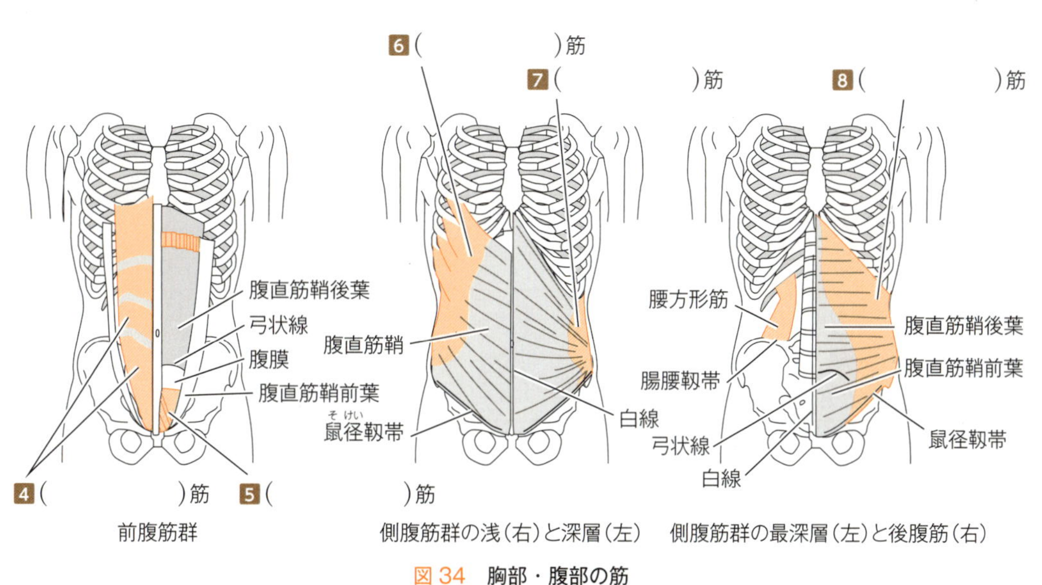

図 34　胸部・腹部の筋

解答

1頸半棘　2頭半棘　3多裂　4腹直　5錐体　6外腹斜　7内腹斜　8腹横

2 胸腰椎の運動に関与する筋の起始・停止・走行

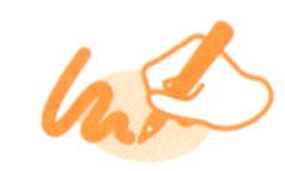

●運動をイメージしながら，関与する筋のうち下線の筋をなぞって色を塗ろう．

1．体幹の前屈：腹直筋，外腹斜筋，内腹斜筋

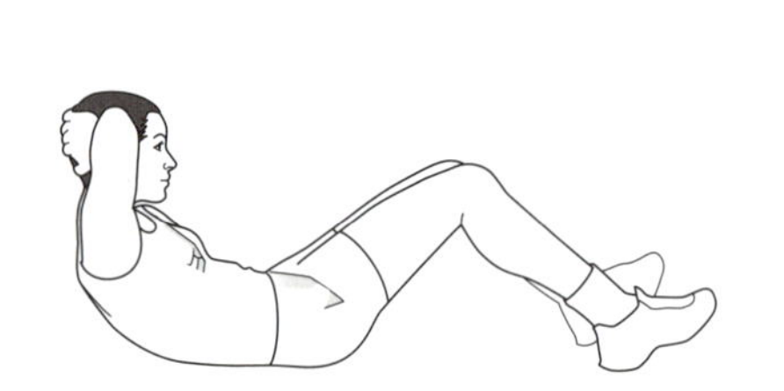

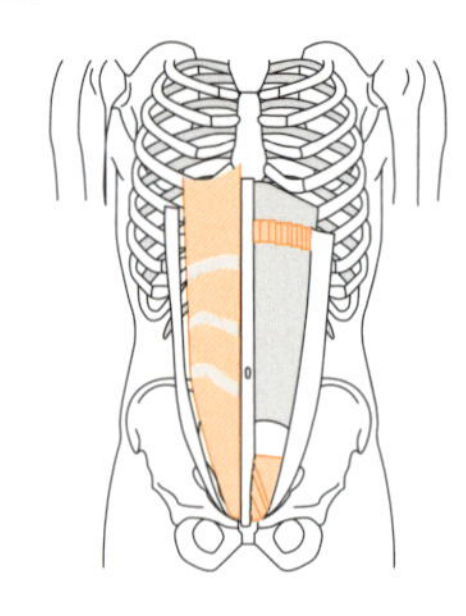

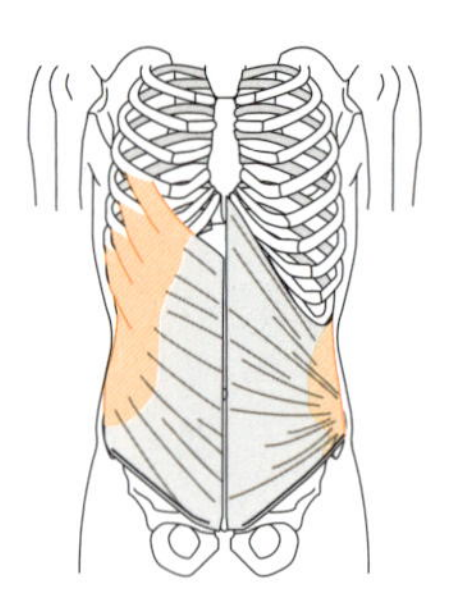

2．体幹の回旋：外腹斜筋（対側），内腹斜筋（同側），脊柱起立筋，短背筋群

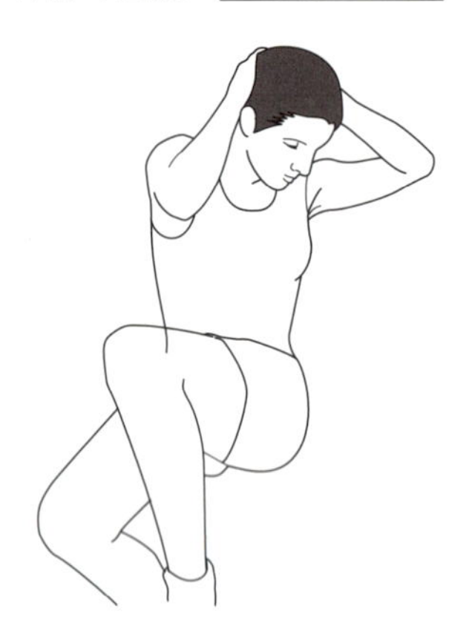

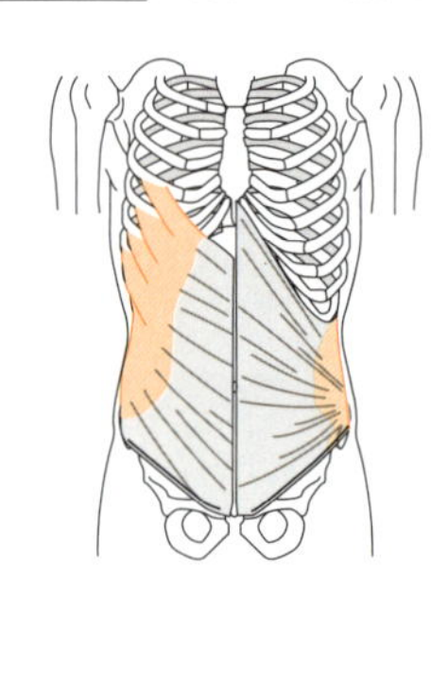

3 胸腰椎の運動に関与する筋の動筋と補助動筋

●胸腰椎の各運動に関与する筋について，動筋と補助動筋を覚えよう．

筋＼運動	屈曲	伸展	側屈	同側回旋	対側回旋
腹直筋	○		△		
外腹斜筋	○		○		○
内腹斜筋	○		○	○	
腰方形筋			○		
脊柱起立筋		○	○	○	
短背筋群		○	△		○

（○：動筋，△：補助動筋）

（中村隆一・他：基礎運動学　第6版補訂．医歯薬出版，2012より）

筋と運動（呼吸）

1 呼吸運動に関与する筋（図 35）

- 安静吸気（肋骨挙上）：横隔膜，外肋間筋，内肋間筋前部．
- 強制吸気：前述した3筋，補助動筋は胸鎖乳突筋，斜角筋群，大胸筋，小胸筋，肋骨挙筋，僧帽筋，肩甲挙筋，上後鋸筋，脊柱起立筋群．
- 安静呼気：受動的な過程であり，主に胸郭，肺，弛緩した横隔膜の弾性力による．
- 強制呼気：内肋間筋横・後部，腹筋群（腹直筋，内腹斜筋，外腹斜筋），補助動筋は腹横筋，肋下筋，胸横筋，下後鋸筋．

2 呼吸運動に関与する筋の特徴

- 各筋の起始・停止・支配神経・作用を覚えよう．

筋名	起始	停止	支配神経・レベル	作用
横隔膜 (diaphragm)	胸郭下口の全周で起こり，3部から成る 腰椎部：内側脚は第1～第4腰椎体．外側脚は内側・外側弓状靱帯 肋骨部：第7～第12肋軟骨（肋骨弓部）の内面 胸骨部：剣状突起，一部は腹横筋腱膜の内面	腱中心	横隔神経 C3-5	収縮により円蓋を下げて胸腔を拡げる
外肋間筋 (external intercostal m.)	上位肋骨下縁	下位肋骨上縁	肋間神経 Th1-11	肋骨の挙上（吸気）
内肋間筋 (internal intercostal m.)	上位肋骨と助軟骨の下縁	下位肋骨上縁と助軟骨の上縁	肋間神経 Th1-11	横・後部：肋骨の下制（呼息），前部：胸郭拡大（吸息）
肋骨挙筋 (levator costarum m's)	第7頸椎～第11胸椎横突起	肋骨	脊髄神経後枝 C8-Th11	肋骨挙上．片側の働きで胸椎側屈・わずかな回旋
上後鋸筋 (serratus posterior superior m.)	第6頸椎～第2胸椎の棘突起	第2～第5肋骨	肋間神経 Th1-4	第2～第5肋骨の挙上
胸鎖乳突筋 (sternocleidomastoid m.)	胸骨頭：胸骨柄 鎖骨頭：鎖骨内側	乳様突起，後頭骨の上項線	副神経，頸神経叢 C2, 3	頸椎前屈・後屈，対側への頭部回旋
斜角筋群 (scalenus m's)	前斜角筋，中斜角筋，後斜角筋から成る			
前斜角筋 (scalenus anterior m.)	第3～第6頸椎横突起	第1肋骨の前斜角筋結節	頸神経前枝 C(5)，6，7	第1肋骨の挙上，頭部の側屈
中斜角筋 (scalenus medius m.)	第2～第7頸椎横突起	第1肋骨の上面	頸神経前枝 C2-7	第1肋骨の挙上，頭部の側屈
後斜角筋 (scalenus posterior m.)	第4～第6頸椎横突起	第2肋骨	頸神経前枝 C(5)，6，7	第1，2肋骨の挙上，頭部の側屈
胸横筋 (transversus thoracis m.)	胸骨後面	第2～第6肋軟骨	肋間神経 Th2-6	肋骨の下制（呼息）
腹直筋 (rectus abdominis m.)	恥骨，恥骨結合	第5～第7肋軟骨，剣状突起	肋間神経 Th7-12	体幹屈曲，腹圧上昇
内腹斜筋 (internal oblique m.)	胸腰筋膜，腸骨稜，鼠径靱帯	第10～第12肋骨，腹直筋鞘と白線	肋間神経 Th8-12，腸骨鼠径神経，腸骨下腹神経	体幹屈曲（両側収縮）・同側回旋・同側側屈，腹圧上昇
外腹斜筋 (external oblique m.)	第5～第12肋骨	腹直筋鞘と白線，腸骨稜	肋間神経 Th5-12	体幹屈曲（両側収縮）・同側回旋・同側側屈，腹圧上昇
腹横筋 (transversus abdominis m.)	第7～第12肋骨，胸腰筋膜，腸骨稜，鼠径靱帯	腹直筋鞘	肋間神経 Th7-12，腸骨鼠径神経，腸骨下腹神経，陰部大腿神経	腹圧上昇
肋下筋 (subcostales m.)	肋骨下縁	2-3下位の肋骨上縁	肋間神経 Th1-11	肋骨の下制（呼息）
下後鋸筋 (serratus posterior inferior m.)	第10～第12胸椎および第1，2腰椎の棘突起	第9～第12肋骨	肋間神経 Th9-12	肋骨の下制（呼息）

（中村隆一・他：基礎運動学　第6版補訂．医歯薬出版，2012より改変）

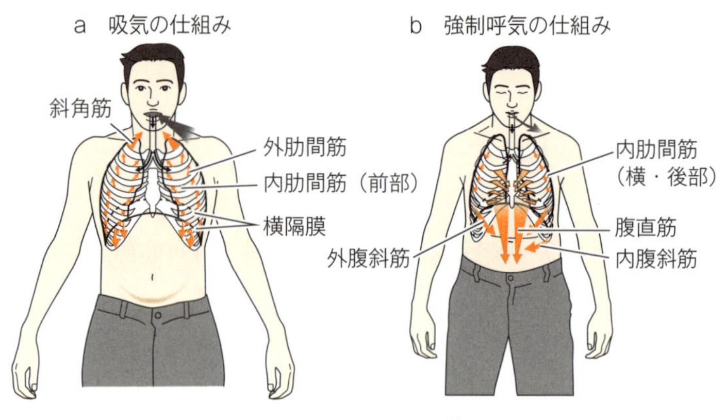

図 35　呼吸の仕組み[2)]

3　呼吸運動に関与する筋の起始・停止・走行

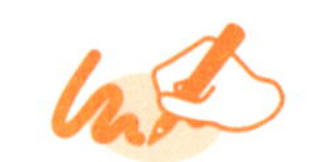

●運動をイメージしながら，関与する筋のうち下線の筋をなぞって色を塗ろう．

1. 安静吸気（肋骨挙上）　横隔膜（胸腔拡張）　外肋間筋　内肋間筋前部線維

2. 強制吸気　横隔膜　外肋間筋　内肋間筋前部線維

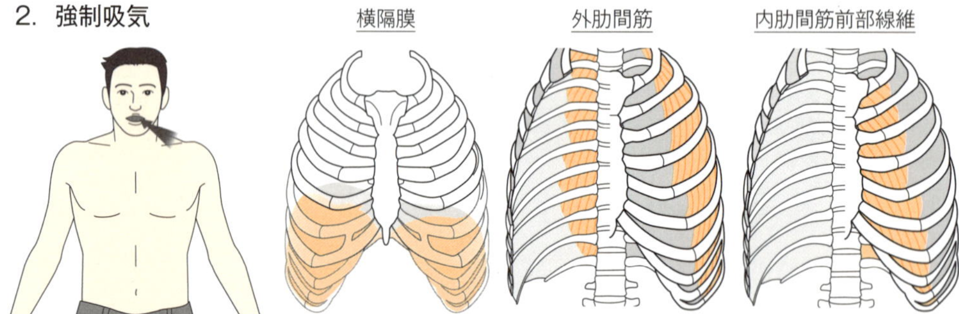

（補助動筋）胸鎖乳突筋，斜角筋群，大・小胸筋，肋骨挙筋，僧帽筋，肩甲挙筋，上後鋸筋，脊柱起立筋

3. 強制呼気　内肋間筋（横・後部）　腹直筋，内・外腹斜筋　内肋間筋前部線維

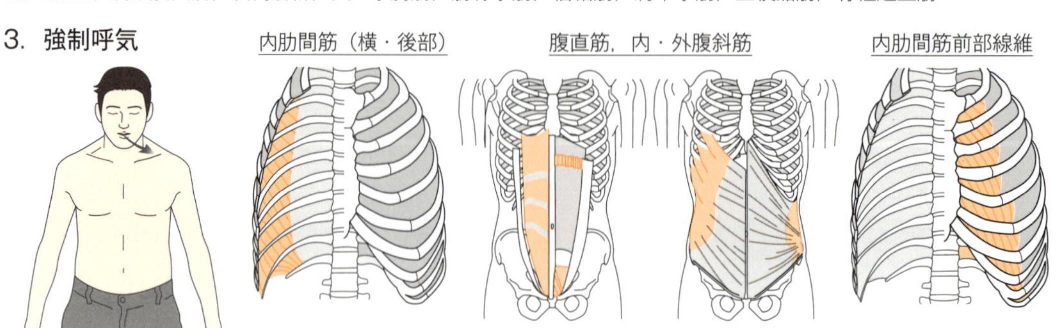

（補助動筋）腹横筋，肋下筋，胸横筋，下後鋸筋

4 呼吸運動に関与する筋の動筋と補助動筋

- 呼吸運動に関与する筋について，動筋と補助動筋を覚えよう．

筋＼呼吸運動	安静吸気	強制吸気	強制呼気
横隔膜	○	○	
外肋間筋	○	○	
内肋間筋前部線維	○	○	
内肋間筋横・後部線維			○
肋骨挙筋		△	
上後鋸筋		△	
胸鎖乳突筋		△	
斜角筋群		△	
大・小胸筋		△	
僧帽筋		△	
肩甲挙筋		△	
脊柱起立筋		△	
肋下筋			△
腹直筋			○
腹横筋			△
外腹斜筋			○
内腹斜筋			○
胸横筋			△
下後鋸筋			△

（○：動筋，△：補助動筋）

（中村隆一・他：基礎運動学　第 6 版補訂．医歯薬出版，2012 より改変）

筋の機能

1 頭頸部の前面筋と背面筋の相互作用（図 26～29 参照）

- 頭頸部は，前額面，矢状面，水平面の 3 つの面で大きな可動域をもつ．浅層筋や深層筋，前面筋および背面筋を含めて，頭頸部にある多くの筋群は頭頸部の微調整を行う．頭頸部を最適に制御する能力は，頭部と目の協調動作や，目と手の協調動作に重要な役割を担う．

2 体幹前面の筋と外側面の筋の相互作用（図 34 参照）

- 腹筋の両側性収縮により，胸骨の剣状突起と恥骨間の距離が❶（　　　　）すると，胸部の屈曲と骨盤後傾が同時に生じて，過度の骨盤❷（　　　　）を緩和する．

両側性腹筋群の協調的な活動は，体幹の円滑な屈曲，回旋，側屈が組み合わされた多様な運動を生じさせる．

3 腸腰筋と腰方形筋の相互作用（図 36，37）

- 腸腰筋と腰方形筋は，腰部の❸(　　　　)性と❹(　　　　)性に関与する．両側の腰方形筋が収縮すると，腰椎は❺(　　　　)する．腰方形筋と大腰筋は，腰椎の両側をほぼ垂直に走行し，両筋が両側性に収縮すると腰仙連結を含めて脊柱の付け根全体に❻(　　　　)方向の安定性を与える．

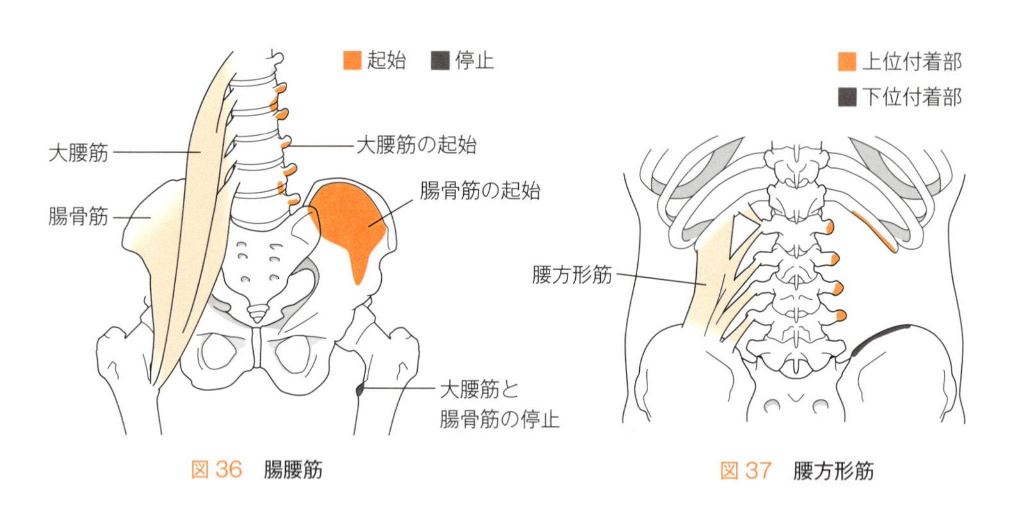

図 36　腸腰筋　　図 37　腰方形筋

4 骨盤前後傾運動に伴う筋の相互作用

- 骨盤の矢状面の運動は，前傾または後傾である．同時に，骨盤前傾の動筋は❼(　　　　)筋で，腰椎❽(　　　　)と❾(　　　　)が生じる．骨盤が後傾すると腰椎前弯が減少し屈曲する．骨盤を後下方に回転させる❿(　　　　)筋と，骨盤を上前方に回転させる⓫(　　　　)群が協調して働いた合力の結果である（後出 p154 上図参照）．

解答

❶短縮　❷前傾　❸可動　❹安定　❺伸展　❻縦　❼腸腰　❽前弯　❾伸展　❿大殿　⓫腹筋

筋と運動（表情筋・咀嚼筋）

- 顔面の表情に関わる筋は，顔面や頭蓋の表面にある❶（　　　　）筋である．❷（　　　　）筋（masticatory muscles）以外の顔面筋は❸（　　　　）運動には関係しない．

1 咀嚼筋

- すべて❹（　　　　）から起こって❺（　　　　）骨に停止する．主に下顎骨の挙上（口を閉じ，噛み締める）を行う．下顎を下に引き，開口させるのは，❻（　　　　）筋や❼（　　　　）筋である．
- 咀嚼筋は❽（　　　　）神経の支配を受ける．これは❾（　　　　）神経第❿（　　　　）である．
- 側頭筋：側頭部から下顎骨の筋突起に至る筋で，⓫（　　　　）を引き上げて歯を噛み合わせ，一部は⓫を後方へ引く．
- 咬筋：頬骨弓から下顎骨の筋突起に至る筋で，⓬（　　　　）骨を挙上する．咀嚼筋のうちで最も⓭（　　　　）である．⓮（　　　　）筋との共同運動により，下顎骨を側方移動させ，⓯（　　　　）運動を行う．
- 外側翼突筋：側頭下窩から水平に後外方に向かって，下顎骨の関節突起に停止する．⓰（　　　　）に働けば，⓱（　　　　）骨を前に突き出して口を開く．⓲（　　　　）のときは，⓳（　　　　）骨を反対側に動かす．
- 内側翼突筋：翼突窩および上顎骨から下顎角内面に至り，⓴（　　　　）に働けば，㉑（　　　　）を挙上して口を閉じる．㉒（　　　　）のときは，㉓（　　　　）骨を反対側に動かす．

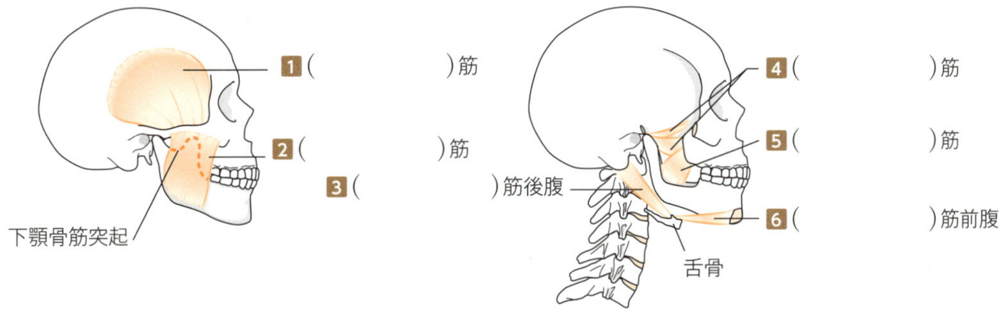

図38 咀嚼筋

解答

❶皮 ❷咀嚼 ❸関節 ❹頭蓋 ❺下顎 ❻顎二腹 ❼頤舌骨 ❽下顎 ❾三叉 ❿3枝 ⓫下顎骨 ⓬下顎 ⓭強力 ⓮内側・外側翼突 ⓯咀嚼 ⓰両側同時 ⓱下顎 ⓲片側 ⓳下顎 ⓴両側同時 ㉑下顎 ㉒片側 ㉓下顎

1側頭 2咬（こう） 3顎二腹 4外側翼突 5内側翼突 6顎二腹

2 表情筋

- 表情筋（facial muscles）は，主として顔面の皮下にあり，❶（　　　　）から起こって❷（　　　　）に停止する皮筋である．眼，耳，鼻，口などの開口部の開閉のために発達したもので，ことばを話し，豊かな表情を表すように，機能が分化している．
- 顔面筋は，❸（　　　　）神経の支配を受けている．

1．頭蓋表面と耳介の筋

- 後頭前頭筋–❹（　　　　）筋：額の皮膚に横のひだを作り，眉を上げる．
- 後頭前頭筋–❺（　　　　）筋：❻（　　　　）を後頭に引き，額を滑らかにする．
- 側頭頭頂筋：帽状腱膜を横に張る．
- 後耳介筋：耳介を後方に引く．
- 前耳介筋：耳介を前方に引く．
- 上耳介筋：耳介を上方に引く．
- 後・前・上耳介筋とも，人間では退化して，ほとんど耳介を動かすことはできない．

2．眼裂周囲の筋

- 皺眉（しゅうび）筋：眉を内下方に引き，左右眉間の❼（　　　　）を作る．
- 眉毛下制筋：眉毛を下に引く．
- 鼻根筋：眉間の皮膚を引き下げ，❽（　　　　）にひだを作る．

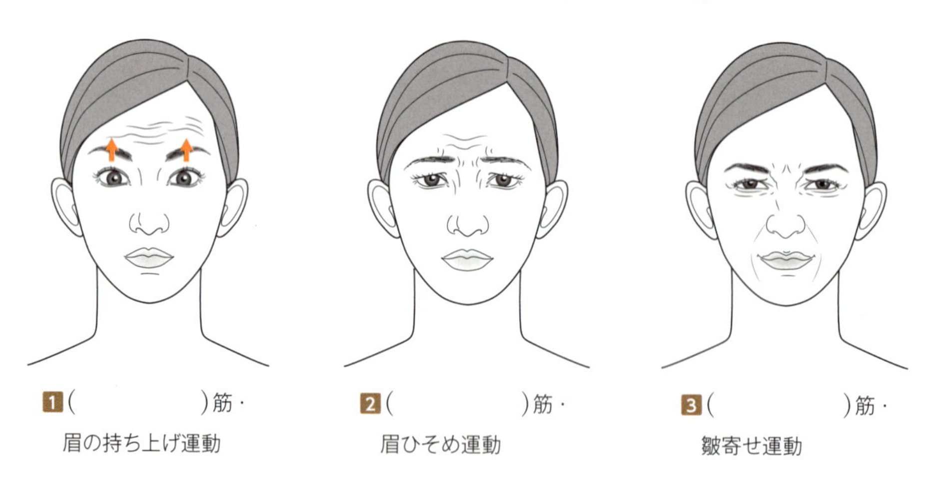

❶（　　　　）筋・眉の持ち上げ運動　❷（　　　　）筋・眉ひそめ運動　❸（　　　　）筋・皺寄せ運動

3．眼輪筋

- 眼瞼部：❾（　　　　）を閉じる．
- 眼底部：❾を強く閉じる．
- 涙腺部：❿（　　　　）を広げて涙を吸い込ませる．

解答

❶骨　❷皮膚　❸顔面　❹前頭　❺後頭　❻帽状腱膜　❼縦のひだ　❽鼻根　❾眼裂　❿涙嚢
❶後頭前頭　❷皺眉　❸鼻根

4. 鼻部の筋

- 鼻中隔下制筋：❶(　　　　　) を引き下げ，❷(　　　　　) を広げる.
- 鼻孔圧迫筋：鼻孔を圧迫し狭くする.
- 鼻孔拡大筋：鼻孔を外下方に引き鼻孔を広げる.
- 鼻孔圧迫筋と鼻孔拡大筋は❸(　　　　　) に属し，前者を鼻筋の❹(　　　　　)，後者を鼻筋の❺(　　　　　) という.
- 鼻孔圧迫筋と鼻孔拡大筋は日本解剖学監修『解剖学用語　改訂 13 版』には収録されていない.

5. 口裂周囲の筋

- 上唇鼻翼挙筋，上唇挙筋，小頬骨筋：❻(　　　　　) を引き上げ，❼(　　　　　) を引き上げる. ❽(　　　　　) を形成する.
- 大頬骨筋：❾(　　　　　) を引き上げる.
- 笑筋：❿(　　　　　) を外方に引き，⓫(　　　　　) を作る.
- 頬筋：⓬(　　　　　) を形成し，これを⓭(　　　　　) に押しつける. 風船を膨らませるような強く空気を吹き出すときに働く. また歯と頬壁の間に挟まった食物を追い出すときにも作用する.

6. 口角挙筋：⓮(　　　　　) を引き上げる.

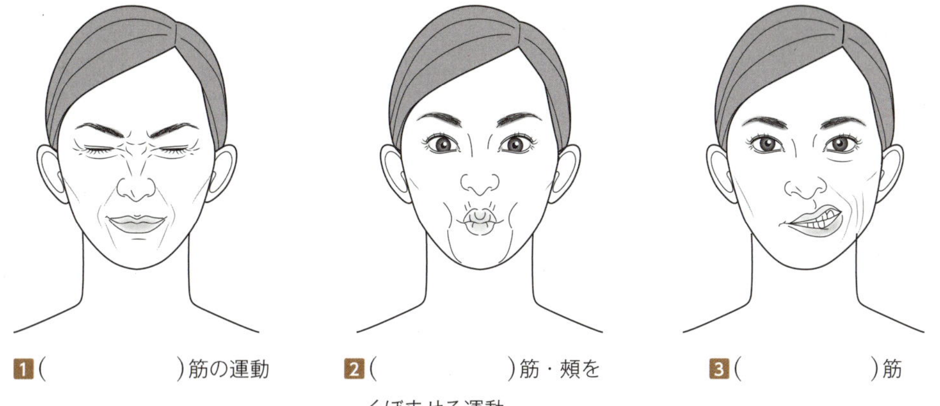

1 (　　　　　) 筋の運動　2 (　　　　　) 筋・頬をくぼませる運動　3 (　　　　　) 筋

7. 口輪筋：⓯(　　　　　) の線維は口を軽く閉じ，⓰(　　　　　) は強く閉じるときに働く. また口笛などを吹くときの口を尖らせる動作でも働く.

8. 下唇下制筋：⓱(　　　　　) を外下方に引く.

9. 口角下制筋：口角を引き下げる.

解答

❶鼻中隔　❷鼻孔　❸鼻筋　❹横部　❺翼部　❻上唇　❼鼻翼　❽鼻唇溝　❾口角　❿口角
⓫えくぼ　⓬頬壁　⓭歯列　⓮口角　⓯中心部　⓰周辺部　⓱下唇
1 眼輪　2 頬　3 口角挙

10. オトガイ横筋：❶(　　　　　　) を作る.

11. オトガイ筋：❷(　　　　　　) の皮膚を引き上げて，❸(　　　　　　) を突き出し，小さなくぼみを作る.

12. 広頸筋の顔面部

●広頸筋：❹(　　　　　　) から❺(　　　　　　) 付近の皮膚に付く．❻(　　　　　　) および❼(　　　　　　) の皮膚を上に引き，❽(　　　　　　) を緊張させる.

1(　　　　　　)筋・唇閉じ運動　2(　　　　　　)筋　3(　　　　　　)筋　4(　　　　　　)筋

解答

❶二重顎　❷オトガイ部　❸下唇　❹下顎骨縁　❺第２肋骨　❻頸部　❼鎖骨下方　❽筋膜
1口輪　2下唇下制　3オトガイ　4広頸

復習チェックポイント

1. 脊柱の運動と作用する筋を，それぞれ再度確認しなさい.
❶頸椎の運動：屈曲，伸展，側屈，回旋.
❷胸椎の運動：屈曲，伸展，側屈，回旋.
❸腰仙椎の運動：屈曲，伸展，側屈，回旋.

2. 胸郭の運動と作用する筋を，それぞれ再度確認しなさい.
❶安静吸気と安静呼気
❷努力吸気と努力呼気

解説 本章「関節と運動」「筋と運動」を参照.

Try It! 基本問題

1. 各部位を触察しよう.

❶外後頭隆起　❷環椎横突起　❸第 2 頸椎（軸椎）棘突起　❹第 7 頸椎
❺胸骨頸切痕　❻胸骨角　❼剣状突起　❽腸骨稜　❾上前腸骨棘　❿上後腸骨棘
⓫坐骨結節　⓬仙腸関節　⓭ローザーネラトンセン線（Roser Nelaton's line）
⓮代表的な筋

2. 実際に自分の身体を動かして関節の動きをイメージしよう．また，パートナーの関節を動かして，ROM と最終域感（end feel）を確認しよう.

❶頭頸部の運動：屈曲・伸展・側屈・回旋
❷体幹の運動：屈曲・伸展・側屈・回旋
❸骨盤の運動：垂直位・後傾位・前傾位
❹腰椎－骨盤リズム
❺呼吸運動：安静呼吸時の呼気・吸気および努力呼吸時の呼気・吸気

解答・解説

1. ❶被検者は座位をとる．手掌により後頭部頭蓋中央部を軽く圧迫して，最も突出した骨隆起である．項靱帯や僧帽筋上部線維が付着し，知恵の隆起とも称される．

❷被検者は座位をとる．乳様突起と下顎角を結んだ中点を軽く圧迫すると，小さな骨突起が触れる．強く圧迫すると痛みを訴える．肩甲挙筋が起始する．

❸外後頭隆起を確認し，軽く圧迫しながら第 7 頸椎棘突起に向かって指を進めると，最初に感じる骨隆起である．

❹隆椎ともよばれる．被検者は座位をとる．被検者の頸部を最大屈曲し，最も後方に突出した骨隆起である．頸椎のなかでもっとも大きな棘突起をもつ．頸椎と胸椎を分ける目印となる．

❺被検者は背臥位をとる．左右の鎖骨の上縁に沿って内側に指を進めると，両方の鎖骨の間に陥没部を触れる．

❻胸骨頸切痕から胸骨柄の前面に沿って遠位に触れると，胸骨柄と胸骨体を区別する溝を触診する．第 2 肋軟骨の胸肋関節は，ちょうど胸骨角のレベルにあたる．

❼被検者は背臥位をとる．胸骨下縁の細長く薄い小部で，体表でやや陥没し，“みぞおち”に相当する場所である．

❽被検者は腹臥位をとる．両手掌で側腹部より骨盤に向かって圧迫すると，腸骨翼のアーチ状の上縁で，肥厚して突出する．左右の腸骨稜の最も高い点を結んだ線（ヤコビー線）が第 4～5 腰椎間を通る．

❾被検者は背臥位をとる．検者は左右の腸骨稜の骨縁に沿って手掌を当てる．前方に両手掌を前方に向かって移動させると前方に突出した骨隆起を認める．

❿被検者は腹臥位をとる．被験者の腸骨陵を確認した後に，指を後方に進めると突出した骨隆起に触れる.

⓫被検者は側臥位で両側の股・膝関節 90°屈曲位をとる．検者は手掌を使って，殿部を頭側方向に向かって圧迫すると確認できる．

⓬被検者は側臥位をとる．上後腸骨棘から遠位に向かって仙骨との間隙を触診する．仙骨に対して腸骨が後方に乗りかかる構造になっている．

⓭被検者は側臥位をとる．股関節伸展位では，上前腸骨棘，坐骨結節，大転子の位置関係は三角形を成す．股関節 45° 屈曲位にすると，3 点は一直線上に配列されることが確認できる．

⓮胸鎖乳突筋，前斜角筋，中斜角筋，腹直筋，外腹斜筋，内腹斜筋，腰部多裂筋，腰方形筋．

各筋の触診については他書を参照．

2. ❶頭部の位置制御に関わる頸部の運動域は，脊柱のなかで最大の可動性を示す．最大伸展は 85°，最大屈曲は 45～50°である．側屈は左右に各 40°，回旋は左右へ各 90°の可動域を確認する．

❷胸椎では側屈，回旋，ある程度の屈曲・伸展が可能であるが，胸郭を形成するために可動域は小さい．上位胸椎で回旋が大きく，下位胸椎に行くほど屈曲，伸展，側屈の可動性は大きくなる．腰椎が脊柱の運動の中心として働く．腰椎屈曲は第 5 腰椎から第 1 仙椎の動きが最大である．

❸骨盤前傾は上体をまっすぐに保持したままで，骨盤を股関節に対して前方に弧を描くように回旋する状態であり，骨盤後傾は，骨盤を後方へ回旋させて，腰椎を屈曲させて後弯を強めた状態である．

❹立位で体幹を前屈すると，最初は腰椎の屈曲が生じるが，さらに前屈を増すと骨盤が前傾して，股関節の屈曲が増加する．腰椎と骨盤が連動して動く．

❺安静吸気には外肋間筋と横隔膜，内肋間筋前部線維が働いて肋骨が挙上し，胸郭の前後径と左右径が拡大する．安静呼気は，吸気時に収縮した横隔膜などが弛緩して，胸郭は元の大きさに戻る．強制吸気では，安静吸気時に活動した横隔膜，外肋間筋に加えて，胸鎖乳突筋，斜角筋群が働く．大・小胸筋，肋骨挙筋，僧帽筋と肩甲挙筋が補助動筋として働く．強制呼気では，腹直筋，外腹斜筋，内腹斜筋，腹横筋が肋骨を下制させる．また，下位 2 本の肋骨を固定するために腰方形筋が収縮する．

1 基礎評価と運動療法の考え方

1. 日本整形外科学会，日本リハビリテーション医学会基準による関節可動域測定法（ROM：range of motion）

❶関節可動域測定法で頸部の測定項目と運動を説明しよう．

❷頸部の可動域制限について，上部頸椎と下部頸椎に分けて要因を説明しよう．

❸関節可動域測定法で体幹の測定項目と運動を説明しよう．

❹椎間関節の向きについて，頸椎・胸椎・腰椎に分けて説明しよう．

❺体幹可動域測定で考慮すべき脊柱の安定性について説明しよう．

❻体幹筋の不安定性がもたらす影響について説明しよう．

2. 徒手筋力検査法（MMT：manual muscle testing）において起こりうる代償運動を説明しよう．

❶体幹回旋運動

❷骨盤挙上

❸安静吸気

解答・解説

1. ❶屈曲（前屈）・伸展（後屈），回旋，側屈

❷頸部の可動域制限は連結運動が阻害されたときに生じる．頸椎は構造上，上部と下部に分けることができる．

上部頸椎とは，頭蓋骨（O），環椎，軸椎を指す（下図）．上部頸椎は連結運動をしており，回旋時には連動して回旋方向と反対方向への側屈（O/C1，C1/2 にて各約 4°），回旋に連動して伸展（O/C1 で約 10°，C1/2 で約 5°）を伴う．側屈時には，連動して側屈方向と反対方向への回旋が生じる．側屈に伴う回旋は C1/2 で約 15°である．連動した屈曲・伸展運動はわずかである．

下部頸椎とは，C3～C7 を指す．下部胸椎は連結運動をしており，回旋に連動して回旋方向と同じ方向に側屈する．頸部の最大回旋時には，下部頸椎の椎体間で約 5°の側屈が生じている．C2/3，C3/4，C4/5 間では伸展運動，C5/6，C6/7，C7/Th1 では屈曲運動が連動している．側屈時には連動して側屈方向と同じ方向へ回旋を伴う．連動した屈曲・伸展運動はわずかである．

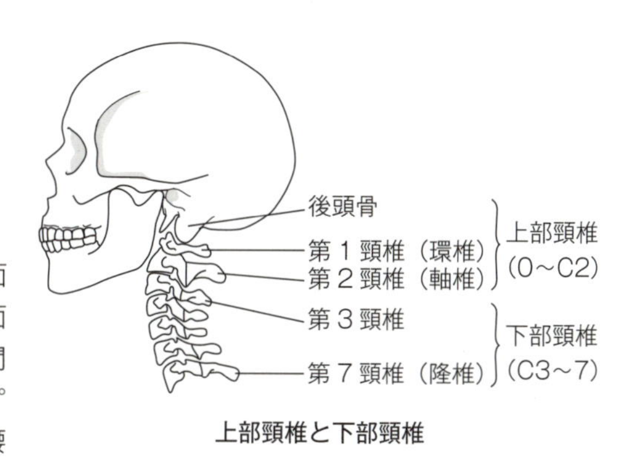

上部頸椎と下部頸椎

❸屈曲（前屈）・伸展（後屈），回旋，側屈

❹頸椎（下部）の椎間関節の関節面は水平面に対し 45°傾き，前額面に対して平行である．胸椎の椎間関節の関節面は水平面に対し 60°傾き，前額面に対し 20°傾く．腰

椎の椎間関節は水平面に対し90°傾き，前額面に対し45°傾く（右図）．腰椎は椎間関節面が矢状面に近いため，胸椎に比較して屈曲，伸展運動が生じやすい．また，腰椎は前方すべりを発症しやすい構造となっている．

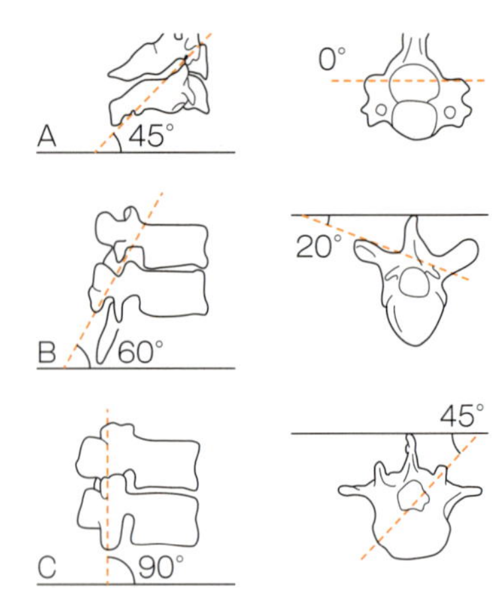

椎間関節の向き[5)]

❺座位または立位で体幹の可動域測定を行う際には，測定の姿勢や脊柱の安定性を考慮する必要がある．たとえば，立位バランスが不安定な患者や，座位姿勢が崩れている患者（下図・左），足底面が接地していない患者では正確な体幹可動域測定はできないことが推測される．そのため，計測時には測定姿勢を整える必要がある．姿勢保持には，脊柱の安定性が必要である．脊柱の安定性には，背筋群が脊柱を伸展させ安定させているほか，多裂筋や腹横筋が脊柱の安定化作用筋群として挙げられる．また，腰椎レベルでは，大腰筋が脊柱の安定性に寄与している．

❻体幹筋には役割には胸郭，骨盤，脊柱の固定がある．体幹筋の筋力低下により固定性が低下すると，肩甲帯を介して肩関節運動や股関節運動に影響を与え，自動運動時の関節可動域に制限が生じる．体幹可動域測定時には，脊柱の動きや骨盤の動きにも注目したい．

2. ❶体幹回旋運動は，内腹斜筋・外腹斜筋の片側の筋活動によって運動が起こる．筋力が低下している場合は，大胸筋の筋活動により肩を浮かせる代償動作がある．また，大胸筋胸肋部は外腹斜筋に付着しているため，大胸筋胸肋部の収縮を外腹斜筋の筋収縮と間違わないように注意する必要がある．

❷骨盤挙上運動は腰方形筋の筋活動により運動が起こる．内腹斜筋・外腹斜筋の活動による体幹側屈や腹横筋，脊柱起立筋群の筋活動による代償動作が生じることがある．また，上腕を固定した状態では，広背筋の筋活動による代償動作がある．

❸安静吸気時は，横隔膜の筋活動が主となる．吸気時は横隔膜が収縮し腱中心を引き下げる（下図・右）．最大吸気では腹圧が高まり，保持するために腹筋群を収縮させる代償動作がある．また，腰椎を過伸展させることによる代償動作がある．

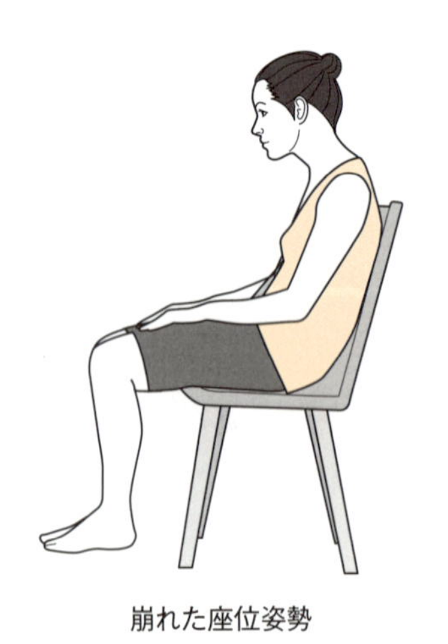

崩れた座位姿勢

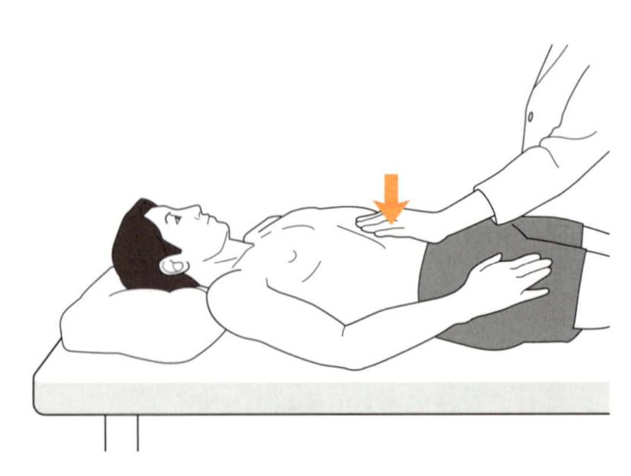

横隔膜の触診

2 動作と筋の働き

1. 腹筋運動を体幹屈曲相と股関節屈曲相に分け，筋活動を説明しよう．
2. 座位における骨盤前傾，骨盤後傾運動について，筋活動と脊柱の運動について説明しよう．
3. 床などから物を持ち上げる動作について，筋活動と骨盤前傾，骨盤後傾姿勢が脊柱に与える影響を説明しよう．

解答・解説

1. 腹筋運動では，腹直筋，外腹斜筋，内腹斜筋，腹横筋，大胸筋，広背筋，大腰筋，腸骨筋，大腿直筋の活動を認める．体幹屈曲相は動作開始から両側の肩甲骨が接地面から離れるまでとしている．この相では主に腹筋群が活動するが，なかでも腹直筋が活動することにより，剣状突起と恥骨の距離を近づけ腰椎前弯のカーブを平坦化する．
股関節屈曲相では，大腰筋，腸骨筋，大腿直筋といった股関節屈曲筋が強く活動する．股関節屈曲筋が骨盤を前方に回旋させ，骨盤の動きに付随して体幹が起きていき胸と膝が近づく．

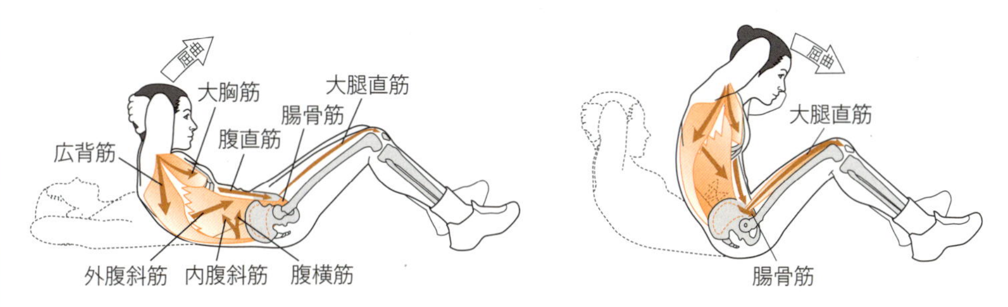

腹筋運動の筋活動[3)]

2. 骨盤前傾は股関節屈筋（大腰筋，腸骨筋）と脊柱起立筋群が働き，骨盤を股関節に対して前方へ回旋した状態をさす．腰椎は前弯を増大させるため，髄核は前方へ移動し椎間孔直径が減少する．
骨盤後傾は，腹筋群（主に腹直筋）が働き骨盤を股関節に対して後方へ回旋した状態をさす．腰椎は後弯し，髄核は後方へ移動し椎間孔は拡大する（図 1，2 参照）．

3. 最適な持ち上げ動作では，脊柱起立筋と横突棘筋，内腹斜筋，腹横筋，広背筋，大殿筋，大腿四頭筋，ハムストリングス，腓腹筋，ヒラメ筋などが主に働く．
腰椎の前弯を伴う骨盤前傾位では，動作開始時に脊柱起立筋の筋収縮を発揮しやすい．しかし，過度な腰椎の前弯は，椎間関節を損傷する可能性があることに注意をする．腰椎の後弯を伴う骨盤後傾位では，動作全般において脊柱起立筋の筋収縮が得られず，椎間板に強いストレスを与えることになる．

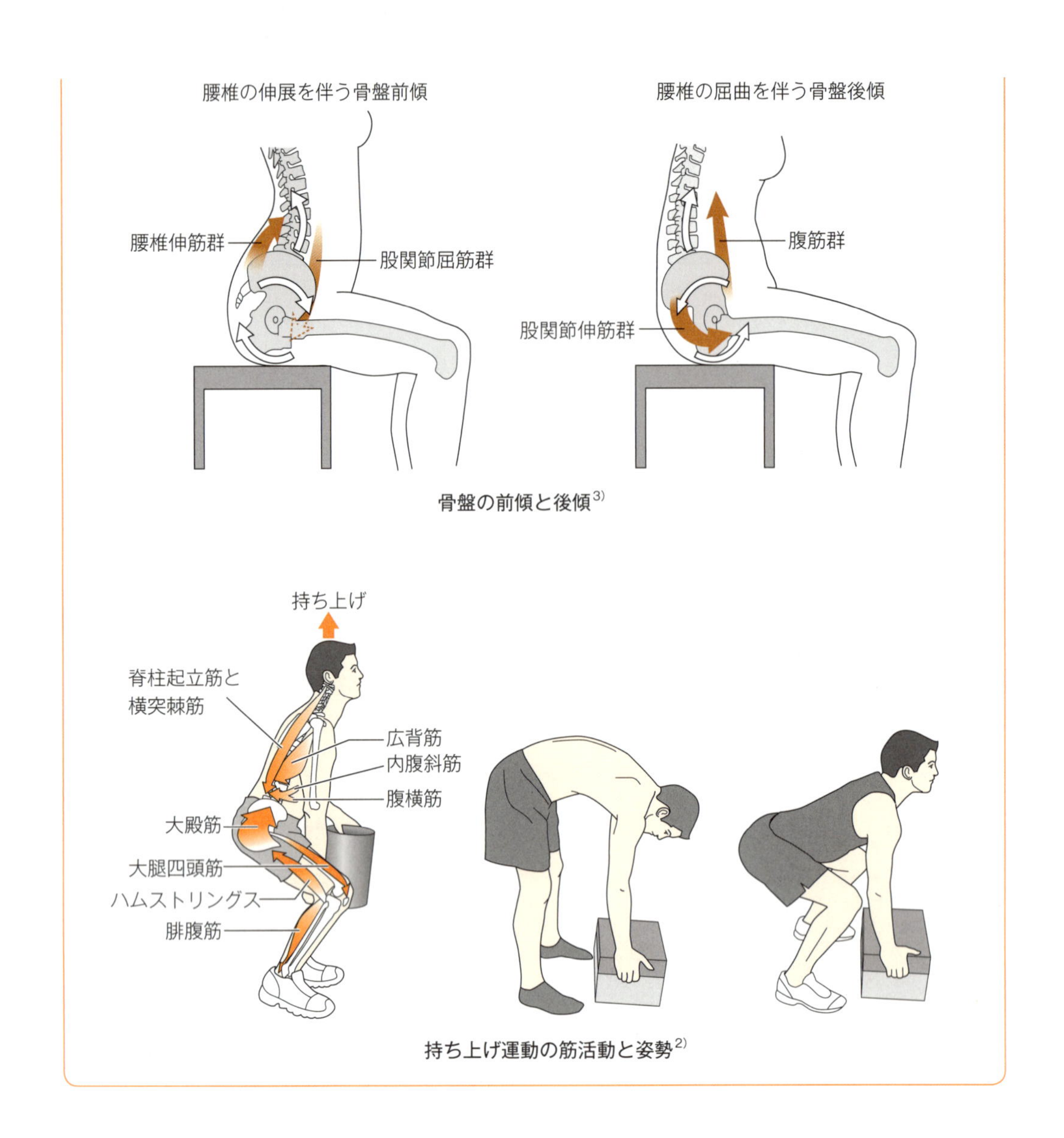

骨盤の前傾と後傾[3)]

持ち上げ運動の筋活動と姿勢[2)]

3 脊柱（頭部・頸部・体幹）に起こりやすい障害

構造の特性やよく行う運動により起こりやすい障害について考えよう．障害の理解が進んだら，画像所見を確認したり，治療法や予防についてまとめたりしよう．

1. 頸椎症
   - ❶病態は？
   - ❷好発年齢は？
   - ❸好発発生部位は？
   - ❹症状は？
   - ❺頸椎症性神経根症の特徴は？

2. 側弯症
   - ❶病態は？
   - ❷治療は？
   - ❸側弯変形と呼吸運動の関係は？

3. 腰椎椎間板ヘルニア

❶病態は？

❷好発年齢と発生高位は？

❸症状は？

❹代表的な運動療法は？

4. 腰部脊柱管狭窄症

❶この疾患の概念は？

❷この疾患の定義は？

❸好発年齢は？

❹姿勢の指導はどうする？

❺脊椎固定術後の椎間運動は？

解答・解説

1. ❶頸椎症（cervical spondylosis）は，頸椎の椎間板変性，骨棘形成，椎間関節，ルシュカ関節の変性などによって疼痛や神経症状が生じた状態のことをさす．神経症状は脊柱管や椎間孔が狭小化し，神経組織が圧迫をされることで生じる．出現する症状によって，頸椎症性脊髄症（cervical spondylotic myelopathy：主に脊髄症状），頸椎症性神経根症（cervical spondylotic radiculopathy：主に神経根症状），頸椎症性脊髄神経根症（cervical spondylotic myeloradiculopathy：両者が合併したもの）とよばれる．

→ check！頸椎の解剖

❷ 50 歳前後から発症することが多い．

❸脊髄症は C5/6 椎間が最も多く，C4/5，C3/4，C6/7 椎間の順となっている．神経根症は C6/7 椎間で最も多く，C5/6，C7/T1，C4/5 椎間の順となっている．

❹局所症状としては，いわゆる「肩こり」や「寝違え」を訴えることが多い．肩甲挙筋，僧帽筋，菱形筋群といった頸部から肩甲帯の疼痛が主になる．脊髄症状では，手指のしびれ，手指の巧緻運動障害，痙性歩行，四肢・体幹のしびれ，膀胱直腸障害などが出現する．神経根症状は，上肢の疼痛，しびれ，脱力感が出現する．

❺頸椎後屈位で症状が増強する．C5 神経根で三角筋，上腕二頭筋，C6 神経根で上腕二頭筋，手根伸筋，C7 神経根で上腕三頭筋，手根屈筋，指伸筋，C8 神経根で指屈筋，手内在筋の筋力低下を認める．

→ check！4 代表的な整形外科的検査

2. ❶椎体の側方偏位と回旋変形を伴った，三次元的な脊柱の変形である．椎体は側弯の凸側に回旋するため，棘突起は凹側に偏位する．一時的な側弯で脊柱の構造的変化がみられない非構築性側弯と，構造的変化を伴う構築性側弯に分類される．構築性側弯には特発性側弯症と症候性側弯症に分類される．そのほとんどは特発性側弯症で，成長期の健康な子どもに無症状に発生するため，検診による早期発見が推奨されている．側弯の凸側で胸郭の隆起が明らかになる．これを肋骨隆起という．

症候性側弯症の原因疾患としては，脳性麻痺，ポリオ，筋ジストロフィー，マルファン症候群，脊椎脱臼骨折等が挙げられる．

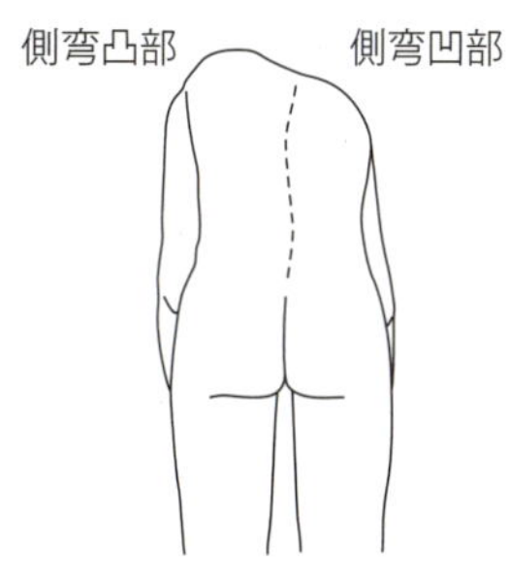

脊柱側弯症の検診法

❷ Cobb 角 20°未満の軽症例では，骨成熟まで経過観察し，将来的に症状が出ることはないため治療を行わない．

Cobb 角 20°～ 30°で装具療法を開始する．ミルウォーキーブレース，ボストンブレース，アンダーアームブレースなどの脊柱側弯矯正装具を用いる．

Cobb 角 50°以上では，積極的な手術療法の適応となる．

→ check！Cobb 角

❸正常の呼吸運動では，ポンプハンドルモーションとバケツハンドルモーションにより吸息時に胸腔内容量を拡大している．側弯では椎体が凸側に回旋しており，正常の呼吸運動が阻害される．また，側弯凸側の胸郭では肋間腔が拡大し．側弯凹側の胸郭では肋間腔の狭小化するため，肺容量が減少する．肺容量の減少は横隔膜の筋力低下につながるため，呼吸運動は低下する．

→ check！ポンプハンドルモーションとバケツハンドルモーション

3. ❶椎間板の構造は，ゲル状の髄核の周囲をコラーゲン線維から成る線維輪が層状に取り囲んでいる．髄核が線維輪を破り，後方に突出または脱出した状態を腰椎椎間板ヘルニアという．分類としては，突出型，後縦靱帯下脱出型，後縦靱帯突破脱出型，遊離脱出型がある．

→ check！椎間板の解剖

❷好発年齢は 20 ～ 40 歳代で男性に多い．発生高位は L4/5 と L5/S1 である．

❸自覚症状としては，腰痛，殿部から下肢にかけての疼痛，しびれ，筋力低下である．下肢の疼痛は，上位腰椎椎間板ヘルニア（L2/3，L3/4）では大腿神経痛，下位腰椎椎間板ヘルニア（L4/5，L5/S1）では坐骨神経痛が出現する．馬尾が圧迫されると下肢症状に加えて，膀胱直腸障害が出現する．咳やくしゃみ等で腹圧が高まることで症状が増悪することがある．

❹ウィリアムズ体操，カリエ体操，マッキンジー体操，クラウス・ウェーバー体操など．

4. ❶脊柱管の狭窄により神経根や馬尾が圧迫され，腰痛，下肢の疼痛，しびれ，歩行障害等を起こす一連の疾患群である．

❷日本整形外科学会では，以下の 4 項目すべてを満たす場合を腰部脊柱管狭窄症と定義している．「殿部から下肢の疼痛や痺れを有する．殿部から下肢の疼痛やしびれは立位や歩行の持続によって出現あるいは増悪し，前屈や座位保持で軽快する．歩行で増強する腰痛だけがみられる場合には，本症を除外する．MRI 等の画像で脊柱管や椎間孔の変性狭窄状態が確認され，臨床所見を説明できる．」

❸ 60 歳以上に多い．

❹腰椎前屈は，狭窄した脊柱管を開大させる方向に働くため，症状が緩和する．腰椎後屈は脊柱管が狭窄するため症状が増悪する．座位姿勢，歩行姿勢，ADL 動作を観察し，腰椎後屈をできるだけさせないよう，良肢位獲得に向けた患者教育を行う必要がある．

❺固定した椎体の上位椎間では回旋運動，下位椎間では主に並進運動が増大する．

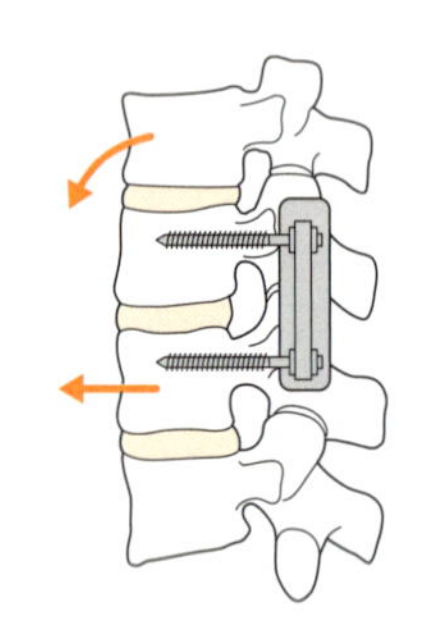

脊椎固定術後の椎間運動

4 代表的な整形外科的検査

● 代表的な検査法を，陽性の場合疑われる障害・疾患，検査肢位や検査方法の意味を考えながらまとめよう．

検査名	陽性の場合疑われる障害・疾患	方法
スパーリングテスト	頸椎椎間板ヘルニア側屈側の頸椎神経根症状	被検者を端座位にし，頭部を側屈させる．検者は頭部を垂直方向に圧迫をする．圧迫により❶(　　　)が縮小する．神経領域に沿った疼痛が❷(　　　)側に生じた場合を陽性とする． 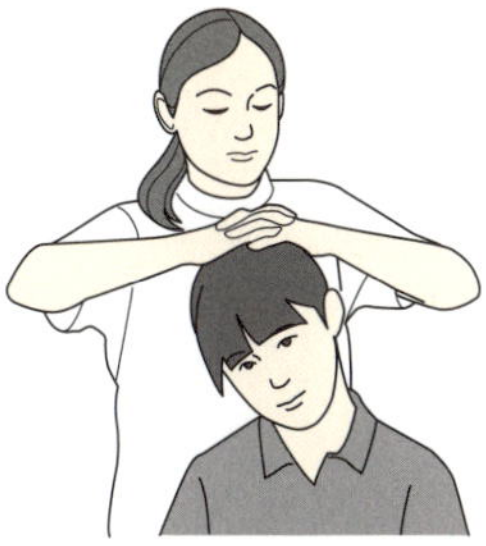
ジャクソンテスト	頸椎椎間板ヘルニア	被検者を端座位にし，頸部を側屈させ，かつ伸展する．検者は頭部を❸(　　　)方向に圧迫をする．側屈・回旋方向への運動で，椎間孔が縮小する．神経領域に沿った放散痛が屈側側の❹(　　　)側に生じた場合を陽性とする． 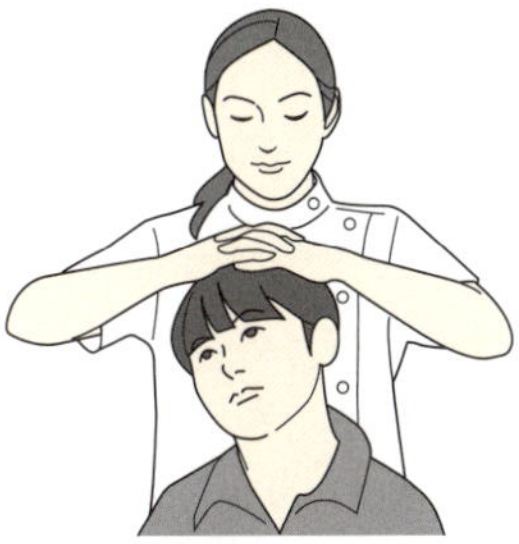
神経伸展テスト イートンテスト	神経根の圧迫症状	被検者を端座位にし，検者は被検者の側頭部に手を当て頭部を側屈させる．一方の手で被検者の手掌を握り肩関節❺(　　　)をさせながら手関節背屈，手指伸展させる．側屈と反対側の上肢から手指にかけて放散痛が生じた場合を陽性とする． 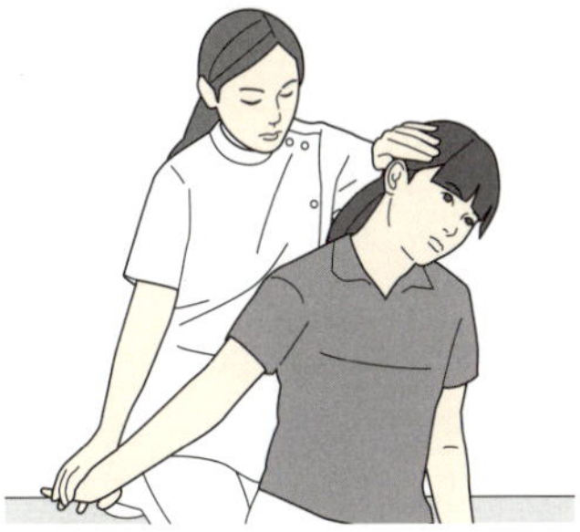
アドソンテスト	胸郭出口症候群	被検者を立位または端座位にし，頭部を検査側に回旋させる．検者は回旋側の上肢肩関節を伸展・外旋位にし，❻(　　　)動脈の脈拍を触知する．被検者の頭部を伸展させ深呼吸をさせる．再び❻動脈の脈拍を触知し，微弱か消失している場合を陽性とする． C5～Th1 脊髄神経，鎖骨下動脈，鎖骨下静脈は，第 1 肋骨上，前斜角筋と中斜角筋の間を通過する．これらの筋の変性や肥大などによって神経や血管を圧迫し，痛みの発生や機能障害の原因となる． 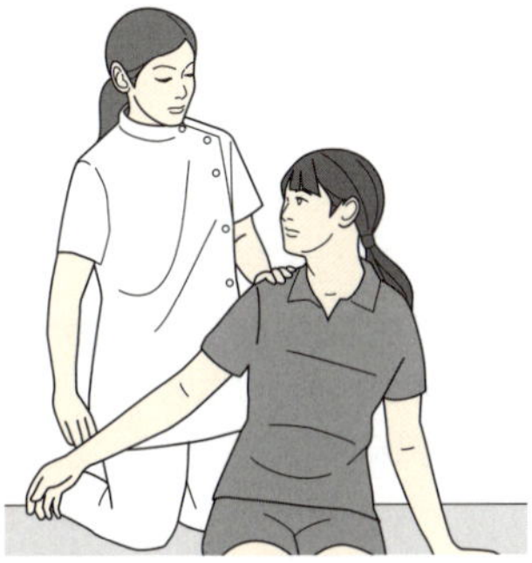

解答

❶椎間孔　❷屈側　❸垂直　❹反対　❺伸展・外旋　❻橈骨

モレーテスト	胸郭出口症候群 頸肩腕症候群 頸部脊椎症	被検者を端座位にし，検者は被検者の❶(　　　　)部（前斜角筋外側と中斜角筋内側）を指先で❷(　　　　)分間圧迫をする．頸部から上肢にかけてしびれ，痛み，だるさが出現した場合を陽性とする． 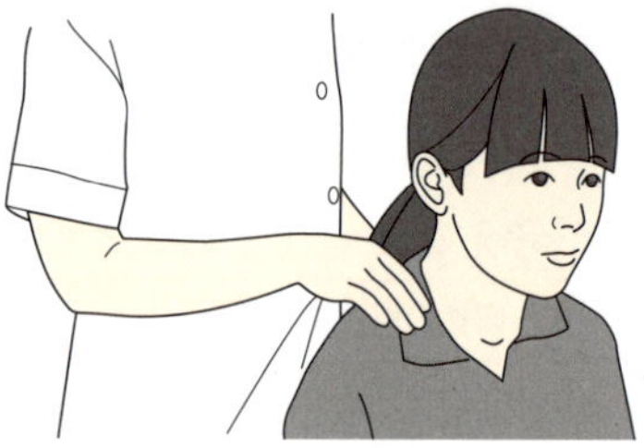
ラセーグテスト SLRテスト	腰椎椎間板ヘルニア (L4，5，L5，S1) 脊椎すべり症 脊柱管狭窄症	被検者を背臥位にし，検者を検査側に位置する．足関節と膝を保持し，膝関節を伸展させたまま股関節屈曲させる．股関節屈曲❸(　　　　)°までに，坐骨神経の走行に沿った部位や大腿後面に放散痛が生じた場合を陽性とする．坐骨神経の緊張が増大することにより放散痛が生じる． 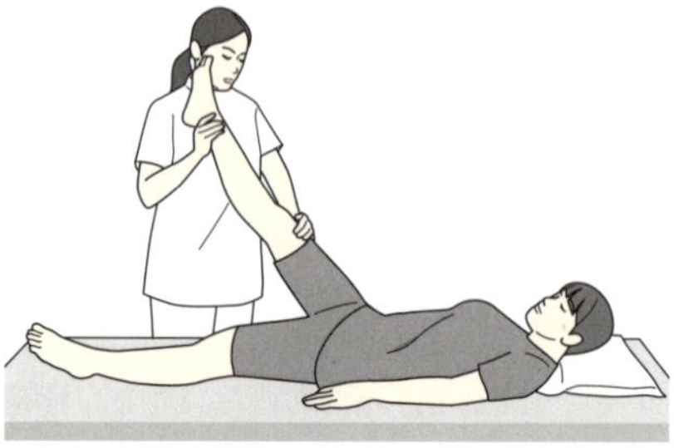
ブラガードテスト	腰椎椎間板ヘルニア (L4，5，L5，S1) 脊椎すべり症 脊柱管狭窄症	ラセーグテスト，SLRテストと同様に検査を行い，陽性となった位置より❹(　　　　)°股関節伸展させる．その位置で足関節背屈を行う．坐骨神経の走行に沿って放散痛が増悪した場合を陽性とする． ※ラセーグテスト（SLRテスト），ブラガードテストの2つの検査ともに陽性の場合は，腰椎椎間板ヘルニアと判断する． 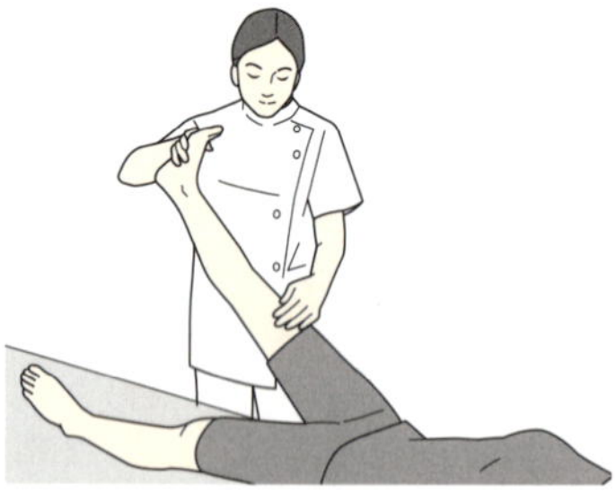
大腿神経伸展テスト	神経根症状 (L2～L4)	被検者を腹臥位にし，検者は検査側に位置する．一方の手で被検者の殿部を固定し，もう一方の手で膝を把持し膝関節❺(　　　　)位を維持したまま股関節❻(　　　　)を行う．大腿前面に放散痛が出現する場合を陽性とする．※患側を上にした側臥位でも検査可． 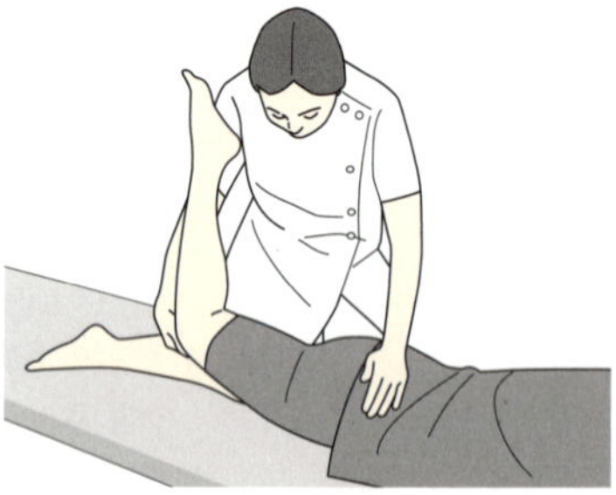
ケンプテスト	脊柱管狭窄症 腰椎椎間板ヘルニア 神経根障害	被検者を立位にし，検者は後方に位置する．被検者の両肩を把持し，体幹回旋をしながら斜め後方に❼(　　　　)させる．❽(　　　　)神経の走行に沿って疼痛が生じた場合を陽性とする． 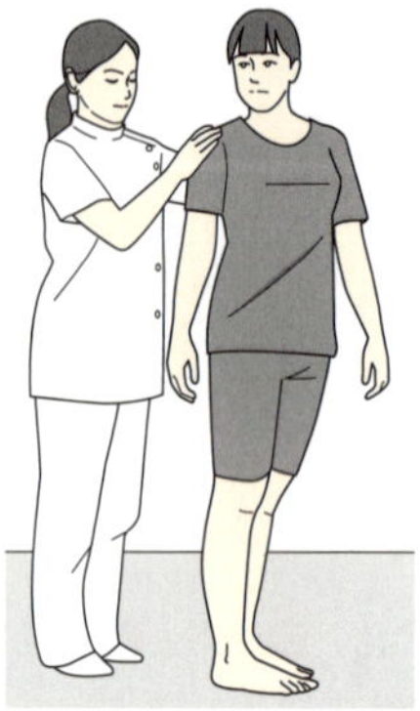

パトリックテスト ファーベルテスト	仙腸関節，股関節の変性疾患，炎症	被検者を背臥位にし，検者は側方に位置する．患側足部を健側の膝部の上に置き，股関節❾(　　　)・❿(　　　)・⓫(　　　)位にする．検者は一方の手で健側の腸骨を固定し，もう一方の手で患側膝部を下方に圧迫する．仙腸関節か股関節に疼痛が生じた場合は陽性とする．反体側に痛みと不快感が生じた場合は仙腸関節由来であり，同側に不快感が生じた場合は股関節に疼痛が生じた股関節由来である[7]． 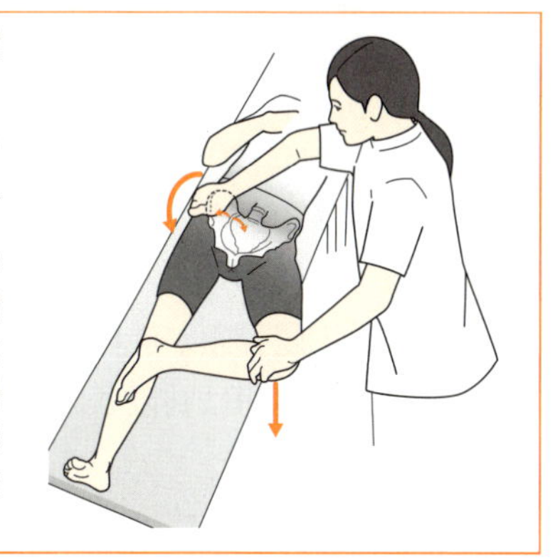

解答

❶斜角筋三角　❷1　❸70　❹5　❺屈曲　❻伸展　❼側屈　❽坐骨　❾屈曲　❿外転　⓫外旋

●スパーリングテスト：spurling test　●ジャクソンテスト：Jackson compression test　●神経伸展テスト：the nerve stretch test　●イートンテスト：Eaton test　●アドソンテスト：Adson test　●モレーテスト：Morley test　●ラセーグテスト：Lasegue test　●SLRテスト：Straight leg raising test　●ブラガードテスト：Bragard's sign　●大腿神経伸展テスト：Femoral nerve stretch test（FNST）　●ケンプテスト：Kemp test　●パトリックテスト：Patrick test　●ファーベルテスト：FABERテスト（flexion abduction external rotation test）

参考文献

1) 奈良　勲（監修），野村　嶬（編）：標準理学療法学・作業療法学専門分野専門分野 解剖学第4版．p112，医学書院，2015．
2) 弓岡光徳（監修）：エッセンシャル・キネシオロジー．南江堂，2010．
3) DA Neumann（著），PD Andrew・他（監訳）：筋骨格系のキネシオロジー　原著第3版．医歯薬出版，2018．
4) 奈良　勲（監修），伊東　元（編）：標準理学療法学・作業療法学専門基礎分野 運動学．医学書院，2012．
5) 中村隆一（著）：基礎運動学　第6版補訂．医歯薬出版，2012．
6) 石川　朗（編）：15レクチャーシリーズ　理学療法・作業療法テキスト　運動学．中山書店，2014．
7) 福井　勉（編）：運動学要点整理ノート．羊土社，2015．
8) 青木隆明（監修）：運動療法のための機能解剖学的触診技術 下肢・体幹．メジカルビュー社，2016．
9) 細田多穂（監修）：運動器系解剖学テキスト．p419，南江堂，2015．
10) Dail CW：Muscle breathing patterns. Med Art Sci，10：2-8，1956．
11) 佐藤公昭，志波直人：頸椎症性脊髄症，頸椎症性神経根症．臨床リハ，24(4)：352-361，2015．
12) 岡田英次朗，松本守雄：特発性側彎症．小児科診療，78(4)：523-528，2015．
13) 島田洋一・他：腰椎椎間板ヘルニア．臨床リハ，24(4)：362-368，2015．
14) 伊藤俊一：腰椎椎間板ヘルニア　理学療法診療ガイドライン．理学療法学，42(6)：530-535，2015．
15) 白土　修・他：腰部脊柱管狭窄症．臨床リハ，21(12)：1177-1186，2012．
16) Kenna C, Murtagh J：Patric or Fabere test to test hip and sacroiliac joints disorders. Australian Fam Phys，18(4)：375，1989．

（玉田良樹・山川友康）

9 股関節

- 股関節は❶(　　　　　)を関節窩とし，❷(　　　　　)を関節頭とする❸(　　　　　)関節（球関節の異型）である．❹(　　　　　) 軸性関節として広い可動性を有するが，大腿骨頭が深い関節窩と広い関節包によって安定しているため，肩関節と比べて運動範囲は制限される．
- 寛骨臼は❺(　　　　　)・❻(　　　　　)・❼(　　　　　) の3つの骨によって構成されている．

骨　　格 1-3)

1 寛　骨

- 左右両側にある寛骨は，❽(　　　　　)・❾(　　　　　)・❿(　　　　　) の3つの骨が15～17歳ごろ癒合してできる．この癒合は，寛骨の外面中央部にある大きな円形のくぼみ〔⓫(　　　　　)〕とその周囲で起こり，⓬(　　　　　) 字形を成す．

※下線は該当筋の付着部を示す．

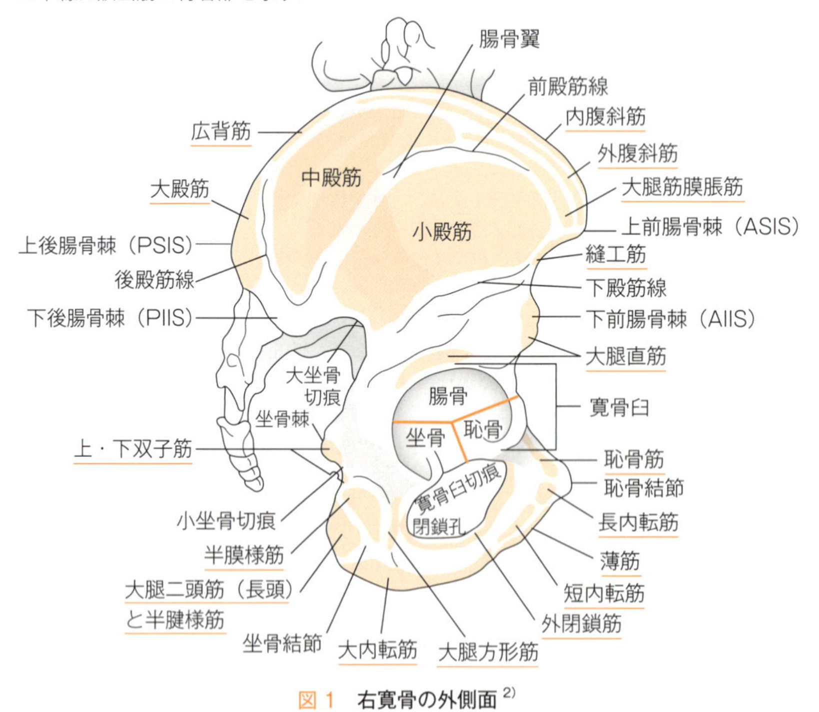

図1　右寛骨の外側面 2)

解答

❶寛骨臼　❷大腿骨頭　❸臼状　❹多　❺腸骨　❻坐骨　❼恥骨（❺-❼順不同）　❽腸骨　❾坐骨　❿恥骨（❽-❿順不同）　⓫寛骨臼　⓬Y

2 腸　骨

- 腸骨（ilium）は寛骨上部の翼状の部分である．上部は扁平で❶（　　　　　）とよばれ，下部の寛骨臼をつくる部分を❷（　　　　　）という．腸骨上縁の凸形にゆるやかなカーブを描く隆起を❸（　　　　　）という．
- 腸骨稜の前方は❹〔　　　　　❺（　　　　　）〕に始まり，後方は❻〔　　　　　❼（　　　　　）〕に終わる．上前腸骨棘の下方には❽〔　　　　　❾（　　　　　）〕とよばれる隆起があり，大腿直筋の起始部である．また上後腸骨棘の下方には❿〔　　　　　⓫（　　　　　）〕とよばれる隆起がある．

3 坐　骨

- 坐骨（ischium）は寛骨の後下部を構成する骨で，⓬（　　　　　）と⓭（　　　　　）に区分される．
- 坐骨体は寛骨臼の部分から⓮（　　　　　）までをいい，寛骨臼の約 40％をつくる．
- 坐骨枝は，坐骨結節から上前方に伸び，恥骨下枝へとつながる．

4 恥　骨

- 恥骨（pubis）は寛骨の前下部を構成する骨で，⓯（　　　　　）・⓰（　　　　　）・⓱（　　　　　）に区分される．
- 恥骨体は寛骨臼を構成し，寛骨臼の約 20％を担う．恥骨体から⓲（　　　　　）までを恥骨上枝，そこから下後方へ伸び坐骨枝と結合する部分を恥骨下枝という．
- 左右の恥骨間の結合部分は⓳（　　　　　）といい，⓴（　　　　　）関節である．また恥骨上枝にある㉑（　　　　　）部には鼠径靱帯が付着する．

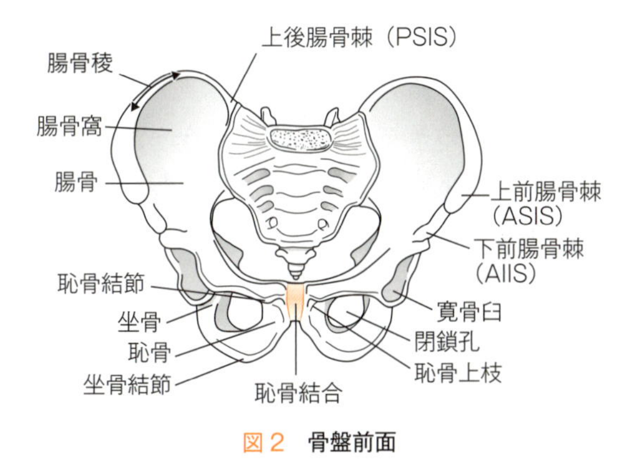

図 2　骨盤前面

解答

❶腸骨翼　❷腸骨体　❸腸骨稜
❹上前腸骨棘　❺ ASIS　❻上後腸骨棘
❼ PSIS　❽下前腸骨棘　❾ AIIS
❿下後腸骨棘　⓫ PIIS　⓬坐骨体
⓭坐骨枝　⓮坐骨結節　⓯恥骨体
⓰恥骨上枝　⓱恥骨下枝（⓯-⓱順不同）
⓲恥骨結節　⓳恥骨結合　⓴半
㉑恥骨結節

5 寛骨臼

- 寛骨臼は前述したように，腸骨・坐骨・恥骨からなる寛骨外側面の深く大きなくぼみで，❶(　　　　) がはまり込み股関節を形成する．
- 寛骨臼のU字状の関節面を❷(　　　　) といい，内側は厚い❸(　　　　) に覆われ，大腿骨頭と接触する面である．また，寛骨臼の陥没した深部の底を❹(　　　　) といい，通常大腿骨頭とは接触せず，そのため関節軟骨で覆われていない．

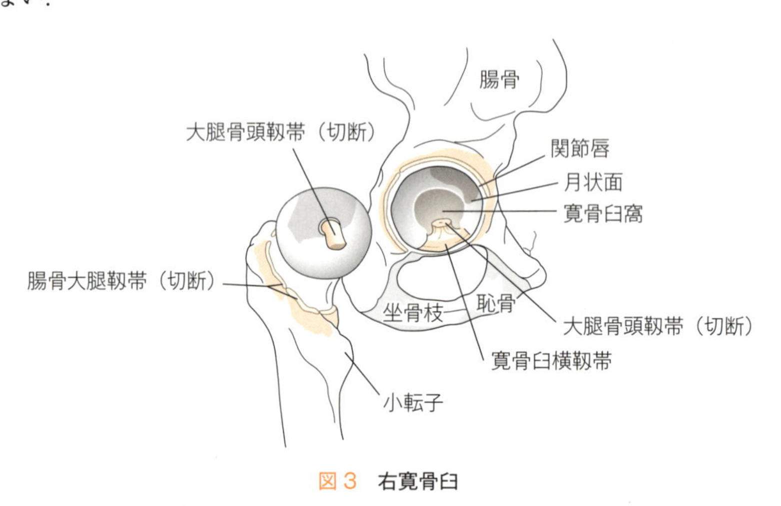

図3　右寛骨臼

6 大腿骨

1. 大腿骨の形状

- 大腿骨（femur）は，人体中で最大，最長の骨であり，近位端・大腿骨体・遠位端に区分される．大腿骨近位端は，❺(　　　　)・❻(　　　　)・❼(　　　　)・❽(　　　　) で構成される．
- 大腿骨頭は，寛骨臼と股関節をつくる関節面をもつ．骨頭の頂上近くには❾(　　　　) とよばれる小さな陥没があり，そこに❿(　　　　) が付着する．頸部は，大腿骨頭と大腿骨体を連結し，大転子と上側方で接する．
- 大転子は，大腿骨上外側の大きな隆起で，股関節の多くの筋が停止する．また体表から容易に触知できることから，臨床においても重要なランドマークである．小転子は大腿骨近位端の下内側にある隆起で，腸腰筋が停止する．
- 大腿骨後面において，大転子と小転子を結ぶ骨の隆起を⓫(　　　　) といい，大腿骨前面において，大転子から小転子へ向かい斜走する粗く低い骨稜を⓬(　　　　) という．
- 大腿骨体の⓭(　　　　) には，⓮〔　　　　(linea aspera)〕とよばれる隆起した骨の線がほぼ全長にわたり走る．粗線は内側唇と外側唇の2本の線から成り，下方へいくにつれて，それぞれ内方および外方へ分離し，内側上顆・外側上顆へと至る．
- 粗線には，大腿骨内転筋群の多くが停止し，大腿四頭筋のうち内側広筋と外側広筋

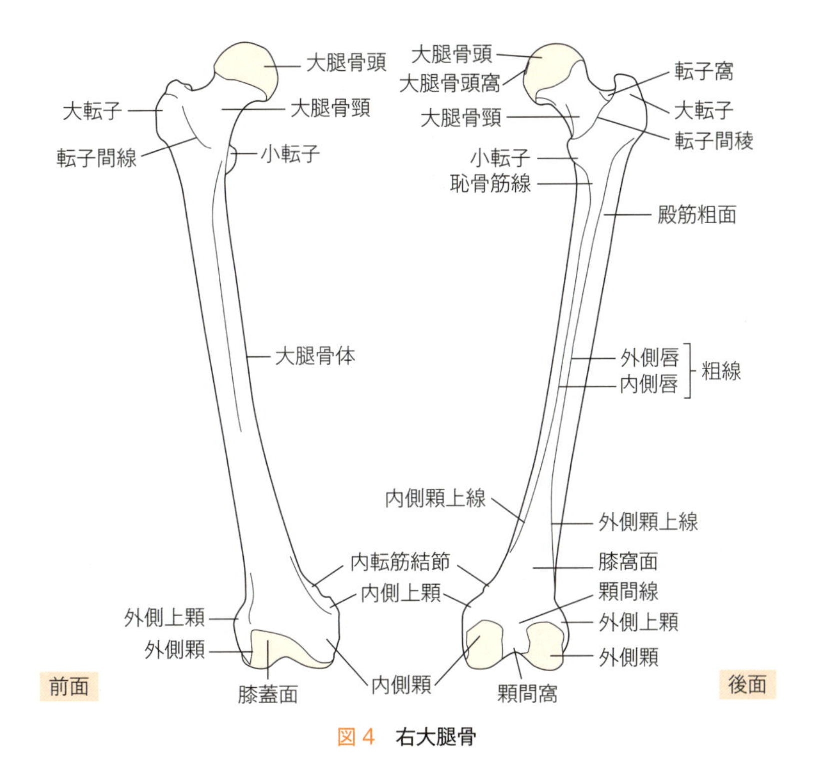

図 4　右大腿骨

の起始となる．また，外側唇の上方は大転子下方へ達し⑮(　　　　　) となり，大殿筋が停止する．小転子との間を走る骨稜は⑯(　　　　　) といい，恥骨筋が停止する．

- 大腿骨遠位端は，大きくふくらんだ 2 つの突出部である⑰(　　　　　)・⑱(　　　　　) がある．これらは脛骨と関節するための関節面をもち，膝関節を形成する．

解答

①大腿骨頭　②月状面　③関節軟骨　④寛骨臼窩　⑤大腿骨頭部　⑥頸部　⑦大転子　⑧小転子（⑤-⑧順不同）　⑨大腿骨窩　⑩大腿骨頭靱帯　⑪転子間稜　⑫転子間線　⑬後面　⑭粗線　⑮殿筋粗面　⑯恥骨筋線　⑰内側顆　⑱外側顆（⑰⑱順不同）

2. 大腿骨の角度

大腿骨は，大きく 2 つの生体力学的な角度を有する．

1）頸体角（angle of inclination）

- 前額面上での大腿骨①(　　　　　) と大腿骨②(　　　　　) の成す角度を③(　　　　　) という．成人における正常な頸体角は約④(　　　　　) であり，これによって大腿骨を骨盤から離れたところに位置させている．

解答

①頸　②体　③頸体角　④ 125°

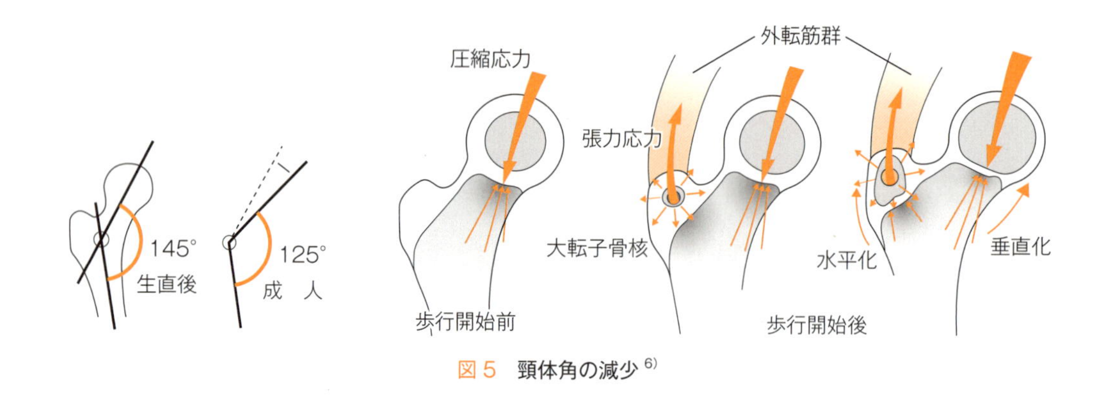

図5　頸体角の減少[6)]

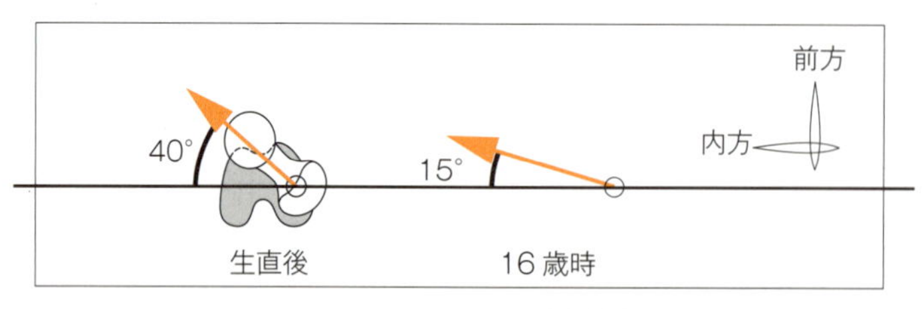

図6　前捻角の減少[6)より改変]

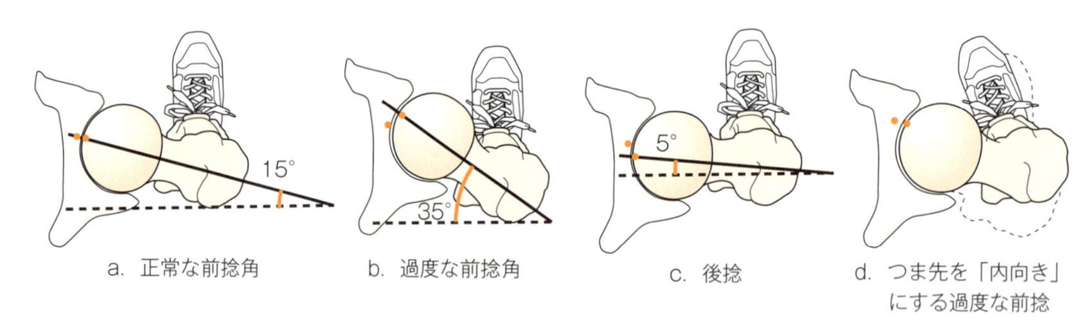

図7　上部からみた右股関節の角度[8)]
d：過度な前捻の股関節では，つま先を内向きにすることで股関節の適合性を改善する

- 新生児の頸体角は成人に比べ❶(　　　　　)，また寛骨臼も❷(　　　　　　)ため非常に不安定な構造となっている．幼少期と幼児期に起こる正常な筋緊張による関節の圧縮応力や張力応力，筋収縮，体重負荷による圧縮応力などにより頸体角を減少させ，寛骨臼を深くすることで適切なアライメントを獲得する（図5）．
- 頸体角の異常は幼児期の発達障害や外傷により生じ，頸体角が130°を超えると❸〔　　　　　(coxa valga)〕125°未満の場合は❹〔　　　　　(coxa vara)〕という．これら異常な頸体角は股関節を不安定にし，高いストレスを関節に加え，結果的に関節変形や痛みなどを引き起こす可能性がある．

2）前捻角（angle of anteversion）

- 大腿骨を上方からみた際の，膝の内外顆を結ぶ直線に対し，大腿骨頸部の長軸が水平面において成す角度を❺(　　　　　)とよぶ．
- 乳児期は40°前後であるが，成長するにしたがい減少し，成人では正常前捻角は約15°

である．正常な前捻角は大腿骨骨頭と寛骨臼の最適なアライメントに寄与する（図6）．

- 前捻角の異常には，過度の前捻角と後捻（前捻角の減少）が挙げられる．この場合，対象者は股関節の正常なアライメントに近づけ，適合性を改善させるために代償動作を行う．すなわち，過度の前捻角では股関節を内旋させ「トウイン」を示し，前捻角の減少では股関節を外旋させ「トウアウト（toe out）」を示す（図7）．

解答

❶大きく　❷浅い　❸外反股　❹内反股　❺前捻角

関節と運動（股関節）[1-3]

1．構成と概要

- 寛骨の❶（　　　　）と，大腿骨の❷（　　　　）によって構成される．

2．種類と自由度

- 球関節の異型で，❸（　　　　）関節に分類される．運動自由度は❹（　　　　）．球関節の一種ではあるが，肩関節と比べ関節窩が非常に深く，関節頭の約2/3が入りこむため，安定性と引き換えに可動性はやや制限される．

3．関節内運動

- 凸面の❺（　　　　）が凹面の❻（　　　　）を動き，❼（　　　　）の法則に従う．この法則では，凸側の骨が凹面を移動する場合，凸側の関節面は骨の転がり運動と❽（　　　　）方向にすべる．
- 股関節の屈曲を例に挙げた場合，凸側の関節面を持つ大腿骨が前方❾（　　　　）へ動く場合，関節内運動として，大腿骨頭は臼蓋に対して後方へすべる．
- 水平面上の運動である内外旋運動の際には，関節内運動として❿（　　　　）が起こる．

4．主な靱帯

- 関節包を補強する強力な靱帯として，⓫（　　　　）靱帯，⓬（　　　　）靱帯，⓭（　　　　）靱帯の3つが挙げられる．

解答

❶寛骨臼　❷大腿骨頭　❸臼状　❹3　❺大腿骨頭　❻臼蓋　❼凹凸　❽反対　❾屈曲方向
❿軸回旋　⓫腸骨大腿　⓬恥骨大腿　⓭坐骨大腿（⓫-⓭順不同）

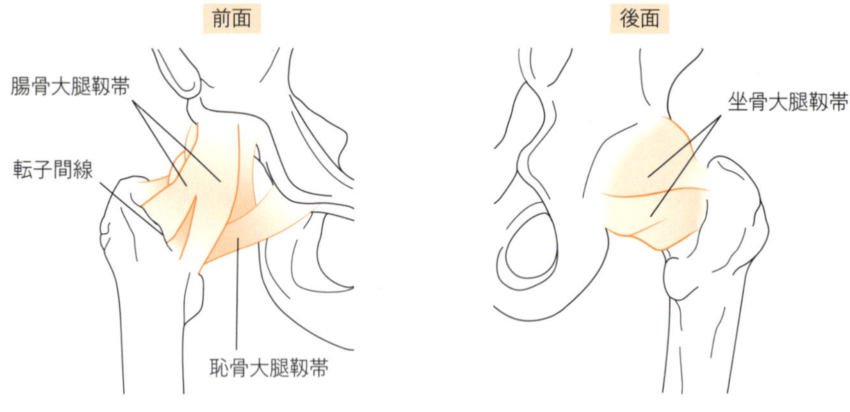

図 8　右股関節の靱帯

- 腸骨大腿靱帯：別名❶(　　　　　) 靱帯ともよばれ，股関節前面に存在し，関節包の前面および上面を補強する非常に強力な靱帯．人体中最も強靱な靱帯であるといわれている．
- 走行としては，❷(　　　　　) および❸(　　　　　) から起こり，2 部に分かれて逆 Y 字形を成し❹(　　　　　) および❺(　　　　　) に付着する．上部・下部は強いが，中央部はやや弱い傾向にあり，主に股関節❻(　　　　　) を制限し，その他❼(　　　　　) や軽度❽(　　　　　) も制限する．
- 恥骨大腿靱帯：股関節の前下方に位置し，恥骨と小転子を結ぶ靱帯．股関節の前面を補強し，主に股関節の❾(　　　　　) を制限するが，その他❿(　　　　　) や⓫(　　　　　) も制限する．
- 坐骨大腿靱帯：股関節の関節包の後方を補強する靱帯．寛骨臼縁の坐骨部から起こり，大腿骨頸部の周りをらせん状に走行して大転子内側へ終わるが，一部は輪帯に付着する．主に股関節の⓬(　　　　　) を制限し，その他⓭(　　　　　) や外転も制限する．

その他，機能的に重要な靱帯としては，関節包深部で大腿骨頸をとりまき，大腿骨頭が寛骨臼から抜けないようにしている⓮(　　　　　)，大腿骨頭へ血液を供給する閉鎖動脈の細い枝である⓯(　　　　　) 動脈を導く⓰(　　　　　) 靱帯などがある．

解答

❶ビゲロウのY　❷下前腸骨棘　❸寛骨臼上縁（❷❸順不同）　❹大転子　❺転子間線（❹❺順不同）　❻過伸展　❼内転　❽外旋　❾外転　❿伸展　⓫外旋（❿⓫順不同）　⓬内旋　⓭伸展　⓮輪帯　⓯大腿骨頭靱帯　⓰大腿骨頭

5. 靭帯の緊張について[4)]

- 腸骨大腿靭帯：股関節❶(　　　　　)・❷(　　　　　)・❸(　　　　　)時に緊張する.
- 恥骨大腿靭帯：股関節❹(　　　　　)・❺(　　　　　)・❻(　　　　　)時に緊張する.
- 坐骨大腿靭帯：股関節の❼(　　　　　)または❽(　　　　　)時，❾(　　　　　)時に緊張する.

	屈　曲	伸　展	外　転	内　転	外　旋	内　旋
腸骨大腿靭帯（上）	−	＋	−	＋＋	＋	−
腸骨大腿靭帯（下）	−	＋＋	＋	＋＋ ※1	＋	−
恥骨大腿靭帯	−	＋	＋＋	−	＋	−
坐骨大腿靭帯	−	＋	＋ ※2	− ※3	−	＋
大腿骨頭靭帯	−	−	−	＋	−	−

＋＋～−：靭帯の緊張を示す ※1 ＋，※2 −，※3 ＋，とする報告もある.　　11) より

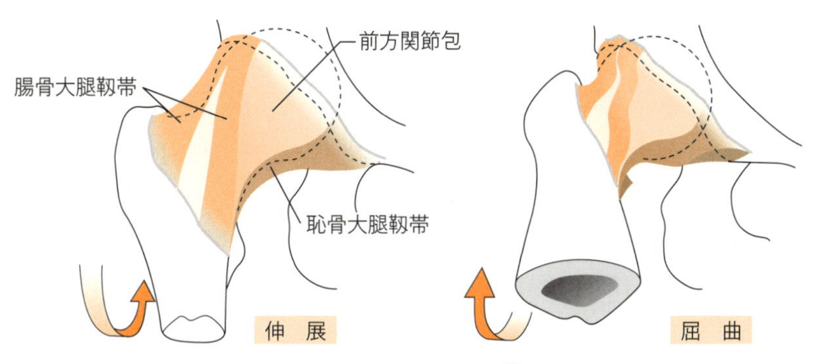

図9　靭帯の緊張変化[6)]

6. 臨床でみられる股関節周囲靭帯の作用について[1, 2)]

- 直立，立位姿勢で，矢状面での重心線は，股関節軸のやや❿(　　　　　)を通る.この重力によって股関節が伸展すると,股関節の⓫(　　　　　)靭帯・⓬(　　　　　)靭帯・⓭(　　　　　)靭帯のすべての靭帯が伸張されることで発生する⓮(　　　　　)力によって股関節を⓯(　　　　　)させようとする.このように靭帯の張力と重力のトルクのつり合いによって，股関節周囲筋のわずかな活動で立位が可能となる.

解答

❶伸展　❷外旋　❸内転（❶-❸順不同）　❹外転　❺伸展　❻外旋（❹-❻順不同）　❼内旋　❽伸展（❼❽順不同）　❾外転　❿後方　⓫腸骨大腿　⓬恥骨大腿　⓭坐骨大腿　⓮弾性　⓯屈曲

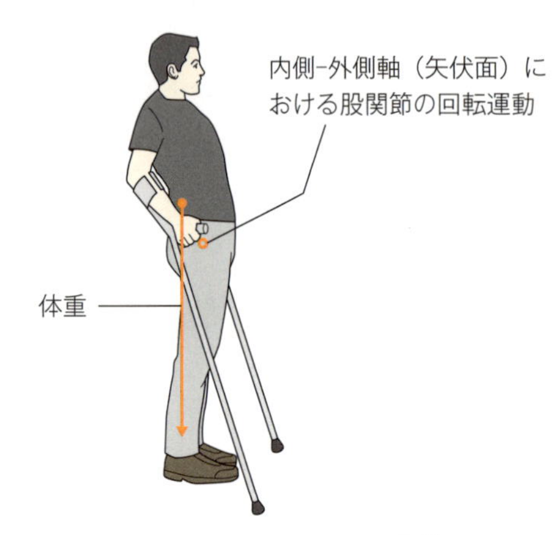

図 10　靱帯による代償[2, 9)]

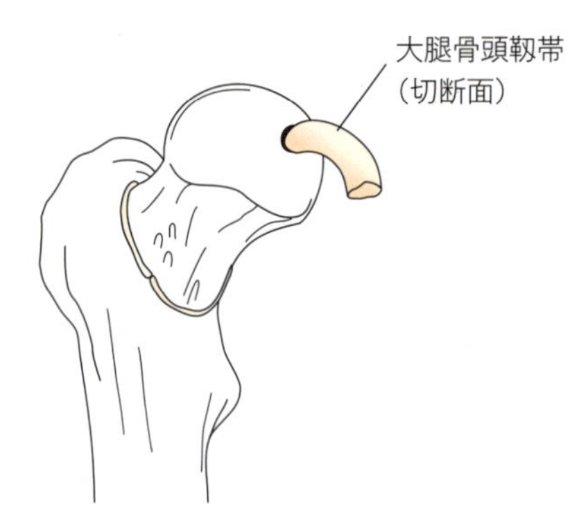

図 11　大腿骨頭靱帯

- この直立，立位姿勢での股関節伸展の機能的意義は，脊髄損傷などで両下肢麻痺を呈した患者が長下肢装具を装着して両上肢でロフストランド杖を使用して立位を練習する際に，体幹を後傾して股関節を過伸展させた場合に，股関節の３つのすべての靱帯が伸張されることによる靱帯の張力によって，股関節周囲筋が❶(　　　　　)しなくても立位をとることが可能になることである（図 10）．この股関節伸展での股関節靱帯の弾性力は，歩行時の❷(　　　　　)から❸(　　　　　)における股関節屈曲の際に❹(　　　　　)とともに作用する．またサッカーで股関節を伸展して振りかぶりボールをキックする際にも股関節屈曲に作用する．

7. 大腿骨頭靱帯

- 大腿骨頭窩と寛骨臼窩をつなぐ靱帯で，股関節❺(　　　　　)時に緊張するが，骨の連結を補強する靱帯としての機能はほとんどない（図 11）．この靱帯は関節包内に存在するため，周囲を滑膜に覆われている．

8. 関節の運動

- 3つの軸の運動は，肩関節同様，内外側軸での運動である❻(　　　　　)・❼(　　　　　)，前後軸の運動である❽(　　　　　)・❾(　　　　　)，垂直軸での運動である❿(　　　　　)・⓫(　　　　　)の計6つの運動である．

解答

❶収縮　❷立脚終期　❸前遊脚期　❹股関節屈筋　❺内転　❻屈曲　❼伸展　❽外転　❾内転　❿外旋　⓫内旋

筋と運動

1 股関節の運動に関与する筋の解剖[1)]

1. 股関節屈曲

- ❶(　　　　　) 筋は，❷(　　　　　) 筋と❸(　　　　　) 筋の 2 つの筋で構成される．これらの筋群は共同で働き股関節の屈曲に作用するが，大腿部が固定されている場合は体幹を屈曲する．
- ❹(　　　　　) 筋は，大腿四頭筋を構成する 4 筋の 1 つである．大腿四頭筋の構成筋は，❹筋・❺(　　　　　) 筋・❻(　　　　　) 筋・中間広筋からなる．大腿四頭筋は膝関節の伸展に作用するが，❹は股関節・膝関節をまたぐ 2 関節筋であり，❼(　　　　　) にも作用する．
- ❽(　　　　　) 筋は，細長いヒモ状の筋で，人体中で最も長い筋である．股関節と膝関節をまたぐ 2 関節筋で，股関節の❾(　　　　　)・❿(　　　　　)・⓫(　　　　　) および膝関節の⓬(　　　　　)・内旋に働く．複合的な運動としてはあぐらをかくような運動となる．

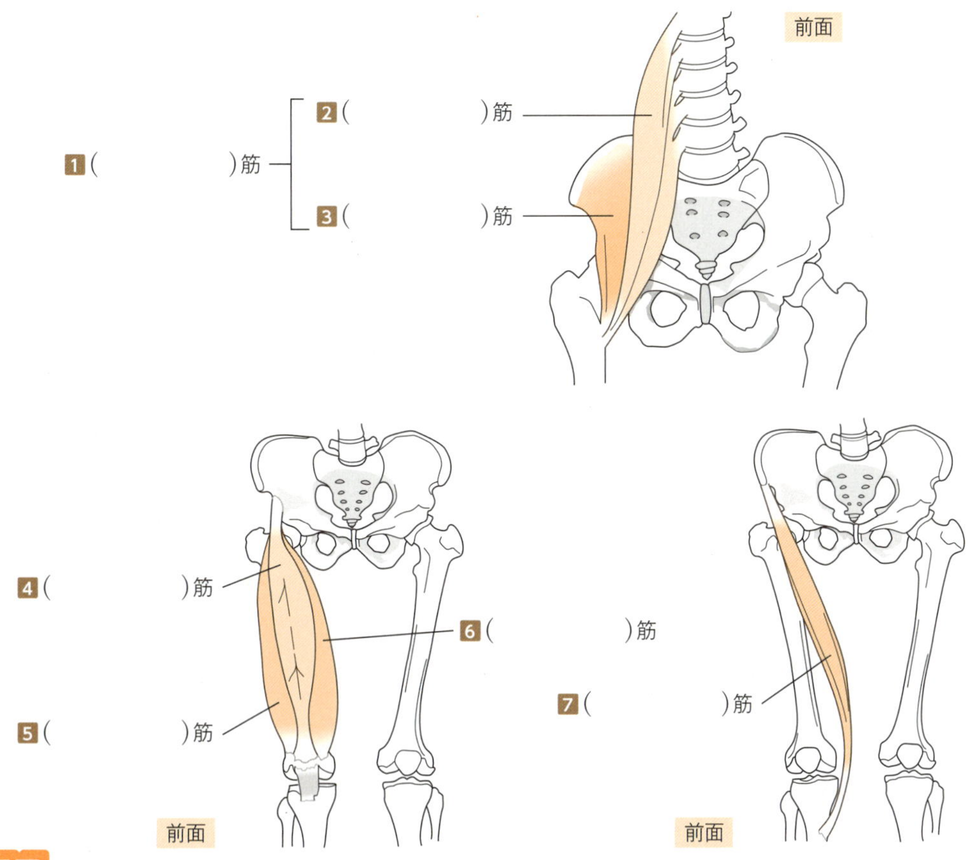

解答

❶腸腰　❷大腰　❸腸骨（❷❸順不同）　❹大腿直　❺外側広　❻内側広（❺❻順不同）
❼股関節屈曲　❽縫工　❾屈曲　❿外転　⓫外旋（❾-⓫順不同）　⓬屈曲
1腸腰　2大腰　3腸骨　4大腿直　5外側広　6内側広　7縫工

2. 股関節伸展

- ❶(　　　　)筋は殿筋のなかで最も大きく，浅層に存在する筋である．股関節の強力な❷(　　　　)筋で，特に股関節❸(　　　　)位からの伸展で働く．歩行や階段を上るなどの動作で非常に重要な筋である．
- ❹(　　　　)筋は❺(　　　　)と❻(　　　　)の2つの筋腹で構成される．また大腿部後面を構成する3つの筋群❼(　　　　)筋，❽(　　　　)筋，❾(　　　　)筋をあわせて❿(　　　　)とよぶ．

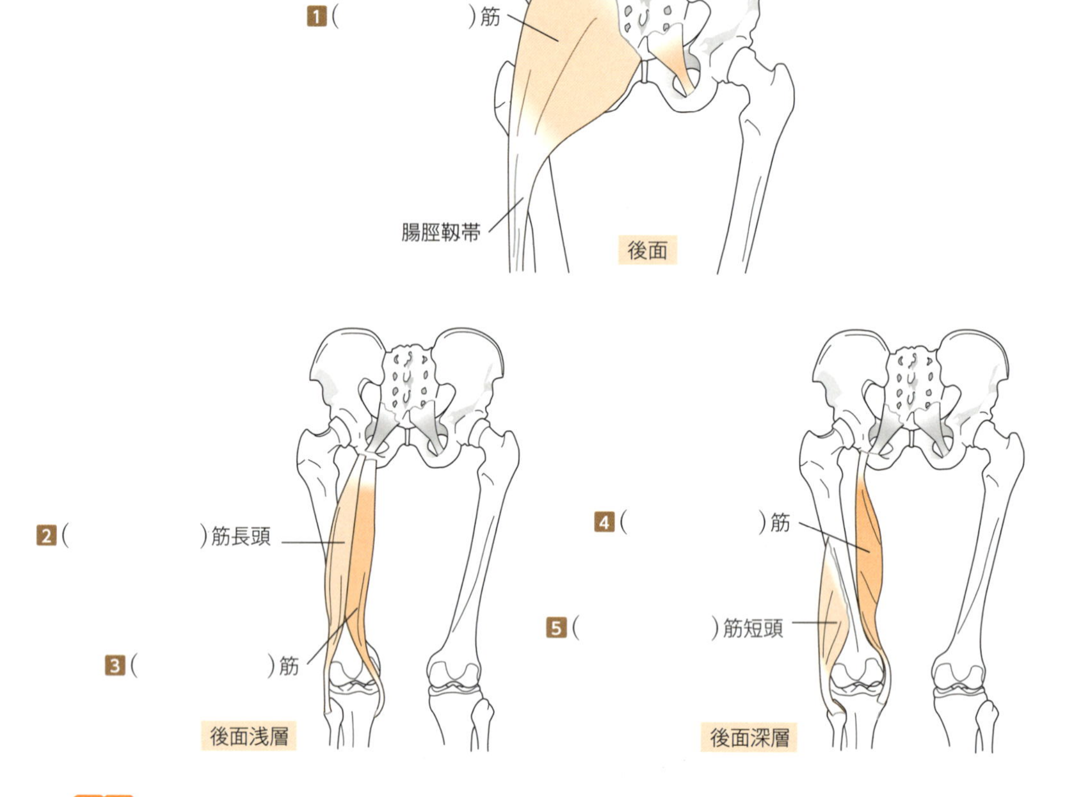

解答

❶大殿　❷伸　❸屈曲　❹大腿二頭　❺長頭　❻短頭　❼大腿二頭　❽半腱様　❾半膜様　❿ハムストリングス

1大殿　2大腿二頭　3半腱様　4半膜様　5大腿二頭

3. 股関節内転

- ❶(　　　　)筋は，❷(　　　　)と❸(　　　　)の2つの筋腹で構成される．❷は強力な❹(　　　　)筋であるが，❺(　　　　)にも作用する．❸は反対に❻(　　　　)に働く．
- ❼(　　　　)筋は長内転筋の内側に隣接する．❽(　　　　)筋群に属すが，股関節屈曲および外旋にも作用する．

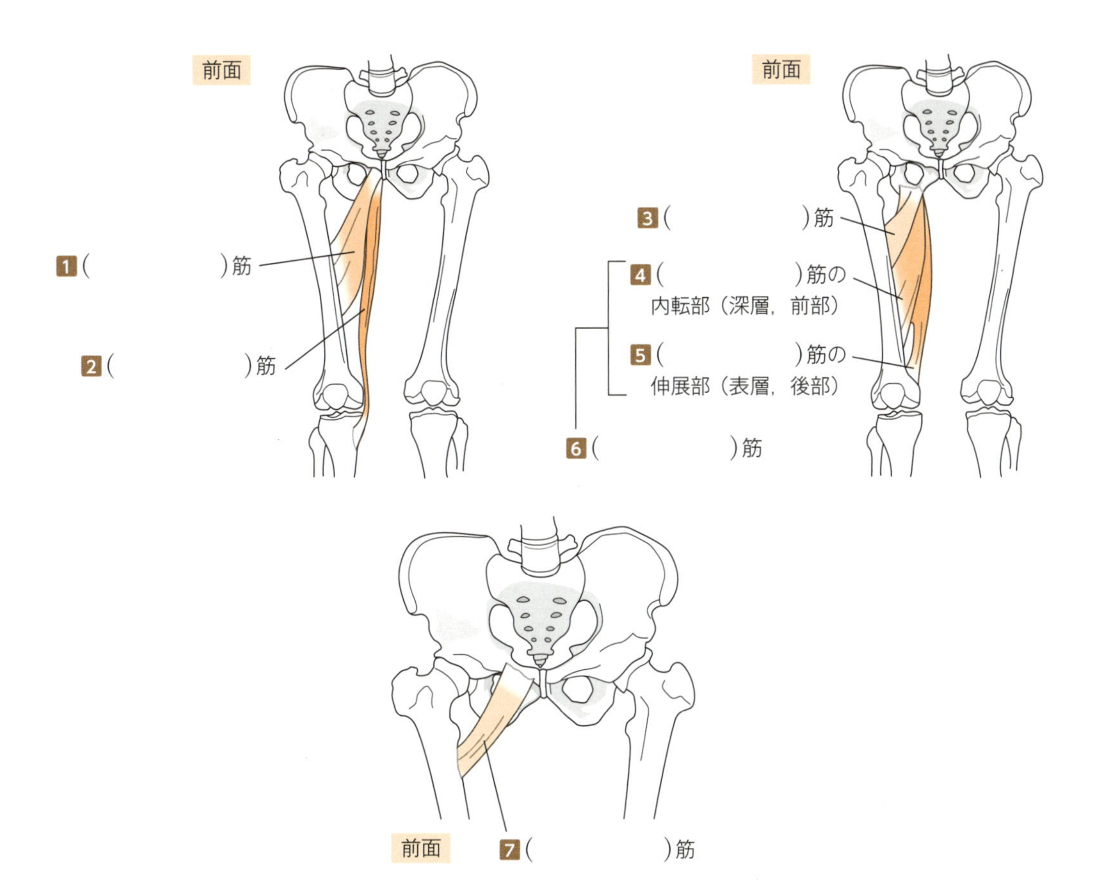

解答

❶大内転　❷内転部（深層，前部）　❸伸展部（表層，後部）　❹内転　❺股関節屈曲
❻股関節伸展　❼恥骨　❽内転
1長内転　2薄　3短内転　4大内転　5大内転　6大内転　7恥骨

4. 股関節外転および内旋

- 股関節外転筋群として，主に❶（　　　　　）筋，❷（　　　　　）筋，❸（　　　　　）筋が挙げられる．これらは同時に股関節❹（　　　　　）筋としても働く．
- ❺（　　　　　）筋は紡錘状の筋であり，大腿の前外側に位置する．❻（　　　　　）靱帯を介して脛骨外側顆に付着するため，腸脛靱帯を緊張させる機能がある．股関節の❼（　　　　　）・❽（　　　　　）・❾（　　　　　）に作用する．

解答

❶中殿　❷小殿　❸大腿筋膜張（❶-❸順不同）　❹内旋　❺大腿筋膜張　❻腸脛　❼屈曲
❽外転　❾内旋（❼-❾順不同）

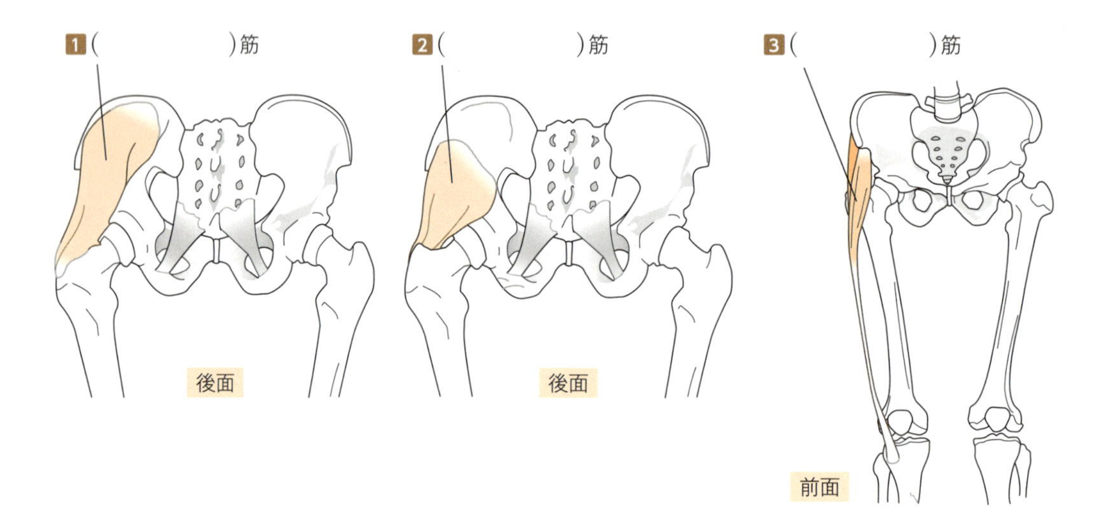

5. 短い6つの股関節外旋筋

- 股関節外旋筋群は，大殿筋と短い6つの筋で構成される．
- すなわち❶(　　　　　)筋，❷(　　　　　)筋，❸(　　　　　)筋，❹(　　　　　)筋，❺(　　　　　)筋，❻(　　　　　)筋，の6筋である．❼(　　　　　)筋のすぐ下には，大坐骨孔を通った❽(　　　　　)神経が通過するため，しばしば圧痛や炎症による放散痛を引き起こす．

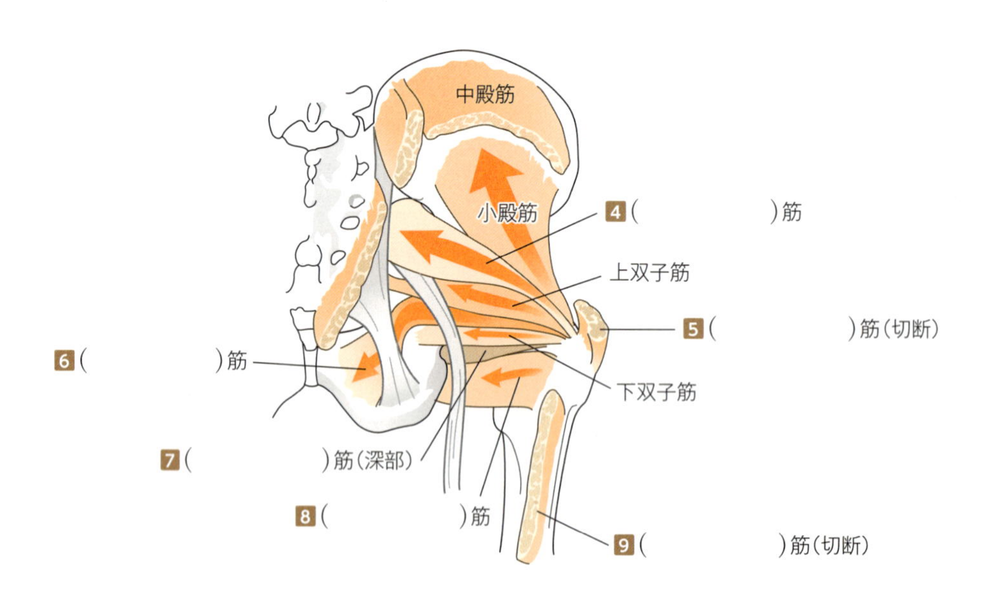

解答

❶梨状　❷上双子　❸下双子　❹外閉鎖　❺内閉鎖　❻大腿方形（❶-❻順不同）　❼梨状　❽坐骨
1中殿　2小殿　3大腿筋膜張　4梨状　5中殿　6内閉鎖　7外閉鎖　8大腿方形　9大殿

2 股関節の運動に関与する筋の特徴[1-4)]

● 各筋の起始・停止・支配神経・作用を覚えよう．

筋名	起始	停止	神経支配，髄節レベル	作用
腸骨筋 (iliacus m.)	腸骨窩，仙骨翼	大腿骨小転子	大腿神経，L2-4	股関節屈曲，△外旋
大腰筋 (psoas major m.)	第 1～第 4 腰椎体，横突起	大腿骨小転子	腰神経叢 L2，3	股関節屈曲，△外旋，骨盤前傾
小腰筋 (psoas minor m.)	第 12 胸椎体および第 1 腰椎椎体	腸骨筋膜から腸恥隆起	腰神経叢 L1	△大腰筋の補助
縫工筋 (sartorius in.)	上前腸骨棘	脛骨上部内側面（鵞足）	大腿神経 L2，3	股関節△屈曲・△外転・△外旋，△膝関節屈曲・△内旋
大腿直筋 (rectus femoris m.)	下前腸骨棘，寛骨臼上縁	膝蓋骨底，脛骨粗面	大腿神経 L2-4	股関節屈曲，△外転，膝関節伸展
恥骨筋 (pectineus m.)	恥骨上枝（恥骨櫛）	大腿骨の恥骨筋線	大腿神経， 閉鎖神経 L2，3	股関節屈曲・内転，△外旋
大殿筋 (gluteus maximus m.)	腸骨・仙骨・尾骨の後面，仙結節靱帯	腸脛靱帯， 大腿骨殿筋粗面	下殿神経 L(4) 5，S1(2)	股関節伸展・外旋，△外転
大腿二頭筋 (biceps femoris m.)	長頭：坐骨結節 短頭：大腿骨粗線	腓骨頭， 脛骨外側顆	長頭：坐骨神経の脛骨神経部 L5-S2 短頭：坐骨神経の腓骨神経部 L5-S1	股関節伸展，△外旋，膝関節屈曲・外旋
半腱様筋 (semitendinosus m.)	坐骨結節	脛骨上部内側面（鵞足）	坐骨（脛骨）神経 L(4) 5，S1(2)	股関節伸展，△内旋，膝関節屈曲・内旋
半膜様筋 (semimembranosus m.)	坐骨結節	脛骨内側顆， 斜膝窩靱帯	坐骨（脛骨）神経 L4-S1	股関節伸展，△内旋，膝関節屈曲・内旋
中殿筋 (gluteus medius m.)	腸骨後面	大腿骨大転子	上殿神経 L4-S1	股関節外転△前部線維：屈曲・内旋△後部線維：伸展・外旋
小殿筋 (gluteus minimus m.)	腸骨後面	大腿骨大転子	上殿神経 L4-S1	股関節内旋，△外転，△屈曲，△伸展，△外旋
大腿筋膜張筋 (tensor fasciae latae m.)	腸骨稜，上前腸骨棘	腸脛靱帯を経て 脛骨外側顆	上殿神経 L4，5	股関節屈曲・外転，内旋，膝伸展・△屈曲・△外旋
薄筋 (gracilis m.)	恥骨体，恥骨下枝	脛骨上部内側面（鵞足）	閉鎖神経 L2-4	股関節内転，△屈曲・△伸展，△膝関節屈曲・△内旋
長内転筋 (adductor longus m.)	恥骨体	大腿骨後面（粗線）	閉鎖神経 L2-4	股関節内転，△屈曲・△外旋
短内転筋 (adductor brevis m.)	恥骨体，恥骨下枝	大腿骨後面（粗線）上部	閉鎖神経 L2-4	股関節内転，△屈曲・△外旋
大内転筋 (adductor magnus m.)	内転部：恥骨下肢，坐骨枝 伸展部：坐骨結節	内転部：大腿骨後面（粗線） 伸展部：内転筋結節	内転部：閉鎖神経 伸展部：坐骨神経 L3，4	内転部：股関節内転，△屈曲 伸展部；股関節伸展
外閉鎖筋 (obturator externus m.)	恥骨，坐骨， 閉鎖膜外面	大腿骨転子窩	閉鎖神経 L3，4	股関節外旋
内閉鎖筋 (obturator internus m.)	恥骨，坐骨， 閉鎖膜内面	大腿骨転子窩	仙骨神経叢 L4-S2	股関節外旋
上双子筋 (superior gemellus m.)	坐骨棘	内閉鎖筋の腱	仙骨神経叢 L4-S2	股関節外旋
下双子筋 (inferior gemellus m.)	坐骨結節	内閉鎖筋の腱	仙骨神経叢 L4-S2	股関節外旋
大腿方形筋 (quadratus femoris m.)	坐骨結節	大腿骨転子間稜	仙骨神経叢 L4-S1	股関節外旋
梨状筋 (piriformis m.)	腸骨， 第 2～第 4 仙骨前面	大腿骨大転子	仙骨神経叢 L(4，5)，S1	股関節外旋

（中村隆一・他：基礎運動学 第 6 版補訂．医歯薬出版，2012 より改変）

3 股関節の運動に関与する筋の起始・停止・走行

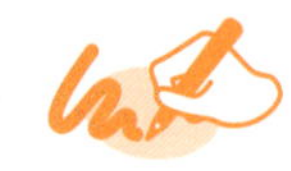

●運動をイメージしながら，関与する筋をなぞって色を塗ろう．

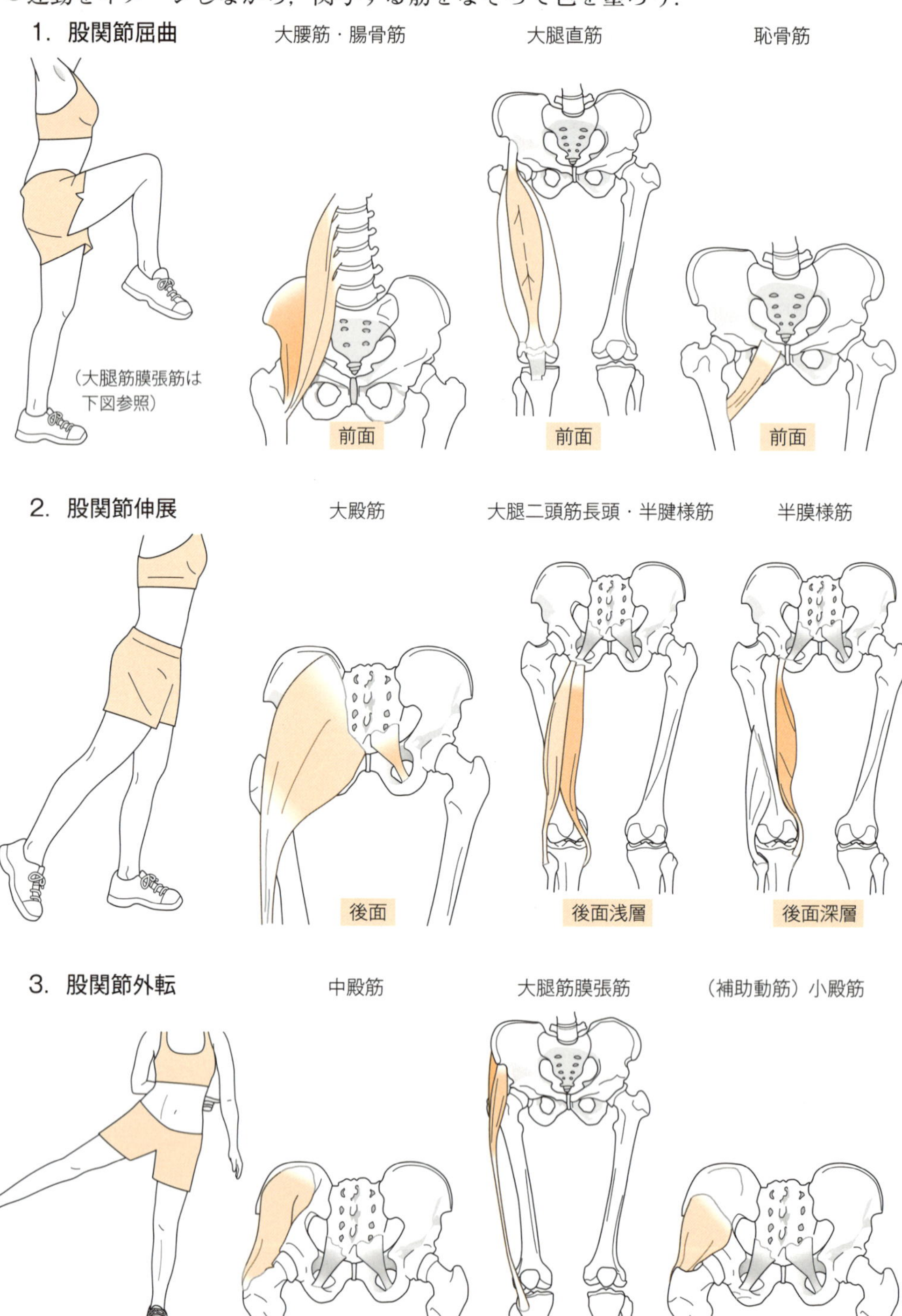

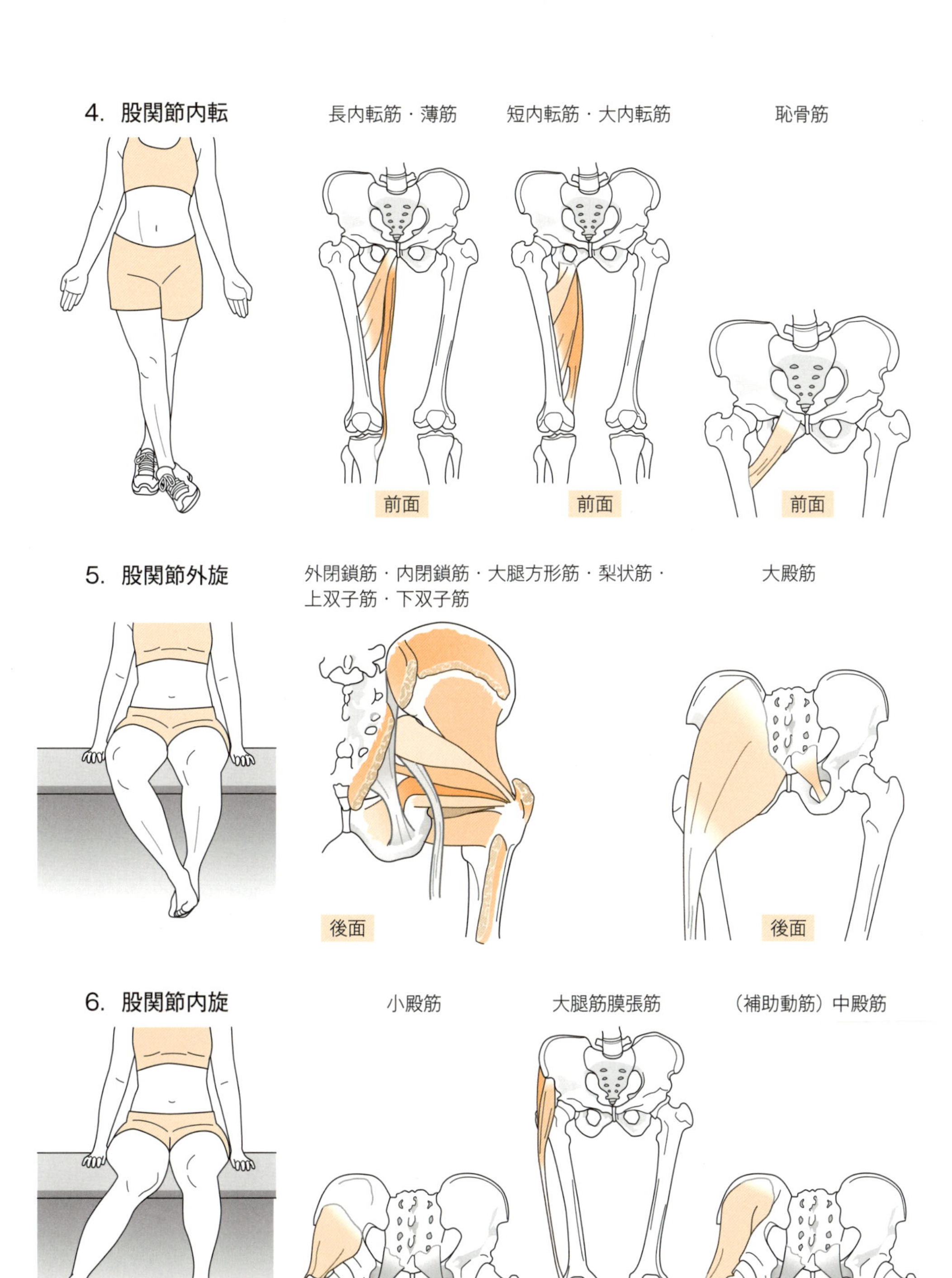
4. 股関節内転
長内転筋・薄筋
短内転筋・大内転筋
恥骨筋
前面
前面
前面
5. 股関節外旋
外閉鎖筋・内閉鎖筋・大腿方形筋・梨状筋・
上双子筋・下双子筋
大殿筋
後面
後面
6. 股関節内旋
小殿筋
大腿筋膜張筋
（補助動筋）中殿筋
後面
前面
後面

4 股関節の運動に関与する筋の動筋と補助動筋[4)]

● 股関節の各運動に関与する筋について，動筋と補助動筋を覚えよう.

	屈曲	伸展	外転	内転	外旋	内旋
腸腰筋	○				△	
縫工筋	△		△		△	
大腿直筋	○		△			
恥骨筋	○			○	△	
大腿筋膜張筋	○		○			○※1
大殿筋		○	△		○	
大腿二頭筋		○			△	
半腱様筋		○				△
半膜様筋		○				△
中殿筋	△	△	○		△	△
小殿筋	△	△	△		△	○
薄筋	△	△		○		
長内転筋	△			○	△	
短内転筋	△			○	△	
大内転筋	△			○		
深層外旋６筋					○	

（○：動筋，△：補助動筋）　（中村隆一・他：基礎運動学　第６版補訂．医歯薬出版，2012 より改変）

※ 大腿筋膜張筋は股関節屈曲・外転・内旋・膝関節伸展・屈曲・外旋に作用する.

股関節内転筋の機能[1, 2)]

● 内転筋群の作用は，下肢を正中線方向に内転させることであるが，下肢が固定されている場合は，❶(　　　　) を下肢の向きに動かすこともできる．また股関節の位置によっては，内転筋は股関節❷(　　　　) として，または股関節❸(　　　　) として作用する.

1 前額面での機能

● サッカーでボールを右下肢を内転させて蹴る場合，反対の支持側になる左下肢の股関節内転筋が作用し骨盤を左下肢の方向に動かすため❹(　　　　) 側の骨盤を❺(　　　　) させて，ボールを蹴る動作を行いやすくしている（図 12).

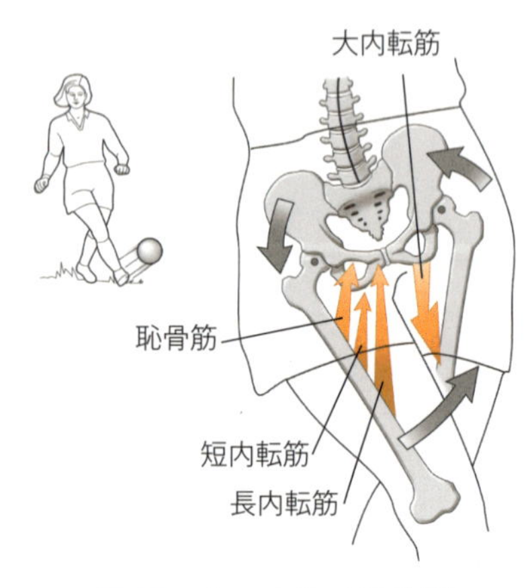

図 12　ボールを蹴る動作[8)] より

2 矢状面での機能

- 代表的な内転筋である長内転筋で考えると，股関節屈曲角度が❻(　　　　)°以上のとき，長内転筋は股関節前額軸の❼(　　　　)を走行し，長内転筋は❽(　　　　)として作用する．反対に股関節伸展位では，長内転筋は股関節前額軸の❾(　　　　)を走行し，長内転筋は❿(　　　　)として作用する．これを⓫(　　　　)という．

解答

❶骨盤　❷屈筋　❸伸筋　❹右　❺側方下制　❻ 50～60　❼後方　❽股関節伸筋　❾前方
❿股関節屈筋　⓫筋作用の転換

復習チェックポイント

股関節の運動と作用する筋をそれぞれ再度確認しよう．

・股関節の運動：
・股関節の運動に作用する筋：

股関節外転筋の機能

❶片脚立位における股関節外転筋の役割を説明しよう．
❷立脚側の股関節外転筋力が弱い場合，遊脚側に杖をつくことでバランスを保てるのはなぜだろうか？

解答・解説

❶片脚立位時に，支持側の股関節外転筋は挙上側の骨盤下降を制御するように働く．このとき，前額面において立脚側股関節を支点として体重による力のモーメントと立脚側股関節外転筋による力のモーメントがつり合った状態となる（第1種てこ）．

❷立脚側の股関節外転筋力が低下していると遊脚側の骨盤下降が起こるが，遊脚側に杖をつくことで前額面上のバランスを保つことができる．これは遊脚側の手で杖をつくと，支点（股関節中心軸）から杖までのモーメントアームが長くなり，杖の床反力による力のモーメントが骨盤下降を防ぐように効果的に作用するためである（右図）．

支点：股関節中心軸，F1：股関節外転筋による力成分，F2：杖の床反力，W：右下肢重量を除いた体重，D1：支点から股関節外転力作用線までのモーメントアーム，D2：支点から杖の床反力作用線までのモーメントアーム，D3：支点から重心軸までのモーメントアーム

時計回りの力のモーメント＝反時計回りの力のモーメント

$W \times D3 = F1 \times D1 + F2 \times D2$

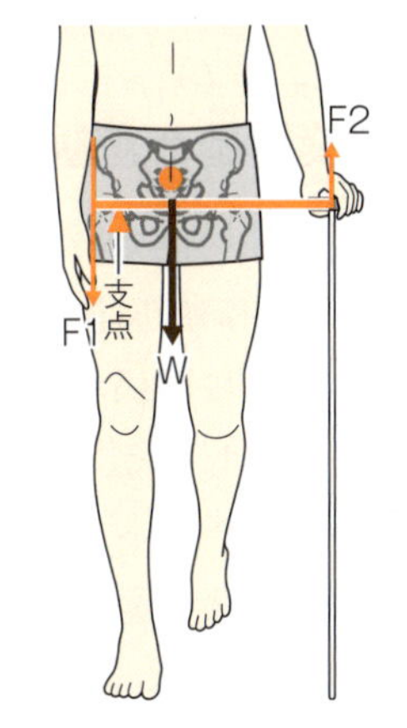

杖使用時における右股関節周囲の力のモーメント

Try It! 基本問題

1. 各部位を触察しよう.
   ❶上前腸骨棘
   ❷上後腸骨棘
   ❸大腿骨大転子
   ❹代表的な筋

2. 実際に自分の身体を動かして関節の動きをイメージしよう．また，パートナーの関節を動かして関節可動域と最終域感（end feel）を確認しよう.
   ❶股関節の運動：屈曲・伸展・外転・内転・外旋・内旋

解答・解説

1. ❶側腹部に指を当てて腸骨稜を触知したら前方にたどり，最も前方に突出する隆起を確認する．腸骨の腸骨翼前縁の前方に突出する２つの隆起のうち，頭側に位置するもの.
   ❷側腹部に指を当てて腸骨稜を触知したら後方にたどり，最も後方に突出する隆起を確認する．腸骨の腸骨翼後縁の後方に突出する２つの隆起のうち，頭側に位置するもの.
   ❸殿部外側に手を置き（固定），そのまま反対の手で股関節を内外旋させる．その際，皮膚を押し上げるような隆起の動きを容易に触知できる.
   ❹各筋の触診については他書を参照

2. ❶最終域感は，関節を他動的に動かした際にROMの最終域で検者が感じる抵抗感をさす．関節運動の制限因子は，関節包や靱帯，筋の緊張，関節の骨構造など多岐にわたる．最終域感はROMの制限因子と改善の可能性の推測に役立つため，注意して確認する必要がある.

臨床へつなげる 応用編

1 基礎評価と運動療法の考え方

❶膝関節伸展位での股関節屈曲角度と，膝関節屈曲位での股関節屈曲角度を測定した際，膝関節伸展位での制限が大きかった．この原因を説明しよう.

❷膝の肢位に関係なく，股関節屈曲角度に制限がある場合，筋において考えられる原因を説明しよう.

❸徒手筋力テストで股関節外転筋のテストを行う際，大腿筋膜張筋による代償が起きた際の特徴を説明しよう.

解答・解説

❶膝の角度で股関節屈曲角度に制限が出る場合，2関節筋であるハムストリングスの関与が考えられる．この場合は，ハムストリングスの短縮を疑うべきである．

❷2関節筋であるハムストリングスを除く，股関節伸展作用のある単関節筋（大殿筋・中殿筋後部線維・小殿筋後部線維・大内転筋伸展部）の短縮が疑われる．それらをさらに個別に調べる必要がある[5]．

❸大腿筋膜張筋の作用による代償で股関節を外転させる場合，股関節屈曲が入る．そのため，股関節屈曲が入らないよう注意が必要である．

2 動作と筋の働き

❶歩行時や階段昇降時に効率的な股関節屈曲を行うためには，腹筋群の活動が必要である．その理由を説明しよう．

❷図13の方法で大腿直筋を適切に伸張するためには腹直筋の活動が必要である．その理由を説明しよう．

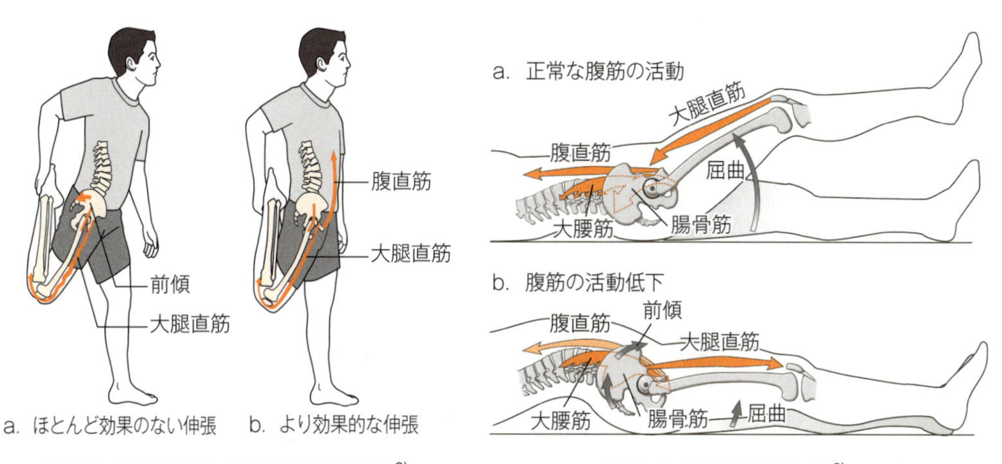

図13 腹筋活動による大腿直筋伸張の差[2]

図14 腹筋の安定化作用[8]

解答・解説

❶この腹筋群の活動は，被検者を背臥位にして，下肢伸展挙上を行う際の腹直筋の活動を考えるとわかりやすい（図14）．腹直筋が十分に活動すると腰椎と骨盤が安定した位置に保持され，腰椎を過剰に前弯することなく容易に下肢を伸展挙上することができる．これと対照的に，腹直筋が弱化している場合，腰椎と骨盤を安定した位置に保持することができないため，股関節屈筋が腰椎と骨盤を下肢のほうに牽引するので，腰椎は過剰に前弯し骨盤は前傾する．そのため十分な下肢伸展挙上を行うことができない．この状態が歩行の際に起これば，遊脚下肢を十分に前方に振り出すことができないということになる．

❷大腿直筋の作用は股関節屈曲と膝関節伸展である．したがって大腿直筋を効率的に伸張するためには，股関節を伸展し膝関節を屈曲すればよい．立位で一側下肢の大腿直筋を伸張するためには，腹直筋を活動させて，過剰な腰椎の前弯と骨盤の前傾を防がなければならない．もし，腹直筋の弱化があれば，股関節屈筋群が伸張された場合に，腰椎と骨盤を下肢のほうに牽引するので，過剰な腰椎の前弯と骨盤の前傾が起こり，十分に大腿直筋を伸張することができない[2]．

3 股関節に起こりやすい障害

●股関節に起こりやすい障害について考えよう．障害の理解が進んだら，画像所見を確認し，治療法や予防についてまとめよう．

1．変形性股関節症

病態，症状，治療と日常生活における注意点は？　歩行の特徴は？

2．大腿骨頸部骨折

原因，分類，治療法，術後注意すべきことは？

解答・解説

1．股関節の関節軟骨が変性する疾患で，関節裂隙の狭小化や骨棘形成などが生じる．原因が特定できない一次性（約２割）と寛骨臼形成不全等の後遺症とされる二次性（約８割）がある．X線画像所見に基づいて病期分類がされ，主な症状としては疼痛（鼠径部，股関節前面が多い），関節可動域制限，下肢長短縮，跛行（異常歩行）がみられる．治療としては保存療法と手術療法〔人工股関節全置換術術（THA）など〕があり，THAが施行された場合には日常生活において脱臼の禁忌肢位をとらないよう指導を行う．
異常歩行としては，股関節外転筋の筋力低下が起こった場合，歩行の単下肢支持期に遊脚側骨盤が下制する．これをトレンデレンブルグ（Trendelenburg）歩行という[10]．また，代償的に体幹を支持側へ側屈（傾斜）させて重心線を支持側股関節に近づける異常歩行が観察される．これをデュシェンヌ（Duchenne）歩行という[10]．

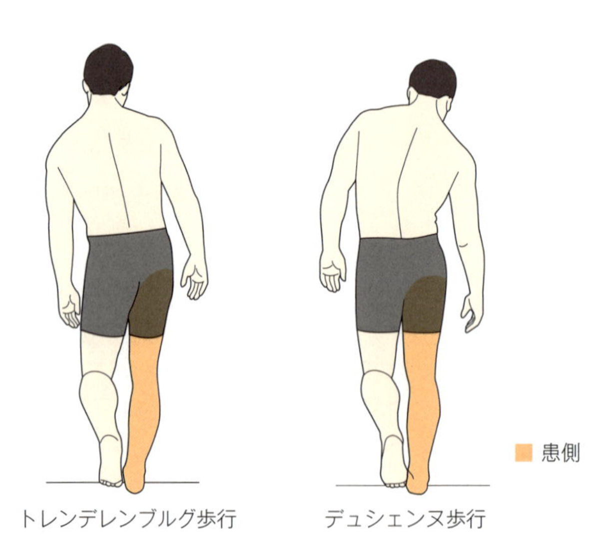

2．高齢者が転倒して受傷することが多い（発生率は男性より女性のほうが高い）．関節包内の骨折で大腿骨頸部内側骨折ともいう．一方，関節包外の骨折を大腿骨転子部骨折（大腿骨頸部外側骨折）という．Gardenによるステージ（stage）分類がよく使用され，手術療法としては観血的骨接合術または人工骨頭置換術が適応される．人工骨頭置換術後は脱臼の禁忌肢位をとらないよう指導する（詳細は他書を参照）[7]．

4 代表的な整形外科的検査

代表的な検査法を，陽性の場合疑われる障害・疾患，検査肢位や検査方法の意味を考えながらまとめよう．

検査名	陽性の場合疑われる障害・疾患	方法
❶(　　　　) テスト	股関節の屈曲拘縮	背臥位で腰椎の過剰な❷(　　　　) を認めたら，股関節の❸(　　　　) 拘縮を疑う．背臥位で，股関節❸拘縮を疑う下肢の❹(　　　　) 側の股・膝関節を屈曲する．それにより骨盤が後傾し，代償的な❺(　　　　) が減少し，隠されていた股関節の屈曲拘縮が出現する． 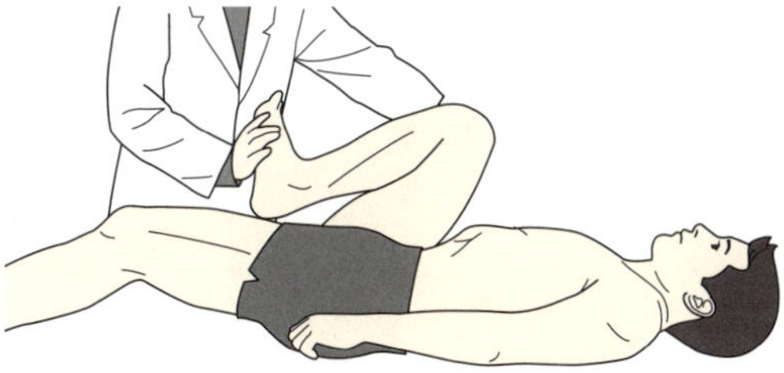
※股関節屈曲拘縮の原因判別方法	腸腰筋・大腿直筋の判別	診察用ベットの端から下腿を降ろした状態でトーマステストを行い，股関節屈曲拘縮がある側の下肢の大腿部を軽く下方に押した場合に膝関節の伸展が出現すれば，大腿直筋の短縮を考える． 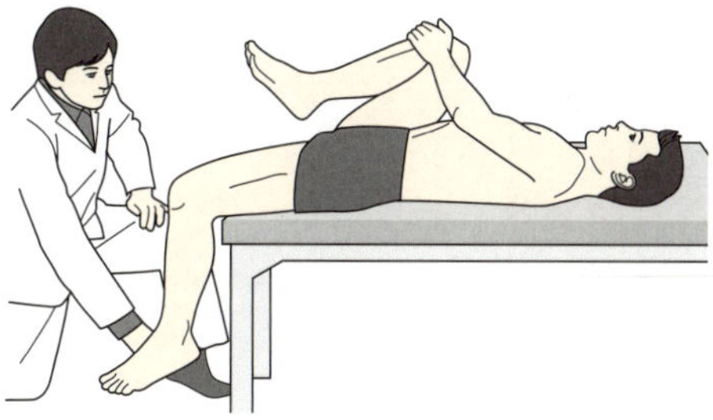 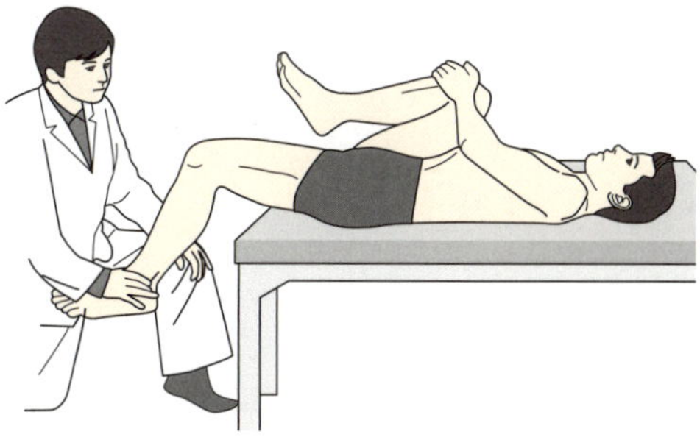

解答

❶トーマス　❷前弯　❸屈曲　❹反対　❺腰椎前弯

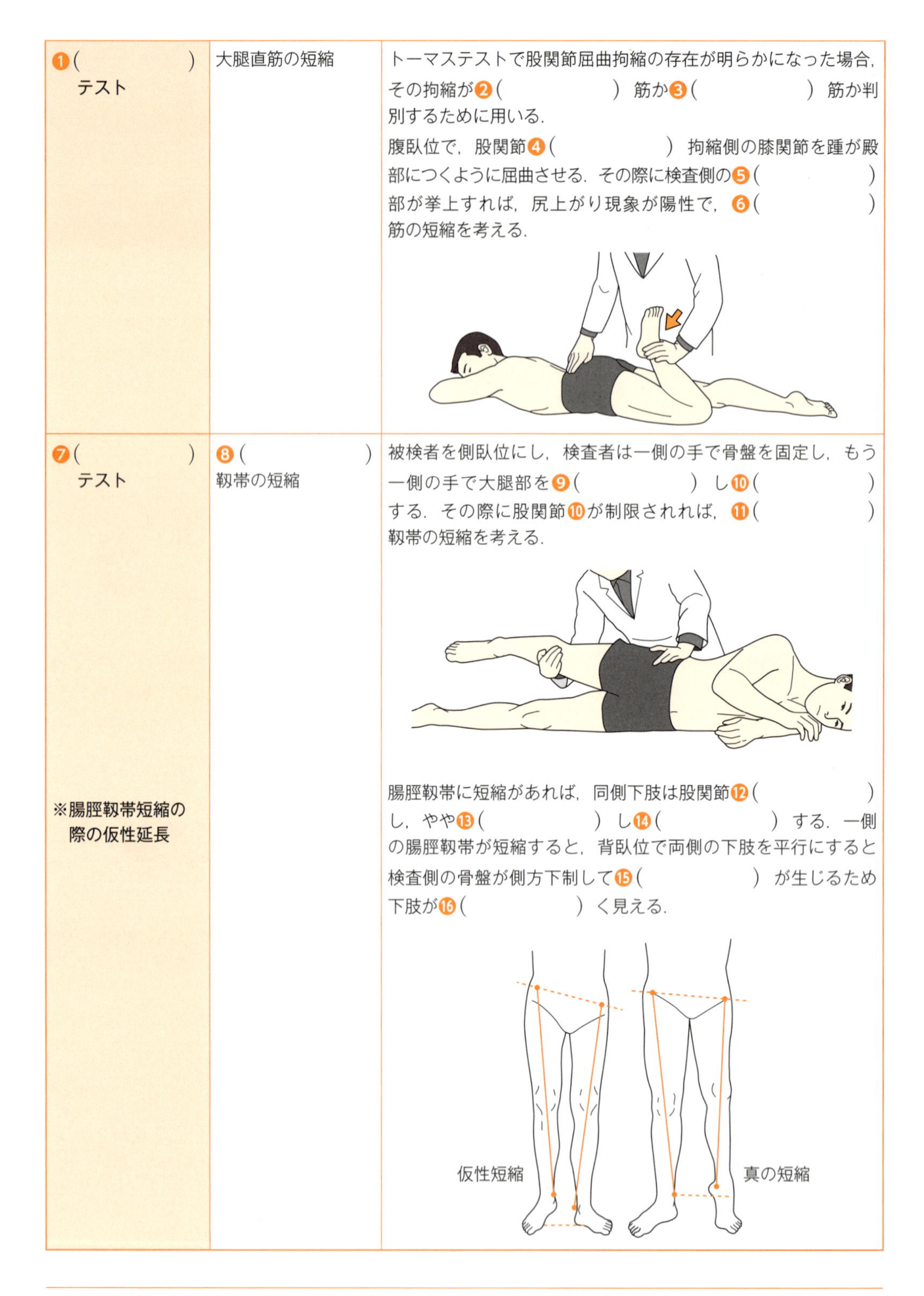

❶(　　　　) テスト	大腿直筋の短縮	トーマステストで股関節屈曲拘縮の存在が明らかになった場合，その拘縮が❷(　　　　)筋か❸(　　　　)筋か判別するために用いる． 腹臥位で，股関節❹(　　　　)拘縮側の膝関節を踵が殿部につくように屈曲させる．その際に検査側の❺(　　　　)部が挙上すれば，尻上がり現象が陽性で，❻(　　　　)筋の短縮を考える．
❼(　　　　) テスト	❽(　　　　) 靱帯の短縮	被検者を側臥位にし，検査者は一側の手で骨盤を固定し，もう一側の手で大腿部を❾(　　　　)し❿(　　　　)する．その際に股関節❿が制限されれば，⓫(　　　　)靱帯の短縮を考える．
※腸脛靱帯短縮の際の仮性延長		腸脛靱帯に短縮があれば，同側下肢は股関節⓬(　　　　)し，やや⓭(　　　　)し⓮(　　　　)する．一側の腸脛靱帯が短縮すると，背臥位で両側の下肢を平行にすると検査側の骨盤が側方下制して⓯(　　　　)が生じるため下肢が⓰(　　　　)く見える．

● トーマステスト：Thomas test　● エリーテスト：Ely test　● オーバーテスト：Ober test

解答

❶エリー　❷腸腰　❸大腿直　❹屈曲　❺殿　❻大腿直　❼オーバー　❽腸脛　❾伸展　❿内転　⓫腸脛　⓬外転　⓭屈曲　⓮外旋　⓯仮性延長　⓰長

■ 参考文献

1) Peggy A H・他（著），武田　功（総括監訳）：ブルンストローム臨床運動学　原著第6版．pp338-346，351-352，医歯薬出版，2013.
2) P J Mansfield，DA Neumann（著），弓岡光徳・他（監訳）：エッセンシャル・キネシオロジー―機能的運動学の基礎と臨床　原著第2版．pp224-231，240-251，254-258，281，349-350，南江堂，2015.
3) 渡辺正仁：理学療法士・作業療法士・言語聴覚士のための解剖学 第3版．pp106-109，152-153，228-236．廣川書店，1941.
4) 中村隆一・他：基礎運動学　第6版．pp238-245，医歯薬出版，2006.
5) 市橋則明：運動療法学 障害別アプローチの理論と実際　第2版．p192，文光堂，2014.
6) J Castaing・他（著），井原秀俊・他（訳）：図解　関節・運動器の機能解剖下肢編．協同医書出版社，p9，pp26-27，32-33，1986.
7) 斎藤秀之，加藤　浩：極める変形性股関節症の理学療法 病期別評価とそのアプローチ．p5，文光堂，2013.
8) NeumannDa：Kinesiology of the musculoskeletal system：foundations for physical rehabilltation ed 3. Elsevier, 2017.
9) Somers MF：Spinal cord injury：functional rehabilitation. Norwalk. Conn. Appleton & Lange, 1992.
10) 武田　功（監修）：臨床歩行分析ワークブック　改訂第2版．メジカルビュー社，2017.
11) Lanz TV, Wachsmuth W：Praktische Anatomie. 2te Auflage, Springer-Verlag, Berlin, 1959.
12) 日本整形外科学会　日本股関節学会（監修）：変形性股関節症診療ガイドライン2016　改訂第2版．南江堂，2016.

（弓岡まみ）

10 膝関節

骨　格

- 膝関節は❶(　　　　) 骨，❷(　　　　) 骨，❸(　　　　) 骨の3つの骨から成り，❹(　　　　) 関節，❺(　　　　) 関節，❻(　　　　) 関節によって構成される．腓骨は膝関節の構成要素とはされない．膝関節は最も大きな関節であり，体重を支えるほかに垂直や横方向の動きを制御している．広い❼(　　　　) をもつ一方，強い❽(　　　　) が求められるため，障害が起きやすい関節である．

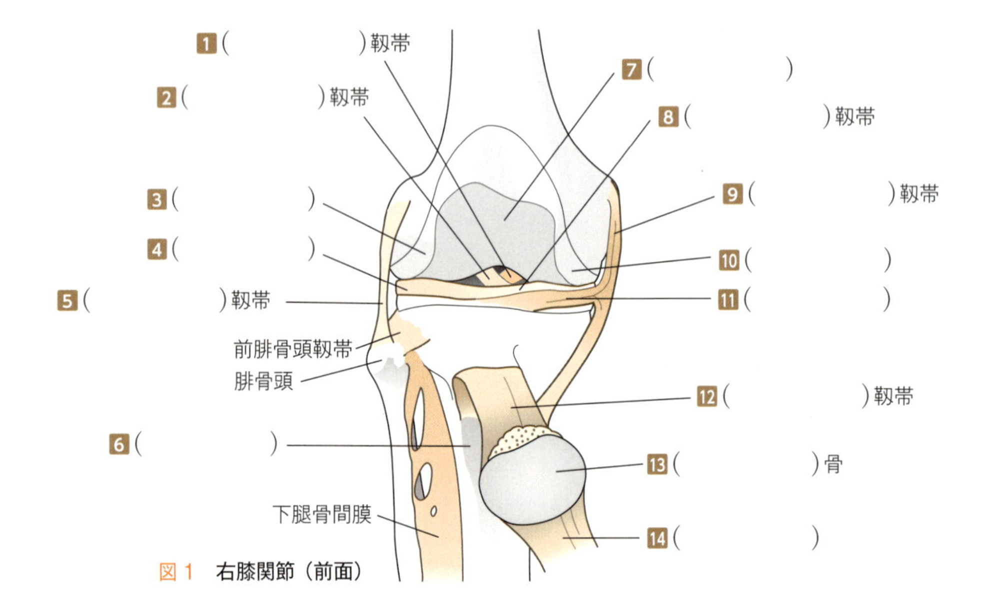

図1　右膝関節（前面）

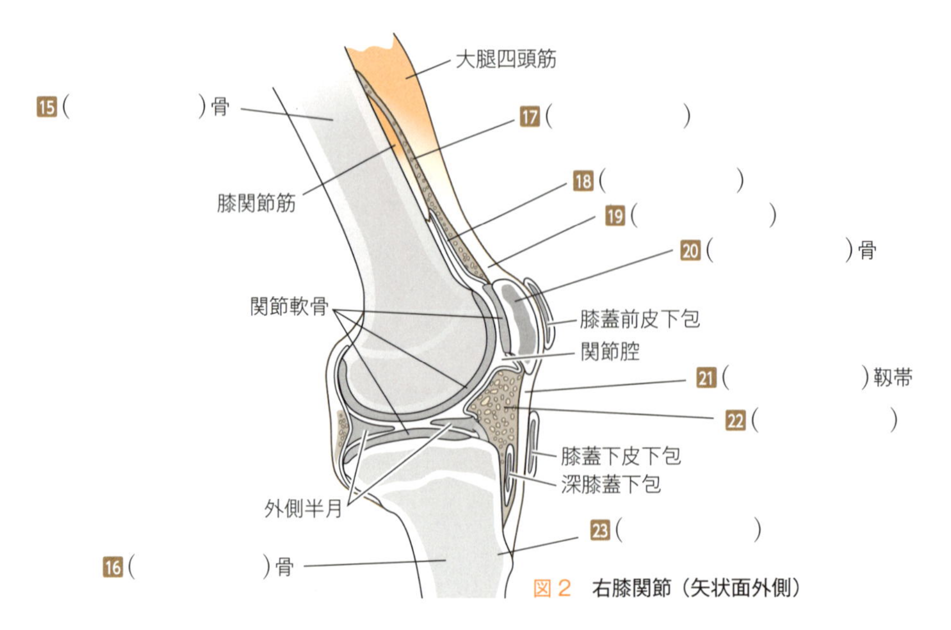

図2　右膝関節（矢状面外側）

解答

❶大腿 ❷脛 ❸膝蓋 ❹内側脛骨大腿 ❺外側脛骨大腿 ❻膝蓋大腿 ❼可動域 ❽支持性
1後十字 2前十字 3外側顆 4外側半月 5外側側副 6脛骨粗面 7大腿骨膝蓋面
8膝横 9内側側副 10内側顆 11内側半月 12膝蓋 13膝蓋 14大腿四頭筋腱 15大腿 16脛
17膝蓋上脂肪体 18膝蓋上包 19大腿四頭筋腱 20膝蓋 21膝蓋 22膝蓋下脂肪体 23脛骨粗面

1 大腿骨

- 大腿骨は最も長く大きな❶(　　　　　)骨である．膝関節を構成する遠位（下端）は内側，外側ともに肥厚し後方へ突出した❷(　　　　　)，❸(　　　　　)を形成する．成人の内側顆は外側顆より大きく，内側顆と外側顆の間を❹(　　　　　)という．内側顆，外側顆の後上方にある隆起部を❺(　　　　　)，❻(　　　　　)という．内側上顆の近位の隆起は❼(　　　　　)とよばれ，❽(　　　　　)筋が停止する．外側顆の前面は内側顆より突出し，内側顆と外側顆の間には膝蓋骨と関節する❾(　　　　　)をもつ．

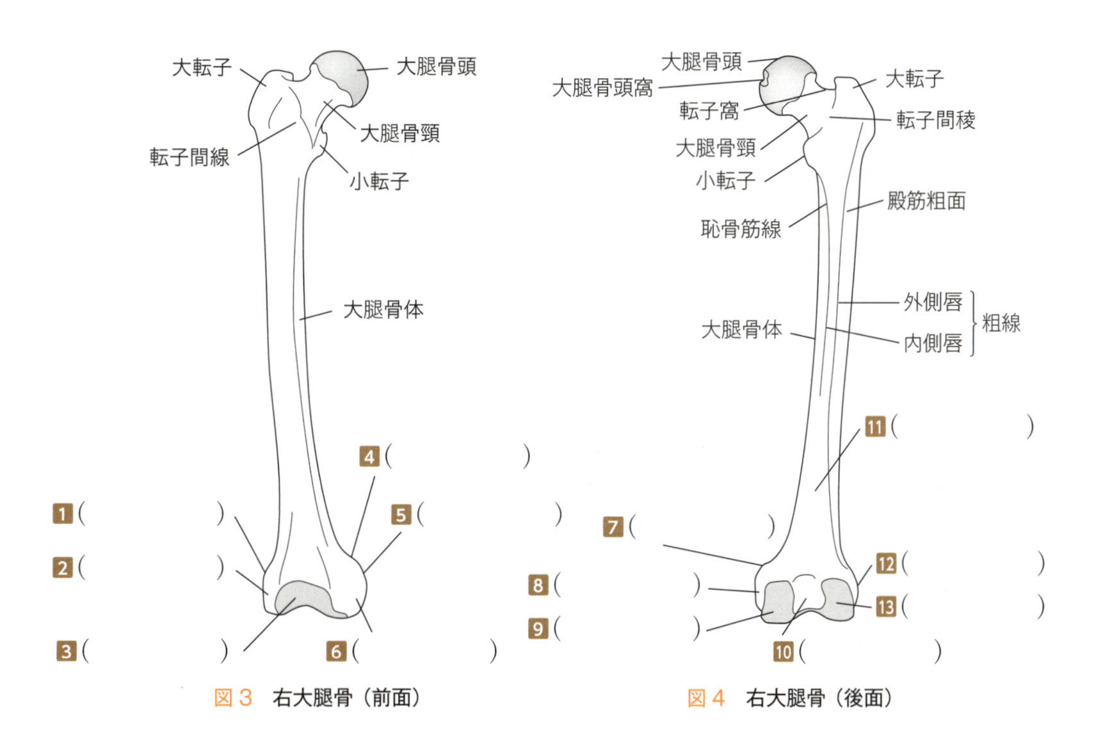

図3 右大腿骨（前面）　　図4 右大腿骨（後面）

解答

❶長管 ❷内側顆 ❸外側顆（❶-❸順不同） ❹顆間窩 ❺内側上顆 ❻外側上顆（❺❻順不同）
❼内転筋結節 ❽大内転 ❾膝蓋面
1外側上顆 2外側顆 3膝蓋面 4内転筋結節 5内側上顆 6内側顆 7内転筋結節
8内側上顆 9内側顆 10顆間窩 11膝窩面 12外側上顆 13外側顆

2 脛　骨（図5～7）

- 脛骨は下腿内側にある❶(　　　　　) 骨であり，上端は❷(　　　　　) 関節を構成している. 大腿骨と形状が合うように内側, 外側の両側へ広がり, ❸(　　　　　), ❹(　　　　　)とよばれる. 脛骨の上部にある2つの関節面によって❺(　　　　　)関節, ❻(　　　　　)関節を構成する. 上関節面の❼(　　　　　)側は❽(　　　　　)側より大きく，立位時には❾(　　　　　) 側に多くの体重がかかる. 内側顆，外側顆の間の突出した部分は❿(　　　　　)とよばれる. 内側にある隆起を⓫(　　　　　), 外側にある隆起を⓬(　　　　　) とよぶ. 膝関節伸展時には顆間隆起は大腿骨顆間窩内にある. 脛骨の上面には, ⓭(　　　　　) 靱帯が付着する前顆間区と⓮(　　　　　) 靱帯が付着する後顆間区とよばれる凹部がある.
- 脛骨体の前面には⓯(　　　　　) 靱帯が付着する脛骨粗面とよばれる隆起部がみられる.

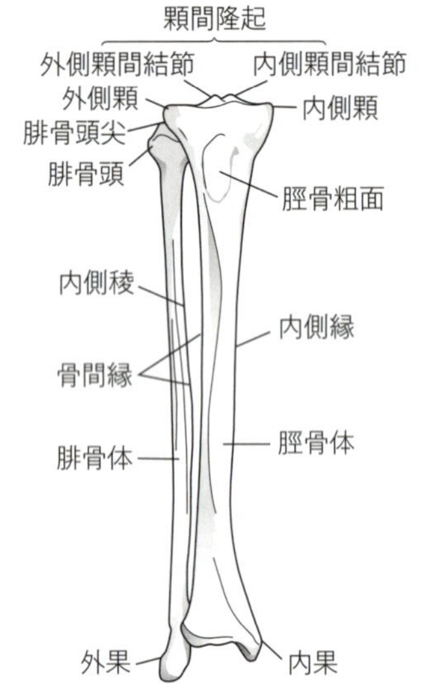

図5　右脛骨（前面）

※腓骨は膝関節に含まれないが，下腿を構成する骨として記載した.

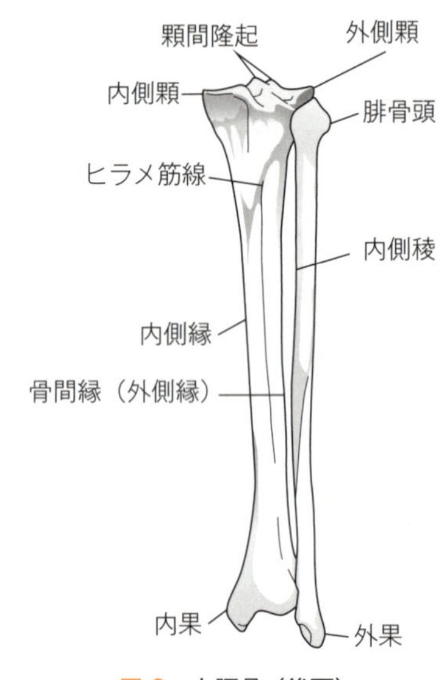

図6　右脛骨（後面）

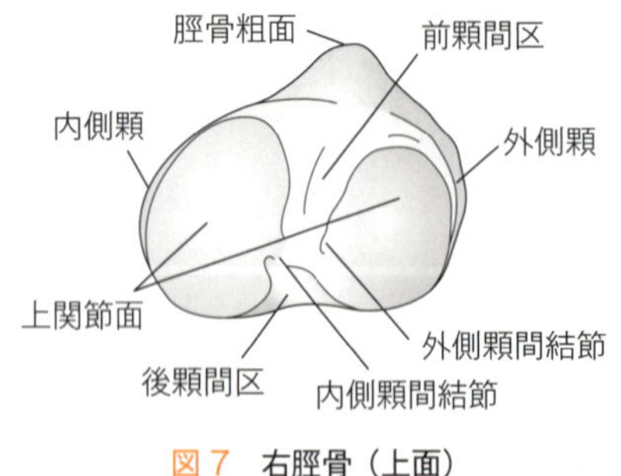

図7　右脛骨（上面）

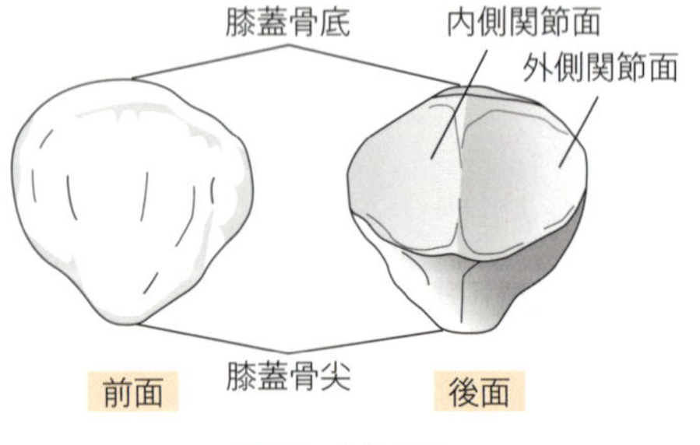

図8　右膝蓋骨

解答

❶長管　❷脛骨大腿　❸内側顆　❹外側顆　❺内側脛骨大腿　❻外側脛骨大腿　❼内　❽外
❾内　❿顆間隆起　⓫内側顆間結節　⓬外側顆間結節　⓭前十字　⓮後十字　⓯膝蓋

3 膝蓋骨（図 8）

- 膝蓋骨は最も大きな❶（　　　　）骨である．膝蓋骨の近位端は❷（　　　　）とよばれ，丸みをおびており，遠位端は❸（　　　　）とよばれ尖った形状をしている．膝蓋骨の前面は❹（　　　　）状であり，後面の関節面は大腿骨と接する．関節面は垂直に走る隆起によって❺（　　　　），❻（　　　　）に分けられており，それぞれ大腿骨の内側顆と外側顆に対応する．❼（　　　　）は❽（　　　　）より大きい．

4 アライメント

- **Qアングル（Q-angle, Q角, 大腿四頭筋角度）**：大腿骨は脛骨の軸より❾（　　　　）側へ傾いており，上前腸骨棘から膝蓋骨の中央へ引いた線と膝蓋骨中央から脛骨粗面の中央に引いた線との角度を❿（　　　　）という（図 9）．❿は約⓫（　　　　）°～⓬（　　　　）°とされている[2)]．❿が小さい場合には⓭（　　　　）傾向，大きい場合には⓮（　　　　）傾向で，❿が増大すると膝蓋骨を外側に引く力が大きくなり膝蓋骨脱臼が起こりやすくなる．
- **大腿脛骨角（FTA）**：X 線画像上にて観察し，大腿骨長軸と脛骨長軸との成す角を⓯（　　　　）（Femoro-tibial angle：FTA）という（図 10）．大腿脛骨角は約⓰（　　　　）°～⓱（　　　　）°とされており，170°より小さい場合は外反膝（X 脚），175°より大きい場合は内反膝（O 脚）とよばれる（図 11）．

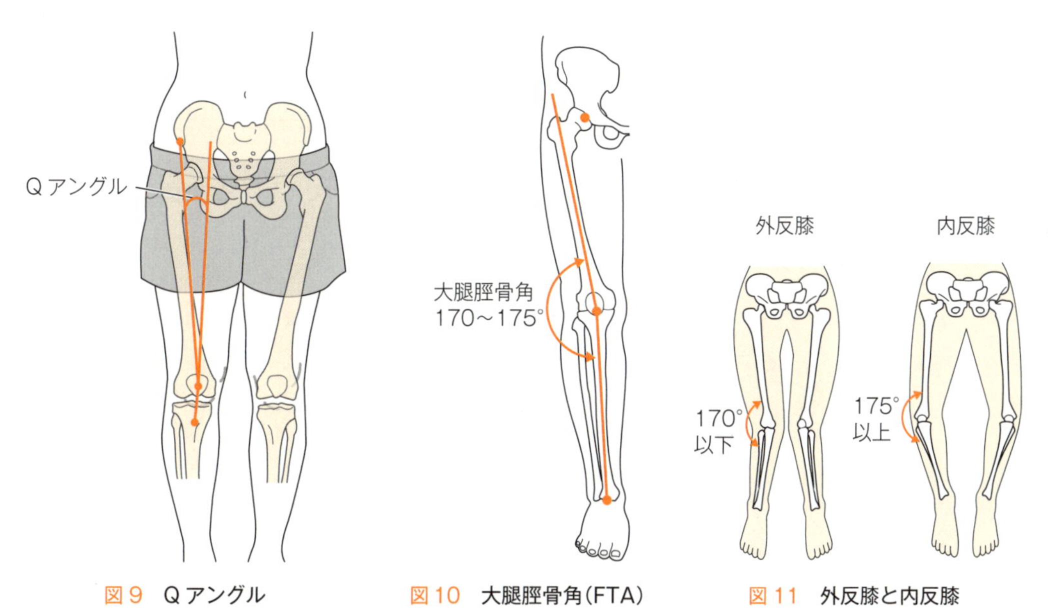

図 9　Qアングル　　図 10　大腿脛骨角（FTA）　　図 11　外反膝と内反膝

解答

❶種子　❷膝蓋骨底　❸膝蓋骨尖　❹凸　❺内側関節面　❻外側関節面（❺❻順不同）
❼外側関節面　❽内側関節面　❾外　❿Qアングル（大腿四頭筋角度）　⓫13　⓬15
⓭内反膝（O 脚）　⓮外反膝（X 脚）　⓯大腿脛骨角　⓰170　⓱175

関節と運動

1 脛骨大腿関節

- **構成と概要**：人体で最も大きな関節であり，❶(　　　　)骨と❷(　　　　)骨で構成される．内側脛骨大腿関節と外側脛骨大腿関節の2つの関節とみなすこともある．半月板，靱帯，関節包によって支持され安定性を保つ．
- **種類と運動自由度**：脛骨大腿関節は蝶番関節の一異型であり，❸(　　　　)関節に分類される．運動は❹(　　　　)と❺(　　　　)，大腿骨に対して下腿が❻(　　　　)，❼(　　　　)する．運動自由度は❽(　　　　)である．
- 参考可動域は，屈曲（flexion）が❾(　　　　)°，伸展（extension）は❿(　　　　)°である．過伸展した状態を⓫(　　　　)（back-knee）とよぶ．
- **関節包内運動**：⓬(　　　　)運動（rolling）と⓭(　　　　)運動（sliding）が起こる．屈曲の初期（0°～30°）では⓮(　　　　)運動の比率が大きく，30°～90°では⓯(　　　　)運動が起こる．屈曲の最終域（90°～130°）では⓰(　　　　)運動の比率が大きくなる．
- **主な靱帯**：主な靱帯には，内側側副靱帯，外側側副靱帯，前十字靱帯，後十字靱帯がある（図12，13）．側副靱帯は屈曲や伸展運動，軸回旋をするときに安定性をもたらす．十字靱帯は屈曲や伸展運動の全体で安定性をもたらし，関節運動を制御している．⓱(　　　　)は内側広筋に起始し，脛骨粗面の内側に停止している．内側広筋からの力を受け，脛骨の⓲(　　　　)，⓳(　　　　)トルクを発生させるのに役立っている．外側膝蓋支帯は外側広筋に起始し，脛骨粗面の外側に停止している．外側広筋からの力を受け，脛骨の⓴(　　　　)，㉑(　　　　)トルクを発生させるのに役立っている．

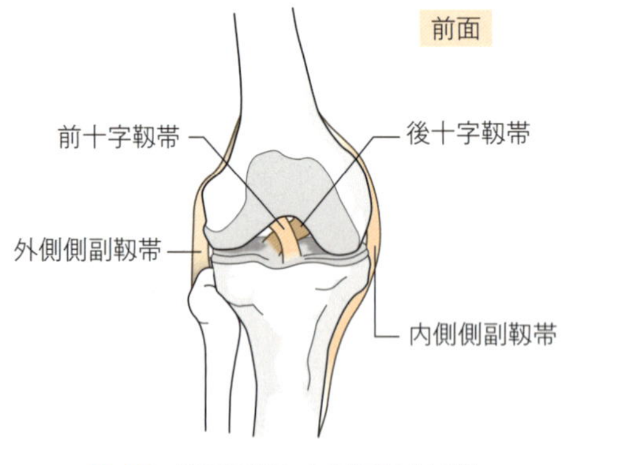

図12　側副靱帯と十字靱帯（右膝）

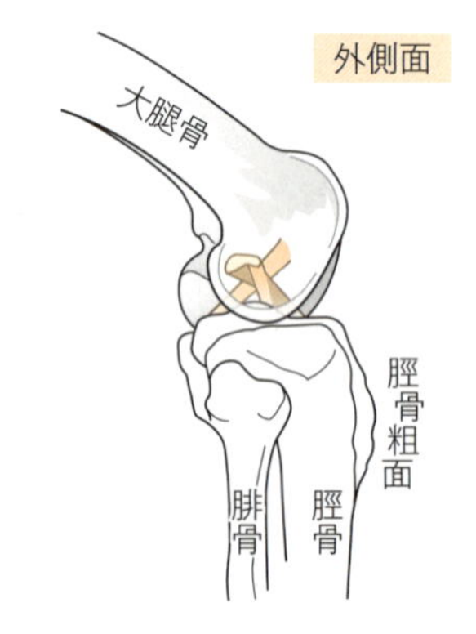

図13　十字靱帯（右膝）

解答

❶大腿　❷脛（❶❷順不同）　❸らせん　❹屈曲　❺伸展（❹❺順不同）　❻内旋　❼外旋（❻❼順不同）　❽2　❾130　❿0　⓫反張膝　⓬転がり　⓭すべり　⓮転がり　⓯転がりとすべり　⓰すべり　⓱内側膝蓋支帯　⓲内旋　⓳伸展（⓲⓳順不同）　⓴外旋　㉑伸展（⓴㉑順不同）

1. 半月板

- 脛骨大腿関節を構成する脛骨上部には❶(　　　　　) である半月板が付着する. 内側半月(medial meniscus：MM)は外側半月(lateral meniscus：LM)より大きく❷(　　　　　) 字型をしており, 脛骨上面の内側顆関節面の前顆間区から後顆間区にかけて前角と後角で固定されている. 内側半月は関節包を介し❸(　　　　　) 靱帯に付着している. そのため内側半月は外側半月より可動性が小さいので, 関節運動時の損傷頻度は❹(　　　　　) なる. 外側半月は❺(　　　　　) 字状であり, 脛骨上面の❻(　　　　　) に固定されている. その前角と後角は内側半月より中心に位置している. 内側半月板より可動性が大きく, 外側側副靱帯には付着しない. ❼(　　　　　) 靱帯は内側半月と外側半月を結んでいる.
- 両半月ともに遊離した冠状靱帯によって固定されている. 断面の形は❽(　　　　　) であり, 外縁は❾(　　　　　) 中心部では❿(　　　　　) なる. 半月板には以下に記載する役割がある. ①関節窩を深くし, 膝関節の⓫(　　　　　) をもたらす. ②接触面積を増やすことにより力を分散させ, ⓬(　　　　　) を吸収する. ③⓭(　　　　　) を適正に保つ. ④⓮(　　　　　) を均等化する. ⑤⓯(　　　　　) を分散させる. 半月板の損傷は膝関節屈曲時における回旋ストレスによって起こりやすい.

2. 関節包

- 膝関節の関節包は最も大きな関節包であり, 大腿骨顆部の上から脛骨顆部の下までを覆っている. 内側滑液層と外側線維層より成るが, 内側滑液包は上方にて線維層と分離し, ⓰(　　　　　) 部を形成している. 関節包の⓱(　　　　　) 面は薄く伸縮性に富み, 側副靱帯, 十字靱帯, その他の膝関節を構成する靱帯によって守られている. 関節包の機能は組織間の⓲(　　　　　)を減少させ, 膝関節を⓳(　　　　　) する役割がある.

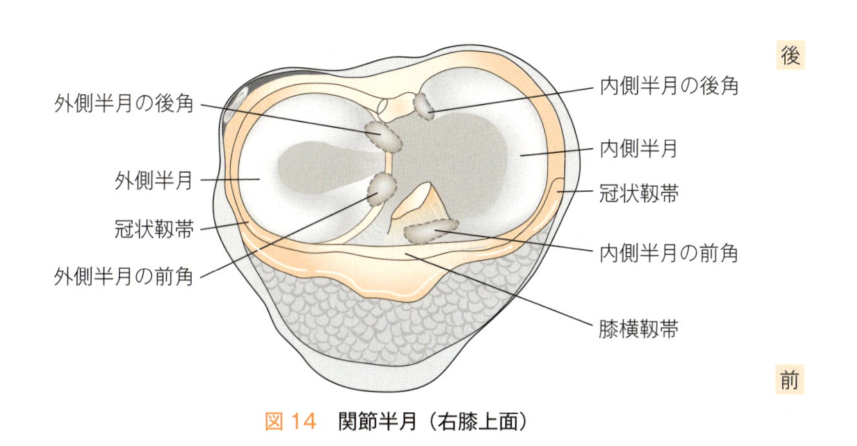

図 14　関節半月（右膝上面）

解答

❶線維軟骨　❷C　❸内側側副　❹高く　❺O　❻外側顆関節面　❼膝横　❽三角形　❾厚く　❿薄く　⓫安定性　⓬衝撃　⓭可動性　⓮関節内圧　⓯滑液　⓰膝蓋上包　⓱前　⓲摩擦　⓳保護

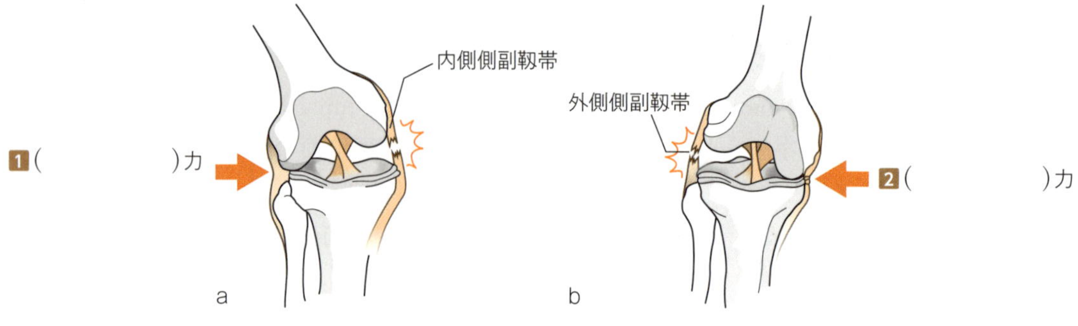

図 15　内側側副靱帯・外側側副靱帯の緊張（右膝）

3. **内側側副靱帯**（medial collateral ligament：MCL, tibial collateral ligament）

- 内側側副靱帯は大腿骨❶(　　　　　)と脛骨❷(　　　　　)との間を連結する靱帯であり，外側側副靱帯より幅が❸(　　　　　)．関節包を介し❹(　　　　　)と結合している．前方は脛骨内側の❺(　　　　　)に沿い付着する．膝関節の❻(　　　　　)を制動し，足部が固定された状態で膝関節に❼(　　　　　)力が加わったときには，内側側副靱帯は緊張する（図 15a）．

4. **外側側副靱帯**（lateral collateral ligament：LCL, fibular collateral ligament）

- 外側側副靱帯は大腿骨の❽(　　　　　)と腓骨頭の❾(　　　　　)との間を走る靱帯である．大腿二頭筋腱に付着する．膝関節の❿(　　　　　)を制動し，足部が固定された状態で膝関節に⓫(　　　　　)力が加わったときには，外側側副靱帯は緊張する（図 15b）．

5. **前十字靱帯**（anterior cruciate ligament：ACL）

- 前十字靱帯は⓬(　　　　　)外の⓭(　　　　　)にあり脛骨の前顆間区から大腿骨外側顆の後内側面に付着する．膝関節の⓮(　　　　　)，大腿骨に対して脛骨が⓯(　　　　　)方へ移動する動きを制動する働きと，脛骨に対して大腿骨が⓰(　　　　　)方へ移動する動きを制動する働きをもつ（図 16a）．
- 前十字靱帯は膝関節伸展時に緊張し，膝関節屈曲時に弛緩する．
- 前十字靱帯は後十字靱帯よりも長く，その比は⓱(　　　　　)：⓲(　　　　　)である．

6. **後十字靱帯**（posterior cruciate ligament：PCL）

- 後十字靱帯は⓳(　　　　　)外の⓴(　　　　　)にあり，脛骨㉑(　　　　　)外側から前十字靱帯の内側を通過し大腿骨の㉒(　　　　　)前内側に付着する．膝関節の過屈曲，大腿骨に対して脛骨が㉓(　　　　　)方へ移動する動きを制動する働きと，脛骨に対して大腿骨が㉔(　　　　　)方へ移動する動きを制動する働きをもつ（図 16b）．
- 後十字靱帯は膝関節屈曲時に緊張し，膝関節伸展時には一部が緊張する．

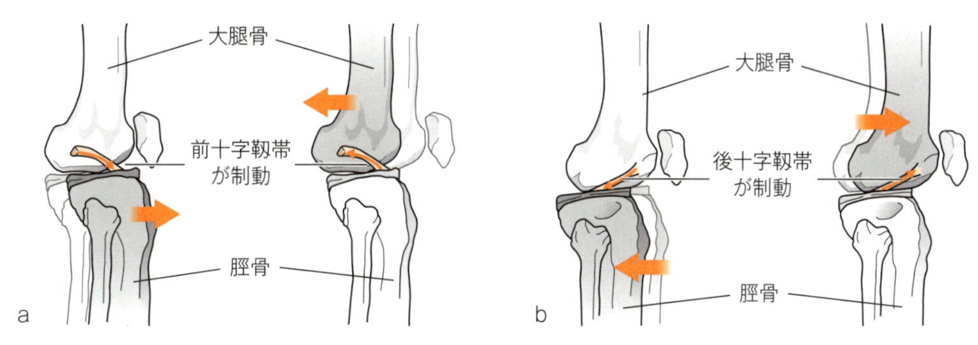

図 16　前十字靱帯・後十字靱帯の緊張（右膝）

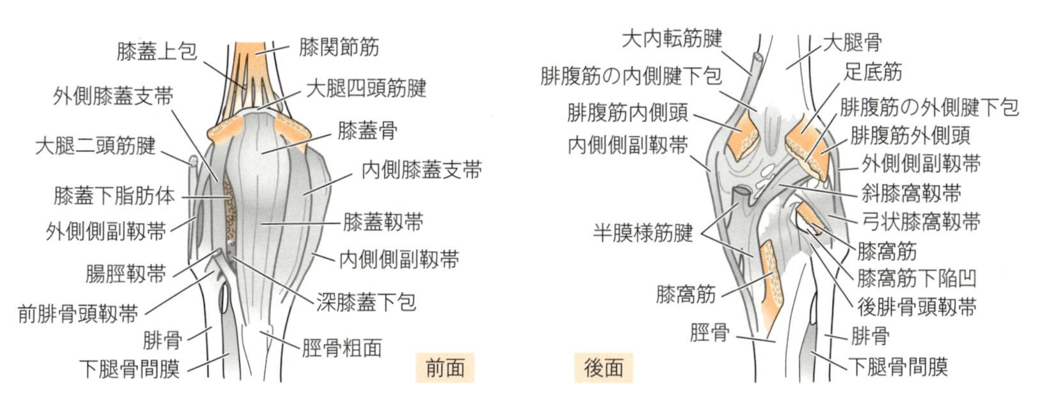

図 17　右膝関節周囲のその他の靱帯と構造

解答

❶内側上顆　❷内側顆　❸広い　❹内側半月　❺鵞足　❻過伸展　❼外反　❽外側上顆
❾外側面　❿過伸展　⓫内反　⓬滑膜　⓭関節包内　⓮過伸展　⓯前　⓰後　⓱5　⓲3
⓳滑膜　⓴関節包内　㉑後顆間区　㉒顆間窩　㉓後　㉔前　1外反　2内反

7. 関節の運動

- 大腿骨両顆を通った内外側軸において（屈曲・伸展），垂直軸での運動である（内旋・外旋）がある．膝関節の運動を考えるときには，大腿骨を固定して脛骨が自由に動く❶（　　　　　）と脛骨を固定して大腿骨が動く❷（　　　　　）のどちらであるかを考える必要がある（図 18）．
- 脛骨を固定した状態で，膝関節が伸展から屈曲するとき大腿骨は脛骨上を転がり，すべり運動をするため，膝関節における❸（　　　　　）は変化している（図 19）．
- 屈曲に伴う転がり，すべり運動により大腿骨と脛骨の接触点は十字靱帯によって調節されており，移動する（図 20）．大腿骨顆部が後方へ移動するということを，❹（　　　　　）機構とよぶ．
- 膝関節が屈曲するとき，内側側副靱帯，外側側副靱帯が緩み，垂直軸での回旋が起こる．膝関節屈曲位での回旋可動域は外旋が約❺（　　　　　）°，内旋が約❻（　　　　　）°であるが，膝関節伸展位では❼（　　　　　）は起こらない．

解答

❶開放運動連鎖　❷閉鎖運動連鎖　❸中心軸　❹ロールバック（roll back）　❺20　❻10　❼回旋

- 膝関節屈曲位では内側，外側側副靱帯はともに緩むが，内側側副靱帯より外側側副靱帯がより緩む(図21)．そのため内側より外側の脛骨顆部が多く動き，❶(　　　　)が❷(　　　　)の周りを回旋するように動く．
- 大腿骨を固定して膝関節を伸展するとき，完全伸展位になる直前約❸(　　　　)°で大腿骨に対して脛骨は約❹(　　　　)°外旋する[3]．完全伸展位から屈曲するときには，大腿骨に対して脛骨は内旋する．たとえば椅子に座る動作などの閉鎖運動連鎖では，膝関節完全伸展位から屈曲するときには脛骨に対して大腿骨が外旋する．この大腿骨に対して脛骨が外旋する運動を❺(　　　　)(screw-home movement)とよぶ．このように大腿骨に対して下腿の外旋が起こり，膝関節が固定されることを❻(　　　　)(rocking mechanism)ともいう．

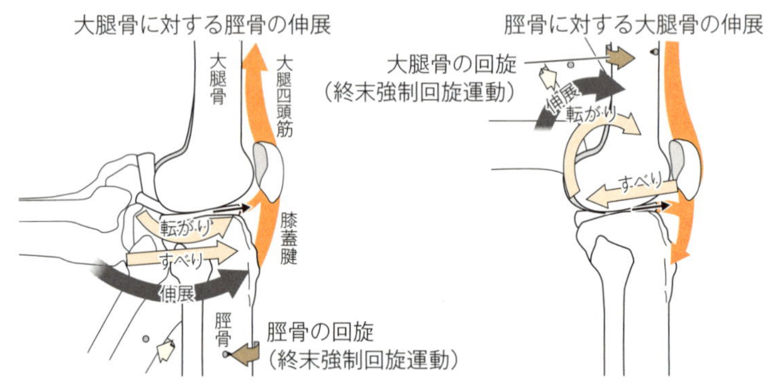

図18　膝関節伸展時の大腿骨に対する脛骨の動きと脛骨に対する大腿骨の動き[2)より改変]

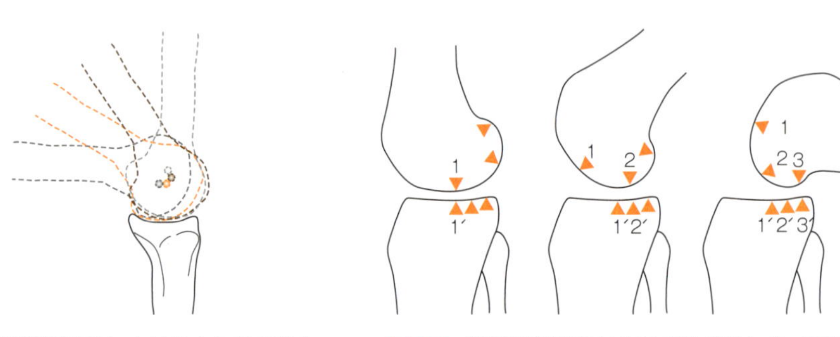

図19　膝関節運動時における中心軸の変化

図20　膝関節運動時における転がりとすべり運動[12]

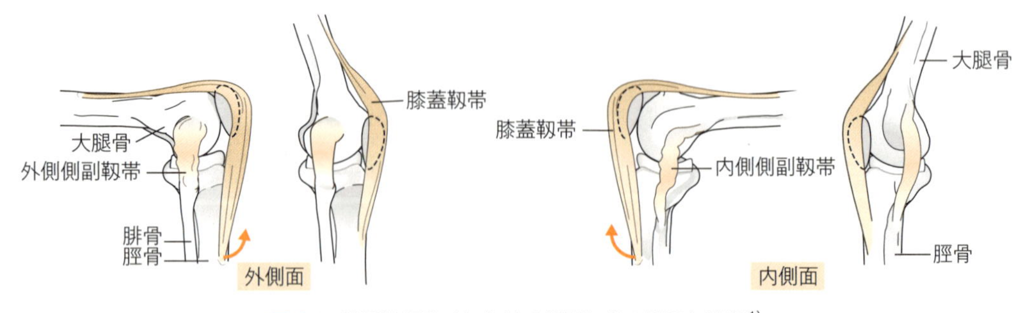

図21　膝関節運動時における側副靱帯の緊張と弛緩[1]

解答

❶脛骨外側顆　❷脛骨内側顆　❸30　❹10　❺終末強制回旋運動　❻膝をしめる

●膝関節の動きと靱帯の緊張と弛緩について表にまとめよう．

	外側側副靱帯	内側側副靱帯	前十字靱帯	後十字靱帯
伸展	＋	＋	＋	△
屈曲	−	−		＋
外転（外反）		＋	＋	△
内転（内反）	＋		＋	△
外旋	＋	＋	＋	△
内旋	＋	＋	＋	△

＋：靱帯の緊張が運動の制動となる
△：一部の線維が緊張する

（中村隆一・他：基礎運動学　第6版補訂．医歯薬出版，2012.）

2 膝蓋大腿関節

●**構成と概要**：膝蓋大腿関節は大腿骨にある❶(　　　　　) と膝蓋骨後面の❷(　　　　　) とで構成される関節である．

●**種類**：❸(　　　　　) 関節に分類される．

●**関節包内運動**：関節包内運動は❹(　　　　　) 運動が起こる．

●**主な靱帯**：主な靱帯は膝蓋靱帯である．膝蓋靱帯は❺(　　　　　) 尖から❻(　　　　　) に付着する．大腿四頭筋腱から継続された靱帯として膝関節の前方を保護する働きがある．

●**関節の運動**：膝蓋骨の動きは外側偏位，内側偏位，外側傾斜，内側傾斜，屈曲，伸展，内旋，外旋が可能であるとされる（図22）．膝関節が屈曲するときには膝蓋骨は❼(　　　　　) 方にすべり，伸展するときには❽(　　　　　) 方へすべる（図23，24）．膝蓋骨は膝関節が屈曲から伸展するときに約❾(　　　　　)～❿(　　　　　) cm移動する．膝蓋骨は膝関節を伸展するときには，効率よく動くように滑車としての働きがあり，膝蓋骨可動性の障害は膝関節の可動域制限につながる．

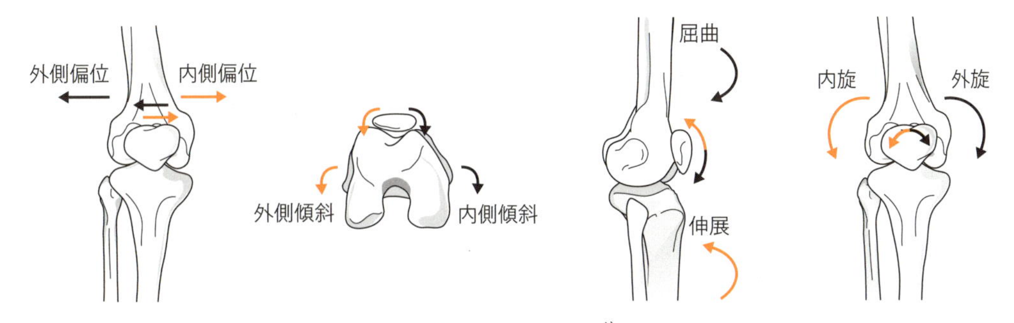

図22　膝蓋骨の動き[1)]

解答

❶膝蓋面　❷関節面　❸平面　❹すべり　❺膝蓋骨　❻脛骨粗面　❼下　❽上　❾5　❿7

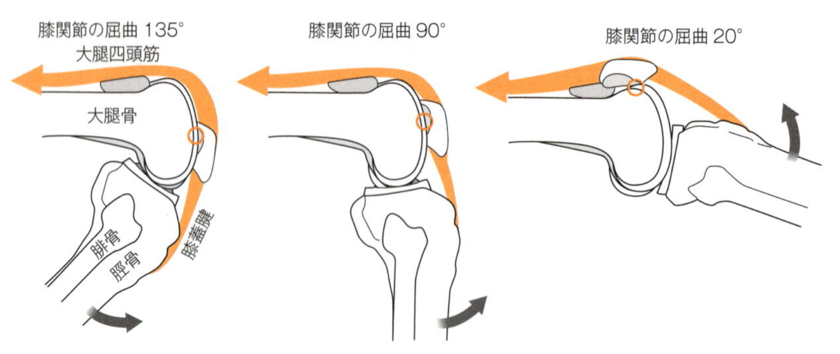

図 23　関節可動域における膝蓋骨の接触域の変化（側面）[2) より改変]

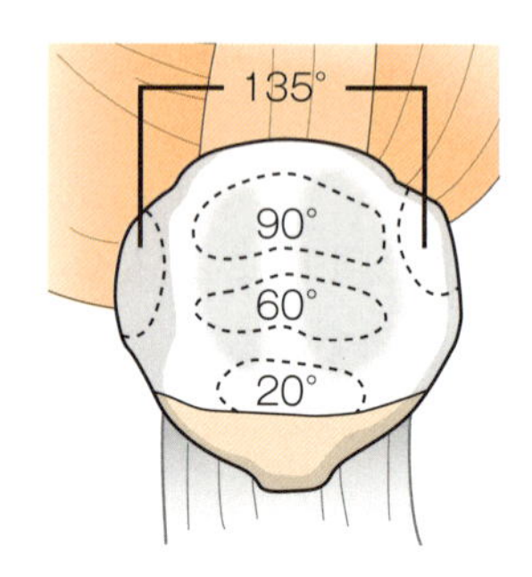

図 24　関節可動域における膝蓋骨の接触域の変化（前面）[2) より改変]

● **膝蓋骨の位置**：膝蓋骨の位置の評価方法には，Insall-Slavati 法が用いられることがある．膝関節を屈曲したときの膝蓋腱の長さ（length of the patella tendon：LT）と膝蓋骨の長さ（length of the patella：LP）の比（LT/LP）によって評価する方法であり，正常値は 1.02 ± 0.13 とされている．LT/LP が 1.20 を超えると膝蓋骨が高位であり，LT/LP が 0.80 未満であるときには膝蓋骨は低位であるとされる[4, 5)]

筋と運動

1 膝関節の運動に関与する筋の解剖

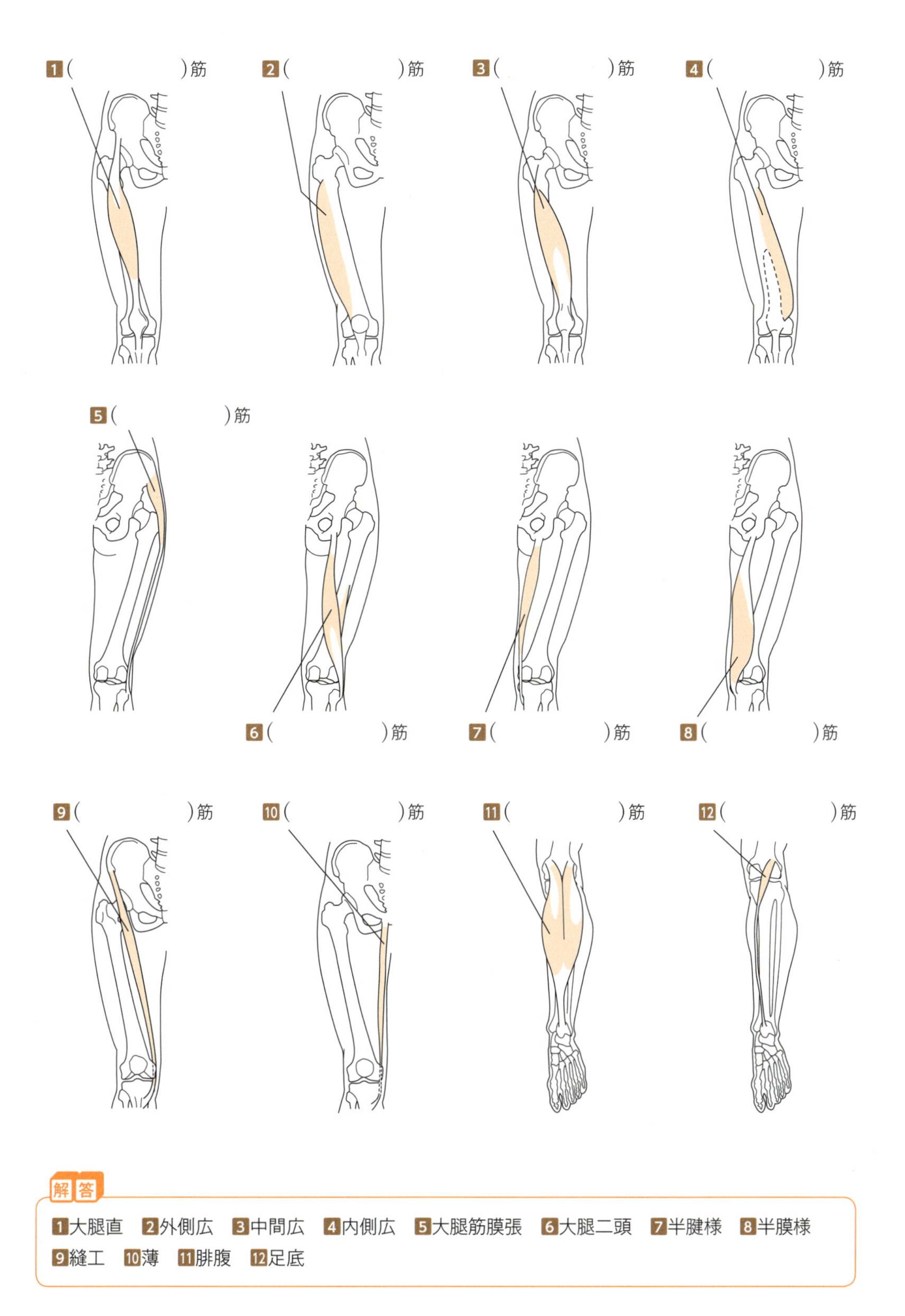

解答

1大腿直　2外側広　3中間広　4内側広　5大腿筋膜張　6大腿二頭　7半腱様　8半膜様
9縫工　10薄　11腓腹　12足底

2 膝関節の運動に関与する筋の特徴

●各筋の起始・停止・支配神経・髄節レベル・作用を覚えよう.

筋名	起始	停止	支配神経,髄節レベル	作用
大腿直筋 (Rectus femoris m.)	下前腸骨棘,寛骨臼上縁	膝蓋骨底,膝蓋靱帯となり脛骨粗面	大腿神経 L2-4	股関節屈曲,膝関節伸展
外側広筋 (Vastus lateralis m.)	大腿骨大転子,大腿骨外側面		大腿神経 L3,4	膝関節伸展
中間広筋 (Vastus intermedius m.)	大腿骨前面・外側面		大腿神経 L2-4	
内側広筋 (Vastus medialis m.)	大腿骨内側面		大腿神経 L2,3	
膝窩筋 (Popliteus m.)	大腿骨外側上顆	脛骨上部後面	脛骨神経 L4-S1	膝関節△屈曲,△内旋
大腿二頭筋 (Biceps femoris m.)	長頭:坐骨結節 短頭:大腿骨粗線	腓骨頭,脛骨外側顆	坐骨神経,長頭:脛骨神経 L5-S2,短頭:腓骨神経 L5,S1	股関節伸展,外旋 膝関節屈曲,外旋
半腱様筋 (Semitendinosus m.)	坐骨結節	脛骨上部内側面(鵞足)	坐骨神経 L(4),5,S1,(2)	股関節伸展,内旋 膝関節屈曲,内旋
半膜様筋 (Semimembranosus m.)	坐骨結節	脛骨内側顆,斜膝窩靱帯	坐骨神経 L4-S1	股関節伸展,内旋 膝関節屈曲,内旋
大腿筋膜張筋 (Tensor fasciae latae m.)	上前腸骨棘	腸脛靱帯を経て脛骨外側顆	上殿神経 L4,5	股関節屈曲,外転 膝関節(伸展,△屈曲)*,△外旋
縫工筋 (Sartorius m.)	上前腸骨棘	脛骨上部内側面(鵞足)	大腿神経 L2,3	股関節△屈曲,△外転,△外旋 膝関節△屈曲,△内旋
薄筋 (Gracilis m.)	恥骨体,恥骨下枝	脛骨上部内側面(鵞足)	閉鎖神経 L2-4	股関節(△屈曲,△伸展)*,内転 膝関節△屈曲,△内旋
腓腹筋 (Gastrocnemius m.)	内側頭:大腿骨の膝窩部,大腿骨内側上顆,膝関節包 外側頭:大腿骨外側上顆,膝関節包	ヒラメ筋腱と合してアキレス腱となり踵骨隆起	脛骨神経 L(4),5,S1,(2)	膝関節△屈曲 足関節底屈
足底筋 (Plantaris m.)	大腿骨膝窩面	アキレス腱または踵骨背側面	脛骨神経 L4-S1	膝関節△屈曲 足関節底屈
膝関節筋 (Articularis genus m.)	大腿骨前面(中間広筋より分岐)	膝関節包	大腿神経 L3,4	膝関節包の緊張

*:肢位により変化,△:補助動筋

(中村隆一・他:基礎運動学 第6版補訂.医歯薬出版,2012より)

3 膝関節の運動に関与する筋の起始・停止・走行

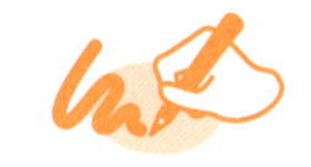

● 運動をイメージしながら，関与する筋をなぞって色を塗ろう．

1. 膝関節伸展

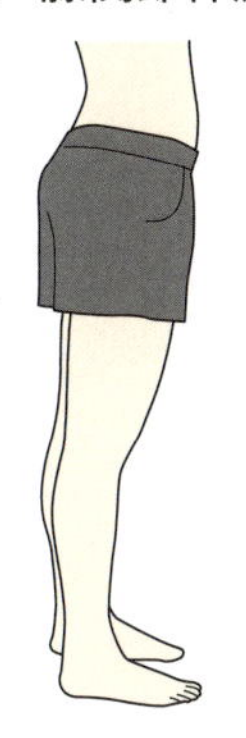

大腿直筋

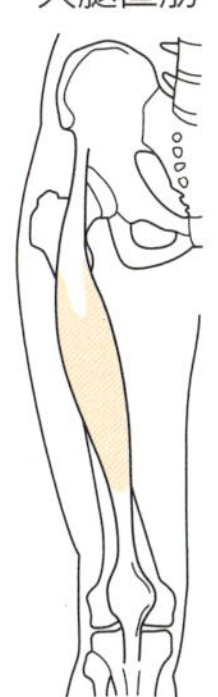

外側広筋

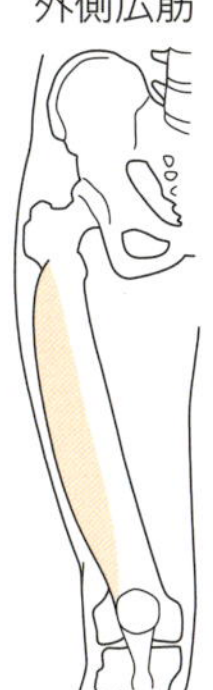

中間広筋　内側広筋

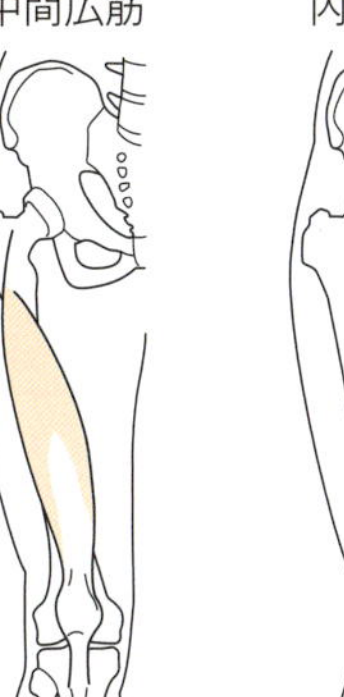

大腿筋膜張筋

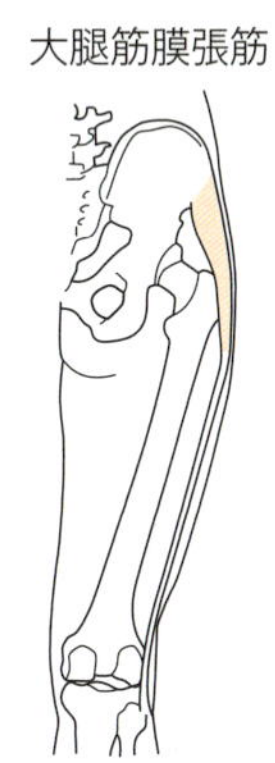

2. 膝関節屈曲

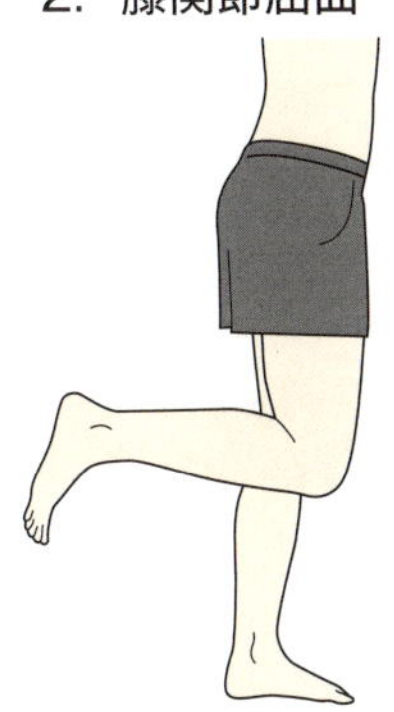

大腿二頭筋

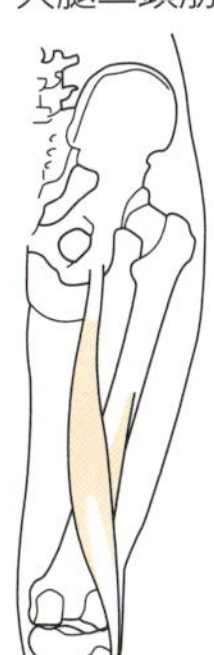

半腱様筋

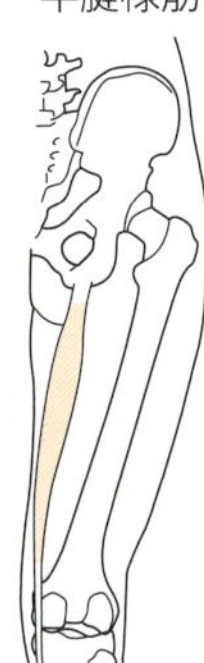

半膜様筋

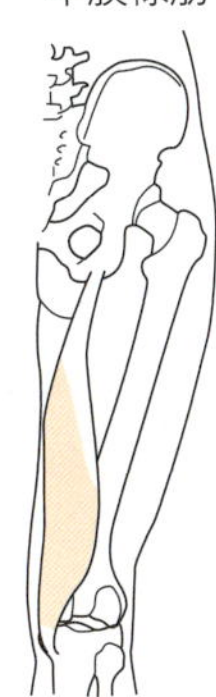

（補助動筋）膝窩筋，大腿筋膜張筋，縫工筋，薄筋，腓腹筋，膝窩筋，足底筋

3. 下腿外旋

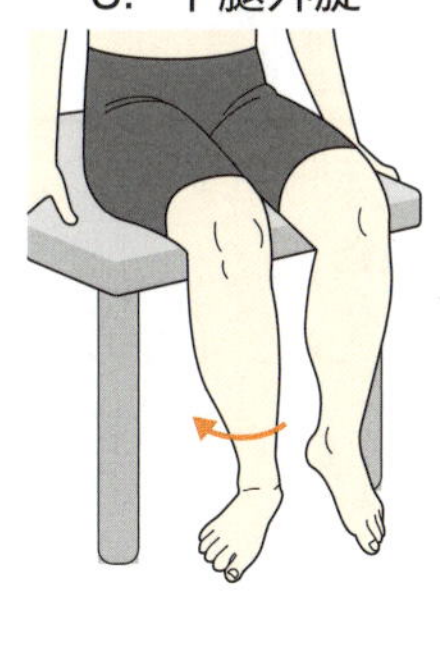

大腿二頭筋

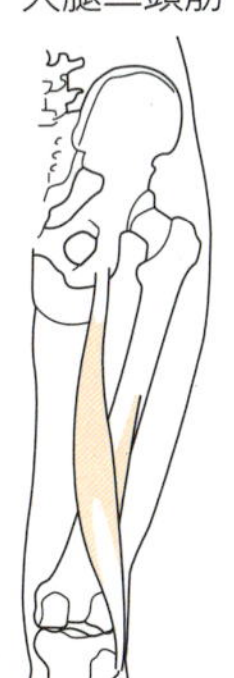

（補助動筋）大腿筋膜張筋

4. 下腿内旋

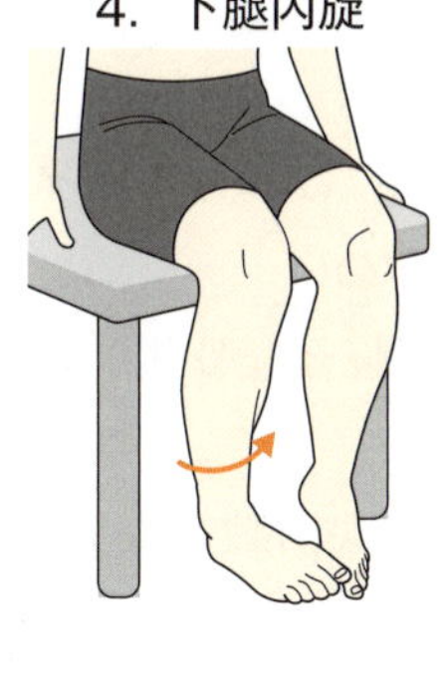

半腱様筋

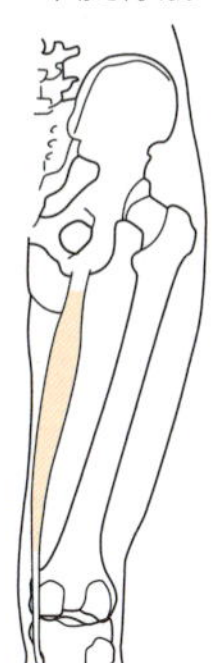

半膜様筋

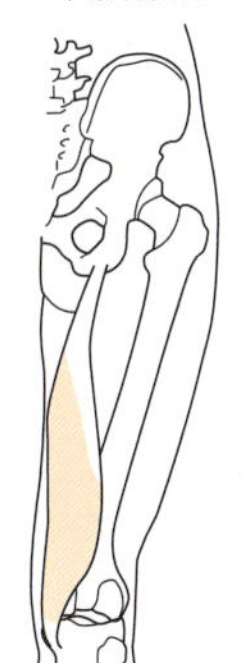

（補助動筋）縫工筋，薄筋，膝窩筋

4 膝関節の運動に関与する筋 ―動筋と補助動筋―

● 膝関節の各運動に関与する筋について，動筋と補助動筋を覚えよう．

筋＼運動	屈曲	伸展	外旋	内旋
半腱様筋	○			○
半膜様筋	○			○
大腿二頭筋	○		○	
大腿四頭筋		○		
大腿筋膜張筋	△	○	△	
縫工筋	△			△
薄筋	△			△
腓腹筋	△			
膝窩筋	△			△
足底筋	△			

（○：動筋，△：補助動筋）

（中村隆一・他：基礎運動学　第6版補訂．医歯薬出版，2012より）

筋の機能

1 膝関節伸展筋群

● 膝関節を伸展させる筋は，大腿直筋，外側広筋，中間広筋，内側広筋であり，これらはまとめて大腿四頭筋とよばれる．

● 大腿四頭筋の機能は膝関節の安定，膝関節運動の❶(　　　　)や❷(　　　　)に役立っている．膝関節運動を安定させるときには❸(　　　　)性収縮を行っているが，加速させるときには❹(　　　　)性収縮，減速させるときには❺(　　　　)性収縮を行っている．膝蓋骨を最適な位置に保つ役割もあわせもつため，4つの筋出力のバランスが必要である．このバランスが崩れると❻(　　　　)に影響を与える（図25）．❻が大きいと膝蓋骨が❼(　　　　)へ引かれ，❽(　　　　)や膝蓋骨の不安定性の指標となる．

2 膝関節屈曲筋群

● 半腱様筋，半膜様筋，大腿二頭筋長頭，大腿二頭筋短頭の4つの筋をハムストリングスという．ハムストリングスは膝関節の屈曲筋であるとともに脛骨が❾(　　　　)へ移動するのを制御している．縫工筋と薄筋はそれぞれ，上前腸骨棘と恥骨体，恥骨下枝より起始し脛骨上部内側面に停止するため，膝関節の❿(　　　　)部の安定性を高める働きがある．停止部は半腱様筋の腱と合わさって共同腱となり，⓫(　　　　)とよばれる．

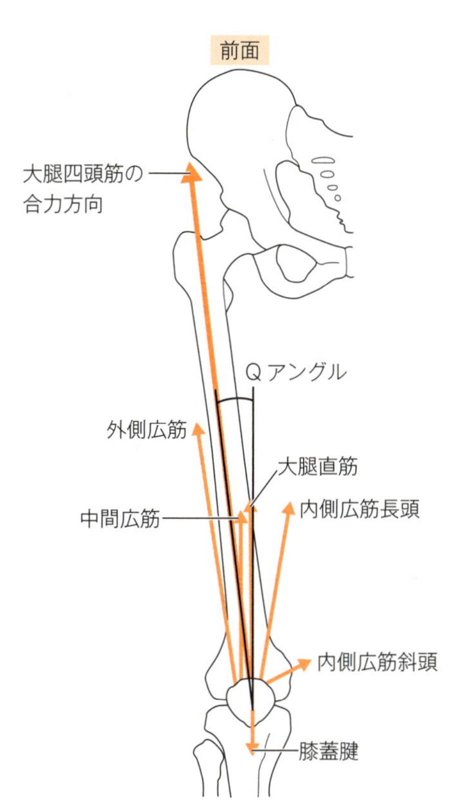

図 25　大腿四頭筋による Q アングルへの影響[6)]

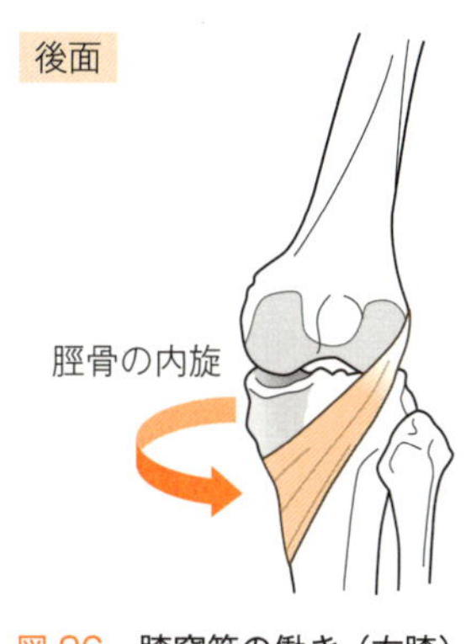

図 26　膝窩筋の働き（右膝）

3 膝窩筋の作用

●膝窩筋は膝関節屈曲運動に作用しているが，膝関節完全伸展位から屈曲に移行する際に，ロックを外す作用がある．そのため膝関節屈曲初期において大腿骨に対して脛骨を⑫(　　　　)させる作用をもつと考えられている．また，外側上顆より起始しているため，顆部が⑬(　　　　)方へ滑らないように後方より防ぐ作用をもつ（図 26）．

4 膝関節の内旋筋と外旋筋

●膝窩筋，縫工筋，薄筋とハムストリングスは膝関節を回旋させる働きをもつ．ハムストリングスのうち，内側ハムストリングス（半腱様筋と半膜様筋）は膝窩筋，縫工筋，薄筋とともに膝関節を⑭(　　　　)させる働きがあり，外側ハムストリングス（大腿二頭筋長頭と短頭）は⑮(　　　　)させる働きがある．これらの回旋に関わる筋は膝関節が完全伸展位に近いときには働きが⑯(　　　　)なり，90°屈曲位にあるときは回旋力が最大となる．

解答

①加速　②減速（①②順不同）　③等尺　④求心　⑤遠心　⑥ Q アングル　⑦外側
⑧膝蓋骨脱臼　⑨前方　⑩内側　⑪鵞足　⑫内旋　⑬前　⑭内旋　⑮外旋　⑯弱く

5 二関節筋の作用

- 膝関節における二関節筋は，大腿直筋，大腿二頭筋長頭，半腱様筋，半膜様筋，大腿筋膜張筋，縫工筋，薄筋，腓腹筋，足底筋である．一方，単関節筋は外側広筋，中間広筋，内側広筋，大腿二頭筋短頭，膝窩筋である．
- このように二関節筋が多いため，運動時において膝関節の機能的な運動を考える際には股関節と足関節との複合運動としてとらえる必要がある．二関節筋の機能としては，膝関節に作用すると同時にもう一方の関節をコントロールすることによって，❶(　　　　) を調整し，❷(　　　　) する働きがある．
- 股関節を伸展しながら膝関節を屈曲させると，ハムストリングスは過度に短縮する．このため，股関節を伸展しながら膝関節を屈曲させることは股関節を屈曲しながら膝関節を屈曲する場合と比べて困難である．股関節が伸展しているときの膝関節屈曲角度は約❸(　　　　)°であり，股関節が屈曲しているときは約❹(　　　　)°である（図27）．股関節屈曲と膝関節伸展との複合運動では，股関節の屈曲角度が増大するとハムストリングスが伸張されることにより膝関節伸展が困難になる．
- 運動時における機能的な複合運動は，たとえば歩行時に股関節が屈曲するとハムストリングスが伸張され，それにより膝関節が屈曲に作用すること，椅子から立ち上がるときに膝関節が伸展するとハムストリングスが伸張され，それにより股関節が伸展に作用をすること，つま先立ちをするときに膝関節を伸展すると腓腹筋が伸張し，それにより足関節が底屈に作用することなどでみられる．

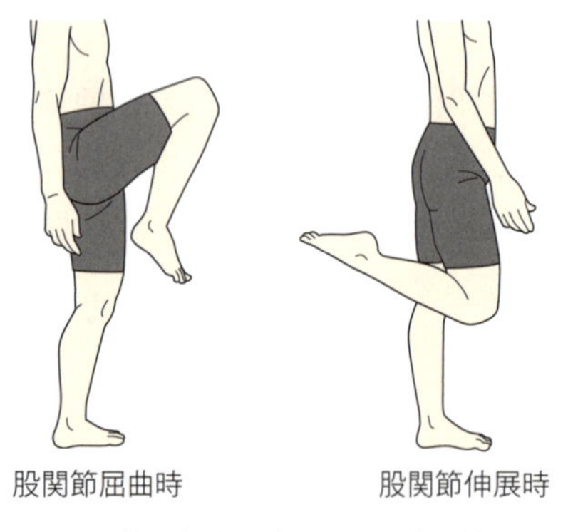

図27　股関節の角度の違いによる膝関節への影響

解答
❶筋の出力　❷運動を制御
❸ 120　❹ 140

復習チェックポイント

1. 膝関節の運動と作用する筋を，それぞれ再度確認しなさい．
   ❶膝関節の運動：
   ❷膝関節の運動に作用する筋：

解説 本章「関節と運動」「筋と運動」を参照．

Try It! 基本問題

1. 各部位を触診しよう.

❶大腿骨内側顆　❷大腿骨外側顆　❸大腿骨内側上顆　❹大腿骨外側上顆
❺膝関節関節裂隙　❻脛骨内側顆　❼脛骨外側顆　❽脛骨粗面　❾膝蓋骨

2. 代表的な靱帯を触察しよう.

❶膝蓋靱帯　❷内側側副靱帯　❸外側側副靱帯

3. 代表的な筋を触察しよう.

❶大腿直筋　❷外側広筋　❸内側広筋　❹大腿二頭筋　❺半腱様筋
❻半膜様筋　❼大腿筋膜張筋　❽縫工筋　❾薄筋　❿腓腹筋

解答・解説

1. ❶大腿骨内側顆：背臥位にて膝関節を90°屈曲し，大腿骨下端内側に確認できる.
   ❷大腿骨外側顆：背臥位にて膝関節を90°屈曲し，大腿骨下端外側に確認できる.
   ❸大腿骨内側上顆：大腿骨内側顆を触診したのち，大腿骨に沿って上方へたどると確認できる.
   ❹大腿骨外側上顆：大腿骨外側顆を触診したのち，大腿骨に沿って上方へたどると確認できる.
   ❺膝関節関節裂隙：大腿骨内側顆を触診したのち，遠位部へ指を動かすと膝関節関節裂隙のくぼみを確認できる．同様に大腿骨外側顆からも確認できる．確認するときには，内側，外側の両端を挟むように確認すると理解しやすい.
   ❻脛骨内側顆：背臥位にて膝関節を90°屈曲し，脛骨上端内側部に平坦な部分が確認できる.
   ❼脛骨外側顆：背臥位にて膝関節を90°屈曲し，脛骨上端外側部に平坦な部分が確認できる.
   ❽脛骨粗面：脛骨前縁に沿って上方へたどると，隆起した脛骨粗面を確認できる.
   ❾膝蓋骨：膝関節伸展位にて膝関節前面に確認できる．膝蓋骨を触診するときは膝蓋骨底と膝蓋骨尖を挟むようにする．膝蓋骨尖の位置は膝関節関節裂隙と一致するのを確認しよう.

2. ❶膝蓋靱帯：座位にて膝蓋骨下端に付着しているのが確認できる．内側，外側から挟むようにして確認すると理解しやすい.
   ❷内側側副靱帯：大腿骨内側上顆の前方の位置に確認できる．触診時に膝関節を軽度屈曲させ，下腿を軽度外反させながら確認すると理解しやすい.
   ❸外側側副靱帯：大腿骨外側上顆と腓骨頭を結ぶ位置に確認できる．触診時に膝関節を軽度屈曲させ，下腿を軽度内反させながら確認すると理解しやすい.

3. 各筋の触診については他書を参照

4. 実際に自分の身体を動かして関節の動きをイメージしよう．また，パートナーの関節を動かして関節可動域（ROM）と最終域感（end feel）を確認しよう．

解答・解説

4. 膝関節屈曲の最終域感は軟性である．伸展時では靱帯や後面の関節包の硬さを確認しよう．臨床場面において，可動域に異常が認められた場合，その制限因子により最終域感が異なるので，健常者において十分に確認しておくのがよい．

臨床へつなげる 応用編

1 基礎評価と運動療法の考え方

日本整形外科学会，日本リハビリテーション医学会基準による関節可動域測定法（ROM：range of motion）

❶膝関節の測定項目と運動を説明しよう．

❷徒手筋力検査法（MMT：manual muscle testing）において起こりうる代償運動を説明しよう．

・膝関節屈曲　・膝関節伸展

解答・解説

❶屈曲，伸展．参考可動域は屈曲が130°，伸展が0°である．測定時は股関節を屈曲位で行う．臨床場面ではこのときによく視診，触診を行い，腫脹や熱感，測定時の最終域感，膝関節に不安定性がみられないか，膝蓋骨の位置や可動性に問題がないかを確認しておくことも必要である．また，完全伸展位において脛骨の外旋が起こっているかも確認するとよい．

❷膝関節屈曲：①股関節を屈曲させる（腸腰筋），②股関節の屈曲と外旋がみられる（縫工筋），③股関節の内転がみられる（薄筋），④足関節の強い背屈がみられる（腓腹筋の腱固定効果）

膝関節伸展：側臥位のテスト時に股関節の内旋がみられる（重力による膝関節の伸展）

「エクステンションラグ」

膝関節が他動運動では完全伸展するが，自動運動では完全伸展しないことをエクステンションラグ（extension lag）という．膝関節包内の滑液の貯留や疼痛，筋力の低下によって起こっている場合があるので，確認が必要である．疼痛が確認される場合は疼痛を軽減させることも必要である．滑液が過剰に貯留しているときには膝関節の関節内圧が増加し完全伸展を妨げている疑いがある．これは膝関節が伸展の最終域において関節内圧が最大になるためである．関節内圧が滑液の貯留を確認するには，後述する膝蓋跳動テストにて確認をする必要がある．

2 動作と筋の働き

1. 椅子からの立ち上がり動作：下図の第 3 相で膝関節に働く筋を同定して，それらの筋名と収縮様式を説明しよう．

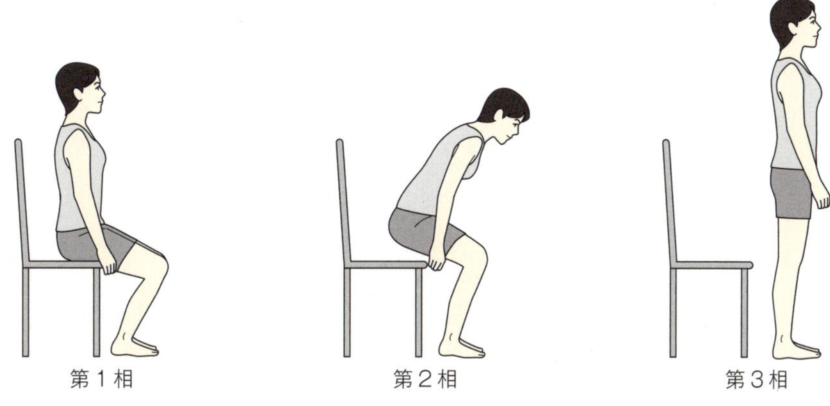

図 28　椅子座位からの立ち上がり動作

2. 膝蓋骨にかかる力について説明しよう．

解答・解説

1. 立ち上がり動作は第 1 相から第 3 相に分けることができる．
第 1 相：座位姿勢から体幹を前傾させる．重心は前方に移動する．
第 2 相：殿部離床から前下方へ移動させる．重心は前下方へ移動する．
第 3 相：体幹，両下肢を伸展させながら立位姿勢をとる．重心は上方へ移動する．
第 3 相では殿部が離床し重心が上方へ移動するにしたがい，ハムストリングスが求心性収縮する．このときは閉鎖運動連鎖であるので股関節が伸展する．大腿四頭筋は求心性収縮し膝関節を伸展させる．膝関節が屈曲しているため，側副靱帯の緊張による膝関節安定性はあまり求められないので，膝関節の安定性を高めるために，腓腹筋が求心性収縮を行い補助している．

2. 立位時には体重は膝関節の中心部にかかっているが，膝蓋骨は生理的な外反があるため外側方向へ牽引されている．歩行時では体重は膝関節の内側を通る（図①）．そのため下腿には内反力が働くことになるが，そのときにおいても膝蓋骨を正しい軌道上へ導く必要がある．また，方向転換するときやジャンプ後の着地時などには大腿骨に対して脛骨が外旋した状態になることがある（図②）．このようなときには膝蓋骨はさらに外側の軌道を通過することになる．

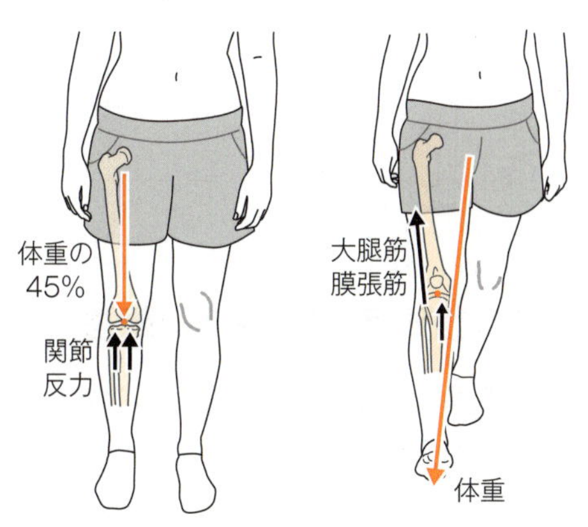

① 立位時（左図）と歩行時（右図）における体重のかかり方の違い[1)]

膝蓋骨にはさまざまな方向から力がかかっているが，膝関節をコントロールし，効率のよい運動を行うには膝蓋骨の軌道を調整することが必要である．膝蓋骨を内側へ牽引する要素として，内側広筋，内側膝蓋支帯，膝蓋骨の外側関節面の適合による力があり，外側へ牽引する要素としては，大腿筋膜張筋，腸脛靱帯，大腿四頭筋の合力と膝蓋腱の作用する力により膝蓋骨に働く力，外側膝蓋支帯による力がある（図③）．

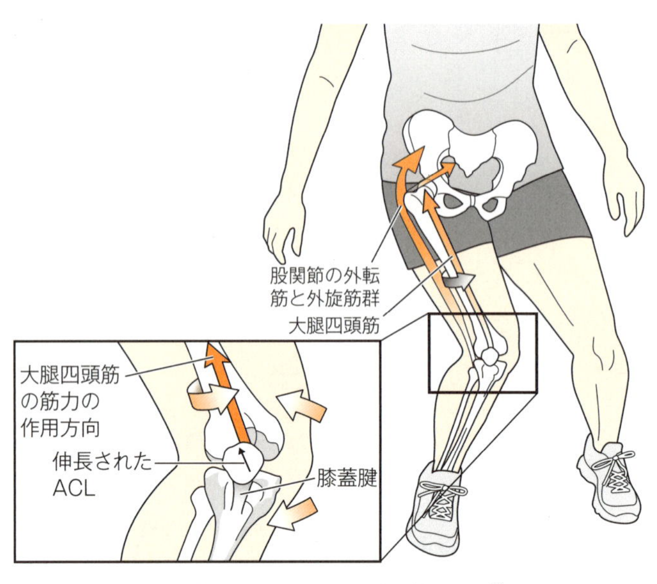

② 運動時における膝関節の動き[6)]

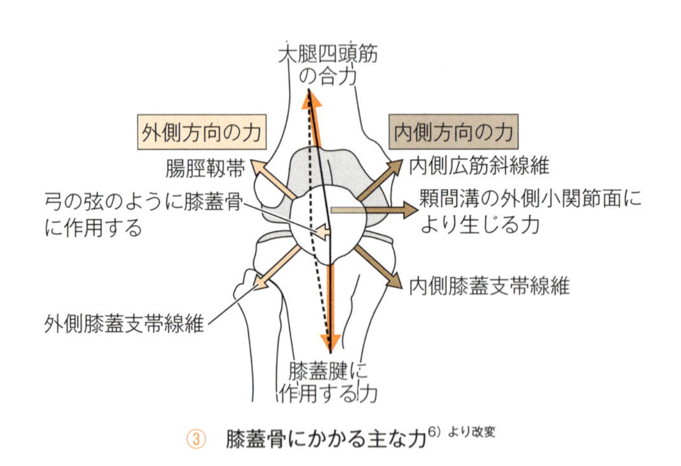

③ 膝蓋骨にかかる主な力[6)より改変]

3 膝関節に起こりやすい障害

● 膝関節に起こりやすい障害について考えよう．障害の理解が進んだら，画像所見を確認し，治療法や予防についてまとめよう．

1. 前十字靱帯（ACL）損傷

❶原因は？

❷男性と女性どちらが受傷しやすいか？

❸症状は？

❹運動療法として強化すべき筋と注意点は？

解答・解説

1. ❶スポーツ活動中にジャンプをするときの踏み切りや着地，急な方向転換をすることによって受傷する（非接触型損傷）．またラグビーやアメリカンフットボールのようなコンタクトスポーツでは相手からタックルを受けたときの外力によって受傷することが多い（接触型損傷）．非接触型損傷で受傷することが多く，受傷時の膝関節は軽度屈曲，外反，下腿が外旋しているときによく起こるとされている．

❷女性のほうが男性より多い．これは骨格や筋量の違いによると考えられている．

❸受傷時には切断音（pop 音）が聞かれる．疼痛があり歩行は困難である．受傷直後は靱帯の断裂により出血することから膝関節の腫脹がみられる．大腿骨に対して脛骨が前方へ引き出され，膝くずれ（giving way）の症状がみられる．半月板の損傷を伴うこともある．

❹膝関節の前方への不安定性に対し，ハムストリングスの強化が必要である．また活動性の低下における大腿四頭筋の筋力強化が必要であるが，強い大腿四頭筋の収縮は脛骨を前方へ引き出す働きがあるので，注意して行う必要がある．

2. 半月板損傷

❶原因は？

❷症状は？

❸受傷部位は？

❹受傷後早期に行わないほうがよい運動は？

解答・解説

2. ❶サッカー，バスケットボール，バレーボールなど膝関節が圧迫された状態で回旋もしくは内外反した状態で負荷をかけ回旋したときに損傷することが多い．前述した前十字靱帯損傷に伴い受傷することもある．

❷受傷直後は疼痛がみられ，損傷による出血のため腫脹が認められることがある．膝関節の運動時に引っかかる感じがあることやクリックが感じられることがある．断裂した半月板が顆間窩にはまりこむと膝関節が伸展できなくなることもある．

❸半月板は前節，中節，後節に分けられるが，損傷部位は外側，内側ともに中節から後節にかけて断裂が起こりやすいとされる．このことは受傷時に膝関節が屈曲していることが多いためである．前述した膝関節の屈曲時における転がりとすべり運動による大腿骨の脛骨への接触面の位置を確認しておきたい．断裂の形態には縦断裂，横断裂，水平断裂があるが，若年者の受傷では縦断裂であることが多いとされている．

❹他動運動にて膝関節を深く屈曲させることや，外科的治療を行った場合の早期荷重，下腿が回旋した状態での動作は行わないほうがよい．

3. 変形性膝関節症

❶病態は？

❷好発年齢は？

❸症状は？

❹下肢のアライメントは？

❺日常生活で避けるべき動作は？

解答・解説

3. ❶変形性膝関節症は関節軟骨の変性と破壊，それに続く骨，軟骨の新生増殖と滑膜炎を伴う退行性変性疾患である．

❷ 40 歳以降によくみられる疾患である．

❸変形がみられ，それに伴う関節可動域の低下や膝関節の疼痛，腫脹，関節軟骨の変性や破壊，骨棘の形成や関節裂隙が狭小化することにより関節面の不適合性が起こる．このため膝関節の運動時において大腿骨の転がり，すべり運動が適切に行われず，関節可動域の低下が認められることもある．歩きはじめなど，関節を動かしたときに痛むことが多い．歩行時には立脚相にて膝関節が外側もしくは内側へ動揺する異常歩行（lateral thrust, medial thrust）がみられる．臨床上，変形により関節可動域の低下がみられるときには膝蓋骨の可動性が低下していることが多い．このことは膝蓋骨を適正軌道へ誘導できないだけでなく，動きが制限されることによる筋力の低下ももたらす．

❹下肢のアライメントでは，Q アングルが減少し，O 脚変形をきたしていることが多い．

❺和式トイレや低い椅子への着座動作，正座など膝関節が深く屈曲する動作は避けたほうがよい．

4. 膝蓋骨脱臼

❶原因は？

❷好発年齢は？

❸症状は？

❹運動療法として強化すべき筋は？

❺アライメントでチェックするポイントは？

解答・解説

4. ❶ジャンプの着地など大腿四頭筋が強く収縮したときに起こる．先天的に膝蓋大腿関節の外側面が低位である場合は脱臼が起こりやすくなる．

❷ 10 歳代の女性に多い．その後繰り返し脱臼を繰り返すこともある．

❸膝蓋骨の脱臼には外方脱臼，垂直脱臼，水平脱臼，反転脱臼があるが，外方脱臼が多い．このことは股関節が内旋し脛骨が内旋することで膝蓋骨の軌道が外側へ移動するためである．

❹膝蓋骨を内側へ誘導するためには内側広筋の十分な収縮とそれに伴う内側膝蓋支帯の緊張が必要である．

❺習慣性な脱臼を繰り返す場合は Q アングルの確認をするのがよい．過度に Q アングルが増加している場合，膝蓋骨は外側へ変位していると考えられる．

4 代表的な整形外科的検査

- 代表的な検査法を，陽性の場合疑われる障害・疾患，検査肢位や検査方法の意味を考えながらまとめよう．

検査名	陽性の場合疑われる障害・疾患	方法
膝蓋跳動テスト	❶（　　　）	背臥位，膝関節伸展位にて患側膝蓋骨の上部を固定し，膝蓋骨を圧迫する．膝関節腔内に液状物が貯留していると，膝蓋骨が大腿骨の関節面より浮きあがっている．膝蓋骨を圧迫すると，関節面が衝突している感触を指先に感じる．
マックマリーテスト	下腿内旋時に外側関節裂隙節に疼痛が認められれば❷（　　　）損傷 下腿外旋時に内側関節裂隙節に疼痛が認められれば❸（　　　）損傷	背臥位にて患側足部を保持し，他方の手の母指を外側関節裂隙，手指を膝内側関節裂隙に当てる．膝関節を最大屈曲させた後，ゆっくりと伸展させながら下腿を内外旋させる． 膝の最大屈曲位から90°屈曲位までの間で疼痛やクリック音がみられるか，下腿を内外旋させることにより半月板へストレスを加え疼痛がみられるか確認する．
アプレー圧迫テスト	下腿を内旋したときに疼痛が認められれば❹（　　　）損傷 下腿を外旋したときに疼痛が認められれば❺（　　　）損傷	腹臥位にて患側膝関節を90°屈曲位にして，大腿後面に検査者の膝をのせて固定する． 両手を踵に置き下方へ❻（　　　）したまま，下腿を内外旋する．内外旋時に疼痛が誘発されるか確認する．膝関節を圧迫することによって半月板を大腿骨に押し当てストレスを加えることにより障害の有無を判断する．
アプレー牽引テスト	下腿を❼（　　　）したときに膝関節外側に疼痛が認められれば，外側側副靱帯損傷 下腿を❽（　　　）したときに膝関節内側に疼痛が認められれば内側側副靱帯損傷	腹臥位にて患側膝関節を90°屈曲位にして，大腿後面に検査者の膝をのせて固定する．両手で足関節を把持し，❾（　　　）しながら下腿を内外旋する．内外旋時に疼痛が誘発されるか確認する． 下腿を内外旋させることにより，内側側副靱帯，外側側副靱帯を緊張させ，損傷の有無を判断する．

解答

❶関節水腫　❷外側半月板　❸内側半月板　❹外側半月板　❺内側半月板　❻圧迫　❼内旋　❽外旋　❾牽引

引き出し徴候	前方引き出し陽性は❶(　　　　　)靱帯損傷 後方引き出し陽性は❷(　　　　　)靱帯損傷	背臥位にて患側膝関節を90°屈曲させ，足底を治療台の上につける．検査者は腰掛け，両手で脛骨を把持し，前後に引いたり，押し込んだりする．大腿骨に対して脛骨が❸(　　　　　)方にとび出せば前方引き出し陽性とし，❹(　　　　　)方に押し込みがみられれば後方引き出し陽性とする． 前十字靱帯は脛骨が前方へすべるのを制動し，後十字靱帯は脛骨が後方へすべるのを制動するため，それが機能しているか判断する． 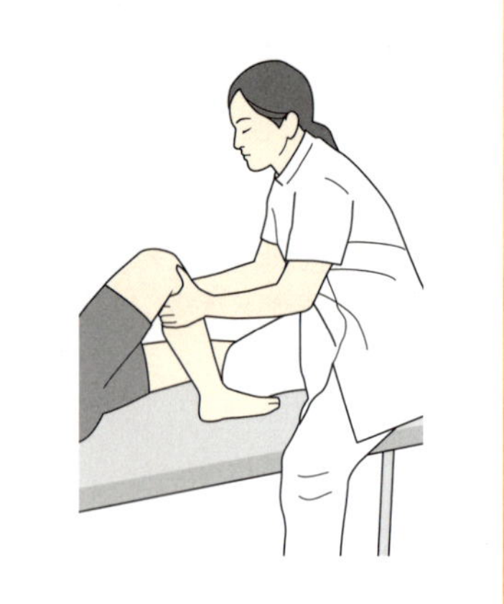
ラックマンテスト	前十字靱帯損傷	引き出し徴候テストと同じ方法で，膝関節を20°～30°屈曲位にする．大腿骨を固定し脛骨を前方へ引き出す．大腿骨に対して脛骨が❺(　　　　　)方にとび出せば陽性とする．前十字靱帯は脛骨が前方へすべるのを制動するため，それが機能しているか判断する． 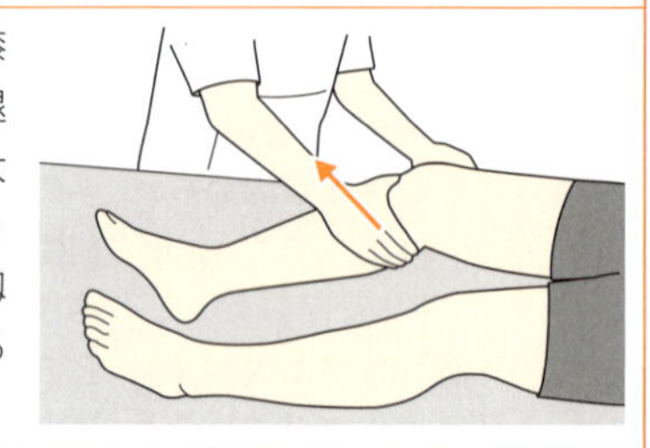
内反，外反動揺性テスト	＜膝関節30°屈曲位にて検査時＞ 内反動揺が認められれば❻(　　　　　)側副靱帯損傷 外反動揺が認められれば❼(　　　　　)副靱帯損傷 ＜膝関節伸展位にて検査時＞ 内反，外反動揺が認められれば，前十字靱帯，後十字靱帯の合併損傷	背臥位にて患側膝関節30°屈曲位と伸展位の両方で検査を行う． ＜内反動揺性テスト＞ 患側膝関節内側を保持，他側の手で足関節を把持し，内反方向に強制する．動揺が認められれば陽性とする．外側側副靱帯は屈曲位でゆるみ，伸展位で緊張するため軽度屈曲位で行いさらに膝関節を内反させることにより外側側副靱帯を緊張させ，障害の有無を判断する． 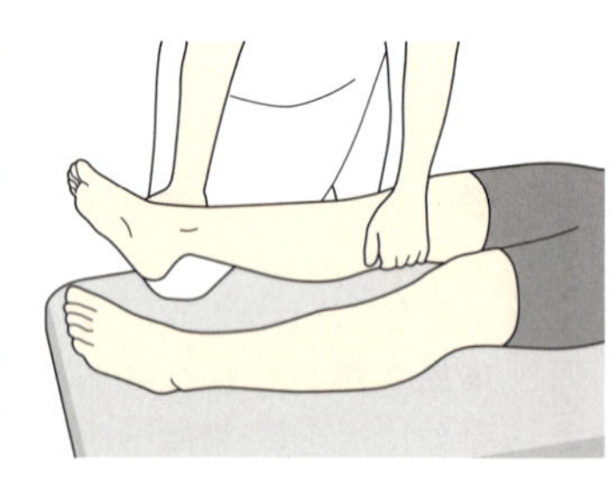 ＜外反動揺性テスト＞ 患側膝関節外側を保持，他側の手で足関節を把持し，外反方向に強制する．動揺が認められれば陽性とする．内側側副靱帯は屈曲位でゆるみ，伸展位で緊張するため軽度屈曲位で行いさらに膝関節を外反させることにより内側側副靱帯を緊張させ，障害の有無を判断する． 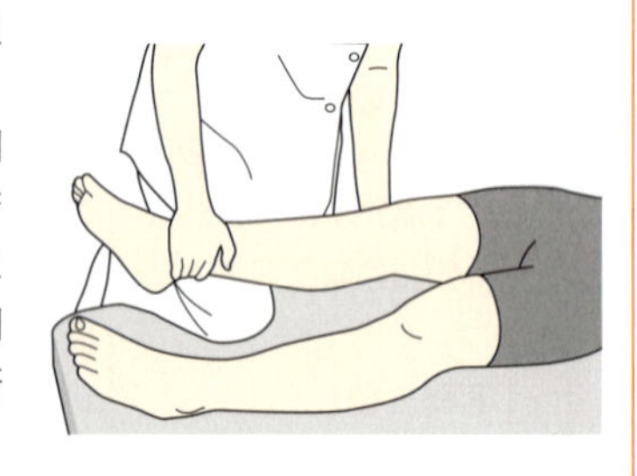 伸展位では内側側副靱帯，外側側副靱帯，前十字靱帯と一部の外側側副靱帯が緊張するため，この肢位での動揺はこれらすべての靱帯に損傷がある可能性がある．

N-test	❽(　　　　　)損傷	背臥位にて患側足部を把持し，他側の手を膝関節におき，母指を腓骨頭後方に当てる．膝関節を外反，下腿を内旋しながら，膝関節 90°屈曲位から徐々に❾(　　　　　) させる． 膝関節屈曲 40°～20°の間で下腿がガクッと内旋し前方にすべるのが認められれば陽性とする． 前十字靱帯は脛骨が前方へすべるのを制動しているため，それが機能しているか判断する．
エリーテスト	❿(　　　　　)筋の短縮	腹臥位にて患側足関節を把持し，膝関節を屈曲する．膝関節の屈曲に伴い骨盤が持ち上がれば陽性とする．大腿直筋は二関節筋であり，膝関節の伸展と股関節の屈曲に作用する．この筋が短縮している状態で膝関節を屈曲して筋を伸張させると股関節が屈曲することにより，骨盤が持ち上がる．

●膝蓋跳動テスト：ballottement of patella test　●マックマリーテスト：McMurray test　●アプレー圧迫テスト：Apley compression test　●アプレー牽引テスト：Apley distraction test　●引き出し徴候：drawer sign　●ラックマンテスト：Lachman test　●内反，外反動揺性テスト：valgus instability test　●エリーテスト：Ely test

解答

❶前十字　❷後十字　❸前　❹後　❺前　❻外側　❼内側　❽前十字　❾伸展　❿大腿直

参考文献

1) Peggy A Houglum（著），武田　功（総括監訳）：ブルンストローム臨床運動学　原著第 6 版．医歯薬出版，2013.
2) Donald A Neumann（著），嶋田智明・他（監訳）：筋骨格系のキネシオロジー　原著第 2 版．医歯薬出版，2012.
3) Magnusson SP, Narici MV, Maganaris CN, Kjaer M: Human tendon behavior and adaptation, in vivo *J Physiol* 586：71-81, 2008.
4) Noyes FR, Wojtys EM, Marshall MT. The early diagnosis and treatment of developmental patella infera syndrome. Clin Orthop Relat Res. 1991；265：241-252.
5) Tria AJ Jr, Alicea JA, Cody RP. Patella baja in anterior crutiate ligament reconstruction of the knee. Clin Orthop Relat Res. 1994；299：229-234.
6) Paul J Mansfield・他（著），弓岡光徳・他（監訳）：エッセンシャル・キネシオロジー　機能的運動学の基礎と臨床　原著第 2 版．南江堂，2015.
7) 細田多穂（監修），星　文彦・他（編）：理学療法評価学テキスト．南江堂，2010.
8) 中村隆一・他：基礎運動学　第 6 版補訂．医歯薬出版，2012.
9) 伊藤　元・他（編）：標準理学療法学・作業療法学　専門基礎分野　運動学．医学書院，2012.
10) 野村　嶬（編）：標準理学療法学・作業療法学　専門基礎分野　解剖学　第 4 版．医学書院，2015.
11) 松澤　正・他：理学療法評価学　改訂第 5 版．金原出版，2016.
12) 青木隆明（監修）：運動療法のための機能解剖学的触診技術．メジカルビュー社，2005.
13) Helen J. Hislop,et al（著），津山直一，中村耕三（訳）：新・徒手筋力検査法　原著第 9 版．協同医書出版社，2014.
14) 細田多穂（監修）：運動器障害理学療法学テキスト．南江堂，2014.
15) 柳澤　健（編集）：理学療法　ゴールドマスター・テキスト 4　整形外科系理学療法学．メジカルビュー社，2011.

（奥村　裕）

11 足関節・足部

●足関節（ankle）・足部（foot）は，二足での起立・歩行を行うヒトにとって，重要な運動器である．

●距腿関節の近位（下腿側）を構成する骨は，脛骨，腓骨である．距腿関節の遠位を足部とよび，7つの❶(　　　　　)骨〔❷(　　　　　)骨，❸(　　　　　)骨，

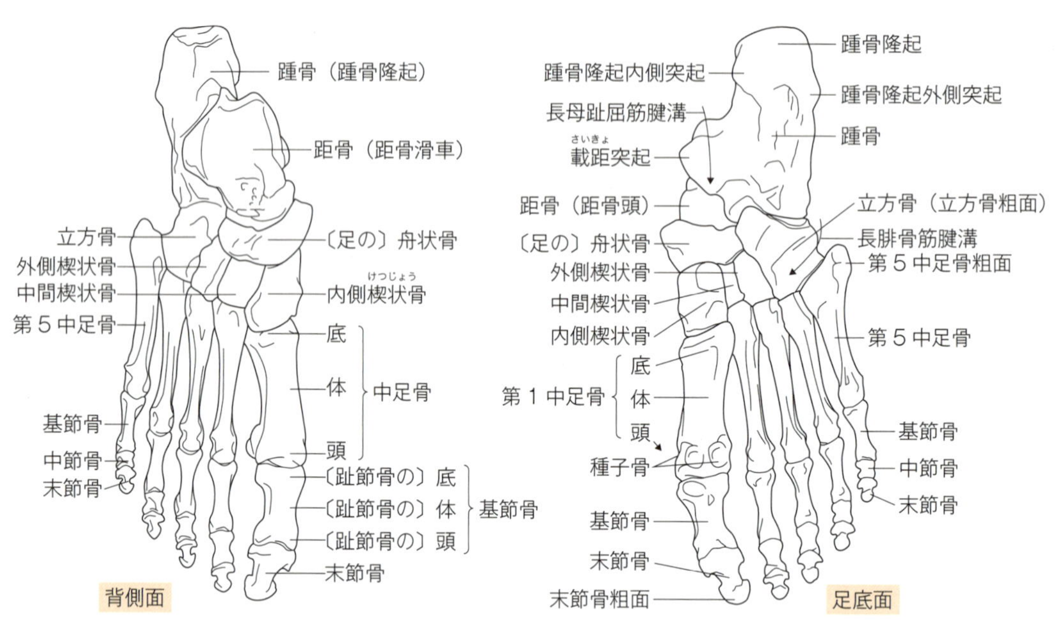

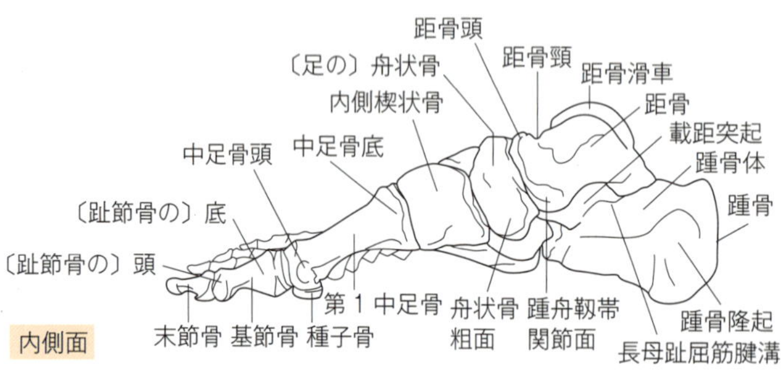

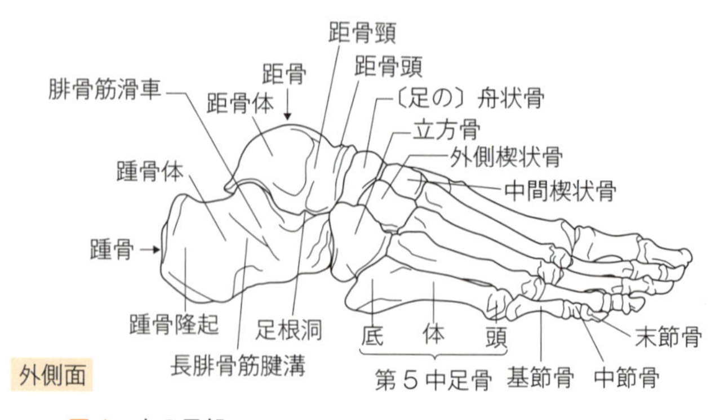

図１　右の足部

❹(　　　　　)骨，❺(　　　　　)骨，❻(　　　　　)骨，❼(　　　　　)骨，❽(　　　　　)骨〕が含まれる．さらに，足趾は，第1～第5の❾(　　　　　)骨，14の❿(　　　　　)骨〔5つの⓫(　　　　　)骨，4つの⓬(　　　　　)骨，5つの⓭(　　　　　)骨〕で構成されている．

- 本章で取り扱う足部とは，①足根骨，②中足骨，③趾（節）骨，が集合したもので，図1に骨の配列を示す．
- 一般的に，足関節と称される距腿関節は，⓮(　　　　　)骨，⓯(　　　　　)骨，⓰(　　　　　)骨にて構成されている．

解答

❶足根　❷距　❸踵　❹舟状　❺立方　❻内側楔状　❼中間楔状　❽外側楔状（❷-❽順不同）
❾中足　❿趾（節）　⓫基節　⓬中節　⓭末節　⓮脛　⓯腓　⓰距（⓮-⓰順不同）

骨　格

1　脛骨・腓骨・足趾骨（中足骨と趾節骨）（図2，3）

- 脛骨と腓骨は，下腿を構成する骨である．荷重は脛骨が担っている．
- 足趾骨は，足根骨の遠位に付き，足部と足趾を構成している骨である．近位から，第1～第5中足骨，第1～第5基節骨，第2～第5中節骨，第1～第5末節骨から成っている．

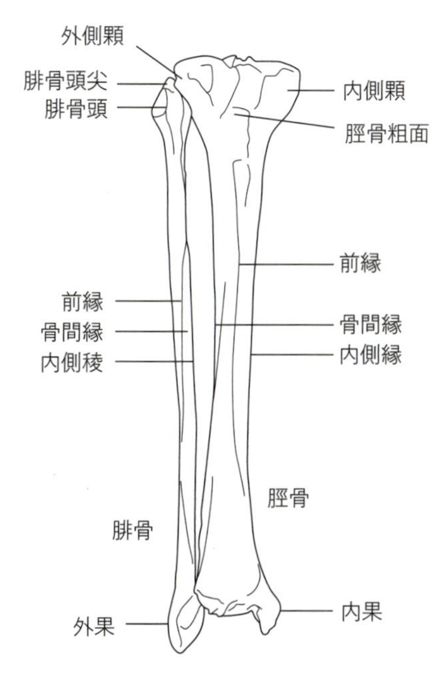

図2　右脛骨と右腓骨（前面）

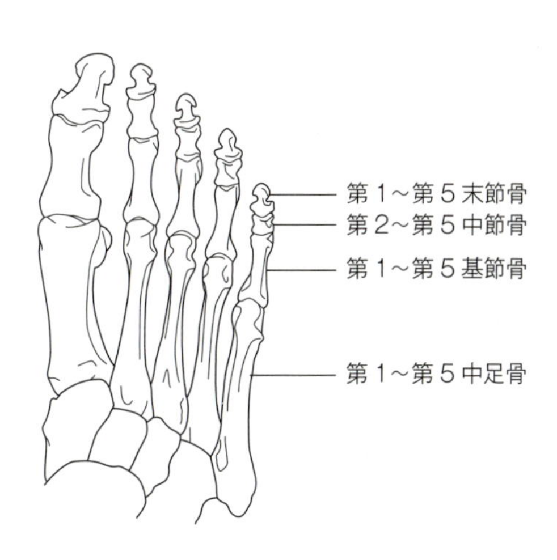

図3　右足趾骨

関節と運動

1. 概　要

- 足関節と足部の第1の機能は，足部が衝撃吸収という❶(　　　　　)性をもっていることである．地面の形への適応性に加え，歩行時立脚相の初期での体重負荷に耐えることは合わせて重要な機能である．衝撃の吸収は，筋組織や結合組織が足部を❷(　　　　　)させて，❸(　　　　　)をゆっくりと下降することによって行われる．またこの作用は，体重負荷によって生じる圧縮力を吸収することでもある．
- 第2の機能として，足部が立脚相の中期から後期にみられる踏み切り期（push-off）の際に，筋が生み出す❹(　　　　　)力に耐えるほどの❺(　　　　　)性をもっていることが挙げられる．このときの足部は，内在筋と外在筋の自動的な制御のもとに，❻(　　　　　)が上昇し，足部がわずかに❼(　　　　　)することによって❽(　　　　　)性が増す．

2. 一般的な特徴

- 足関節と足部は多くの関節から構成されるが，構造的には近位の関節と遠位の関節に分類される（図4）．近位の関節群は，❾(　　　　　)関節，❿(　　　　　)関節，⓫(　　　　　)関節により構成される．遠位の関節群には，⓬(　　　　　)関節，⓭(　　　　　)関節，⓮(　　　　　)関節がある．
- 足関節と足部の関節のなかでも，距腿関節，距骨下関節，横足根関節は大きく，非常に重要な関節である．
- 距腿関節は，⓯(　　　　　)と⓰(　　　　　)を行う．距骨下関節は，斜め方向に弧を描く運動が可能であり，回外と内転，または回内と外転の複合運動を行う．横足根関節は，斜め方向の運動がもっとも可能であり，3つの運動面すべてを通る．したがって横足根関節は，もっとも純粋な回内と回外を行う．

解答

❶柔軟　❷外がえし　❸内側縦アーチ　❹推進　❺頑丈　❻内側縦アーチ　❼内がえし　❽安定
❾距腿　❿距骨下　⓫横足根（❾-⓫順不同）　⓬足根中足　⓭中足趾節（MTP）
⓮趾節間（IP）（⓬-⓮順不同）　⓯背屈　⓰底屈（⓯⓰順不同）

3. 運動や部位の用語

- 背屈（伸展）と底屈（屈曲）（図5-a）：背屈と底屈は，矢状面における内側-外側軸での運動である．❶(　　　　　)とは，足の背側部（上部）を脛骨の前方へ近づける運動である．❷(　　　　　)とは，足部を下方に押す（正確には足背側部が脛骨前面から離れる）運動である．たとえば，自動車のアクセルを踏む動作は，足関節の❸(　　　　　)である．
- 回外と回内（図5-b）：回外と回内は，前額面における前-後軸での運動である．回外（supination）とは，正中線の方向に❹(　　　　　)面を向ける運動であり，回

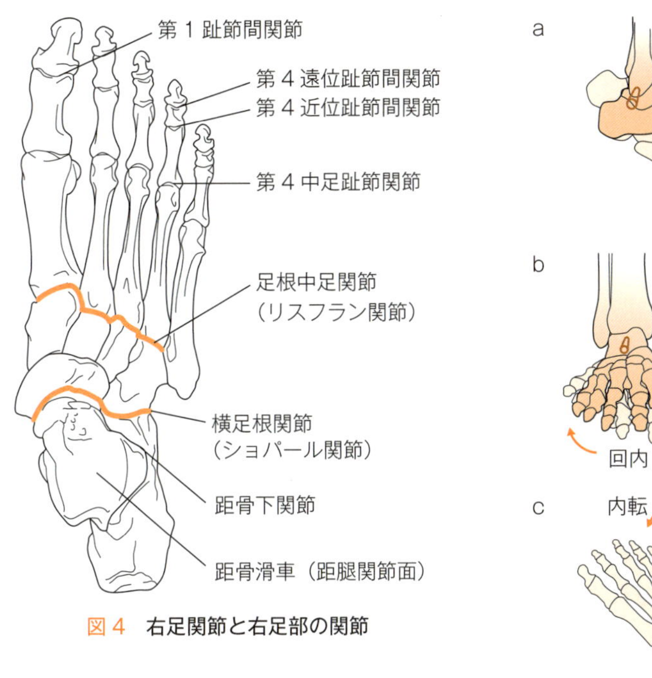

図 4　右足関節と右足部の関節

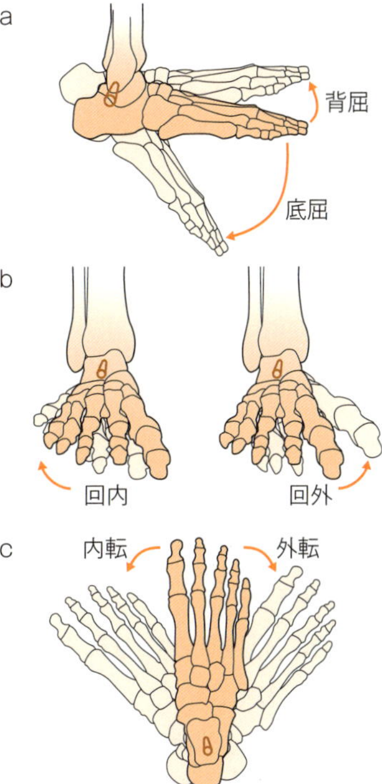

図 5　足関節と足部の運動（右）

内（pronation）とは，正中線から離れて足底面を❺(　　　　　) 側へ向ける運動である．

- 内転と外転（図 5-c）：内転と外転は，水平面における垂直軸での運動である．内転（adduction）とは，足部の先端を正中線へ近づける❻(　　　　　) 面での運動であり，外転（abduction）とはその逆に，足部の先端を正中線から遠ざける運動である．
- 外がえしと内がえし（図 6）：足関節と足部の運動には，前述した基本的な運動の組み合わせによる“❼(　　　　　)”と“❽(　　　　　)”という運動がある．外がえしとは，足関節と足部の複数の関節によって生じる❾(　　　　　)，❿(　　　　　)，⓫(　　　　　) の複合運動である．内がえしとはその逆に，⓬(　　　　　)，⓭(　　　　　)，⓮(　　　　　)の複合運動である．これらの運動は，⓯(　　　　　) 関節と⓰(　　　　　) 関節でもっとも頻繁に行われる運動である．
- 臨床的な用語：足部の特徴的な部位を表す臨床的な用語として，「後足部」「中足部」「前足部」という名称を用いることがある．また，足底面（plantar aspect）は，sole や bottom ともよばれ，足背面（dorsal aspect）は，top や superior portion ともよばれる．これらを合わせて使用しながら，運動を表現することがある．

解答

❶背屈（dorsiflexion）　❷底屈（plantar flexion）　❸底屈　❹足底　❺外　❻水平
❼外がえし（eversion）　❽内がえし（inversion）（❼❽順不同）　❾回内　❿外転
⓫背屈（❾-⓫順不同）　⓬回外　⓭内転　⓮底屈（⓬-⓮順不同）　⓯距骨下　⓰横足根（⓯⓰順不同）

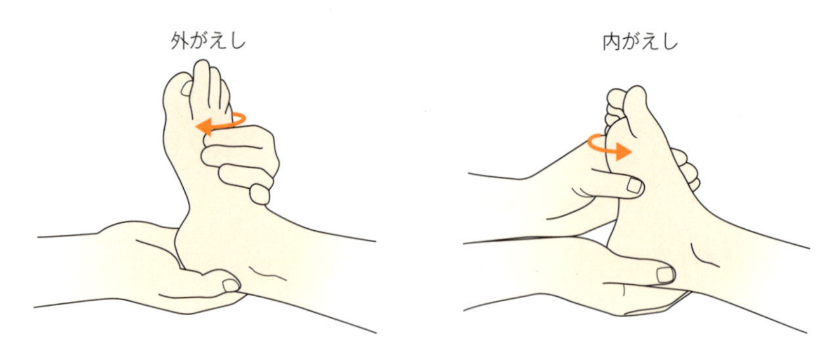

図6　外がえしと内がえし

1　距腿関節（狭義の足関節）

1. 構成と概要

- 一般的に，足関節と称される❶(　　　　　)関節は，❷(　　　　　)骨と❸(　　　　　)骨，さらには❹(　　　　　)骨から成る．脛骨の下関節面と内果および腓骨外果で構成される凹面を❺(　　　　　)，凸面である距骨上面の滑車を❻(　　　　　)とよぶ．脛骨遠位部と腓骨遠位部によって，近位の安定した❼(　　　　　)形の凹面（ソケット）を構成する．このソケットによって，距骨を受け入れる．これが距腿関節（一般的に足関節とよばれる）の主な構造である．
- 腓骨と関節をつくる脛骨遠位の凹状の部分を❽(　　　　　)といい，遠位脛腓関節を形成する．これが末梢部の脛腓関節であり，骨間膜ならびに前脛腓靱帯と後脛腓靱帯によって安定している．
- 内果は，脛骨の遠位❾(　　　　　)部の突起であり，外果は腓骨の遠位❿(　　　　　)部の突起である．内果と外果は，足関節の側副靱帯の起始部である．
- 距腿関節は，距骨の滑車（凸面）と脛骨遠位部および腓骨によるほぞ穴（凹面）とで構成されることから，木造建築や木工で使われる「⓫(　　　　　)」の構造に例えられる（図7）．距腿関節は，脛骨遠位部および腓骨で構成されるほぞ穴（凹面）へのしっかりとした距骨（凸面）の適合のほか，多くの側副靱帯や筋による支持，強い遠位脛腓関節などによって安定性が高まっている．

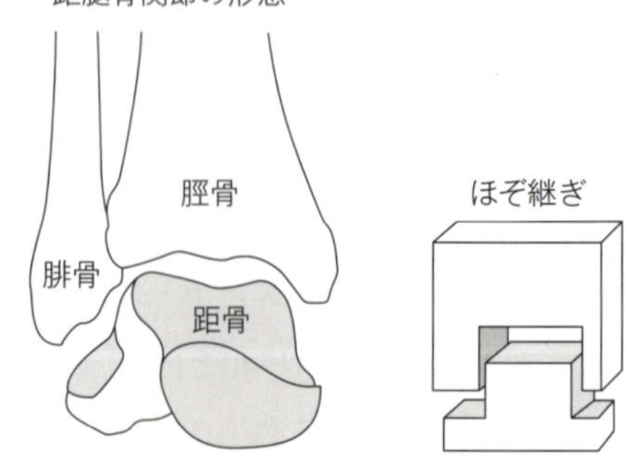

図7　ほぞ継ぎ[2)]

解答

❶距腿（talocrural joint）　❷脛　❸腓　❹距（❷-❹順不同）　❺関節窩　❻距骨滑車関節頭　❼矩　❽腓骨切痕　❾内側　❿外側　⓫ほぞ継ぎ

2. 種類・自由度

- 蝶番関節で，自由度1である．しかし，関節面の一方が隆起し他方が溝状になっている構造で，その運動軸が骨の長軸と直角ではないことから，蝶番関節の亜型である“❶(　　　　　) 関節”といわれることが多い．

3. 主な靱帯

- ❷(　　　　　) 靱帯（脛舟部，脛踵部，前脛距部，後脛距部），❸(　　　　　) 靱帯（前距腓靱帯，後距腓靱帯，踵腓靱帯）である（図8）．

4. 関節の運動

- 運動は底屈と背屈が主体である．背屈の正常な関節可動域は，❹(　　　　　)°である．0°もしくは中間位（底背屈中間位）とは，第5中足骨と腓骨が成す角度が❺(　　　　　)°となる位置である．また，底屈の正常な関節可動域は，❻(　　　　　)°である．
- 足関節における背屈と底屈は，内果と外果の先端を結ぶ内側-外側軸で生じる（図9）．このことは，骨指標を確認しながら軸を観察すると関節の動きを確認しやすく，同時にこの関節をまたぐ筋の機能を理解することもできる．内側-外側軸の前方を走行する筋によって背屈を行い，後方を走行する筋によって底屈を行う．

5. 距腿関節の安定性に関係する肢位

- 足関節が背屈位をとるとき，距骨滑車の後方部分よりも大きい前方部分がほぞ穴にしっかりとはめ込まれて安定する．このような関節の安定性は，立脚終期からのジャンプ動作や速歩の❼(　　　　　) 期の際に，足底筋群が強い活動を行うために必要である．

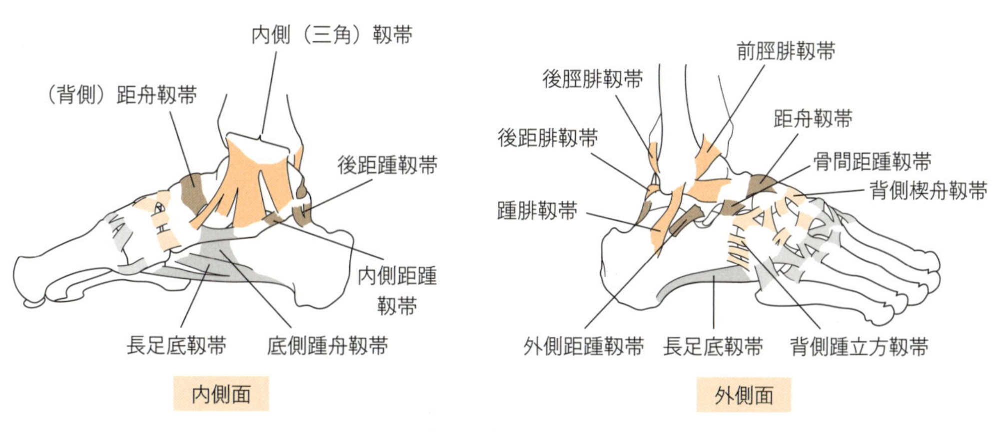

図8　右足関節と右足部の靱帯

解答
❶らせん　❷内側側副（三角）　❸外側側副　❹0～20　❺90　❻0～45　❼踏み切り

●一方，距腿関節でもっとも安定しない肢位は，最大底屈位である．最大底屈位では，脛骨遠位部と腓骨からなる距骨上の凹面のゆるみが❶(　　　　) なる．すなわち，大部分の側副靱帯とすべての底屈筋がゆるむ．したがって，足関節が最大底屈で体重負荷がかかるような状態は，距腿関節が不安定な状態であるといえる．❷(　　　　) を履くこと〔常時の足関節❸(　　　　)〕や，ジャンプをして底屈位で着地することは，足関節の捻挫や外側側副靱帯の損傷を起こしやすい状態といえる．

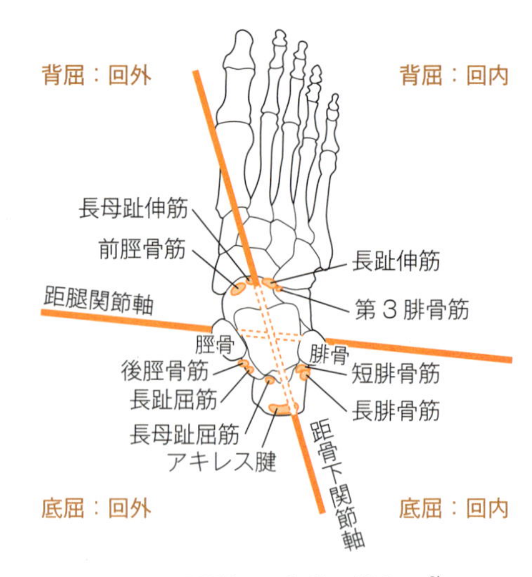

図９　足関節の回転軸の模式図[2)]

解答

❶大きく　❷ハイヒール　❸底屈位

2　距骨下関節

1. 構成と概要

●距骨下関節（subtalar joint）は，後足部に位置する．この関節は，凹状の❶(　　　　) 骨下面（後踵骨関節面）と凸状の❷(　　　　) 骨上面（後距骨関節面）によって構成される．この関節は特殊な形状をしており，それにより足部と下腿の間において，前額面と水平面での動きが可能になる．こうした動きは，歩行または走行中に足を不整地に適応させる際や，急な方向転換を行う際に必要となる．

2. 種類

●顆状関節である．

3. 主な靱帯

●❸(　　　　) 靱帯，❹(　　　　) 靱帯，および❺(　　　　) 靱帯である．

4. 関節の運動

●距骨下関節では，後足部において回外と内転，回内と外転の複合運動が可能である．これらの運動は，❻(　　　　) と❼(　　　　) の要素である．これらの運動の要素を理解するには，踵を把持して，側方へ動かすと同時に回転させるように，ねじる動きを与えるとよい．前額面での運動は，❽(　　　　) と❾(　　　　) であり，距骨下関節の筋力と可動域を評価する際にしばしば用いられる．一方，水平面での回転運動は，❿(　　　　) と⓫(　　　　) である．距骨滑車は距腿関節のほぞ穴（凹面）でよく安定し，距骨下関節における運動を支持する．

- 距骨下関節の運動は，足部が地面を離れる際のような，固定された距骨の下の踵骨の動きを含む．しかし，実際には踵骨が地面に固定される立脚相の体重支持期に距骨下関節は機能する．これは，距骨が⑫(　　　　　)の中で安定することによる．距骨下関節の動きは，固定された踵骨に対する距骨と下腿の組み合わせの運動として表わされる．
- 距骨下関節の運動は，遊脚相での踵骨が自由な状態か，あるいは立脚相での地面に接地した状態である．立脚相では，下腿と距骨は固定された踵骨の上で，1つの機械的な構成単位として動く．距骨下関節の運動は，小さいにもかかわらず重要である．⑬(　　　　　)相で接地する際，水平面と前額面において，下腿と距骨のわずかな回転が自然に起こる．仮に距骨下関節がゆるんだ場合は，⑭(　　　　　)の回転にしたがって，下腿，距骨，踵骨は連動して運動することになる．
- 下腿が内側方向や外側方向へ急な方向転換を行うときにも，⑮(　　　　　)骨はしっかりと地面に接地する必要がある．踵骨が固定された状態で，内側に誘導された距骨と下腿の動きは，距骨下関節の⑯(　　　　　)とみることができる．不整地での歩行は，距骨下関節の運動がなければ非常に困難となり，バランスの不良を起こしたり，足関節と足部の損傷を起こしたりすることがある．

解答

①距　②踵　③骨間距踵　④内側距踵　⑤外側距踵（③-⑤順不同）　⑥内がえし
⑦外がえし（⑥⑦順不同）　⑧回外　⑨回内（⑧⑨順不同）　⑩内転　⑪外転　（⑩⑪順不同）
⑫ほぞ穴（凹面）　⑬立脚　⑭下肢　⑮踵　⑯回外

3 横足根関節

1. 構成と概要

- 内側の①(　　　　　)関節，外側の②(　　　　　)関節で構成されている．足の縦方向のアーチを形成している．横足根関節（transverse tarsal joint）は，中足部と後足部を分ける．これは，外科的な切断（離断）部位にも用いられ，③(　　　　　)関節（Chopart's joint）[1]という名称も付けられている（図4）．

2. 種類

- 内側の距踵舟関節は球関節に類似，外側の踵立方関節は不完全な鞍関節でわずかに動く（柔軟性に乏しい）．

3. 主な靱帯

- ④(　　　　　)靱帯（ばね靱帯），⑤(　　　　　)靱帯（Y字状），⑥(　　　　　)靱帯（短足底靱帯），⑦(　　　　　)靱帯，⑧(　　　　　)靱帯である．

解答

①距踵舟　②踵立方　③ショパール　④底側踵舟　⑤二分　⑥底側踵立方　⑦距舟　⑧長足底

4．関節の運動

- 距踵舟関節が主となって，底屈と背屈，内転と外転，外がえしと内がえしが可能であるが，可動域は狭小である．広範囲にわたるこの関節は，❶(　　　　　)関節と❷(　　　　　)関節の2つの関節から成る．この1組の関節は，中足部が後足部（すなわち踵骨と距骨）に対して自由に動くことを許す．しかし，この関節の重要な特徴は，純粋な外がえしと内がえしを行うことである．外がえしは，❸(　　　　　)，❹(　　　　　)，❺(　　　　　)の組み合わせ，内がえしは，❻(　　　　　)，❼(　　　　　)，❽(　　　　　)の組み合わせである．
- 横足根関節が❾(　　　　　)と❿(　　　　　)という斜め方向の運動ができることによって，足部は幅広い運動が可能となる．中足部から前足部にかけては多様な肢位をとることができ，歩行や走行の際に足部を多様な地形に適合させられる．多くの場合，横足根関節は距骨下関節と同時に機能し，足部全体における❾と❿の構成要素を調節する．

解答

❶距踵舟　❷踵立方（❶❷順不同）　❸回内　❹外転　❺背屈（❸-❺順不同）　❻回外　❼内転　❽底屈（❻-❽順不同）　❾外がえし　❿内がえし（❾❿順不同）

4 足根中足関節

1．構成と概要

- 足根中足関節（tarsometatarsal joint）とは，❶(　　　　　)骨と❷(　　　　　)骨，❸(　　　　　)骨と❹(　　　　　)骨，❺(　　　　　)骨と❻(　　　　　)骨，❼(　　　　　)骨と❽(　　　　　)骨および❾(　　　　　)骨との間にある関節の総称である．内側楔状骨と第1中足骨の間を第1足根中足関節とよび，中間楔状骨と第2中足骨の間を第2足根中足関節とよぶ．さらに，外側楔状骨と第3中足骨の間を第3足根中足関節といい，立方骨と第4中足骨および第5中足骨との間を第4～第5足根中足関節とよぶ．中足部と前足部での接合部位であり，放射状に伸びる足部の基部としての役割を果たす．外科的な切断（離断）部位として，❿(　　　　　)関節（Lisfranc's joint）[2]という名称も付けられている（図4）．

2．種類

- 鞍関節（第1足根中足関節），平面または半関節（第2～第5足根中足関節）である．

3．主な靱帯

- 足根靱帯（背側足根中足靱帯，底側足根中足靱帯，骨間足根中足靱帯）が補強する．

4．関節の運動

- 第1足根中足関節を除いて比較的強固であるが，中等度の背屈と底屈，わずかな回

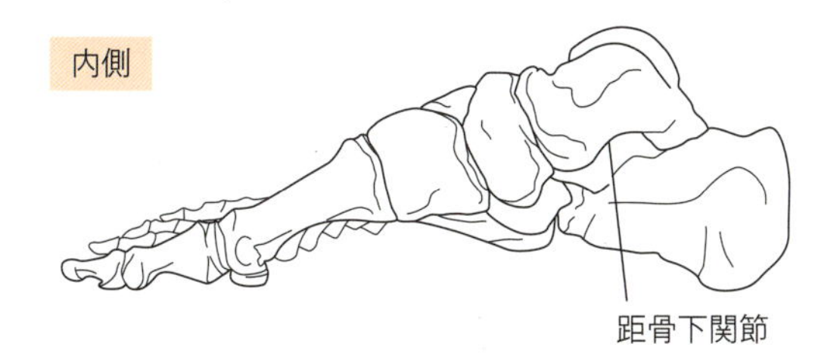

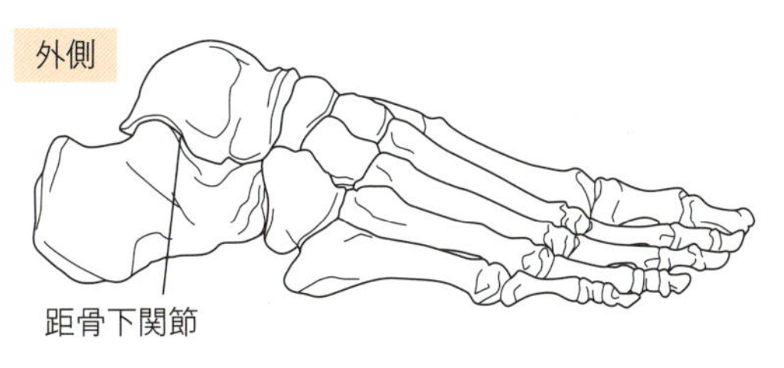

図 10　足部の側面図

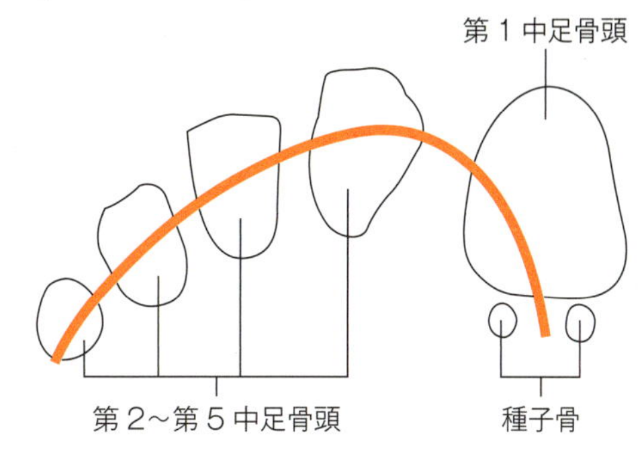

アーチは第 1 中足骨頭（種子骨）から第 2～第 5 中足骨頭へと至る．第 2 中足骨頭がアーチの頂点となる

図 11　中足間関節（断面図）[4)]

外と回内に機能する．第 1 足根中足関節は，立脚相において，わずかに関節がたわむ．また，第 2 足根中足関節は，骨底が内側および外側楔状骨の間に楔でとめられるような状態となるため，すべての足根中足関節のなかでもっとも安定する．

5　中足間関節

1．構成と概要

- 中足間関節（intermetatarsal joint）は，中足骨相互により構成され，足の遠位の横アーチが形成される部分である（図 10，11）．

2．種類

- 平面または半関節である．

3．主な靱帯

- ⓫（　　　　　）靱帯，⓬（　　　　　）靱帯および⓭（　　　　　）靱帯が補強する．

4．関節の運動

- わずかなすべり運動．

解答

❶内側楔状　❷第 1 中足（❶❷順不同）　❸中間楔状　❹第 2 中足（❸❹順不同）　❺外側楔状　❻第 3 中足（❺❻順不同）　❼立方　❽第 4 中足　❾第 5 中足　❿リスフラン　⓫背側中足　⓬底側中足　⓭骨間中足（⓫-⓭順不同）

6 中足趾節関節

1．構成と概要

- 中足趾節（MTP）関節（metatarsophalangeal joint）は，第1〜第5中足骨頭の凸面と各趾の基節骨底の浅い凹面から構成されている（図4）．

2．種類

- 球関節である．

3．主な靱帯

- ❶(　　　　　)靱帯や❷(　　　　　)靱帯，❸(　　　　　)靱帯，❹(　　　　　)靱帯によって補強されている．

4．関節の運動

- 運動は，手の中手指節関節に類似した運動〔(伸展（背屈)，屈曲（底屈)，外転，内転)〕が可能である．特に，伸展（背屈）は，❺(　　　　　)°の過伸展が可能であるが，これは歩行の踏み切り期やつま先立ち姿勢において必要な可動域である．

7 趾節間関節

1．構成と概要

- 手指と同様に，母趾を除くそれぞれの足趾には，近位趾節間関節（PIP）と遠位趾節間関節（DIP）があり，母趾には❻(　　　　　)関節（interphalangeal joint）だけがある（図4）．

2．種類

- 蝶番関節である．

3．主な靱帯

- ❼(　　　　　)靱帯と❽(　　　　　)靱帯によって補強されている．

4．関節の運動

- 運動は屈曲と伸展に限られる．通常，伸展は❾(　　　　　)°(中間位)まで可能である．

8 足部アーチ（足弓）

1．足部の内側縦アーチ（図12-a，b）

- 内側縦アーチは，❿(　　　　　)骨-⓫(　　　　　)骨-⓬(　　　　　)骨-⓭(　　　　　)骨-⓮(　　　　　)中足骨で構成される．⓯(　　　　　)骨が内側縦アーチの頂点に位置し，keystoneとしてアーチを保つ役割を担っている．

- 内側縦アーチは, 足部で最初に衝撃を吸収する機構である. また内側縦アーチは,「足背（足甲)」として知られている. 静的な立位（安静立位）の際, 内側縦アーチの高さは, 靱帯や関節, 足底筋（腱）膜のような筋以外の組織に支えられている. そのなかでも, 足底筋膜の役割はもっとも重要である. ⑯(　　　　) 組織でできたこの筋膜は, 踵骨と近位の趾節骨（底）の間に伸びる. 足底筋膜は弾性線維束として作用し, 内側縦アーチの高さを支えつつ, 体重を吸収する（一般に立位では, 正常なアーチを支えるのに筋力を必要としない).
- 健常な足部と比べて, 内側縦アーチが過度に下垂, あるいは下降した（土踏まずがほとんどなくなった）状態を⑰(　　　　) 足（pes planus）とよぶ. ⑰足は, しばしば足底筋膜の過伸張を伴う. 多くの場合, このような症例では, 内在筋と外在筋の筋力によって内側縦アーチを支えるため, 内在筋と外在筋に過度の負担をかけることになる. 結果として, 足底筋膜炎を含む疲労, 踵骨棘, そのほか多くの炎症性疾患に移行することが知られている.
- また, 内側縦アーチは, ⑱(　　　　) 筋, ⑲(　　　　) 筋, ⑳(　　　　) 筋, ㉑(　　　　) 筋といった下腿後面の深層の筋群によって支持されている. これらの筋は, 足部の主要な内がえしの筋（または回外筋）であり, 遠心性に働き, 立脚相の初期において, 足部の外がえし（回内）に抵抗する方向に作用する. この機能は, 特に後脛骨筋が受けもっている. 内側縦アーチに過伸張と弱化が生じた場合は, アーチを保持しようとして後脛骨筋が過度に収縮する. この状態が続くと, 最終的に筋疲労が蓄積し㉒(　　　　) を生じ, 過用症候群（overuse syndrome）に陥る可能性がある.

2. 足部の外側縦アーチ（図 12-c）

- 外側縦アーチは, 立位バランスと密接な関係がある. 内側縦アーチと比較するとアーチが低く, 短い. 皮膚を含めた軟部組織であり, 全長にわたって接地している.
- 外側縦アーチは, ㉓(　　　　) 骨-㉔(　　　　) 骨-㉕(　　　　) 骨で構成され, 外側縦アーチの keystone は, ㉖(　　　　) 骨である.

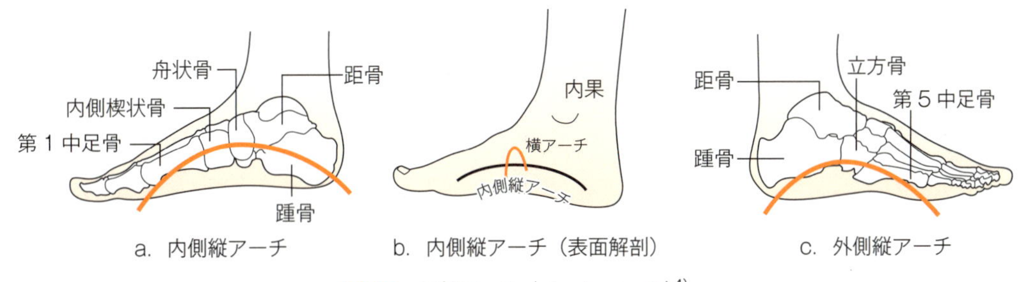

図 12　足部アーチ（plantar arch）[4]

解答

①内側側副　②外側側副　③底側　④深横中足（①-④順不同）　⑤ 0～60　⑥趾節間（IP）
⑦内側側副　⑧外側側副　⑨ 0　⑩踵　⑪距　⑫舟状　⑬内側楔状　⑭第 1　⑮舟状　⑯結合
⑰扁平　⑱前脛骨　⑲後脛骨　⑳長趾屈　㉑長母趾屈（⑱-㉑順不同）　㉒疼痛　㉓踵　㉔立方
㉕第 5 中足　㉖立方

3. 横アーチ（図 12-b）

●横アーチは，遠位（第 1 中足骨レベル）（図 11）と近位（内側楔状骨レベル）（図 12-b）があり，前者のアーチの頂点は第 2 中足骨頭である．

筋と運動（足関節ほか）

●足関節と足部の運動は，❶(　　　　　) 筋と❷(　　　　　) 筋によって制御されている．下腿または大腿遠位部に起始があり，足部に停止があるものを❸(　　　　　) 筋といい，起始と停止がともに足部にあるものを❹(　　　　　) 筋という．❶筋と❷筋の双方が働くことによって，下肢の遠位端である足部は，歩行・走行における静止，推進，衝撃吸収などが可能となる．

●❺(　　　　　) 筋は，複数の関節と回転軸をまたぐので，足関節と足部は多様な運動を行うことができる．

1 足関節（距腿関節）・距骨下関節・横足根関節の運動に関与する筋の解剖

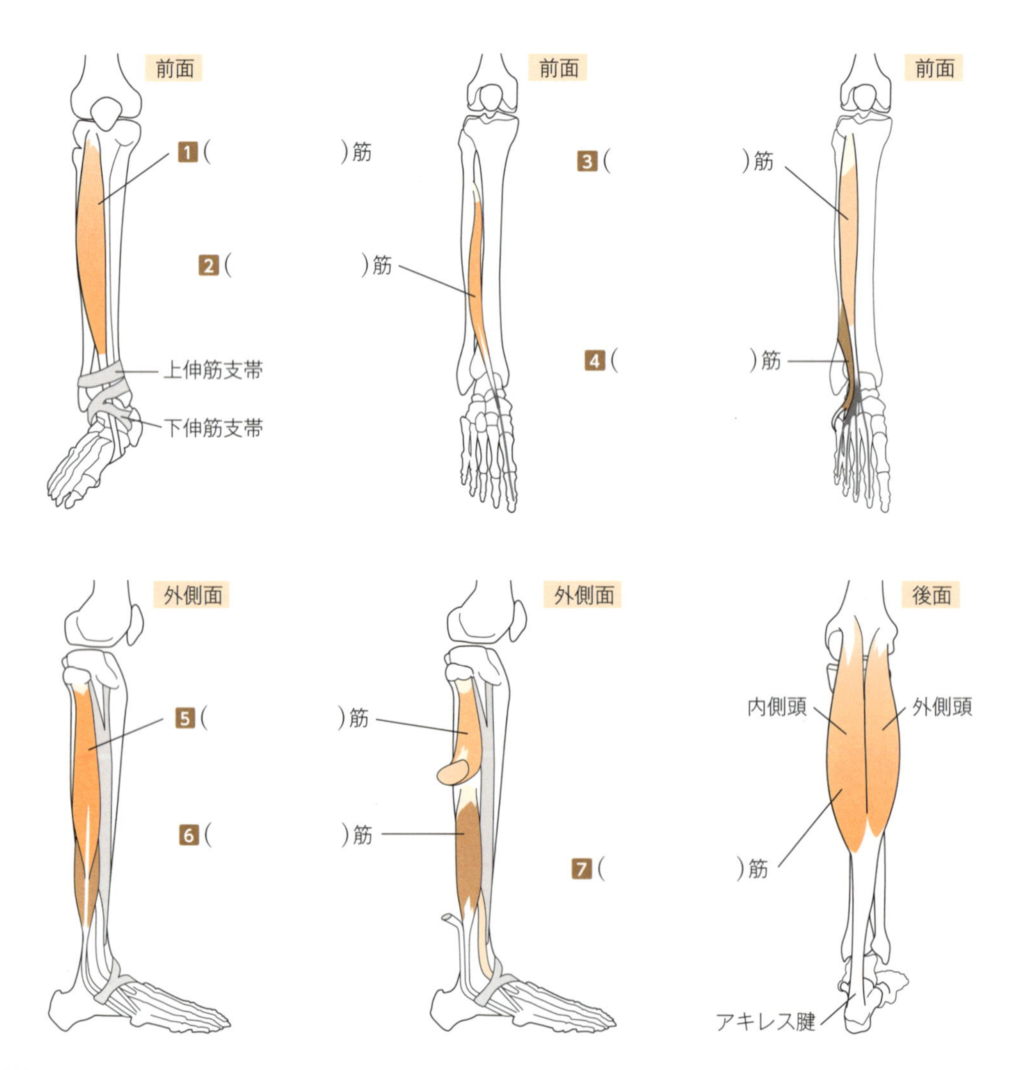

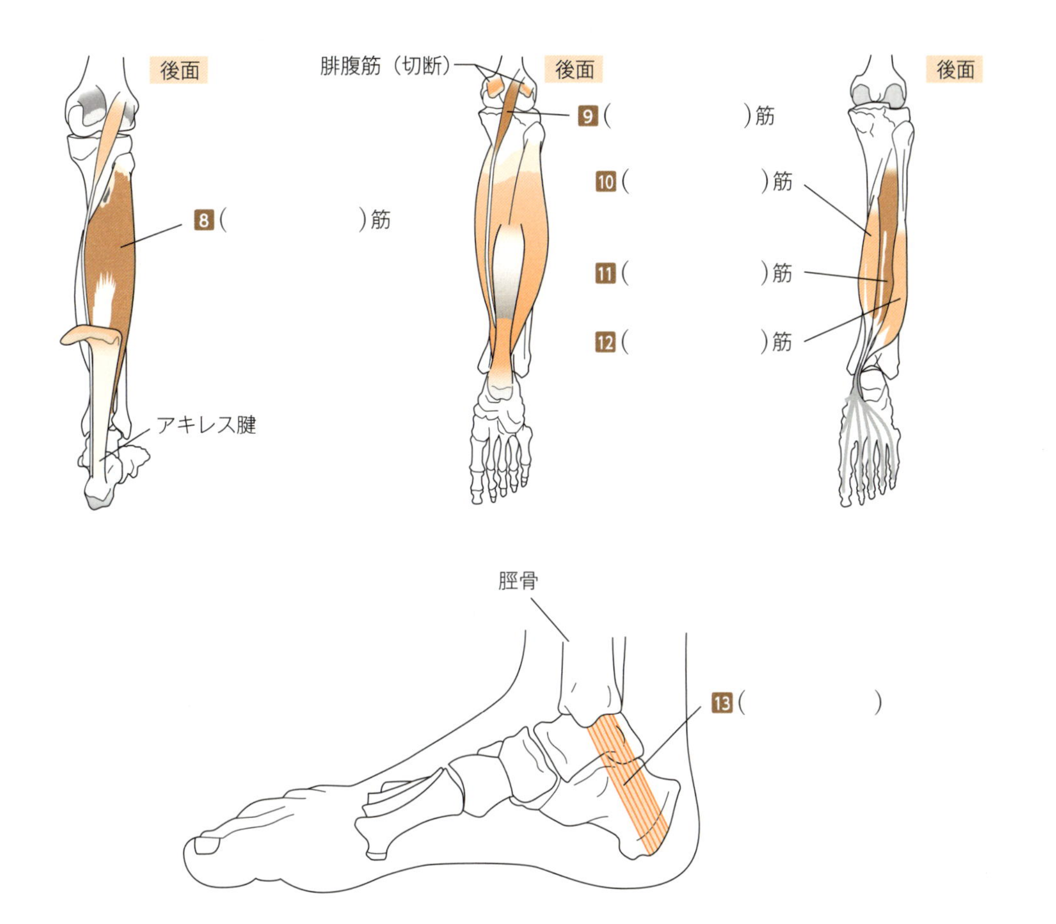

解答

❶外在　❷内在（❶❷順不同）　❸外在　❹内在　❺外在

1前脛骨　2長母趾伸　3長趾伸　4第３腓骨　5長腓骨　6短腓骨　7腓腹　8ヒラメ

9足底　10長趾屈　11後脛骨　12長母趾屈　13屈筋支帯

2 足関節の運動に関与する筋の特徴

- 各筋の起始・停止・神経支配・作用を覚えよう．

筋名	起始	停止	支配神経，髄節レベル	作用
前脛骨筋 (tibialis anterior m.)	脛骨外側顆・外側面，下腿骨間膜	内側楔状骨，第1中足骨底	深腓骨神経 L4-S1	足の背屈・内がえし
長母趾伸筋 (extensor hallucis longus m.)	腓骨前面，下腿骨間膜	母趾末節骨底	深腓骨神経 L4-S1	母趾の伸展 足の背屈・外がえし
長趾伸筋 (extensor digitorumlongus m.)	腓骨前面，脛骨外側顆，下腿骨間膜	第2～第5趾の指背腱膜	深腓骨神経 L4-S1	第2～第5趾の伸展 足の背屈・外がえし
第3腓骨筋 (fibularis〈peroneus〉 tertius m.)	腓骨前面，下腿骨間膜	第5中足骨底	深腓骨神経 L4-S1	足の背屈・外がえし
長腓骨筋 (fibularis〈peroneus〉 longus m.)	脛骨外側顆，腓骨頭，腓骨外側面	内側楔状骨，第1中足骨底	浅腓骨神経 L5，S1	足の底屈・外がえし
短腓骨筋 (fibularis〈peroneus〉 brevis m.)	腓骨外側面	第5中足骨粗面	浅腓骨神経 L5，S1	足の底屈・外がえし
腓腹筋 (gastrocnemius m.)	内側頭：大腿骨の膝窩部，大腿骨内側上顆，膝関節包 外側頭：大腿骨外側上顆，関節包	ヒラメ筋腱と合してアキレス腱となり，踵骨隆起に付着．	脛骨神経 L(4)，5，S1，(2)	膝関節の屈曲 足の底屈
ヒラメ筋 (soleus m.)	腓骨頭，脛骨内側縁	腓腹筋腱と合してアキレス腱となり，踵骨隆起に付着．	脛骨神経 L(4)，5，S1，(2)	足の底屈
足底筋 (plantaris m.)	大腿骨膝窩面	アキレス腱，あるいは踵骨背側面	脛骨神経 L4-S1	膝関節の屈曲 足の底屈
後脛骨筋 (tibialis posterior m.)	脛骨，腓骨，下腿骨間膜	第2～第4中足骨底，舟状骨，外側楔状骨，立方骨	脛骨神経 L5，S1，(2)	足の底屈・内がえし
長趾屈筋 (flexor digitorum longus m.)	脛骨後面	第2～第5趾末節骨底	脛骨神経 L5-S2	第2～第5趾の屈曲 足の底屈・内がえし
長母趾屈筋 (flexor hallucis longus m.)	腓骨後面	母趾末節骨底	脛骨神経 L5-S2	母趾の屈曲 足の底屈・内がえし

（中村隆一・他：基礎運動学　第6版補訂．医歯薬出版，2012より）

3 足関節の運動に関与する筋の起始・停止・走行

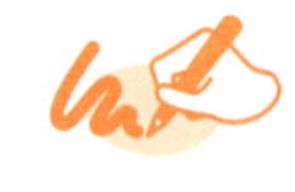

足関節背屈

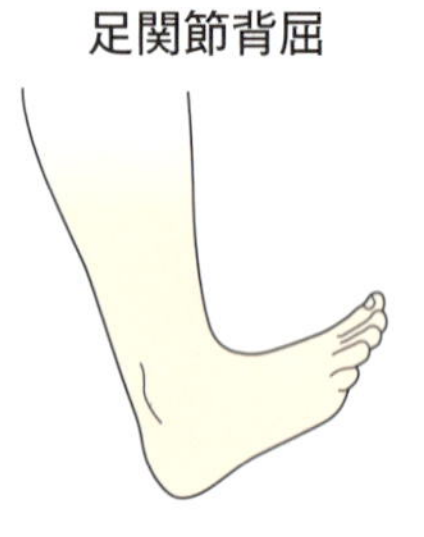

前脛骨筋

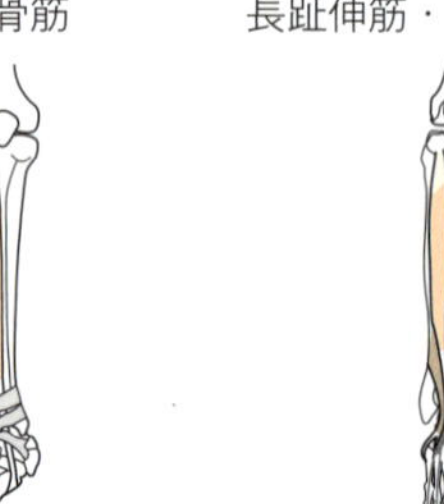

長趾伸筋・第3腓骨筋

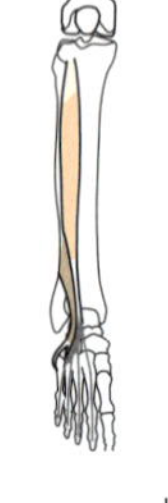

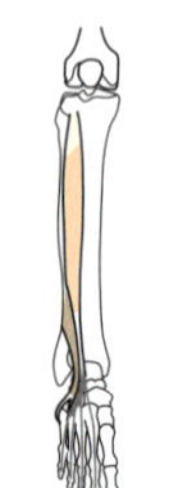

（補助動筋）長母趾伸筋

足関節底屈

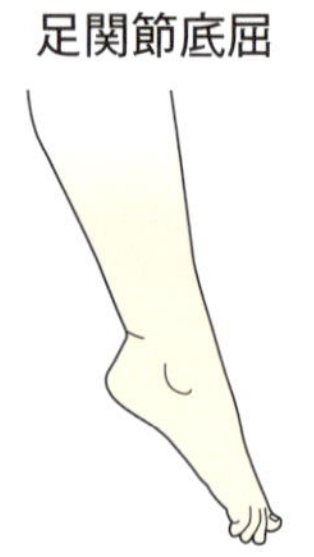

長腓骨筋

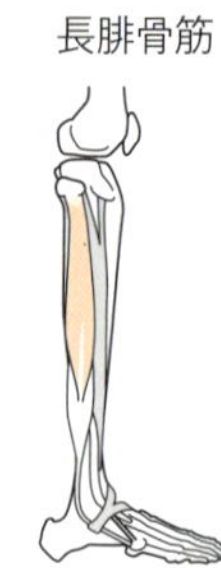

腓腹筋

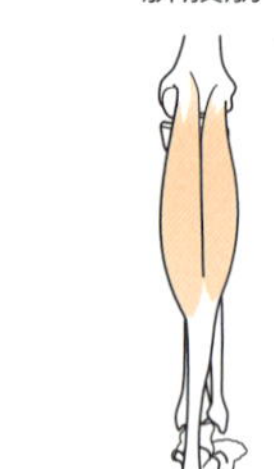

ヒラメ筋

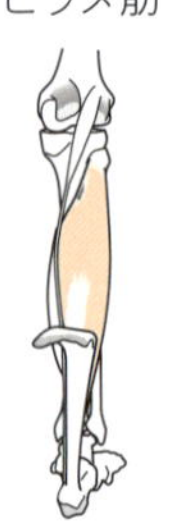

足底筋

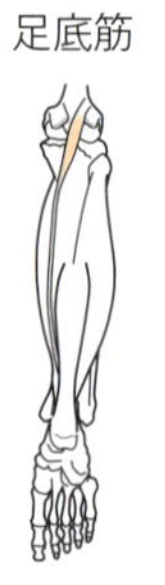

（補助動筋）短腓骨筋，後脛骨筋，長趾屈筋，長母趾屈筋

筋と運動（足部と足趾）

1 足部・足趾（足根中足関節・中足間関節・中足趾節関節・趾節間関節）の運動に関与する筋の解剖

- これらの関節に関与する筋は，主に足の❶(　　　　)筋である．一般に，足の内在筋は，歩行や走行における❷(　　　　)期にもっとも活動する．これらの筋群は，内側縦アーチの挙上を補助するために，共同して収縮する．強靱な足底筋膜（足底腱膜）は，もっとも浅層を覆っている．
- この機能によって，底屈筋は❷期を行うために収縮し，同時に足部を安定させる．
- 足部の内在筋は4層構造となっている．第1層（表層）には母趾外転筋・小趾外転筋・短趾屈筋，第2層には足底方形筋・虫様筋，第3層には母趾内転筋・短母趾屈筋・短小趾屈筋，第4層（深層）には背側骨間筋・底側骨間筋がみられる（図13）．

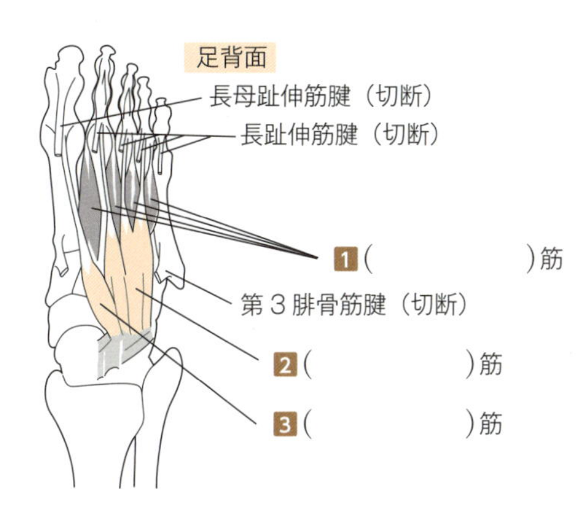

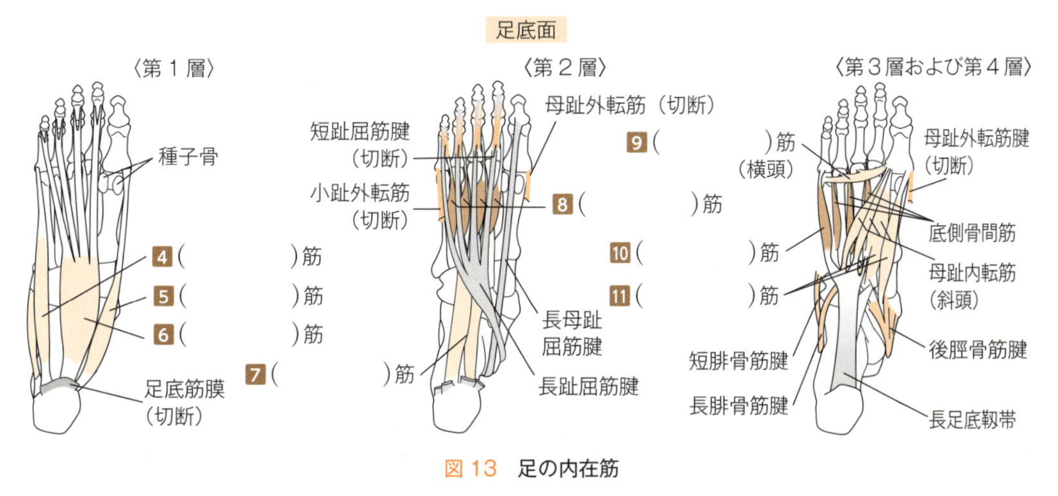

図13 足の内在筋

解答

❶内在 ❷踏み切り

1背側骨間 2短趾伸 3短母趾伸 4小趾外転 5母趾外転 6短趾屈 7足底方形 8虫様 9母趾内転 10短小趾屈 11短母趾屈

2 足部・足趾の運動に関与する筋の特徴

●各筋の起始・停止・神経支配・作用を覚えよう．

筋名	起始	停止	支配神経，髄節レベル	作用
短母趾伸筋 (extensor hallucis brevis m.)	踵骨背側面	母趾基節骨，指背腱膜	深腓骨神経 L4-S1	母趾の伸展
短趾伸筋 (extensor digitorum brevis m.)	踵骨背側面	第2～第4趾末節骨，指背腱膜	深腓骨神経 L4-S1	第2～第4趾の伸展
母趾外転筋 (abductor hallucis m.)	踵骨隆起内側突起，足底腱膜	母趾基節骨底内側	内側足底神経 外側足底神経 L5，S1	母趾の外転・屈曲
短母趾屈筋 (flexor hallucis brevis m.)	立方骨，外側楔状骨，長足底靱帯	母趾基節骨底	内側足底神経 L5，S1 外側足底神経 S1，2	母趾の屈曲
母趾内転筋 (adductor hallucis m.)	斜頭：第2～4中足骨，外側楔状骨，立方骨 横頭：第2～5中足趾節関節の関節包	母趾基節骨底外側面	外側足底神経 S1，2	母趾の屈曲・内転，横方向の足弓を形成
小趾外転筋 (abductor digiti minimi m.)	踵骨，足底腱膜	小趾基節骨底外側面	外側足底神経 S1，2	小趾の屈曲・外転
短小趾屈筋 (flexor digiti minimi brevis m.)	第5中足骨底，長足底靱帯	小趾基節骨底	外側足底神経 S1，2	小趾の屈曲
短趾屈筋 (flexor digitorum brevis m.)	踵骨隆起，足底腱膜	第2～第5趾中節骨	内側足底神経 L5，S1	第2～第5趾の屈曲
足底方形筋 (quadratus plantae m.)	踵骨，足底腱膜	長趾屈筋腱	外側足底神経 S1，2	第2～第5趾の屈曲（長趾屈筋の働きを助ける）
[足の]虫様筋 (lumbricals m.)	長趾屈筋腱	第2～第5趾基節骨底，指背腱膜	内側足底神経 L5，S1 外側足底神経 S1，2	第2～第5趾MPの屈曲，IPの伸展
底側骨間筋（3筋） (plantar interossei m.)	第3～5中足骨内側	第3～第5趾基節骨底内側面，指背腱膜	外側足底神経 S1，2	第2趾を中軸に背側骨間筋は他の指を離し，底側骨間筋は近づける．同時に作用したときはMPを屈曲，IPを伸展する．
[足の]背側骨間筋（4筋） (dorsal interossei m.)	それぞれ二頭をもち，第1～第5中足骨の対向側から起こる．	第2～第4趾基節骨底，指背腱膜	外側足底神経 S1，2	

（中村隆一・他：基礎運動学　第6版補訂．医歯薬出版，2012より改変）

3 足関節・足部・足趾の運動に関与する筋の動筋と補助動筋

筋＼運動＼部位	足関節		足部		足趾			
	背屈	底屈	内がえし（回外・内転・底屈）	外がえし（回内・外転・背屈）	母趾の伸展	母趾の屈曲	第2～第5趾の伸展	第2～第5趾の屈曲
前脛骨筋	○		△					
長母趾伸筋	△		△		○			
長趾伸筋	○			△			○	
第3腓骨筋	○			△				
長腓骨筋		○		○				
短腓骨筋		△		○				
腓腹筋		○						
ヒラメ筋		○						
足底筋		○						
後脛骨筋		△	○					
長趾屈筋		△	○					○
長母趾屈筋		△				○		

（○：動筋，△：補助動筋）

（中村隆一・他：基礎運動学　第6版補訂．医歯薬出版，2012より改変）

復習チェックポイント

1. 足関節・足部の運動と作用する筋をそれぞれ再度確認しなさい．
   ❶足関節・距骨下関節・横足根関節の運動：
   ❷足関節・距骨下関節・横足根関節の運動に作用する筋：
2. 足部・足趾の運動と作用する筋をそれぞれ再度確認しなさい．
   ❶足部・足趾の運動：
   ❷足部・足趾の運動に作用する足の内在筋：

解答・解説

1. ❶足関節の底屈・背屈，足の内がえし・外がえし
   ❷前脛骨筋，長母趾伸筋，長趾伸筋，第三腓骨筋，長腓骨筋，短腓骨筋，腓腹筋，ヒラメ筋，足底筋，後脛骨筋，長趾屈筋，長母趾屈筋
2. ❶母趾の屈曲・伸展・外転・内転，第2～第4趾の屈曲・伸展，小趾の屈曲・外転
   ❷短母趾伸筋，短趾伸筋，母趾外転筋，短母指屈筋，母趾内転筋，小趾外転筋，短小趾屈筋，短趾屈筋，足底方形筋，［足の］虫様筋，底側骨間筋（3筋），［足の］背側骨間筋（4筋）．

Try It! 基本問題

1. 各部位を触察しよう.
   ❶脛骨（内果）
   ❷腓骨（外果）
   ❸内側縦アーチ
   ❹母趾球
   ❺アキレス腱

2. 一般に距腿関節が「ほぞ継ぎ」とよばれる意味と距腿関節の安定肢位について説明しよう.

解答・解説

1. ❶下腿内側面を遠位方向へ触察すると，足関節内側部分に比較的大きな骨の凸面を確認できる.
   ❷下腿外側面を遠位方向へ触察すると，大きな骨の凸面を確認できる.
   ❸足部底側の内側面を触察すると，立位や歩行時に接地していない大きな弓形の凹面を確認できる.
   ❹内側縦アーチを遠位方向へ触察すると，アーチの終わりに第 1 中足骨頭があり，その直前に膨隆を確認できる.
   ❺下腿後面を遠位になぞっていくと，腓腹筋の筋束の遠位端から始まり，扁平な腱となって下方へと続き，踵骨に付着する「アキレス腱」を確認できる.

2. 距腿関節は，距骨滑車（凸面）と脛骨および腓骨遠位部による凹面とで構成される関節である．この凸面と凹面の構造が，木造建築や木工で使われる「ほぞ継ぎ」によく似ていることから，このようによばれる（図 7 参照）．このほぞ継ぎの安定化（立位時の固定性）と関節の円滑な滑り（足関節の運動性）が，距腿関節の機能である.
   距骨滑車は，後方部分よりの前方部分が大きいため，背屈位で安定する.
   運動療法場面では，距腿関節が安定した状態（しゃがんだ姿勢）や不安定な状態（ハイヒールを履く，つま先が下がった足底板での立位など）を再現してみるとよく理解できる.

臨床へつなげる 応用編

1 基礎評価と理学療法の考え方

1. 日本整形外科学会，日本リハビリテーション医学会基準による関節可動域測定法（ROM：range of motion）
   ❶関節可動域測定法で足関節・足部・母趾・趾の測定項目と運動を説明しよう.
   ❷距腿関節が，背屈位で安定する理由を説明しよう.
   ❸足部の内側縦アーチの正常と異常（扁平化）を説明しよう.
   ❹足関節外側部に傷害が多い理由を説明しよう.

解答·解説

1 ❶屈曲（底屈）・伸展（背屈），外がえし・内がえし・外転・内転，屈曲・伸展

❷距腿関節は蝶番関節であるため，骨性の安定性が高い．距骨の関節面は，前方が後方に比べて広い構造になっているため，背屈位での安定性は高い．一方，底屈位では距骨関節面が狭く，遊びが生じることとなり，安定性は低くなる．

❸下図aで示した健常な足部と比べて，下図bは内側縦アーチが過度に下垂，あるいは下降した（「土踏まず」がほとんどなくなった）状態である．この症状は，扁平足としてよく知られている．扁平足は，しばしば足底筋膜の過伸張を伴い，過度に回内した距骨下関節とともに，足底筋膜を弱化させる．多くの場合，このような症例では，内在筋と外在筋の筋力によって内側縦アーチを支えるが，この代償は大きく，内在筋と外在筋に過度の負担をかけることになる．結果として，足底筋膜炎を含む疲労，踵骨棘，そのほか多くの炎症性疾患に移行することが多くみられる．このような場合の治療は，炎症の鎮静化，筋組織の強化，相応な足底挿板（arch support）といった治療が選択される．理学療法での足底挿板の使用は，内側縦アーチ本来の役割の補助を目的としており，正しいアライメントで足部を保ち，また酷使された筋組織を和らげる効果が期待できるので，有益である．

❹足関節と足部の内反捻挫は，もっともよくみられる下肢の損傷のひとつであり，しばしば外側側副靱帯の損傷と関係する．外側側副靱帯が内側側副靱帯（三角靱帯）より高頻度で捻挫する理由は，大きく3つと考えてよい．

①大きさ：内側側副靱帯は，強く，厚く，幅が広いが，外側側副靱帯は比較的薄い．

②回外の傾向：距骨下関節の回外への可動域は，回内の2倍である．たとえば，ジャンプの着地に失敗したとき，過度に内反となった足関節に体重がかかってしまうことがある．これは，すでに伸張した外側側副靱帯の上に多くの負荷をかけてしまうことになる．

③靱帯を保護する素早い反応の欠如：一般的に外側側副靱帯の捻挫は，過度の内反から起こる．過度の内反による捻挫を防ぐための筋は，腓骨筋群である．しかし残念なことに，ほとんどの内反捻挫は腓骨筋群が反応する前に起こる．したがって，腓骨筋群を強化することは，慢性的な足関節の不安定性に備える方法のひとつといえる．

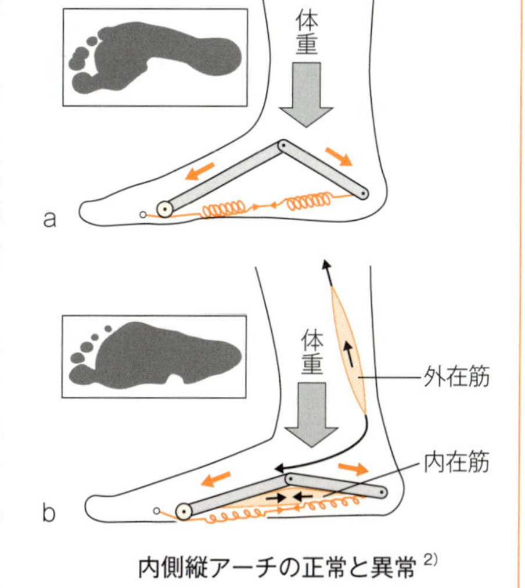

内側縦アーチの正常と異常[2)]

他の治療法としては，固有受容器のトレーニングがある．たとえば，不安定板（バランスボード）の使用，トランポリンの使用，片足立ち運動などが挙げられる．また，不整地での歩行やスポンジ上の歩行も効果的である．整地とは異なる外的環境での歩行練習では，身体の平衡を足部で制御させる筋の働きが促され，各種の外的環境に伴う足関節と足部の動きに対して，各筋群の素早い反応が期待できる．

2 動作と筋の働き

健常者の動作で関節や筋の動きを説明しよう.

❶足関節底屈動作（つま先立ち）

❷足関節と足部の内がえし（inversion）・外がえし（eversion）

解答・解説

2 ❶腓腹筋とヒラメ筋による足関節底屈筋の筋力は，つま先立ちによって評価できる．つま先立ちは，簡便な筋力評価方法である．つま先立ちが容易であるのは，腓腹筋が大きな“てこ”となって，大きな力を伝えることができるからである．つま先立ちで背伸びをする動作では，腓腹筋が作用する回転軸は，足関節（距腿関節）の位置から中足趾節（MTP）関節の位置へ移動する（下図）．作用する関節が変わる（距腿関節⇒中足趾節関節）ことによって，有効な“てこ”の長さが長くなり，身体を支える力が増大する．重心線が回転軸と腓腹筋の力線との間に落ちるので，筋は「第２種てこ」として作用している．

❷内がえし（inversion）とは，回外・内転・底屈の複合運動である．一方，外がえし（eversion）とは，その逆で回内・外転・背屈の複合運動である．足関節と足部の複数の関節（距骨下関節，横足根関節がもっとも頻繁）によって生じる（図６参照）．

足関節と足部の内がえし・外がえしは，不整地で路面状況に足底を合わせながら歩行する場面や，人が岩山を登る場面のように地形の変化に足関節と足部を柔軟に適応させる場面に非常に役立っている．一方，瞬時に急激な力が加わるようなスポーツは，容易に傷害が起こる場面となる．

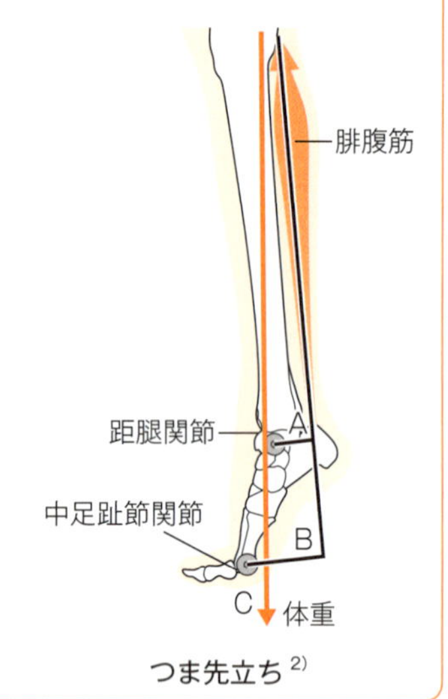

つま先立ち[2)]

3 足関節・足部に起こりやすい障害

❶足関節・足部に起こりやすい「内反捻挫」を説明しよう.

❷深腓骨神経の損傷によって起こる「下垂足」説明しよう.

❸足部の変形を説明しよう.

❹足趾の変形を説明しよう.

解答・解説

3 ❶足関節・足部の内反捻挫

足関節・足部で多くみられる内反捻挫は，頻度の高いスポーツ外傷の一つである．受傷原因は，バレーボールやバスケットボールなどでのジャンプ着地時に，他の選手の足の上に乗ったことで足関節の内反強制（内反運動が強制的に起こること）を受け，捻挫となることが多い．

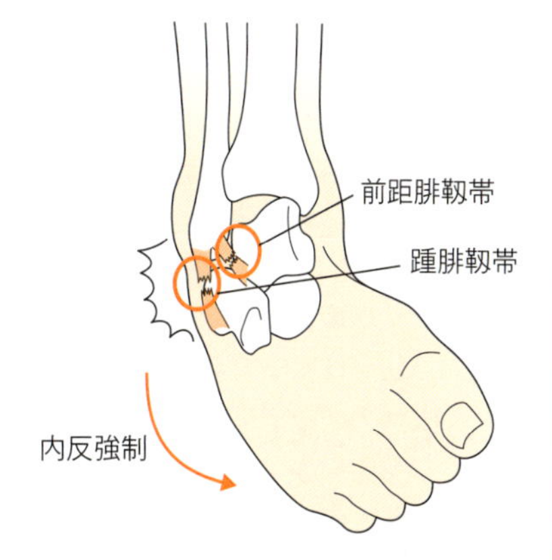

足関節・足部の内反捻挫

距腿関節は蝶番関節であるため，骨性の安定性は高いが，外果に比較して内果が近位にあることで内反方向の安定性は低くなり，外側の靱帯の伸張が強くなる．一方，外反時は腓骨外果に踵骨がぶつかることで，三角靱帯の伸張は軽減され，外傷は少ない．また，距骨の関節面は，前方が後方に比べて広い構造になっており，背屈位での安定性は高いが，底屈位では距骨関節面が狭く，遊びが生じるため，安定性は低くなる．また，底屈位では起始と停止の位置関係において，腓骨筋群は機能を十分に発揮できない．さらに，内反の制動は骨ではなく靱帯そのものが担うため，内反方向の力を制止することが難しく，捻挫が発生する（上図）．

❷下垂足

深腓骨神経は皮膚表面に近く，傷つきやすい神経である．深腓骨神経の損傷によって，背屈筋の不全麻痺（脱力），または完全麻痺が生じることがある．この筋群が弱化すれば，歩行を妨げることになる．遊脚相において，下肢の前方推進（振り出し）の際に足部が底屈方向に垂れ下がる状態である．この症状を下垂足（foot drop，もしくは drop foot）とよぶ．地面に足趾を引きずるのを防止するために，しばしば膝を高く持ち上げて進む歩行となり，仮想の障害物をまたぐようにもみえる（鶏状（けいじょう）歩行）．

❸足部の変形

足部の変形には，内反足，外反足のほかに，尖足（せんそく），踵足（しょうそく），凹足（おうそく），扁平足などがある（下図）．いずれも，歩行異常や疼痛などを引き起こす．

a）尖足は，もっとも多くみられる変形である．先天性によるもののほか，足関節の背屈筋群の筋力低下により，足関節拘縮をきたした場合，腓腹筋やヒラメ筋の過緊張などにより，母趾球だけで接地するようになる．多くの場合，内反を伴い，内反尖足となる．なお，下垂足では足関節の可動性は残存しているが，尖足では背屈ができないことが多い．

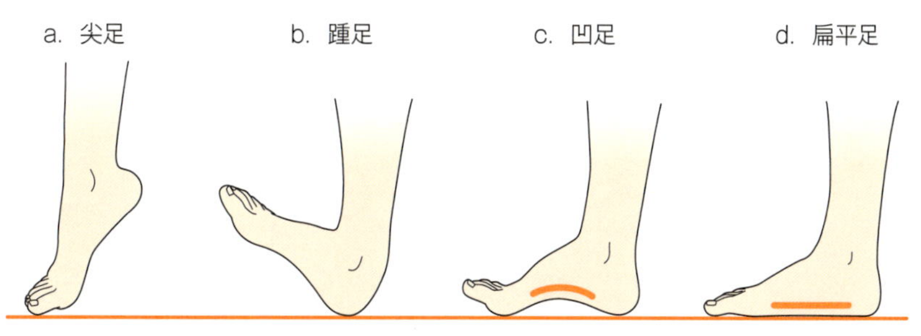

足部の変形

b）踵足は，尖足とは反対に，踵面のみが地面と接地し，足関節背屈位となった変形である．これは，先天性によるもののほか，腓腹筋，ヒラメ筋あるいは長腓骨筋の筋力が低下し，拮抗筋である背屈筋群が相対的に強くなった場合に生じる．

c）凹足（pes cavus）は，足の縦アーチが極端に高くなった状態である．扁平足と比べて，凹足はかなりまれである．腓腹筋，あるいはヒラメ筋の筋力不均衡が原因である．ハイヒールの常用者にも出現する．横足根関節が強く固定され，中足骨頭が下方突出し，脂肪組織が前方に移動する．そのため，地面への衝撃を和らげるクッション性が低下し，たわみを作ることができず，衝撃吸収は最小となり，中足骨頭と踵骨を通じた偏った体重負荷となってしまう．この状態は，通常は非進行性であり，装具療法，または整形外科での手術が選択される．

d）成人期扁平足は，中年以降に発症するもので，足の縦アーチが扁平化された状態となる．関節リウマチ，足底筋膜の過度な伸張，後脛骨筋や長母趾屈筋の緊張などにより生じる．歩行時に足底全体で接地する特徴がある．

❹足趾の変形

足趾の変形（下図）には，外反母趾（がいはんぼし），開帳足（かいちょうそく），槌状趾（ついじょうし）〔同義：hammer toe：ハンマートゥ〕，鷲爪趾（わしづめし）〔同義：claw toe：クロウトゥ〕などがある．

a）外反母趾は，第1中足骨が内側に，母趾の中足趾節関節部分が外側に変位することによって，第1中足骨の骨頭が内側に突出した外観となる．外反母趾の進行によって疼痛，母趾の内旋，開帳足などの症状があらわれる．扁平足の随伴症状としても出現する．

b）開帳足は，足の横アーチが広がった状態である．

c）槌状趾（ついじょうし）（槌趾（つちゆび））は，近位趾節間関節の屈曲，遠位趾節間関節の伸展による変形である．胼胝（べんち）（callus）※1や鶏眼（けいがん）（corn）※2を形成しやすく，これらは歩行の阻害因子となりやすい．

d）鷲爪趾（わしづめし）は，近位趾節間関節の屈曲に遠位趾節間関節の屈曲，さらに中足趾節関節の過伸展が加わったものをいう．足趾の先端皮膚の肥厚化（胼胝）がみられる．

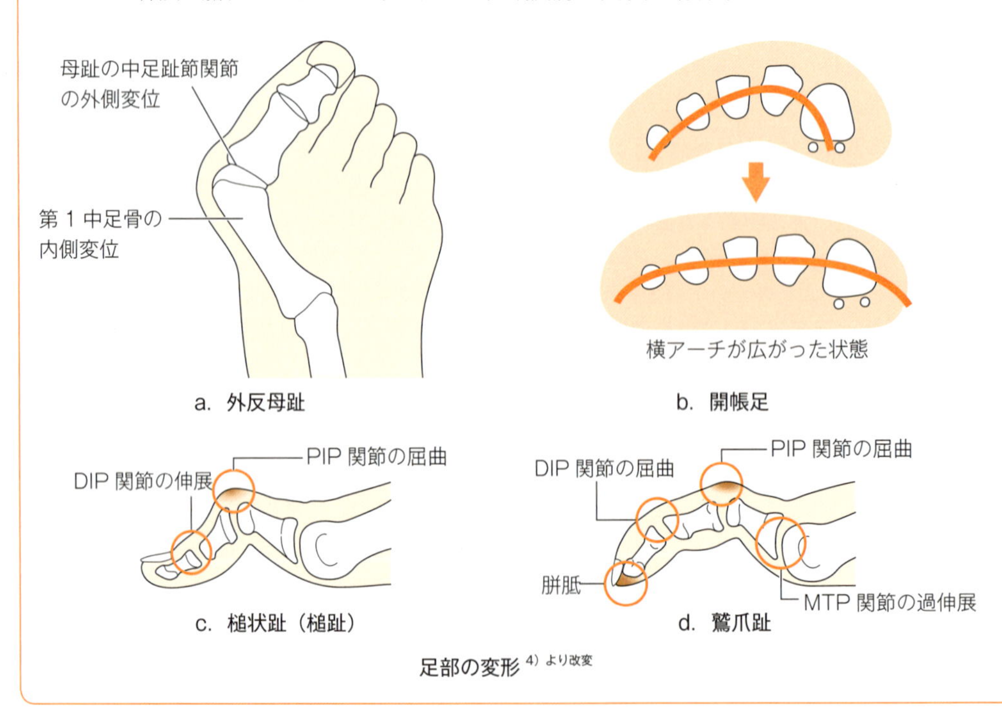

足部の変形 4）より改変

※1 いわゆる「たこ」．圧迫などの慢性的な刺激により，皮膚の角質が肥厚し増殖したもの．

※2 いわゆる「うおのめ」．慢性的な刺激により，増殖した皮膚の角質の中央部分が芯を形成したもの．強い圧痛を伴う．

4 代表的な整形外科的検査

検査名	陽性の場合疑われる障害・疾患	方法
前方引き出しテスト（前距腓靱帯のテスト）	前距腓靱帯の損傷	患者を診察台の端に座らせ，足を垂らし，足関節は軽度底屈位とする．検査者は一方の手で脛骨下端部の前面を保持し，もう一方の手で踵骨を保持する．そして脛骨を後方へ押しながら，踵骨（結果的には距骨）を前方へ引く．正常では，前距腓靱帯は足関節にぴったりと付着しているので，脛骨に対する距骨の前方運動は生じない（前方引き出し徴候陰性）（①）． しかし，前距腓靱帯が損傷された状態では，距骨が果間関節窩（ankle mortise）から前方へ滑り出てくる（前方引き出し徴候陽性）．このとき，検査者は“ぐらぐら”としたような手ごたえを感じる（②）． 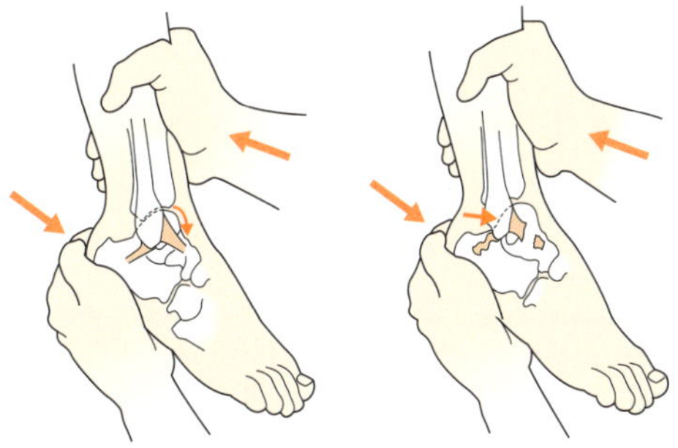 ①前方引き出し徴候陰性　②前方引き出し徴候陽性
後方引き出しテスト（後距腓靱帯のテスト）	後距腓靱帯の損傷	患者を診察台の端に座らせ，足を垂らし，足関節は軽度底屈位とする．一方の手で，下腿遠位部を把持し，もう一方の手で踵部を包み込むように持ち，下腿遠位部を下から上方向に保持し，踵部を後方へ押し出す． このとき，疼痛が発生する，前方への動揺が健側に比べて過度に大きい，最終域感（end feel）の消失などの徴候が出現（後方引き出し徴候陽性）したら，後距腓靱帯の損傷が疑われる． 後距腓靱帯は，深部に位置するため，触知することができない．テストの際は，把持した下腿遠位部と踵部に互いに拮抗する方向に力を入れ，ゆっくりと動かすようにする．
前距腓靱帯と踵腓靱帯の安定性テスト	前距腓靱帯と踵腓靱帯の損傷	前距腓靱帯と踵腓靱帯の両方の断裂があると，足関節の側方への大きな動揺性が出現する．まず，踵骨部を把持する（①）．そして，距骨下関節を内がえしさせて，これらの靱帯の状態を確認する．もし，果間関節窩（ankle mortise）で距骨に動揺性が認められれば，前距腓靱帯と踵腓靱帯の両方が損傷されている可能性が高い（②）． 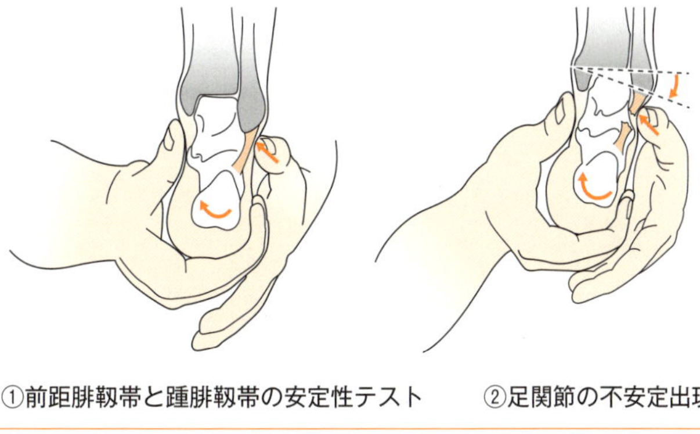 ①前距腓靱帯と踵腓靱帯の安定性テスト　②足関節の不安定出現

テスト名	疾患・病態	方法・説明
足関節背屈テスト（腓腹筋とヒラメ筋の短縮を鑑別するテスト）	腓腹筋の短縮， ヒラメ筋の短縮	膝関節伸展位で足関節背屈の自動運動が不能である場合（①）の原因筋を探すテストである． 膝関節屈曲位で足関節背屈が可能であれば，腓腹筋が原因となって関節可動域制限を起こしている（②）．これは，腓腹筋が二関節筋であるため，膝関節が屈曲すれば，起始部と停止部が接近することによって，腓腹筋が弛緩することによる． 一方，ヒラメ筋は単関節筋であるため，膝関節屈曲位でも影響を受けない．仮に，ヒラメ筋が関節可動域の原因筋であれば，関節可動域制限は膝関節屈曲位でも伸展位でも出現する． 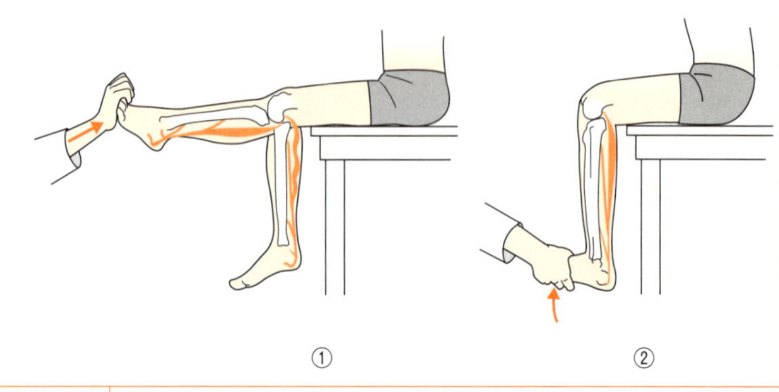
トンプソンテスト（アキレス腱の断裂テスト）	アキレス腱の断裂	患者は患脚の下腿前面で支える肢位をとり，膝関節を 90°屈曲位にする．検査者は一方の手で，下腿の筋腹をつまんで圧迫する．このときの足関節底屈の有無を確認する．断裂がなければ底屈する（①）．一方，アキレス腱の断裂があれば，この底屈の動きが著明に減少する，もしくは消失する（②）． また，アキレス腱に腱鞘炎が生じることがある．そのときは，アキレス腱部の触診によって圧痛が出現し，動きに伴って轢音が聞かれることがある． 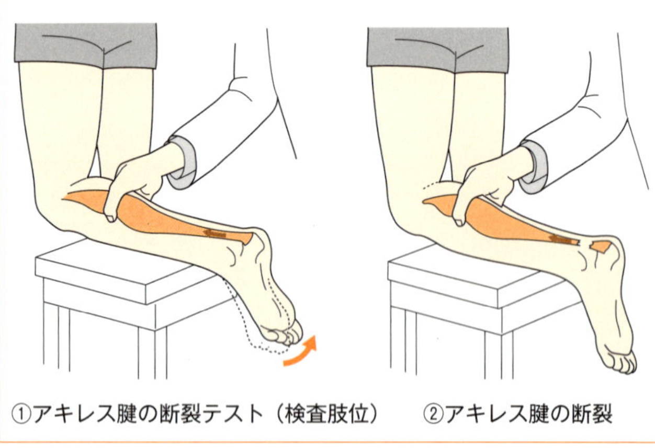 ①アキレス腱の断裂テスト（検査肢位）　②アキレス腱の断裂

ホーマンズ徴候	深部静脈の血栓性静脈炎	深部静脈の血栓性静脈炎（thrombophlebitis）の有無をテストする．下肢を伸展させておき，強制的に足関節を背屈させる．このテストによって，下腿三頭筋部分に疼痛が出現すれば，ホーマンズ徴候陽性である（①）．加えて，同部分の筋腹深部への触診により圧痛が認められれば，深部静脈の血栓性静脈炎の鑑別診断に有益となる（②）．

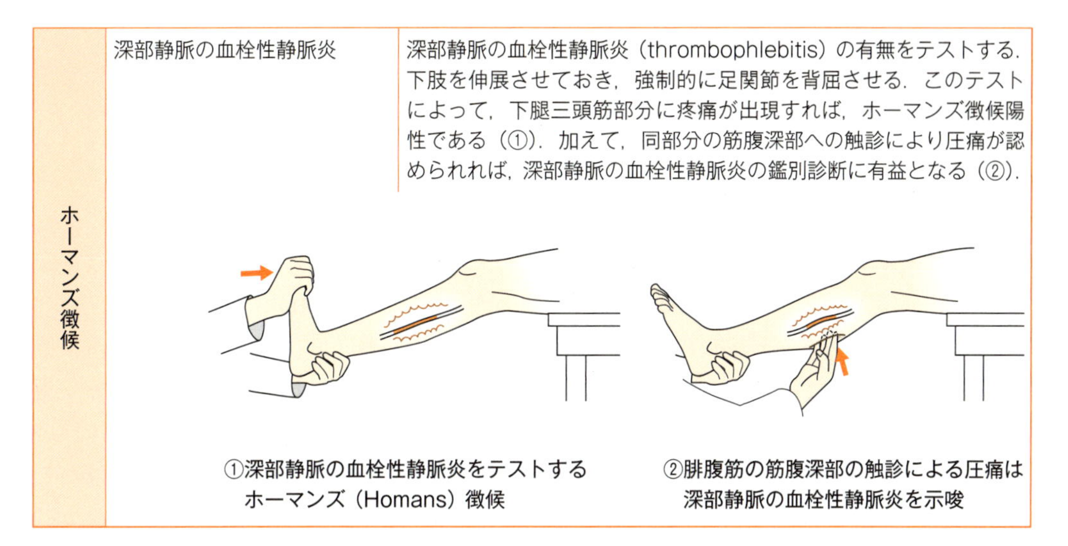

①深部静脈の血栓性静脈炎をテストする ホーマンズ（Homans）徴候

②腓腹筋の筋腹深部の触診による圧痛は 深部静脈の血栓性静脈炎を示唆

●トンプソン テスト：Thompson test　●ホーマンズ徴候：Homans sign

参考文献

1）中村隆一・他（編）：基礎運動学　第6版補訂．医歯薬出版，2012.
2）弓岡光徳・他（監訳）：エッセンシャル・キネシオロジー 原書第2版．南江堂，2015.
3）高橋仁美，金子奈央：整形外科テスト ポケットマニュアル 臨床で使える徒手的検査法86．医歯薬出版，2016.
4）竹井　仁（監修）：ビジュアル版 筋肉と関節のしくみがわかる事典．西東社，2013.

（山野　薫）

12 姿勢（臥位・座位・立位）

1 姿　勢

1. 体位と構え

- 運動学において，姿勢（posture）は❶(　　　　　)(position) と❷(　　　　　) (attitude) の2つを含む用語である．体位は身体と❸(　　　　　) 方向との位置関係を示す．たとえば，背臥位，側臥位，腹臥位，座位，立位などと表される．構えは❹(　　　　　)(頭部，体幹，四肢の身体各部分) 間の相対的な❺(　　　　　) 関係をさす．たとえば，頸部10°伸展位，肘関節50°屈曲位，股関節30°外転位などと表す．したがって，姿勢を的確に表すには身体の体位と構え（各関節角度）の2点から表現しなければならない．
- ❻(　　　　　)(alignment) は身体各部分の空間的位置関係または配列を意味し，姿勢を表すときに用いる．たとえば，耳孔，肩峰，肘頭，茎状突起，大転子，外果といった身体の指標点（landmark）の位置関係（配列）で表現される．

2. 安定性

- 姿勢の安定性（stability）とは，姿勢の❼(　　　　　) 状態を維持しようとする性質のことで，❽(　　　　　)(base of support：BOS) と❾(　　　　　)(center of gravity：COG) が大きく関与する．姿勢の安定性が高いと平衡を保つことに優れているが，逆に運動を開始する際の“動きにくさ”につながる．
- **BOSの広さ**：BOSは身体が床面に接触している部分とその間の部分を含む面積である[1~3]．一般に，BOSが❿(　　　　　) ほうが安定性は高い．両足を閉じた立位，両足を開いた立位，一本杖をついた立位の順でBOSが広く，安定性は増す（図1）．

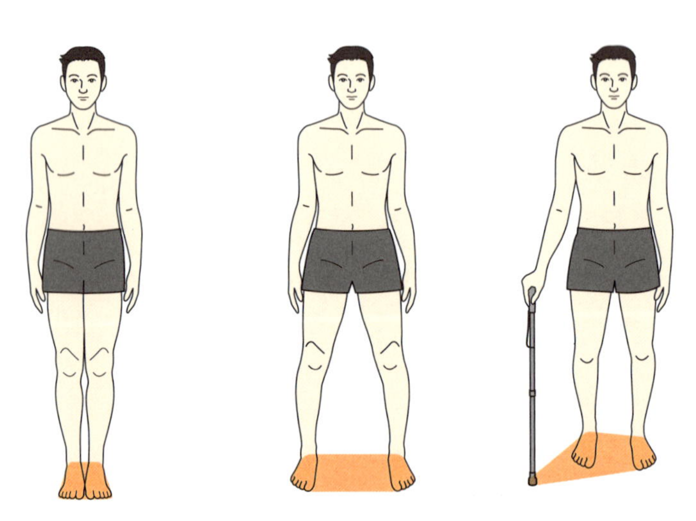

図1　閉脚および開脚立位と一本杖をついた立位におけるBOS
左から，両足を閉じた立位（閉脚立位），両足を開いた立位，右手で一本杖を持った立位におけるBOSを示す．

● **COG の高さ**：物体の重心とは物体の⓫(　　　　　) がバランスを保つ理論的な点である．COG は各身体分節の重心の⓬(　　　　　) で，身体の質量の中心⓭(　　　　　)(center of mass：COM)ともいえる[1)]．COG の高さが⓮(　　　　　) ほうが安定性は高く，高いほうが安定性は低い．

● **BOS と重心線の関係**：重心線の位置が BOS の⓯(　　　　　) に近いと安定性は高い．重心線の位置が BOS の辺縁に近いと安定性は低い．さらに，重心線の位置が BOS を超えると⓰(　　　　　) につながる．

解答

❶体位　❷構え　❸重力　❹体節　❺位置　❻アライメント　❼平衡　❽支持基底面
❾身体重心　❿広い　⓫質量　⓬合成点　⓭質量中心　⓮低い　⓯中心　⓰転倒

Try It!　基本問題

1. 次に挙げるさまざまな立位における BOS を図示しよう．
　①左片脚立位　②タンデム立位　③つま先立ち

2. 右図の姿勢において COG の位置を推定して図示（○印）しよう．

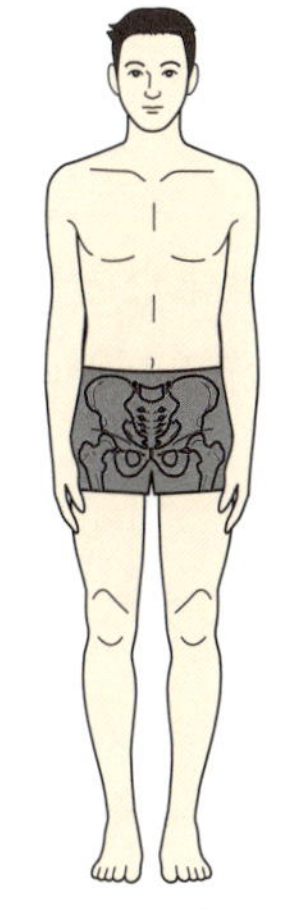

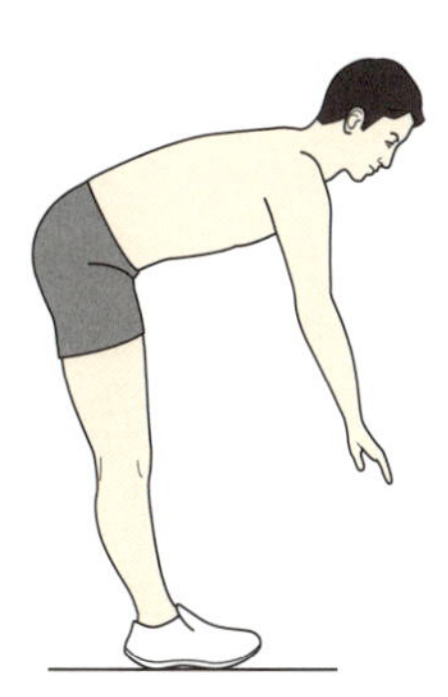

解答

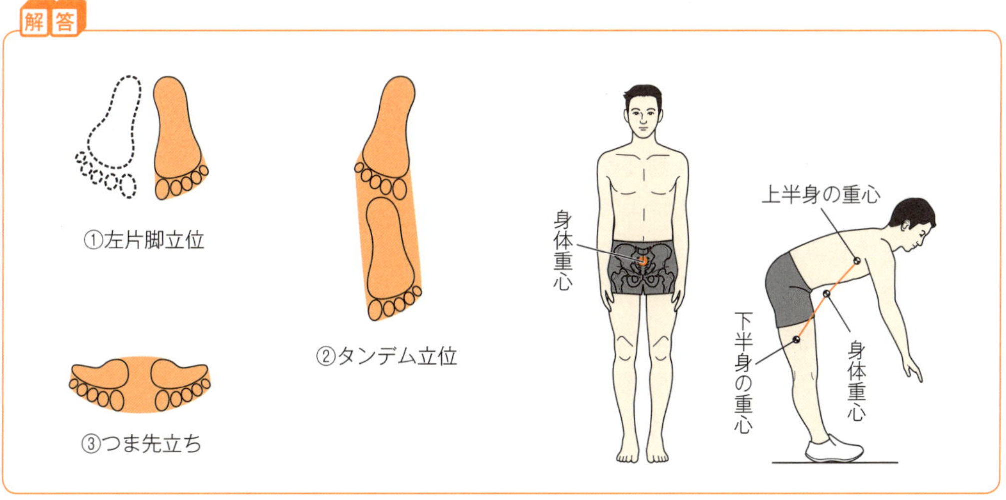

2 臥 位

● 臥位（lying）は，安静にして❶(　　　　) するときの体位であるとともに，寝返り動作や起き上がり動作の❷(　　　　) 姿勢（starting posture）である[3]．臥位は，重力方向との位置関係から背臥位（仰臥位，supine position），側臥位（side lying position），半側臥位，腹臥位（伏臥位，prone position）などに大別される．

● 臥位では，休息や睡眠のために長時間同じような姿勢をとるので，❸(　　　　) な姿勢が続くと❹(　　　　)，❺(　　　　)，変形，異常筋緊張などの二次的障害につながりかねない．また，臥位は寝返り動作や起き上がり動作の開始姿勢であるため，その姿勢が“動き”を阻害するような姿勢であれば，寝返り動作や起き上がり動作に支障をきたす．セラピストは，臥位の姿勢評価を行って二次的障害や動きの阻害を起こさないか確認し，問題があれば多職種と連携して治療や環境調整を実施しなければならない．

1. 背臥位の概要と特徴

● 健常者の背臥位は，身体の❻(　　　　) 面を天井に向けた姿勢で，図２のように両上肢は❼(　　　　) 位で体側に置き，両下肢は❽(　　　　) 位をとる．背臥位は側臥位・座位・立位と比べて，BOSが❾(　　　　)，COGが❿(　　　　) 安定した姿勢であるが，安定性が高いので⓫“(　　　　)”を起こしにくい姿勢ともいえる．また，⓬(　　　　) 床上ではリラックスできないが，身体が適応するような軟らかさをもつ支持面ではリラックスして，姿勢筋緊張は⓭(　　　　) する．なお，背臥位は床など支持面と接する身体部位が多いため，脳血管障害患者に対する身体部位の認知改善に用いられる．

2. 側臥位の概要と特徴

● 健常者の側臥位は図3aのように，正中線を軸に背臥位が⓮(　　　　)°回転した姿勢を基本とする．図3aの側臥位は，下になる上肢は肩関節軽度⓯(　　　　) 位で，上になる上肢は体側に置き両下肢を伸展位にしているため⓰(　　　　) が狭く，不安定なため前方または後方に転がりやすい．そこで図3bのように両側または一側の股関節と膝関節を⓱(　　　　) 位にしてBOSを⓲(　　　　) し，安定性を高めることが多い[3]．側臥位は背臥位や腹臥位と比較してBOSが狭く，⓳(　　　　) が高い不安定な姿勢であるが，逆に⓴“(　　　　)”を起こしやすい姿勢のため，寝返り動作や起き上がり動作につながりやすい．一般に身体右側を下にした（床面に接した）側臥位を㉑(　　　　) 側臥位，左側を下にした側臥位を左側臥位という．下側の身体で体重を支持するため，下方の上肢・下肢・体幹の㉒(　　　　) 性が要求される．臨床的に，脳血管障害片麻痺患者が麻痺側を下にした側臥位をとると肩関節複合体の㉓(　　　　) などが生じやすいため注意が必要であるが，麻痺側身体の認知改善に利用される．また，半側臥位は背臥位と㉔(　　　　) 位との中間姿勢と側臥位と㉕(　　　　) 位との中間姿勢に大別され，体位変換，体位排痰法，呼吸管理などに利用される．

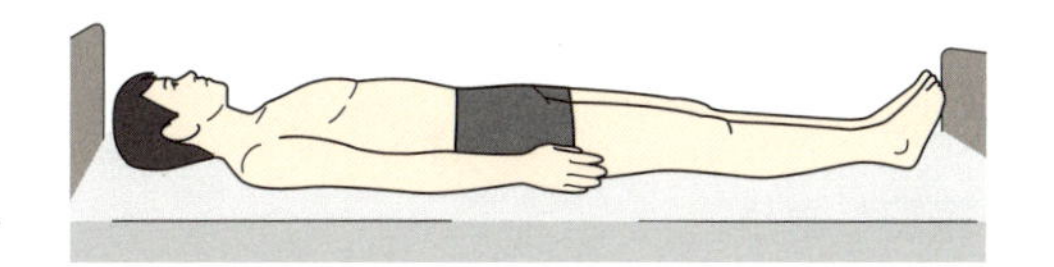

図 2　健常者の背臥位（ベッド上，枕なし）

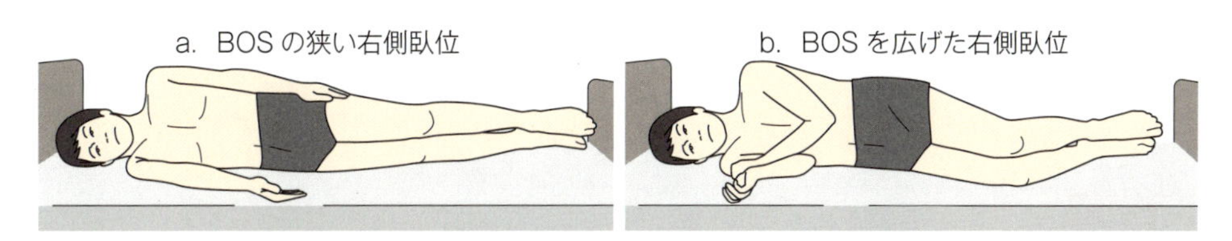

図 3　健常者の右側臥位（ベッド上，枕なし）

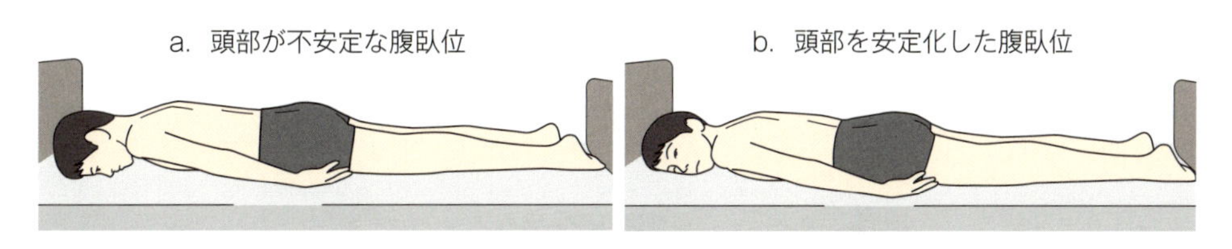

図 4　健常者の腹臥位（ベッド上，枕なし）

3. 腹臥位の概要と特徴

- 健常者の腹臥位は，正中線を軸に背臥位が㉖(　　　　　)°回転した姿勢を基本とする．図 4a のように腹部を下方にしたうつむきで，両側上肢と両側下肢ともに伸展位をとるが，頭部が不安定となる．そこで，通常は図 4b のように頭頸部を右または左回旋して頭部を安定化している[3]．腹臥位は側臥位と比べて㉗(　　　　　)が広く，㉘(　　　　　)が低い安定した姿勢である．ベッドなど支持面と接する身体部位が大きいため，身体部位の認知改善に利用される．また，背臥位と同様に，ベッドなど支持面に適応する場合にはリラックスして姿勢筋緊張は低くなる．腹臥位は安定性が高い姿勢であるが，“動き”を起こしにくい特徴をもつ．

解答

❶休息　❷開始　❸不良　❹褥瘡　❺関節拘縮　❻前　❼伸展　❽伸展　❾広く　❿低い
⓫動き　⓬硬い　⓭低下　⓮ 90　⓯屈曲　⓰ BOS　⓱屈曲　⓲拡大　⓳ COG　⓴動き　㉑右
㉒支持　㉓疼痛　㉔側臥　㉕腹臥　㉖ 180　㉗ BOS　㉘ COG

Try It! 基本問題

1. パートナーの背臥位を表記しよう.
2. パートナーの側臥位を表記しよう.
3. パートナーの腹臥位を表記しよう.

解答・解説

1. 下図の姿勢を表記すると，ベッド上枕なしの背臥位，頭頸部中間位，上肢は両側とも肩関節 0°伸展位（または屈曲伸展中間位）・内外転中間位・軽度内旋位，肘関節 0°伸展位（または屈曲伸展中間位），前腕軽度回内位，手関節中間位，手指軽度屈曲位，下肢は両側とも股関節 0°伸展位（または屈曲伸展中間位）・内外転中間位・軽度内旋位，膝関節 0°伸展位（または屈曲伸展中間位），足関節底屈位である.

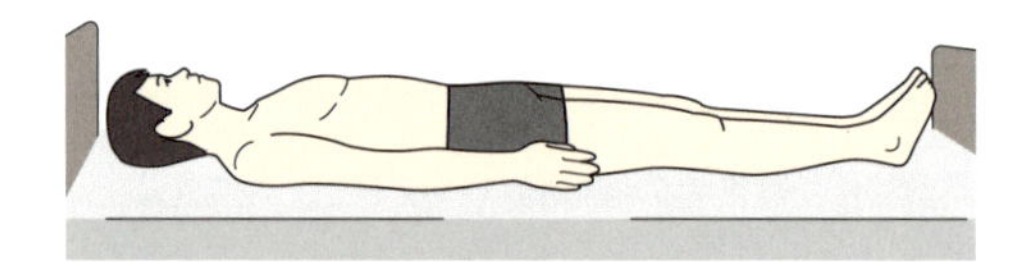

健常者の背臥位（ベッド上，枕なし）

2. 下図の姿勢を表記すると，ベッド上枕なしの右側臥位，頭頸部軽度右側屈位，右側肩関節軽度屈曲位・軽度内転位・軽度内旋位，左側肩関節中間位，両側とも肘関節 0°伸展位（または屈曲伸展中間位），前腕中間位，手関節中間位，手指軽度屈曲位，下肢は両側とも股関節中間位，膝関節 0°伸展位（または屈曲伸展中間位），足関節底屈位である.

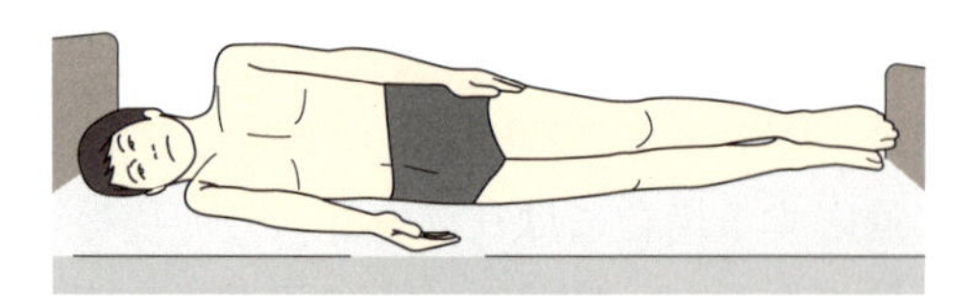

健常者の右側臥位（ベッド上，枕なし）

3. 下図の姿勢を表記すると，ベッド上枕なしの腹臥位，頭頸部左回旋位，上肢は両側とも肩関節軽度屈曲・内外転中間位・軽度内旋位，肘関節 0°伸展位（または屈曲伸展中間位），前腕回内位，手関節軽度掌屈位，手指軽度屈曲位，下肢は両側とも股関節 0°伸展位（または屈曲伸展中間位）・軽度外転位・軽度内旋位，膝関節 0°伸展位（または屈曲伸展中間位），足関節底屈位である.

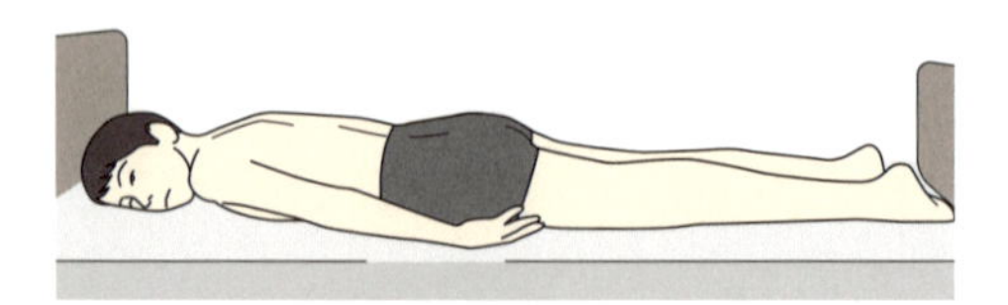

健常者の腹臥位（ベッド上，枕なし）

3 座 位

●座位（sitting position）は食事をするとき，テレビを見るとき，コンピュータを使って作業をするときなど，日中の生活において長時間とる姿勢である．具体的には，椅子座位，端座位，長座位（long sitting），半座位，正座，胡坐（あぐら座位），横座り（side sitting）などがある（図 5）[3]．本書では，臨床でアプローチすることの多い椅子座位，端座位を取り上げる．

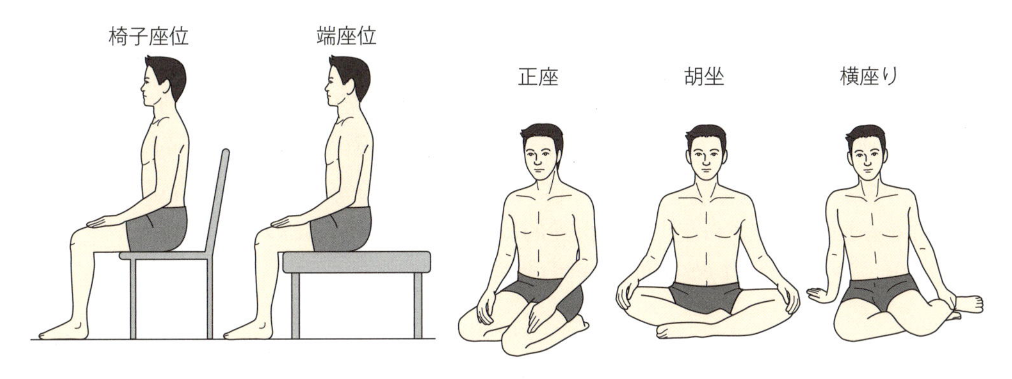

図 5　座位の種類

1．座位姿勢の概要と特徴

●座位は立位と比べて腰部への負担が大きいとされ，腰椎椎間板（L3）における負荷は，安静立位を 1.0 とすると❶（　　　　）位で 1.4 となる[1]．座位姿勢が不良だと，疲労，❷（　　　　），不快感等を引き起こし，長期的には❸（　　　　），変形，異常筋緊張など二次的障害につながる．

●座位姿勢は❹（　　　　）や条件によって変化する．たとえば，勉強するときに使用する学校の椅子とリラックスするときに座るソファチェアでは，座位姿勢が変化するのはいうまでもない．座面の❺（　　　　），❻（　　　　），幅，傾き，形状，硬さ，背もたれの有無，傾き，肘掛けの高さ等によって座位姿勢が変化するため，セラピストは環境や条件をふまえて姿勢評価を行う．床から膝窩部までの長さに比べて座面が高すぎると，足底は床につかず❼（　　　　）が狭くなって座位安定性が❽（　　　　）する．反対に相対的に座面が低すぎると，骨盤❾（　　　　）位，体幹屈曲位の❿（　　　　）座りになってしまう．

●図 6a で示した⓫（　　　　）的な座位姿勢は，前額面において重心線上に頭部，胸部，骨盤が位置して，矢状面において腰椎に生理的⓬（　　　　）がみられ，上体が直立位で顎を引いた姿勢である[4]．一方，図 6b は背もたれありの椅子座位で，腰椎前弯が減少して体幹が腰椎部で屈曲した⓭（　　　　）な座位姿勢である．安楽な座位姿勢では，理想的な座位姿勢よりも筋活動が少ない[4]が，背もたれなしの座位姿勢と比べて立ち上がり動作へ移行しにくい．

解答

❶端座　❷疼痛　❸関節拘縮　❹環境　❺高さ　❻奥行き　❼ BOS　❽低下　❾後傾　❿仙骨
⓫理想　⓬前弯　⓭安楽

2. 座位安定性と姿勢制御

- 座位の安定性を評価するときは，静的座位バランスと動的座位バランスを考える．静的座位バランスでは同じ姿勢を保持する能力を評価するが，①骨盤後傾位，②上肢支持あり（両上肢または一側上肢），③足底接地あり，④深く座るように座面を広い条件で座位保持しているなら，それぞれ①骨盤中間位，②上肢支持なし，③足底接地なし，④浅く座るように座面を狭い条件に変更することで座位安定性は低下することが多い．一方，動的座位バランスでは対象者自身が動くとき，または外乱に対応して姿勢を維持する能力を評価し，たとえば上肢のリーチ，片脚挙上，側方移動を指示するか，さまざまな向きからの外力を加えて評価する．
- 端座位で骨盤側方傾斜させると，図7aのように傾斜の向き（左側下制）とは頸部・体幹が逆向き（右側）へ側屈する[3)]．また，外乱刺激として左肩甲帯に後方への外力を加えると，初期には頸部屈曲により姿勢制御するが，動揺が大きいため頭頸部・体幹を左回旋しながら左上肢を保護的に伸展して治療台につく姿勢制御がみられる（図7b：後方への上肢保護伸展機能）[3)]．

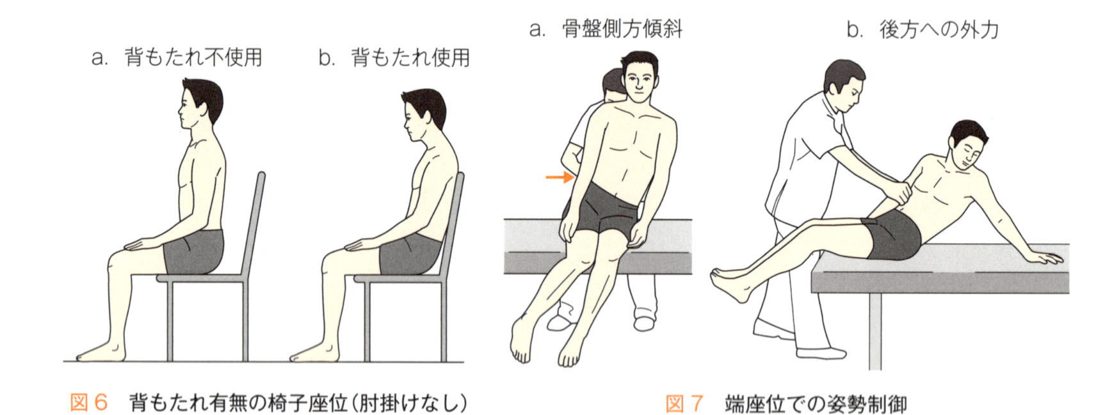

図6 背もたれ有無の椅子座位（肘掛けなし）

図7 端座位での姿勢制御

Try It! 基本問題

1. パートナーの背もたれ不使用の椅子座位を表記しよう.

2. パートナーの背もたれ使用の椅子座位を表記しよう.

解答・解説

1. 下図の姿勢を表記すると，背もたれ不使用，肘掛けなしの椅子座位，頭頸部中間位，体幹中間位，上肢は両側とも肩関節軽度屈曲位・内外転中間位・内外旋中間位，肘関節屈曲位，前腕回内位，手関節軽度背屈位，手指軽度屈曲位で両手を大腿部に置き，骨盤中間位※1，下肢は両側とも股関節80°屈曲位・内外転中間位・内外旋中間位，膝関節90°屈曲位，足関節中間位である．　※1 骨盤前後傾は触診にて確認すること

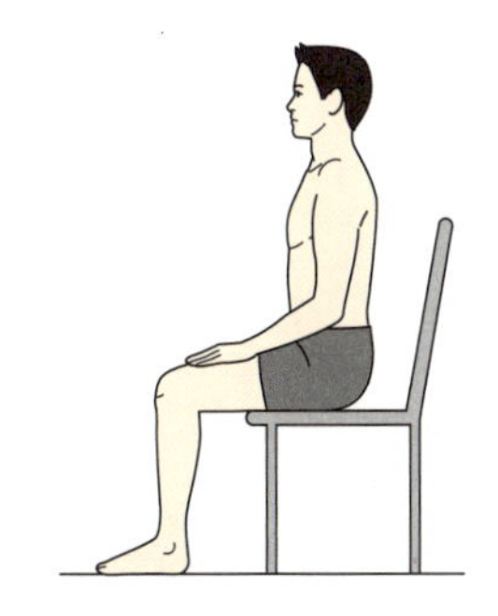

背もたれ不使用の椅子座位（肘掛けなし）

2. 下図の姿勢を表記すると，背もたれ使用，肘掛けなしの椅子座位，頭頸部軽度屈曲位，体幹軽度屈曲位，上肢は両側とも肩関節軽度屈曲位・内外転中間位・内外旋中間位，肘関節屈曲位，前腕回内位，手関節軽度背屈位，手指軽度屈曲位で両手を大腿部に置き，骨盤後傾位※2，下肢は両側とも股関節70°屈曲位・内外転中間位・内外旋中間外転位，膝関節90°屈曲位，足関節中間位である．　※2 骨盤前後傾は触診にて確認すること

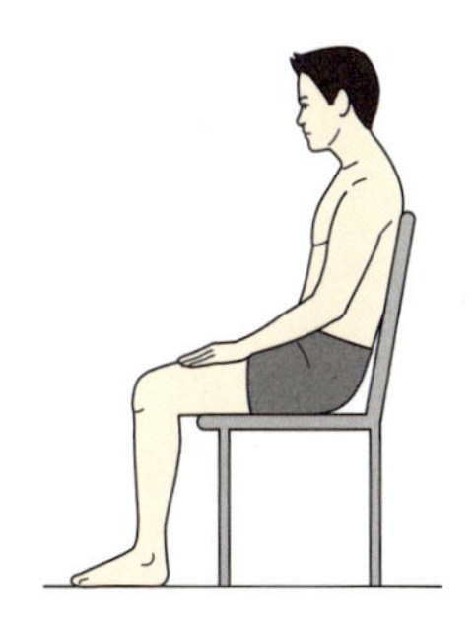

背もたれ使用の椅子座位（肘掛けなし）

4 立 位

- 立位（standing position）は立って歯を磨く，立って調理をするなど，日常生活でよくとる姿勢であると同時に，移乗動作や歩行動作の開始姿勢であり，重要な活動のひとつである．立位は一般に両足で体重を支持した直立立位を指し，代表的な立位に❶（　　　　）的立位肢位と❷（　　　　）的立位肢位がある．解剖学的立位肢位は基本的立位肢位とほぼ同じ姿勢であるが，両側とも肩関節外旋位，前腕回外位の点が異なる．また，足隔（両踵間距離）によって❸（　　　　）立位，開脚立位などに分類され，視覚情報の有無によって開眼立位と❹（　　　　）立位に分類される．立位の多様性としては，片脚立位（片足立ち，half standing），一側踵と反対側つま先を合わせて両足を一直線上にする❺（　　　　）立位（つぎ足立位，tandem standing），つま先立ち（toe standing）などがある．

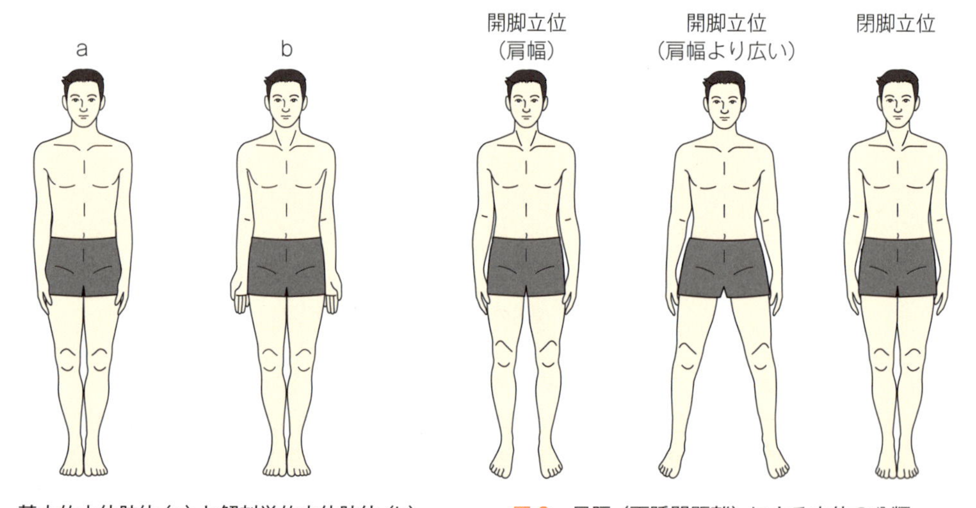

図8　基本的立位肢位（a）と解剖学的立位肢位（b）

図9　足隔（両踵間距離）による立位の分類

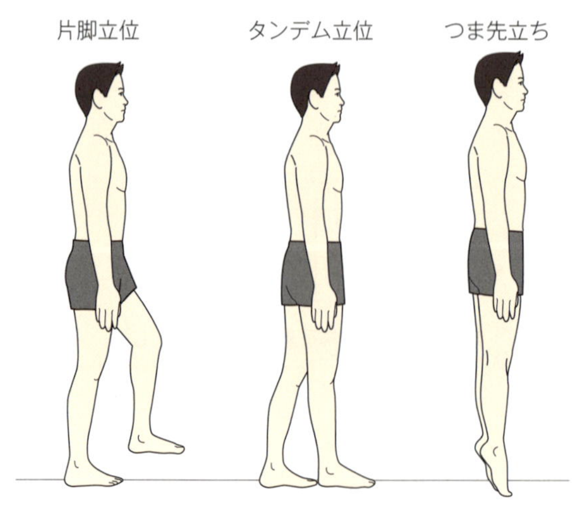

図10　さまざまな立位

1. 立位姿勢の概要と特徴

- 立位姿勢は，構えについては両上肢・両下肢を伸展した状態で背臥位・腹臥位とよく似ているが，立位は❻(　　　　)重力姿勢で臥位・座位と比べて❼(　　　　)が高く❽(　　　　)が狭い．
- 立位姿勢は❾(　　　　)や条件によって変化する．支持面の状態，たとえば硬い床，軟らかい布団，坂道では，要求される❿(　　　　)がそれぞれ異なるため立位安定性が違ってくる．また，真っ暗な部屋，視覚体験館（びっくりハウス）といった視覚情報の変化は大きく立位の姿勢制御に影響する．筋骨格系・知覚系・制御系の機能に何らかの障害が生じると，立位姿勢の保持は困難となる．一方，杖や手すりを手で保持することで，立位安定性が高まることが多いので，評価において注意する必要がある．

2. 立位における身体重心と重心線

- 立位姿勢は個人でいくぶん差があり，身長，体重，⓫(　　　　)，⓬(　　　　)，体型等によって影響を受ける[1]．健常成人の静止立位において，COG は骨盤内で第2⓭(　　　　)椎のやや前方（上前腸骨棘の高さ）に位置する[1]．身長との割合では，男性で足底から身長の約⓮(　　　　)%，女性で約55%の位置にCOGがあるとされ，小児では成人と比べてCOGは⓯(　　　　)，立位安定性は低い[2]．矢状面における重心線は，乳様突起のやや前方（耳垂のやや後方），⓰(　　　　)，⓱(　　　　)(股関節のやや後方)，膝関節中心のやや前方(膝蓋骨後面)，足関節のやや⓲(　　　　)方を通る[3]．一方，前額面における重心線は，後頭隆起，椎骨棘突起，殿裂，両膝関節内側の中央，両内果の中央を通る[3]．

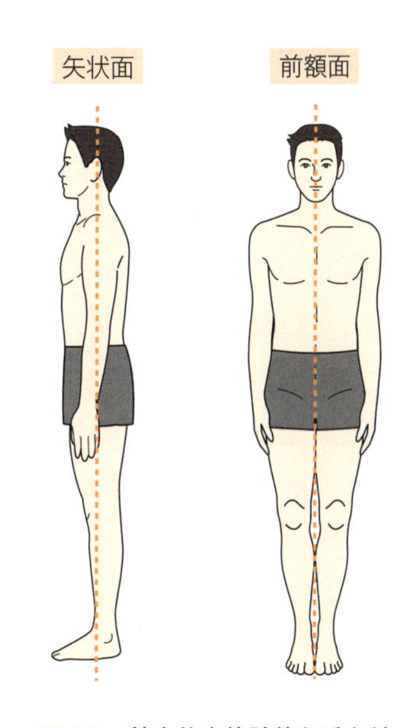

図11　基本的立位肢位と重心線

解答

❶基本　❷解剖学　❸閉脚　❹閉眼　❺タンデム　❻抗　❼COG　❽BOS　❾環境
❿姿勢制御　⓫年齢　⓬性別　⓭仙　⓮56　⓯高く　⓰肩峰　⓱大転子　⓲前

3. 立位の姿勢制御

- 静的立位において❶(　　　　　)は，呼吸や心臓の拍動等によって常にわずかな変動を生じている．立位姿勢を維持するためには，身体の適切な❷(　　　　　)，抗重力肢位に対応した各筋群の筋緊張，伸張反射・長潜時反射等の反射活動が重要である[5, 6]．立位姿勢を維持する❸(　　　　　)筋のなかで頸部伸筋，脊柱起立筋群，大腿二頭筋，ヒラメ筋は主要姿勢筋といわれ[7]，COGのわずかな変化に対応している．
- 立位における前後方向への外乱に対する姿勢制御の戦略（方略）を大別すると，次の3つに分類される．なお，実際にはそれらは組み合わさって姿勢制御を行っている．研究としては床面の前後移動による姿勢制御が報告されている[8]が，本書では臨床的によく用いられる肩甲帯・骨盤への外乱における姿勢制御を取り上げる．
- **足関節戦略**(ankle strategy)[3]：足関節・足部の運動，主として足関節❹(　　　　　)運動によって反応する制御方式で，後方への外乱では❺(　　　　　)筋などにより足関節背屈させ，前方への外乱では❻(　　　　　)筋（主にヒラメ筋）により足関節底屈させる．これは外乱が比較的❼(　　　　　)て遅いときに起こる．肩甲帯，骨盤いずれの部位で外乱刺激を加えても同じ反応になることが多い．
- **股関節戦略**（hip strategy）[3]：股関節，骨盤，体幹に由来する姿勢制御で[1]，肩甲帯から後方への外乱では体幹・股関節の❽(　　　　　)，肩甲帯から前方への外乱では体幹・股関節の❾(　　　　　)が起こる．これは外乱が比較的❿(　　　　　)て速いときに起こる．なお，骨盤から後方への外乱では体幹・股関節の⓫(　　　　　)，骨盤から前方への外乱では体幹・股関節の⓬(　　　　　)が起こることが多い．
- **ステッピングあるいはリーチング戦略**（stepping strategy or reaching strategy）[3]：変化の向きに一歩踏み出して（踏み直って），あるいはリーチを用いて姿勢制御を行う方式である[1]．これは外乱が非常に⓭(　　　　　)とき，足関節戦略や股関節

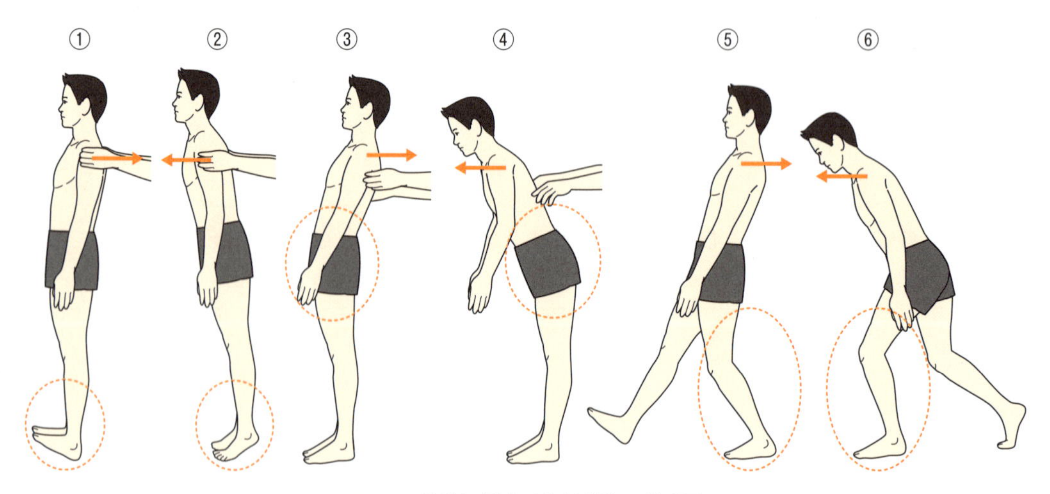

図12　外乱に対する姿勢制御の模式図
立位で両肩甲帯に後方または前方へ外乱刺激を加えたときの代表的な姿勢制御の戦略を示す．矢印は外乱の向きを示す．①足関節戦略－後方，②足関節戦略－前方，③股関節戦略－後方，④股関節戦略－前方，⑤ステッピング戦略－後方，⑥ステッピング戦略－前方を示す．

戦略では対応できない場合に足を踏み出して新しい⑭(　　　　　)を作り，体重を支える．

4. 歩きはじめのCOGとCOP (center of pressure，圧中心，足圧中心)※

- 歩きはじめは，準備期，体重移動期，前進期に分けることができ，それぞれCOGとCOPの変位には相違がある[9]．図13は歩きはじめ（第一歩は右足）におけるCOGとCOPの変位である．

※床反力計による計測では，床反力作用点（床反力の中心）を意味する．静止時にはCOGの支持面への投影点とほぼ一致するが，COGが加速度をもって移動する際には一致しない[4]．

- **準備期**：⑮(　　　　　)は遊脚側になる側方かつ後方に移動するが，⑯(　　　　　)は遊脚側になる側方に移動しない．COPの変位は，次の体重移動期に備えて地面（または床）を押す力を生み出すために起こる現象と考えられる．
- **体重移動期**：全体を通じてCOPは⑰(　　　　　)側に移動する．COGも立脚側に移動するがCOPより⑱(　　　　　)．
- **前進期**：⑲(　　　　　)は立脚側足部前方に移動する．⑳(　　　　　)は大きく前方へ移動してゆっくり遊脚側へ移動する．これは次の立脚期に備えて起こる現象と考えられる．

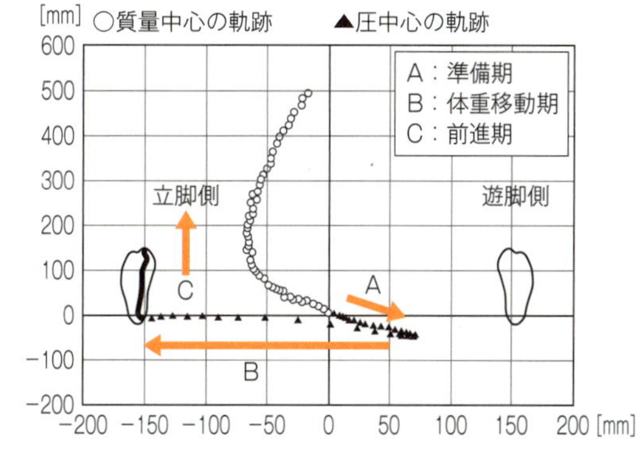

歩きはじめにおいて，はじめの一歩を踏み出すときの圧中心（▲: COP）と質量中心（○: COM）の変位を示す．矢印は圧中心の移動の向きを示す．

図13　歩きはじめのCOGとCOPの変位[8]を一部改変

解答

❶COG　❷アライメント　❸抗重力　❹底背屈　❺前脛骨　❻下腿三頭　❼小さく　❽伸展　❾屈曲　❿大きく　⓫屈曲　⓬伸展　⓭大きい　⓮BOS　⓯COP　⓰COG　⓱立脚　⓲少ない　⓳COP　⓴COG

Try It!　基本問題

1. パートナーの閉脚立位を表記しよう．
2. 足関節戦略で主に働く筋を説明しよう．
3. 歩きはじめ準備期におけるCOGとCOPの変位を説明しよう．

解答・解説

1. 右図の姿勢を表記すると，平地での立位，開眼で裸足，頭頸部と体幹は中間位，上肢は両側ともに肩関節，肘関節，前腕，手関節，手指がほぼ中間位，下肢は両側ともに股関節，膝関節，足関節がほぼ中間位である．
2. 肩甲帯または骨盤で後方へ外乱を与えると前脛骨筋などにより足関節背屈が起こり，前方へ外乱を与えると下腿三頭筋（主にヒラメ筋）により足関節底足が起こる．
3. COP は遊脚側になる側方かつ後方に移動するが，COG は遊脚側になる側方に移動しない．

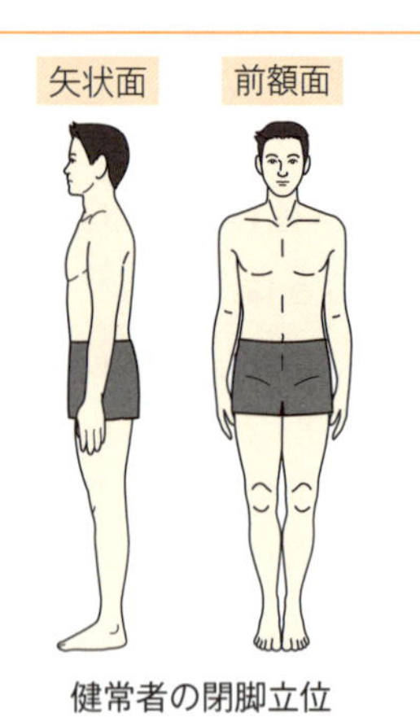

健常者の閉脚立位

臨床へつなげる 応用編

1 機能障害と異常な姿勢の関係

1. 腸腰筋の短縮がある場合にはどのような背臥位，立位姿勢をとりやすいか説明しよう．
2. 股関節屈曲制限（屈曲 40°）がある場合にはどのような椅子座位姿勢をとりやすいか説明しよう．
3. 半腱様筋，半膜様筋，大腿二頭筋長頭の短縮がある場合にはどのような長座位姿勢をとりやすいか説明しよう．
4. 脳血管障害片麻痺患者で麻痺側足関節背屈制限（背屈−20°）がみられる場合にどのような立位姿勢をとりやすいか説明しよう．

解答・解説

1. 背臥位：股関節屈曲拘縮（股関節伸展制限）が起こり，下図に示すように代償的に過度な腰椎前弯と骨盤前傾位がみられる．または，障害側の股関節と膝関節が屈曲位をとる（股関節屈曲位となることで膝関節屈曲位が起こる）．
   立位：股関節屈曲拘縮（股関節伸展制限）が起こり，代償的に過度な腰椎前弯と骨盤前傾位がみられる．または，両側の股関節と膝関節が屈曲位をとる（膝関節屈曲は股関節が屈曲位となることによる）．

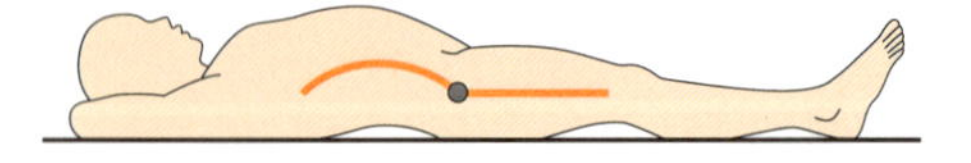
腸腰筋短縮で起こる背臥位における過度な腰椎前弯

2. 深く腰掛けることはできず，浅く腰掛ける．股関節屈曲角度が小さく，骨盤後傾位，体幹屈曲位の椅子座位となる．また，股関節屈曲制限があると体幹前傾に伴う股関節屈曲が困難となるため，立ち上がり時に上肢支持が必要になるなど動作パターンが変化する．

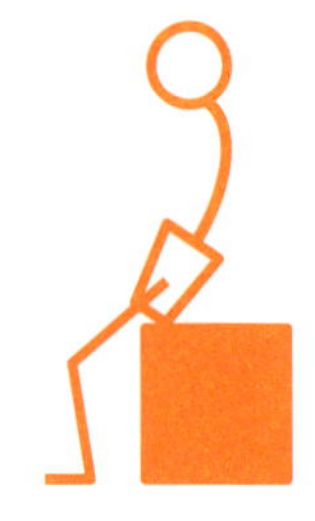

第3部 複合的な動作

3. 二関節筋である半腱様筋，半膜様筋，大腿二頭筋長頭に短縮がみられると，膝関節伸展位で股関節屈曲制限が生じるので，長座位がとれないか過度な骨盤後傾位の長座位となる．過度な骨盤後傾位では重心が頭側にあるので，過度に体幹・頭頸部を屈曲するか，上肢を支持に用いることが必要になる．

4. 立位で麻痺側足関節背屈制限（背屈－20°）がみられる場合，①または②の立位姿勢となる．①踵が浮いた状態では，同側下肢・体幹は膝関節屈曲位，股関節屈曲位，骨盤後退位となる．②踵が接地した状態では，同側下肢・体幹は膝関節伸展位（または過伸展位），股関節屈曲位，体幹前傾位となる．

2 代表的な立位バランス評価

方法と記載内容，判定基準を表にまとめよう．

表 1 代表的な直立検査と基準[8,10,11]

検査名	方法および記載内容	判定基準
両脚直立検査※1	・❶（　　　）正面注視で 60 秒間閉脚直立姿勢を保ち，次に❷（　　　）で原則 60 秒間維持する ・開眼，閉眼時の身体動揺の有無，程度，転倒方向，❸（　　　）眼での差を記載する（軽度動揺＋，高度動揺＋＋，転倒＋＋＋）	・開眼，閉眼時の各々で明らかな身体動揺，転倒するものを❹（　　　）とする ・開眼と比べ閉眼の動揺が著しい場合❺（　　　）徴候陽性とする
マン検査※2 （Mann's test）	・両足を前後❻（　　　）上に揃え，両足に体重を均等に荷重し正面注視で直立する ・開眼閉眼とも❼（　　　）秒間観察して身体動揺の程度，動揺方向，転倒の有無，転倒方向，Mann 姿勢維持可能時間，不能を記載する（軽度動揺＋，高度動揺＋＋，転倒＋＋＋） ・前後に置く足を左右交互に変えて行う ・小児や高齢者には不向き	・開眼，閉眼時ともに❽（　　　）秒以内の転倒傾向を異常とする
単脚直立検査※3	・単脚で姿勢を正し，他側の大腿をほぼ水平に保ち❾（　　　）秒間直立し，身体動揺の有無，程度，転倒方向，不能を検査する ・左右の単脚直立を観察し，挙上足の接床回数，時間を記載する ・開閉眼，右足および左足挙上で行う ・小児や高齢者では転倒しやすく不向き	・30 秒間の単脚直立で，開眼で❿（　　　）回以上接床，または閉眼で⓫（　　　）回以上接床するものを異常とする

※1 ロンベルグテスト（Romberg's test），靴を脱いで両足を揃え，両足内側縁を接して直立で検査し，転倒しないよう注意する
※2 タンデム立位（つぎ足立位）でロンベルグテストと同じ方法を行い，ロンベルグテストより鋭敏に平衡障害をみつけられる．転倒しやすいので注意が必要である
※3 片脚立位保持時間ともよばれ，年齢によって基準値が大きく異なる

解答

❶開眼 ❷閉眼 ❸開閉 ❹陽性 ❺ロンベルグ ❻一直線 ❼30 ❽30 ❾30 ❿1 ⓫3

3 姿勢と運動療法の考え方（脳血管障害片麻痺）

1. 発症初期，運動障害などで身体を自由に動かせないときに褥瘡や関節拘縮・変形を予防する方法を考えよう．
2. 寝返りの準備として背臥位で行う運動課題を考えよう．

解答・解説

1. ポジショニング（positioning），体位変換，関節可動域運動等を行う[12]．
2. セラピストの誘導によって，頭部と肩甲帯を挙上させることで，寝返り，起き上がりに必要な頭頸部・体幹の前面筋を活動させる[3]．

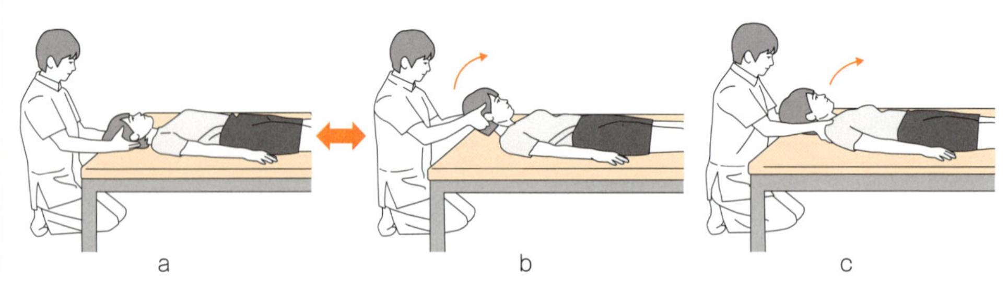

背臥位での頭部挙上，頭部と肩甲帯の挙上

a：頭部を両側より軽く持つ
b：頭部を挙上させることで，頭頸部，体幹の前面筋を活動させる
c：頭部と肩甲帯を挙上させることで，頭頸部，体幹の前面筋を活動させる

文献

1) Houglum PA・他（著），武田　功（統括監訳）：ブルンストローム臨床運動学　原著第6版．pp52-53, 298, 486-493, 医歯薬出版，2013.
2) 中村隆一・他：基礎運動学，第6版補訂．pp347-365, 医歯薬出版，2012.
3) 武田　功（監修）：基本動作の評価と治療アプローチ．p18, pp34-42, 50-52, 55, 108-112, 152-155, メジカルビュー社，2015.
4) 武田　功（監修）：臨床歩行分析ワークブック．pp23-25, p132, メジカルビュー社，2013.
5) 吉尾雅春（編集）：標準理学療法学専門分野 運動療法学総論　第3版．pp83-89, 医学書院，2010.
6) 小幡博基：立位姿勢における足関節底屈および背屈筋の神経制御メカニズム．国立障害者リハビリテーションセンター研究紀要，30：39-42, 2010.
7) 鈴木堅二：リハビリテーション医学における運動学の臨床応用．リハ医学，32：438-446, 1995.
8) 奈良　勲，内山　靖（編）：姿勢調節障害の理学療法　第2版．pp210-213, 医歯薬出版，2012.
9) Perry J・他（著），武田　功（統括監訳）：ペリー歩行分析 正常歩行と異常歩行　原著第2版．pp17-19, 医歯薬出版，2012.
10) 渡辺行雄・他：平衡機能検査法基準化のための資料― 2006年平衡機能検査法診断基準化委員会答申書，及び英文項目―．Equilibrium Res, 65：468-503, 2006.
11) 田崎義昭・他：ベッドサイドの神経の診かた　改訂17版．pp62-64, 南山堂，2010.
12) 吉尾雅春（編集）：標準理学療法学専門分野　運動療法学 各論　第3版．pp116-131, 医学書院，2010.

（廣瀬浩昭）

13 寝返り動作・起き上がり動作・椅子からの立ち上がり動作

1 寝返り

1. 物体（身体）の回転

- 寝返りを運動学的に理解するために，物体（身体）の回転を考える[1].
- 物体は，重心が❶(　　　　　) 内にある場合は，安定してそこに留まる．物体が回転して移動するには，進行方向に支持基底面を❷(　　　　　) させながら，反対側の支持基底面を❸(　　　　　) させる必要がある．たとえば，立位での後方への外乱による足関節戦略では，物体の重心は進行方向に移動する（図1）.
- 次に，角柱モデルで考えれば，もし，重心が支持基底面の端を越えれば，物体は❹(　　　　　) に回転し，支持基底面の端を越えなければ，再び❺(　　　　　) に回転する．重心が支持基底面の端の上にあれば，物体はそこに留まり平衡状態となる．この支持基底面の端を❻(　　　　　) という（図2）.

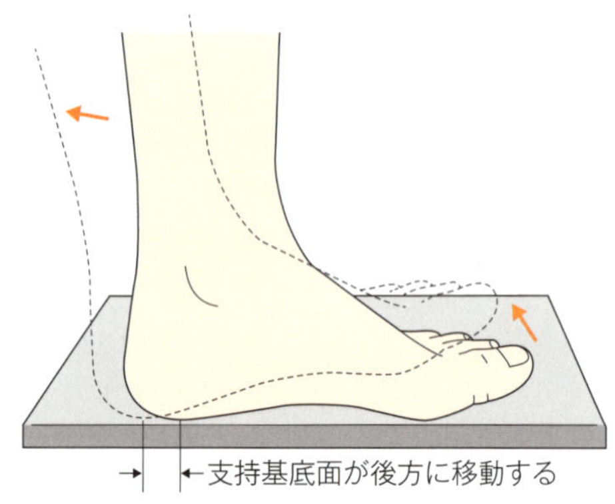

図1　床と接する身体の回転によって生じる支持基底面の移動[1]

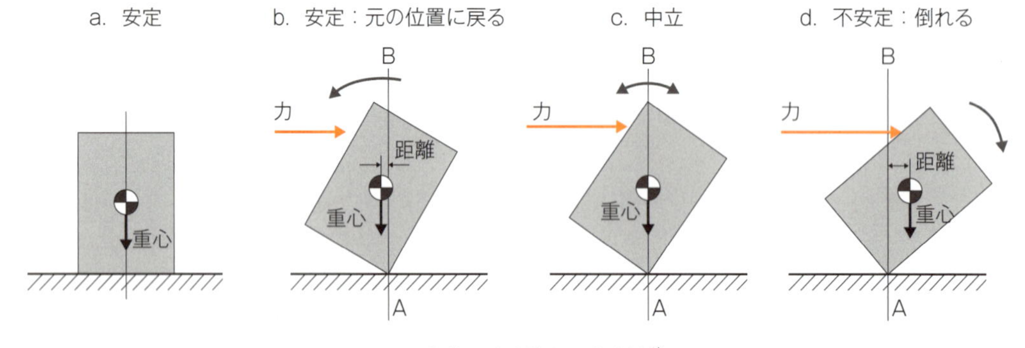

図2　角柱の安定性と不安定性[1]
図中のA−Bは垂線であり，角柱の支持基底面の端の安定性限界を示している

2. 背臥位からの寝返りに重要な要素

(1) 人の体幹の形

- 人の体幹の形は，背側が❼(　　　　　) 状（円形）であり，腹側が❽(　　　　　) 状である[1]. したがって，円形である❾(　　　　　)位からの寝返りは，❿(　　　　　) 位からの寝返りより，形の上からは行いやすいといえる.
- 上部体幹背側の横方向の形は，両側の⓫(　　　　　) 骨の位置で変化する．外転位にあれば⓬(　　　　　) を保ち，内転位にあれば⓭(　　　　　) 状に変化する.

- 支持側の肩甲骨の外転は背側の⑭(　　　　) を保ち，支持基底面を進行方向に⑮(　　　　) する役割をもつ．
- 非支持側である上方の肩甲骨の⑯(　　　　) は，上部体幹の横径を減少させ，回転の⑰(　　　　) 半径を減少させることにより，重心を進行方向に容易に移動しやすくする．

(2) 機能的な支持基底面の増加[1)]

- 支持基底面であっても，力学的にみると支持基底面として機能していない場合がある[2)]．機能的な支持基底面は，身体が床面をしっかり押すことが⑱(　　　　) 状態であり，機能的でない支持基底面は，身体が床面をしっかり押す筋活動が得られ⑲(　　　　) 場合などに観察される．
- 進行方向の⑳(　　　　) 的な支持基底面の増加は，支持側の肩甲骨の外転と肩関節屈曲位でのできるだけ伸展した上肢での支持基底面の㉑(　　　　) と，肩関節水平外転方向への肩甲骨㉒(　　　　) 筋と肩関節㉓(　　　　) 筋の㉔(　　　　) 筋活動による支持による．
- 同様に支持側の屈曲下肢による支持基底面の㉕(　　　　) と股関節外転方向への股関節㉖(　　　　) 筋の㉗(　　　　) 性筋活動による支持による．
- 支持側の下肢を屈曲せず，伸展位に近い寝返りは，支持側下肢の支持基底面を㉘(　　　　) させないため，身体重心が支持基底面の㉙(　　　　) を越えるために，腹臥位に倒れる可能性がある．
- 側臥位から腹臥位へゆっくり移行するためには，伸展している下肢の現在ある支持基底面を㉚(　　　　) 的な支持基底面として筋活動を㉛(　　　　) させることと，体幹㉜(　　　　) 群の活動を増加させ，体幹を腹臥位へ移行させる際の㉝(　　　　) にブレーキをかける必要がある．

(3) 上肢と下肢の活動[1)]

- 進行側の支持側になる上下肢は，背臥位で外転すれば支持基底面が増加するが，㉞(　　　　) 位を越えた時点で，床面を押して腹臥位に体幹が転倒する動きを減少させ，腹臥位になることに抵抗する．
- 支持側の上下肢が，背臥位で外転せずに体幹に近づけば，その上下肢の位置が安定性限界となり，身体の㉟(　　　　) 中心，つまり支点となるため，急激に腹臥位に移行する恐れがあるが，体幹伸筋群の㊱(　　　　) 作用が効果的に働けば，スムーズに寝返ることができる．

解答

①支持基底面 ②増加 ③減少 ④前方 ⑤後方 ⑥安定性限界 ⑦凸 ⑧凹 ⑨背臥 ⑩腹臥 ⑪肩甲 ⑫円形 ⑬凹 ⑭円形 ⑮拡大 ⑯外転 ⑰曲率 ⑱できる ⑲ない ⑳機能 ㉑増加 ㉒内転 ㉓水平外転 ㉔遠心性 ㉕増加 ㉖外転 ㉗遠心 ㉘増加 ㉙安定性限界 ㉚機能 ㉛増加 ㉜伸筋 ㉝転倒 ㉞側臥 ㉟回転 ㊱ブレーキ

(4) 頸の立ち直りパターン（neck righting）と身体の立ち直りパターン（body righting）

- 頸の立ち直りパターンとは，頭部と❶(　　　　)方向に身体を保持しようとする寝返りや起き上がりなどに必要な正常な動きであり，各方向への頸の❷(　　　　)，肩の❸(　　　　)(プロトラクション）や上肢の動き，骨盤の動きに伴った下肢の動きなどを誘導する操作で用いられる．なお，頸の立ち直りパターンを，実際の成人❹(　　　　)疾患患者に応用する場合は，無理がないように丁寧なハンドリングが必要であり，身体の立ち直りパターンと併用するなどの注意が必要である．
- 身体の立ち直りパターンとは，❺(　　　　)と骨盤帯の間の❻(　　　　)回旋の入るような動きであり，その回旋に続いて回旋を元に戻し，身体を左右❼(　　　　)的な位置にしようとする動きである．正常な自律反応を引き出すような操作で用いられる．この操作には，❽(　　　　)からと❾(　　　　)からの２つの誘導の方法がある．

解答

❶同じ　❷立ち直り　❸前方突出　❹中枢性　❺肩甲帯　❻体軸内　❼対称　❽肩甲帯　❾骨盤

Try It! 基本問題

1. 寝返りのパターンにはどのようなものがあるか考えよう．

2. 寝返りに重要な要素に関与する筋をまとめよう．

3. 寝返りをしやすい姿勢（背臥位～側臥位）を考えよう．また，その姿勢をとった場合と上下肢，頭頸部，体幹を伸展した状態での寝返りを実際に行って比べてみよう．

解答・解説

1. 寝返りのパターンは多様である．開始部位で分けると２つに，回旋運動で分けると２つに大きく分類される．

　①開始部位による分類（それぞれにまた動作パターンが複数ある）
　　・頭頸部，肩甲帯，上肢からの開始パターン
　　・骨盤，下肢からの開始パターン
　②身体の回旋運動方向による分類
　　・屈曲回旋パターン
　　　寝返り方向への頭頸部の屈曲と回旋・非支持側の肩甲帯の前方突出→非支持側上肢の対側へのリーチ→上部体幹が回旋→下部体幹が回旋
　　・伸展回旋パターン
　　　非支持側股関節を屈曲して足部で床面を押す→その力を利用して下部体幹が回旋→上部体幹が回旋→頭頸部が伸展位で回旋

2.　・体幹の円形の維持：肩甲骨外転筋（前鋸筋）
・支持基底面の増加：肩甲骨外転筋（前鋸筋），肩関節水平外転筋（三角筋後部線維），股関節外転筋（中殿筋，小殿筋）
・体幹側臥位からの転倒へのブレーキ：上肢の外転筋（三角筋後部線維），下肢外転筋（中殿筋，小殿筋），体幹伸筋群〔脊柱起立筋（棘筋，最長筋，腸肋筋），横突棘筋（回旋筋，多裂筋，半棘筋）〕

3.　寝返りをしやすい姿勢（背臥位～側臥位）は，重心を高くし，重力に抗する体幹の屈筋群を活動させる姿勢である[1]．
①頭部の挙上：重心を上方に移動するとともに，頸部の屈筋，上部体幹の屈筋，下部体幹の屈筋の活動を高めることができる．
②両上肢を腹部の上に載せるか，体幹前方で両手を組む：重心を高くすることができる．
③両足部を床に着けたまま，股関節と両下肢の膝関節を屈曲位にする（下図）：重心を高くすることができる．この際の注意点は，重心を高くすることで，力学的に寝返りやすくするだけではなく，体幹の抗重力屈筋群の活動を高めることに留意することである．

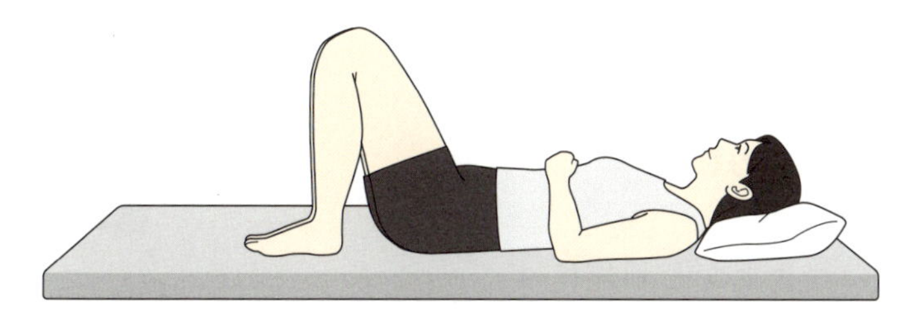

両膝立て背臥位[1]

臨床へつなげる　応用編

1. 寝返りのパターンのうち，どのパターンが臨床での患者指導で最も重要となるだろう？

2. 脳卒中片麻痺患者の寝返りについて考えよう．

●ヒント　非麻痺側が支持側の場合を考えよう．
●ヒント　麻痺側の上下肢が寝返りについてこない場合を考えよう．

解答・解説

1.　寝返り動作は起き上がり動作につながるため，頭頸部の運動から開始する屈曲回旋パターンが最も重要である．

2.　脳卒中片麻痺患者の麻痺側上肢が支持側と反対側の場合，できるだけ肩甲骨を外転させ，上肢を体幹前方に伸展させることによって，上肢の重心を支持基底面上に近づけることができる．もし麻痺側上肢が後方に残れば，麻痺側上肢の重量による回転モーメントで体幹を後方に引いてしまい寝返るのが難しくなる．その際，同様に麻痺側下肢は，骨盤を後傾して麻痺側骨盤を前方回旋して前方に振り出す必要がある．もし麻痺側下肢が後方に残れば，麻痺側下肢の重量による回転モーメントで体幹を後方に引いてしまい寝返るのが難しくなる．

2 起き上がり

1. 起き上がりに必要なテンタクル活動とブリッジ活動[3,4]

- テンタクル活動とは，臥位，座位，立位などの姿勢で，身体の遠位部が支えられていない状態で，重力方向に対して❶(　　　　)な場合は筋活動は最少であるが，重力方向から❷(　　　　)した場合に，身体部分の❸(　　　　)側に筋活動が生じることをいう（図 3-1）.
- ブリッジ活動とは，身体が床に接している2点間でアーチを保とうとする際に，身体の❹(　　　　)側に筋活動が生じることをいう（図 3-2）.
- ブリッジ-テンタクル活動とは，前述のブリッジ活動とテンタクル活動が同時に起こる場合をいい，身体の❺(　　　　)側と❻(　　　　)側が活動する（図 3-3）.
- 寝返り動作と同様に背臥位からの起き上がり動作には，頭頸部と体幹前面筋のテンタクル活動である抗重力❼(　　　　)活動が必要である.
- 側臥位からの起き上がり活動には，頭頸部と体幹と上側下肢のテンタクル活動である抗重力❽(　　　　)活動が必要である.
- 腹臥位からの起き上がり動作には，頭頸部と体幹のテンタクル活動である抗重力❾(　　　　)活動と上肢の支持により起こる頭頸部と体幹の❿(　　　　)活動である屈曲活動が同時に協調して起こる必要がある.

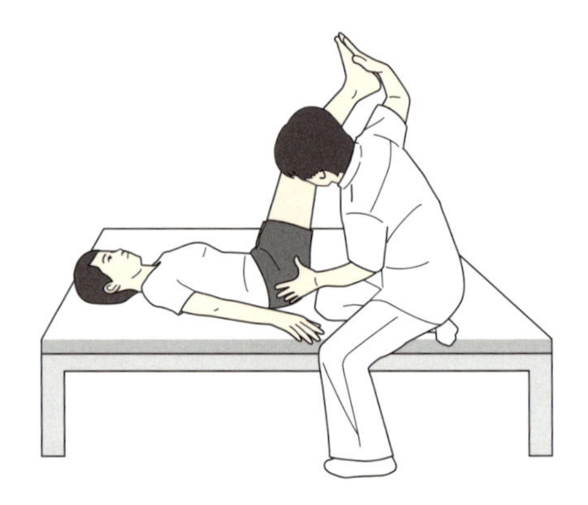

図 3-1　テンタクル活動

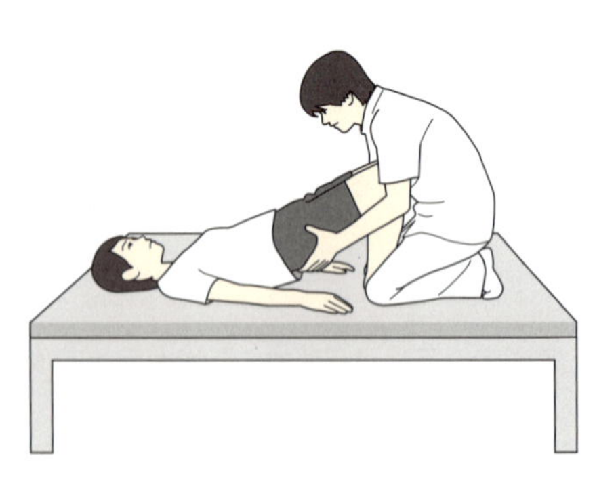

図 3-2　ブリッジ活動

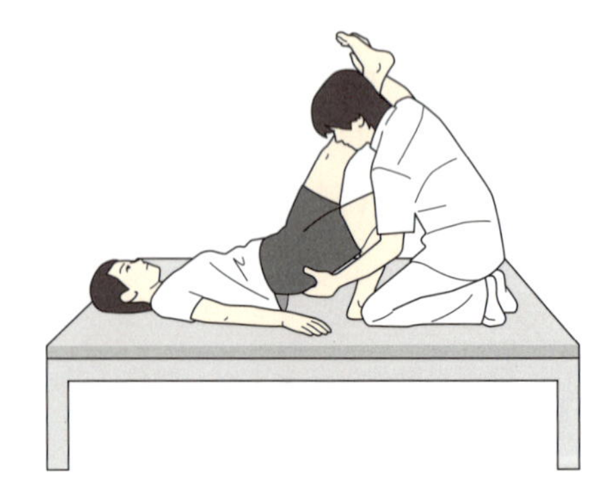

図 3-3　ブリッジ－テンタクル活動

解答

❶垂直　❷傾斜　❸上　❹下　❺上　❻下　❼屈曲　❽側屈　❾伸展　❿ブリッジ

2. 起き上がり動作の筋活動パターン

(1) 長座位への左右対称的な起き上がり動作での筋活動パターン[5)]

- まず，主に❶(　　　　) 筋が強力に作用する腹筋群による体幹の屈曲が起こる．これを❷(　　　　) 屈曲期という（図 4-a）．
- 次に，腹筋群と股関節屈筋である❸(　　　　) 筋と❹(　　　　) 筋が強力に作用して股関節の屈曲が起こり，長座位になる．これを❺(　　　　) 屈曲期という（図 4-b）．

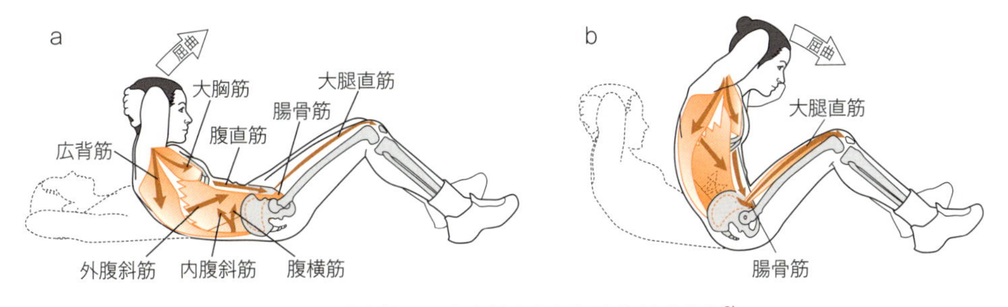

図 4　長座位への左右対称的な起き上がり動作[6)]

(2) 背臥位から左にやや寝返りそれから起き上がり，長座位になる体幹回旋を伴う動作での筋活動パターン[6)]

- 左側臥位に寝返る場合は，右外腹斜筋と左内腹斜筋が活動して上部体幹が左回旋する．その後，右内腹斜筋と左外腹斜筋が活動して骨盤を含む下部体幹を左回旋させて，側臥位になる．
- 背臥位から左にやや寝返りそれから起き上がり，長座位になる場合は，主な体幹回旋筋として，右❻(　　　　) 筋と左❼(　　　　) 筋が活動して上部体幹が左回旋する（図 5）．その際，左広背筋，左最長筋，左長肋筋と右❽(　　　　) 筋が二次的に上部体幹の左回旋に作用する．
- それから，少し左上肢で支えながら，左❾(　　　　) 筋と右❿(　　　　) 筋が活動して上部体幹を右回旋させて対称的な長座位にする．その際，右広背筋，右最長筋，右長肋筋と左⓫(　　　　)筋が二次的に上部体幹の右回旋に作用する(図 6)．

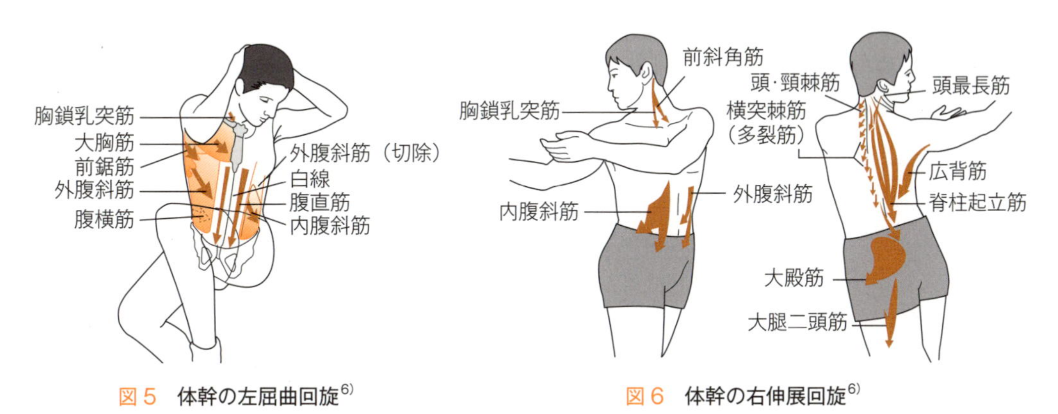

図 5　体幹の左屈曲回旋[6)]

図 6　体幹の右伸展回旋[6)]

解答

❶腹直　❷体幹　❸腸腰　❹大腿直　❺股関節　❻外腹斜　❼内腹斜　❽横突棘　❾外腹斜　❿内腹斜　⓫横突棘

3. 体幹屈曲と体幹伸展の際の腰椎骨盤リズム[6]

- 腰椎と股関節は，体幹の屈曲や伸展の際の❶(　　　　　) 軸となる．このような腰椎と股関節の運動学的関係を矢状面での「長い弧を描く❷(　　　　　) リズム」という．
- **背臥位→長座位の正常な腰椎骨盤リズム**
  正常では，一般的には腰椎が先に❸(　　　　　) して，股関節の屈曲が生じる．
- **長座位→背臥位の正常な腰椎骨盤リズム**
  長座位から，まず腰椎の❹(　　　　　) を保ったままで，最初に股関節が❺(　　　　　) する（図 7-1）．股関節が徐々に伸展し骨盤が❻(　　　　　) して，腰背部が床面に❼(　　　　　) から接触するように腰椎が徐々に❽(　　　　　) する（図 7-2）．最終的に❾(　　　　　) 後面と後頭部が順に床面に接して背臥位になる（図 7-3）．

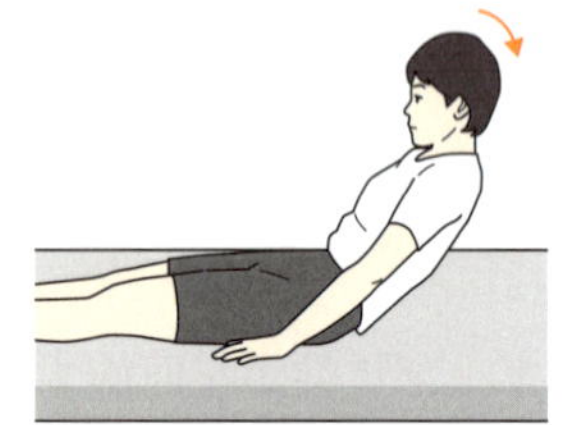

図 7-1　股関節が伸展する

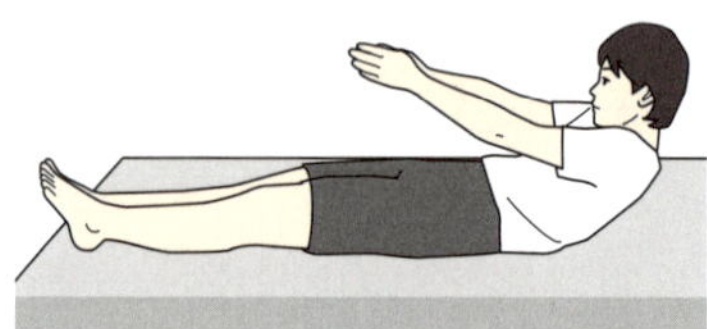

図 7-2　腰背部が接地する

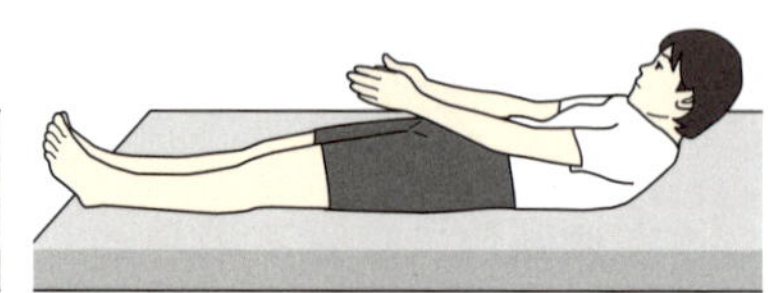

図 7-3　胸部後面が接地する

解答

❶回転　❷腰椎骨盤　❸屈曲　❹屈曲　❺伸展　❻後傾　❼下方　❽伸展　❾胸部

Try It!　基本問題

1. 起き上がりのパターンにはどのようなものがあるか考えよう．実際にそれらを行ってみて，身体への負担が少ないパターンはどれか試してみよう．

2. 下記の起き上がりパターンに関与する重要な筋をまとめよう．
   ❶長座位からの左右対称的な起き上がり（上肢の支えがない場合）
   ❷寝返り動作から連続した上部体幹回旋を伴う左上肢を支えとした起き上がり

解答・解説

1. 体幹屈曲による左右対称的な起き上がり，上肢の支持により体幹屈曲を補助する起き上がり，下肢を持ち上げ一気に振り下ろした反動を利用した起き上がり，寝返り動作から連続し上部体幹回旋を伴う起き上がりなどがある．上部体幹回旋を伴う寝返り動作から連続した起き上がりは重力の影響を最小限にできるため，身体の負担が少なくなる．他のパターンでは重力の影響を直接受けるので，体幹前面筋の大きな筋力が必要となる．

2. ❶・体幹屈曲期：腹筋群（腹直筋，外腹斜筋，内腹斜筋，腹横筋）
・股関節屈曲期：腹筋群（腹直筋，外腹斜筋，内腹斜筋，腹横筋），股関節屈筋（腸腰筋，大腿直筋）
両手を頭の後ろで組んだ場合は，大胸筋，広背筋の活動も起き上がり動作を助ける．
❷・頭頸部屈曲：頭部屈曲（前頭直筋，外側頭直筋，頭長筋），頸部屈曲（胸鎖乳突筋，頸長筋，前斜角筋）
・右上肢の左側へのリーチ：右前鋸筋，右大胸筋，右三角筋前部・中部線維，右上腕三頭筋
・上部体幹左回旋：右外腹斜筋，左内腹斜筋（二次的な作用：左広背筋，左最長筋，左長肋筋，右横突棘筋）
・左上肢の支持：左上腕三頭筋，左三角筋（肩甲骨の安定：前鋸筋）
・上部体幹右回旋：左外腹斜筋，右内腹斜筋（二次的な作用：右広背筋，右最長筋，右長肋筋，左横突棘筋）

臨床へつなげる　応用編

1. ハムストリングスが短縮している場合の背臥位→長座位への起き上がりはどうなるか．

2. 腰椎が屈曲できない場合の背臥位→長座位への起き上がりはどうなるか．

3. 長座位→背臥位になるときに股関節より先に腰椎が伸展すると，関与する筋群の活動はどうなるか．

4. 筋力が低下している高齢者の場合の長座位→背臥位ではどのようなことが起きやすいか．

5. 脳卒中片麻痺患者の起き上がり動作の特徴を考えよう．
●ヒント　脳卒中片麻痺患者の体幹の筋活動は一般的に屈筋と伸筋でどう違うか．

6. 脳卒中片麻痺患者の起き上がり動作の治療の段階を考えよう[4)]．
●ヒント　腹臥位や背臥位に近い姿勢から起き上がる場合，どちらが容易だろうか．
●ヒント　最終的に可能となる起き上がり動作はどれか．

解答・解説

1. 骨盤の前傾が制限されて股関節の屈曲が不十分な場合は，腰椎の過剰な屈曲で代償する．また，膝関節を伸展位で保てず，膝関節屈曲する．そのため下肢の重心による床方向への回転モーメントが減少するため，さらに起き上がりが困難になり，上肢を前方に振って勢いで起きようとするだろう．

2. 股関節の過剰な屈曲で代償的に起き上がろうとするが困難である．この場合，腰椎が屈曲できないので，起き上がろうとすると，体幹の重心が股関節より遠い位置に保たれるために，元の床面方向に戻そうとする回転モーメントが大きくなる．そのため，股関節屈筋群と腹筋群に強力な筋活動が必要となり，起き上がりが困難となる．

3. 先に腰椎が伸展してから股関節の伸展が起これば，体幹の重心が高くなることによって体幹が後方傾斜した場合に，体幹の重心が股関節より遠い位置になる．その結果，体幹の床方向への後方回転モーメントが増加するので，腹筋群や股関節屈筋群の強力な筋活動が必要になる．

4. 腹筋群や股関節屈筋群の筋活動が低下しているため，体幹を支えきれず，床面に急速に倒れる可能性がある．

5. 脳卒中片麻痺患者は，背臥位から左右対称的に起き上がることが難しいので，非麻痺側に寝返ってから起き上がることが多い．その際，身体が腹臥位に近い姿勢で起き上がる場合は抗重力伸展活動を使用しており，背臥位に近い姿勢で起き上がる場合は抗重力屈曲活動を使用している．一般的には，片麻痺患者は，体幹前面筋が体幹後面筋に比べて弱いので，体幹が腹臥位に近い姿勢で起き上がる抗重力伸展活動のほうが容易である．腹臥位に近い姿勢から始めて，徐々に背臥位に近い姿勢で左右対称的に起き上がる起き上がり動作に移行していく．

6. 一般的には，最初はやや腹臥位に近い姿勢から非麻痺側上肢支持による起き上がり動作から開始し，側臥位からの起き上がりを経由して，徐々に背臥位に近い姿勢での左右対称的な起き上がり動作へと移行していく．また，麻痺側への寝返りが可能になったら，麻痺側肩甲帯，肩関節に負荷をかけないように注意しながら，麻痺側を下にした姿勢から非麻痺側上肢を使用した起き上がりも練習する．
   一方，治療の最初から介助量を多くして左右対称的な背臥位からの起き上がり動作を部分的に練習することも，麻痺側の頭頸部，体幹，上下肢の筋活動を活性化するために寄与すると思われる．脳卒中片麻痺患者や高齢者の多くでは，股関節伸筋で膝関節屈筋であるハムストリングスが短縮しているため，長座位になりにくい場合がある．その場合は，治療の最初に端座位の起き上がりから始めて，ハムストリングスの長さが伸張された時点で，長座位への起き上がりの治療を行うとよい．

3 椅子からの立ち上がり

- 椅子からの立ち上がりの基本動作は，股関節 90°屈曲・膝関節 90°屈曲位の椅子座位より体幹の前傾で始まり，体幹の重心を前方へ移して殿部を座面から離し，膝関節を伸展しつつ股関節を伸展することで，重心を斜め上方へ移動させて立ち上がる．

1. 椅子からの立ち上がりに必要な要素

- 椅子からの立ち上がりは，まず体幹を❶(　　　　) させることで体幹の❷(　　　　) を足部の支持基底面上に近づけることにより可能となる.
- 椅子から立ち上がりに重要な要素は，体幹の重心の❸(　　　　)，前傾❹(　　　　)，前傾❺(　　　　)，両足部の❻(　　　　)，座っている椅子の座面の❼(　　　　) などである.

2. 体幹重心の位置と前傾角度

- 椅子から体幹を前傾して立ち上がると，前傾しない場合と比べて身体重心が膝関節に近づくので，身体重心による膝関節屈曲モーメントは❽(　　　　) する．そのため大腿四頭筋による膝関節伸展モーメントも❾(　　　　) する．一方で，身体重心は股関節から遠くなり，身体重心による股関節屈曲モーメントは❿(　　　　) するため股関節伸筋群による股関節伸展モーメントは⓫(　　　　) する（図8-a).
- 椅子から体幹をできるだけ前傾しないで立ち上がると，前傾した場合と比べて，身体重心が膝関節から遠くなるので，身体重心による膝関節屈曲モーメントは⓬(　　　　) するため，大腿四頭筋による膝関節伸展モーメントも⓭(　　　　) する．それに対して，身体重心が股関節に近くなるので，身体重心による股関節屈曲モーメントは⓮(　　　　) するため股関節伸筋群による股関節伸展モーメントは⓯(　　　　)する(図8-b)．つまり，体幹を前傾することで，強力な⓰(　　　　) 筋群による股関節伸展モーメントを使い，膝関節伸展モーメントを減らすことで⓱(　　　　) 関節の負担を減らしている.

a. 体幹を前傾すると股関節のレバーアームが増大する

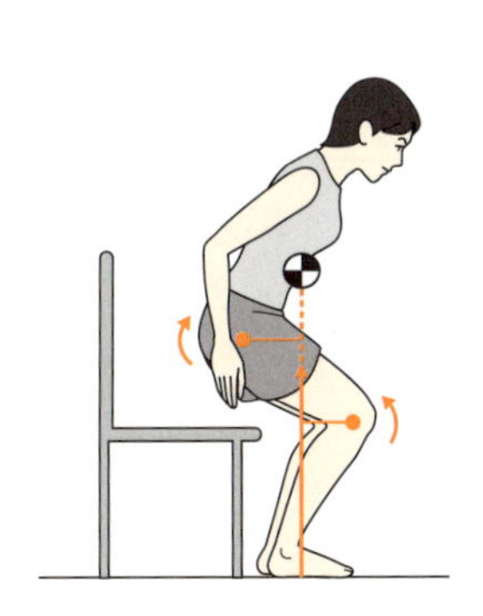

b. 体幹を直立すると膝関節のレバーアームが増大する

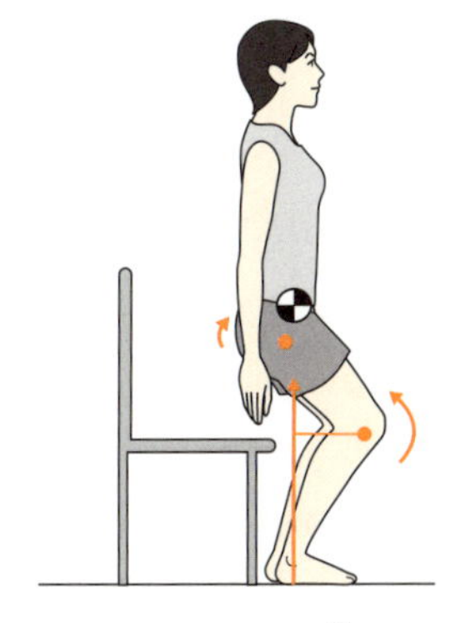

図8　体幹前傾すると内的股関節モーメントが必要[7]

解答

❶前傾　❷重心　❸位置　❹角度　❺スピード　❻位置　❼高さ　❽減少　❾減少　❿増加　⓫増加　⓬増加　⓭増加　⓮減少　⓯減少　⓰股関節伸　⓱膝

3. 両足部の位置

- 椅子から立ち上がる場合に，足部を膝関節 90°屈曲させた位置からの立ち上がりと，膝関節をより屈曲させ足部を体幹に近づけた場合の立ち上がりと，膝関節をより伸展させ足部を体幹より遠くした場合の立ち上がりを比較する（図 9）.
- 膝関節 90°屈曲の立ち上がりに比べ，膝関節をより屈曲した場合の立ち上がりのほうが体幹の前傾角度が❶(　　　　　) 立ち上がることができる．これは，足部を後方に引いたために，足部の支持基底面が体幹の重心に❷(　　　　　)結果である.
- 膝関節 90°屈曲の立ち上がりに比べ，膝関節をより伸展した場合の立ち上がりのほうが体幹の前傾角度を❸(　　　　　)しないと立ち上がることができない．これは，足部を前方に伸ばしたために，足部の支持基底面が体幹の重心から❹(　　　　　)結果である.

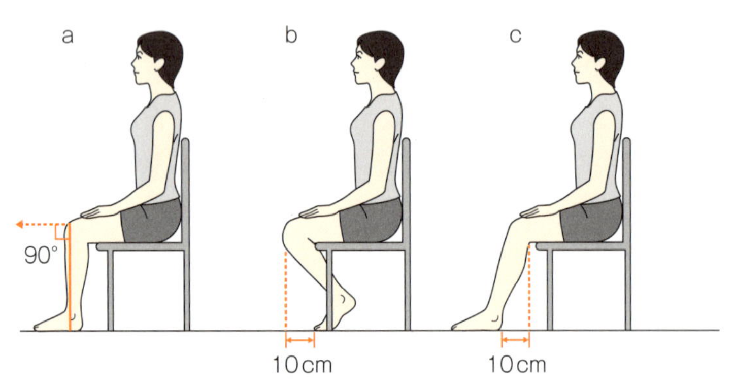

図 9　足部の位置で椅子からの立ち上がりやすさが変化する[8)]
(a) 膝関節屈曲 90°
(b) やや膝関節を屈曲する.
(c) やや膝関節を伸展する.

4. 椅子の高さ（図 10）

- 椅子から立ち上がる場合に，足関節 0°背屈，膝関節 90°屈曲させた通常の座面の高さの椅子からの立ち上がりと，より低い椅子とより高い椅子からの立ち上がりを比較する.
- 通常の高さの座面の椅子からの立ち上がりに比べ，より低い椅子からの立ち上がりは，椅子の座面の高さが低くなったため，体幹の重心が❺(　　　　　) なり，体幹の前傾角度を❻(　　　　　) しないと，体幹の重心が足部に近づかないため立ち上がることができない.
- 通常の高さの座面の椅子からの立ち上がりに比べ，より高い椅子からの立ち上がりは，椅子の座面の高さが高くなったため，体幹の重心が❼(　　　　　) なり，また膝関節が 90°より大きくなるので重心が前方に移動するため，体幹の前傾角度を❽(　　　　　) しても立ち上がることができる.

5. 立ち上がる際のスピード（図 11）

- 静力学的にゆっくり立ち上がる際は，身体重心が足部の支持基底面の❾(　　　　　) にある場合は，立ち上がることができない.

●動力学的にすばやく勢いをつけて立ち上がる際は，身体重心が足部の⑩(　　　　　)内に達していなくても，⑪(　　　　　)力が働いて立ち上がることが可能となる．

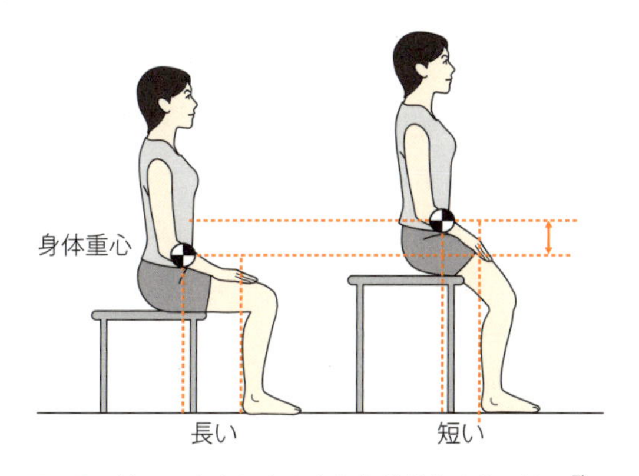

図 10　椅子の高さによる立ち上がりやすさの違い[7)]

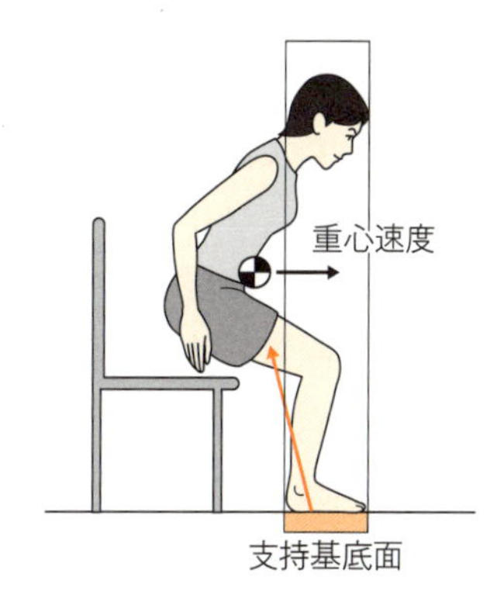

図 11　速く椅子から立ち上がると慣性力が働く[7)]

6. 椅子座位での骨盤のフォースカップル

●物理学的には，フォースカップルとは⑫(　　　　　)のことである．⑫とは，物体の異なる2点に作用する大きさが等しく方向が⑬(　　　　　)で作用線が⑭(　　　　　)な一対の力のことであり，その物体の⑮(　　　　　)運動を生じさせる．

●椅子から立ち上がる際などに，⑯(　　　　　)筋群等の腰背部の筋と⑰(　　　　　)筋，⑱(　　　　　)筋などの股関節屈筋群がフォースカップルとなり骨盤の⑲(　　　　　)傾を起こし，立ち上がりに寄与する．

●立位から椅子に座る際などに，⑳(　　　　　)筋と股関節伸筋群である㉑(　　　　　)筋や㉒(　　　　　)などがフォースカップルとなり骨盤の㉓(　　　　　)傾を起こし，椅子に座ることに寄与する．

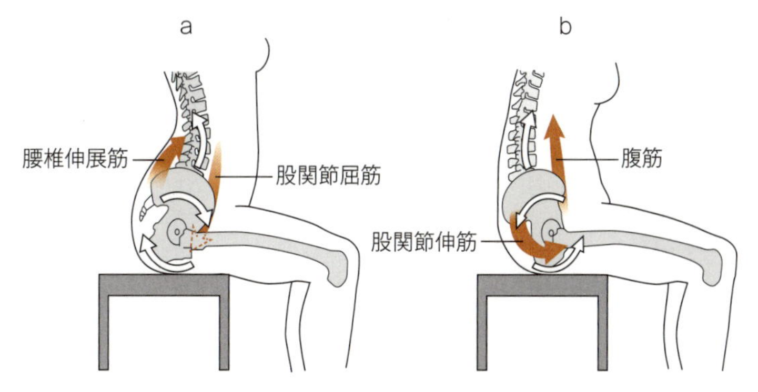

図 12　腰椎伸展を伴う骨盤前傾（a）と腰椎屈曲を伴う骨盤後傾（b）[5)]

解答

①少なく　②近づいた　③大きく　④遠ざかった　⑤低く　⑥大きく　⑦高く　⑧小さく　⑨後方　⑩支持基底面　⑪慣性　⑫偶力　⑬反対　⑭平行　⑮回転　⑯脊柱起立　⑰腸腰　⑱大腿直　⑲前　⑳腹直　㉑大殿　㉒ハムストリングス　㉓後

7. 筋群の収縮方向

- 椅子から立ち上がる際と椅子に座る際には，❶(　　　　　)筋と❷(　　　　　)の働きが重要である．
- 椅子から立ち上がる際に，大腿四頭筋は❸(　　　　　)方向に収縮し，膝関節を回転軸として大腿骨を❹(　　　　　)に回転させ，膝関節を❺(　　　　　)する．その際，同時に，ハムストリングスは，膝関節が伸展するので遠位で❻(　　　　　)され，股関節が伸展するので近位で❼(　　　　　)する（図 13-1，13-2）．
- 椅子に座る際に，大腿四頭筋は❽(　　　　　)方向に遠心性収縮し，膝関節を回転軸として大腿骨を❾(　　　　　)に回転させ，膝関節を❿(　　　　　)する．その際，同時に，ハムストリングスは，膝関節が屈曲するので遠位で⓫(　　　　　)し，股関節が屈曲するので近位で⓬(　　　　　)される（図 13-3）．

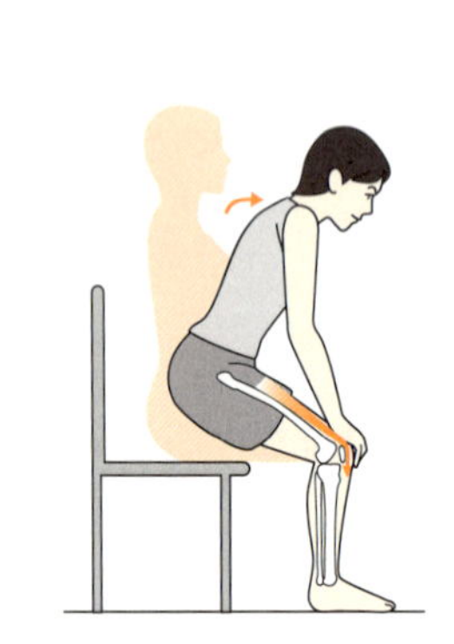

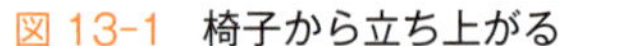

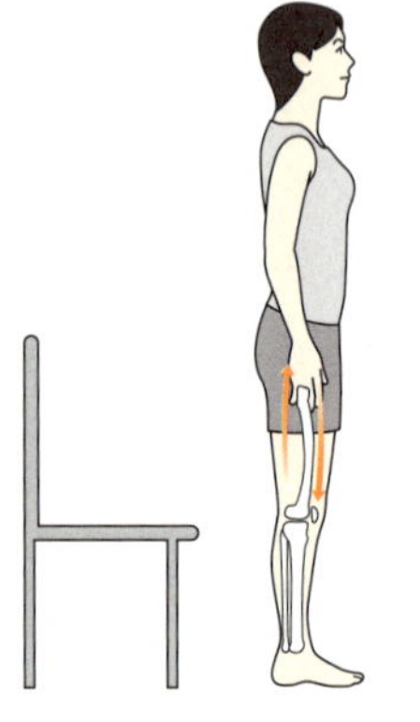

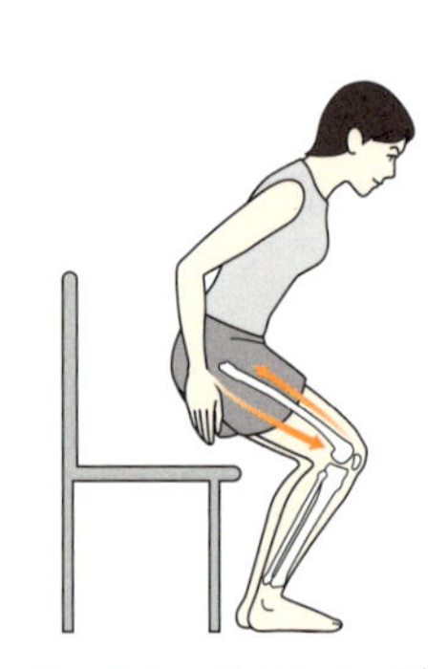

図 13-1　椅子から立ち上がる　　図 13-2　立位になる　　図 13-3　椅子に座る[5)]

8. 前額面から立ち上がり

- 椅子座位を前額面から観察して，左右⓭(　　　　　)的な姿勢でなければ，立ち上がりの際に，左右⓮(　　　　　)な姿勢となり，結果として，左右⓮な立位姿勢となる．

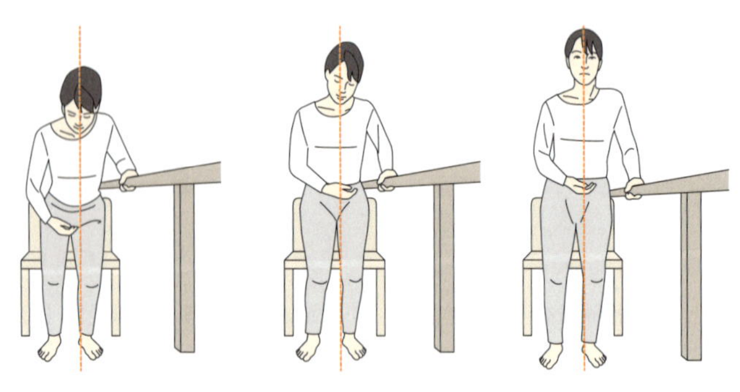

図 14　前額面での非対称な立ち上がり[9)]

解答

❶大腿四頭　❷ハムストリングス　❸遠位　❹前方　❺伸展　❻伸張　❼収縮　❽近位　❾後方　❿屈曲　⓫収縮　⓬伸張　⓭対称　⓮非対称

第3部 複合的な動作

Try It! 基本問題

1. 2人で向かい合わせになり，1人は椅子に座り（対象者），もう1人は立ったまま対象者の額に手のひらまたは指を当てて押さえる．この状態で対象者は立ち上がることができるかどうか試してみよう．

2. 1と同様の現象が起こっている患者の状態はどういう状態か考えよう．

3. 体幹を垂直に保ったまま椅子から立ち上がってみよう．体幹を前傾して立ち上がった場合と比べてみよう．

4. 椅子からの立ち上がりに関与する重要な筋をまとめよう．

5. 右図に示す姿勢からの立ち上がりについて考えてみよう．

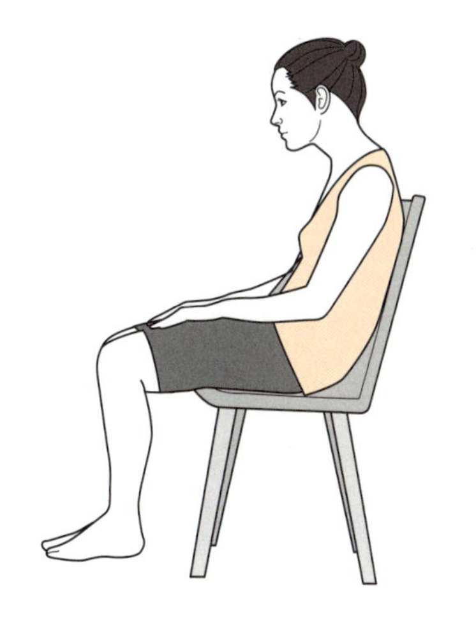

解答・解説

1. 体幹の前傾を阻止すると，体幹の重心を足部の支持基底面に近づけることができないので，立ち上がることが難しくなることが理解できる．

2. 体幹の前傾の阻止＝体幹や股関節の屈曲制限がある状態．
体幹や股関節の屈曲制限があると体幹が前傾できないため，立ち上がりが困難になる．

3. 体幹が前傾できない状態で，股関節を伸展させて殿部を座面より上昇させると，身体重心が足部の支持基底面より後方に位置することから，立ち上がることができずにすぐに座面に戻ってしまう．

4. ・体幹の前傾（骨盤の前傾）：脊柱起立筋群，股関節屈筋群（腸腰筋，大腿直筋など）
・膝関節伸展：大腿四頭筋
・股関節伸展：大殿筋，ハムストリングス
・足関節やや背屈位から背屈底屈中間位：下腿三頭筋

5. 立ち上がり開始時の体幹の姿勢が図のような場合は，体幹が伸展している場合に比べて体幹の重心の位置が低くなり，後方に移動する．この体幹屈曲の姿勢で，立ち上がるために体幹を前傾すると，その前傾角度は，体幹が伸展している姿勢に比べて大きくなる．その原因は，体幹の重心が低く後方にあるため，足部の支持基底面に近づくためには，体幹の前傾角度を大きくする必要があるからである．

臨床へつなげる 応用編

1. 脳卒中片麻痺患者の立ち上がり動作はどのように行われるかを考えてみよう．
   - ヒント　椅子座位で，脳卒中片麻痺患者はどのように座っているだろうか？
   - ヒント　その座位姿勢からの立ち上がりでは，どのような立位姿勢になるだろうか？

2. 脳卒中片麻痺患者の立ち上がり動作の治療の段階を考えてみよう[4]．
   - ヒント　椅子座位姿勢をどうしたらよいだろうか？
   - ヒント　両下肢の位置はどうしたらよいだろうか？

解答・解説

1. 脳卒中片麻痺患者は，椅子座位では非麻痺側に身体重心を変位させて座っていることが多い．そのため，立ち上がり動作も非麻痺側下肢に過剰に体重を乗せて立ち上がることとなり，非対称な立位姿勢となる．

2. 脳卒中片麻痺患者の立ち上がり動作の治療は，まず椅子座位での左右対称的な体幹の直立姿勢を獲得させる．それから両下肢を，内外転中間位で左右対称的な体重支持が可能になるように，体幹を前傾させて両下肢に均等に体重をかけて，できるだけ左右対称的な立ち上がりを練習する．

文献

1) 弓岡光徳・前田昭宏：寝返り動作の治療手技〔武田　功（監修）：基本動作の評価と治療アプローチ〕．pp80-82，メジカルビュー社，2015．
2) 関屋　昇：第1章　正常運動の観察と分析〔高橋正明（編）：標準理学療法学〕．pp24-25，医学書院，2001．
3) PM デービス（著），冨田昌夫（監訳）：Right in the middle ―成人片麻痺の選択的な体幹活動．pp19-22，シュプリンガー・フェアラーク東京，1991．
4) 弓岡光徳，前田昭宏：寝返り動作の治療手技〔武田　功（監修）：基本動作の評価と治療アプローチ〕．p98，メジカルビュー社，2015．
5) PJ Mansfield，DA Neumann（著），弓岡光徳・他（監訳）：エッセンシャル・キネシオロジー―機能的運動学の基礎と臨床―　原著第2版．p35，197，212，249，南江堂，2015．
6) DA Neumann（著），嶋田智明，有馬慶美（監訳）：筋骨格系のキネシオロジー　原著第2版．pp389-390，p432，448，医歯薬出版，2012．
7) 勝平純司・他：介護に生かすバイオメカニクス．p19，63，64，pp63-64，医学書院，2011．
8) 小川鑛一：看護・介護を助ける姿勢と動作．p8，東京電機大学出版部，2010．
9) 黒川幸雄・他（編）：理学療法士のための臨床動作分析マニュアル．p133，文光堂，2005．

（弓岡光徳）

14 歩 行

1 歩行周期

- 歩行において重要なことは，歩行を立脚期（初期接地・荷重応答期・立脚中期・立脚終期・前遊脚期）と遊脚期（遊脚初期・遊脚中期・遊脚終期）という歩行周期に分けて考えることである．一般的に歩行周期は，立脚期は約❶(　　　　)%，遊脚期は約❷(　　　　)%である．

- **初期接地（歩行周期 0〜2%）**：❸(　　　　) 期の前半．足部が接地する瞬間で体重移動の開始直後．膝関節伸展，足関節背屈底屈中間位．反対側下肢は❹(　　　　) 期の始まり（図 1-1）．
- **荷重応答期（歩行周期 2〜10%）**：❺(　　　　) 期の後半．足部が接地してから開始され足関節底屈して足底が接地していく．反対側下肢の❻(　　　　) までつづく（図 1-2）．
- **立脚中期（歩行周期 10〜30%）**：❼(　　　　) 期の前半．膝関節と股関節が❽(　　　　) しながら接地した足部の上を身体と支持側下肢が前進する．身体重心は前足部の上にある．反対側下肢は❾(　　　　) 期で前進する（図 1-3）．

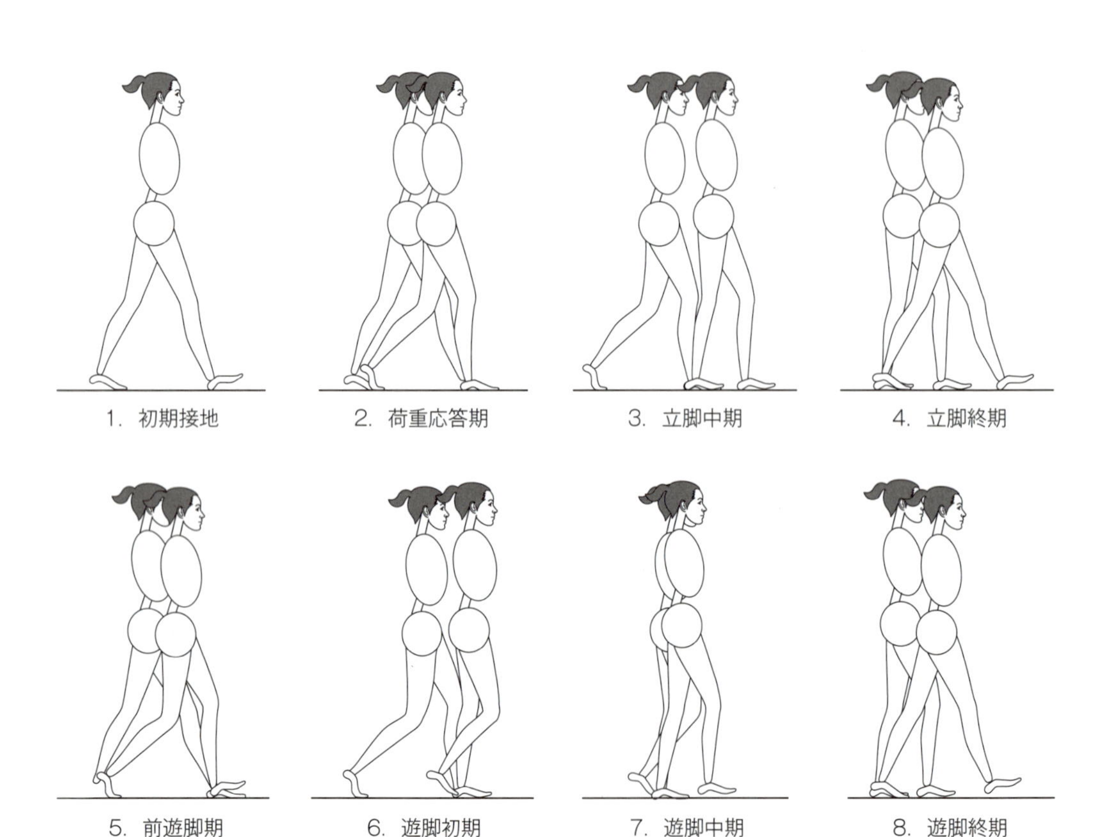

図 1　歩行周期

- **立脚終期**（歩行周期 30～50%）：⑩（　　　　）期の後半．支持側下肢の踵挙上で開始され反対側下肢が⑪（　　　　）するまで続く．体幹が支持側足部を越えて前進するために，身体重心は前足部より⑫（　　　　）に移動する（図 1-4）．
- **前遊脚期**（歩行周期 50～60%）：⑬（　　　　）期．反対側下肢の初期接地から開始され荷重応答期に至る．同側下肢の足関節底屈と膝屈曲は⑭（　　　　）し股関節伸展は⑮（　　　　）する．同側下肢の⑯（　　　　）によって終了する（図 1-5）．
- **遊脚初期**（歩行周期 60～73%）：遊脚相の前 1/3．同側足趾離地から開始し同側遊脚⑰（　　　　）が反対支持側下肢の足部に並んだときに終了する（図 1-6）．
- **遊脚中期**（歩行周期 73～87%）：遊脚相の中 1/3．同側足部が反対側足部と⑱（　　　　）ときから同側脛骨が床に対して⑲（　　　　）になるまで（図 1-7）．
- **遊脚終期**（歩行周期 87～100%）：遊脚相の後 1/3．同側脛骨が床に対して⑳（　　　　）になったときから同側下肢の㉑（　　　　）まで（図 1-8）[1,2]．

解答

①60　②40　③初期両脚支持　④前遊脚　⑤初期両脚支持　⑥足趾離地　⑦単下肢支持　⑧伸展　⑨遊脚中　⑩単下肢支持　⑪接地　⑫前方　⑬終期両脚支持　⑭増加　⑮減少　⑯足趾離地　⑰足部　⑱並ぶ　⑲垂直　⑳垂直　㉑初期接地

2　歩行における身体の機能的な区分

- 歩行中の身体を，頭部・両上肢・体幹・骨盤から構成されるパッセンジャーユニット（head，arms，trunk：HAT）と骨盤・下肢から構成されるロコモーターユニットに分けて考える．①（　　　　）は，パッセンジャーユニットとロコモーターユニットの両方に含まれる．基本的にパッセンジャーは歩行中に，完全な②（　　　　）姿勢を保持していることが必要である．正常歩行では，パッセンジャーへの負担が③（　　　　）で受動的にロコモーターによって運ばれる状態が効率のよい状態である．しかしながら，下肢の上にあるパッセンジャーのアライメントこそ，ロコモーターの筋活動を左右する最大の要因である．ロコモーターの機能は，推進力，④（　　　　），立位安定性，エネルギーの温存である．

解答

①骨盤　②直立　③最小限　④衝撃吸収

3 身体を前進させる

●身体を前進させるためには，❶(　　　　　)の開始と，足部の❷(　　　　　)機能，重心の❸(　　　　　)により得られる推進力が必要である．そして，それに遊脚側下肢の❹(　　　　　)推進力が加わる．

1. 最初の1歩

●左右対称的な立位において，足圧中心の移動パターンは遊脚側になる下肢のほうに側方および後方に移動する❺(　　　　　)，そして立脚側になる下肢のほうに急速に移動する❻(　　　　　)，最後に前方に移動する❼(　　　　　)から成る(図2)[1]．

2. 足部のロッカー機能

●歩行は立脚側下肢の❽(　　　　　)性によって身体を前進させている．足部は，❾(　　　　　)，❿(　　　　　)，⓫(　　　　　)，⓬(　　　　　)が連続してロッカー機能を行うことで，歩行において身体を効率的に前進させている(図3)[1]．

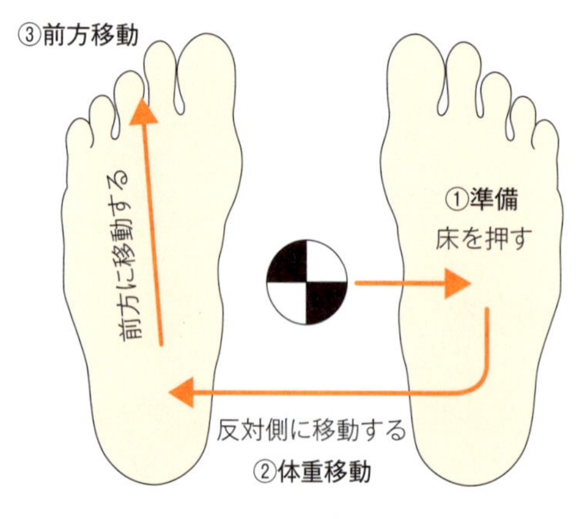

①準備：静止立位で両足部の中間にある足圧中心は，遊脚側になる足部のほうに移動して床を押す．
②体重移動：足圧中心は立脚側足部に移動する．
③前方移動：足圧中心は，遊脚側になる下肢の足趾離地の後で，立脚側足部の前足部に移動する．

図2　最初の1歩のための足圧中心の移動パターン[1]より改変

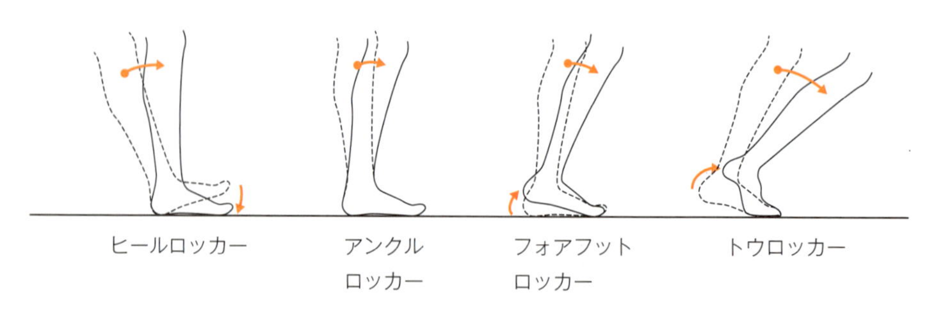

図3　足部のロッカー機能
歩行において，支持側足部は，踵，足関節，前足部，足趾が連続してロッカー機能を行うことで，身体を効率的に前進させている．

- **ヒールロッカー（踵ロッカー）**：初期接地時に足部は踵で接地し，それに続く荷重応答期に足部は踵を支点として前方に回転する．その際に⑬（　　　　）筋は，足部の⑭（　　　　）速度を制限するために活動する．この⑬筋の活動は，足部と脛骨を連結し足部の落下とともに脛骨を⑮（　　　　）に引き寄せる．脛骨が⑮に引き寄せられたことで膝関節が屈曲するが，⑯（　　　　）筋が活動して膝関節の屈曲を制限すると同時に大腿骨を⑰（　　　　）に引き寄せることで，支持側下肢全体を⑰に引き寄せる．その際，脛骨の前進速度に対して大腿骨の前進速度はゆっくりしている．荷重応答期の終了までヒールロッカーは続く．足底接地すると脛骨は床に対して⑱（　　　　）になる．
- **アンクルロッカー（足関節ロッカー）**：立脚中期に脛骨と下肢全体が足関節を回転軸として，前方に回転する．その際の前方回転速度は，⑲（　　　　）筋によって⑳（　　　　）される．
- **フォアフットロッカー（前足部ロッカー）**：立脚終期に中足骨頭を㉑（　　　　）として足部が前方回転して踵が挙上し，脛骨と下肢全体が前方に傾く．その際，身体の質量中心は足部の支持面を越えて前方に落下することにより身体を㉒（　　　　）させる強力な推進力となる．㉓（　　　　）筋と㉔（　　　　）筋は強力に収縮して足関節を安定させる．
- **トウロッカー（足趾ロッカー）**：前遊脚期に体重が㉕（　　　　）に移動すると，前足部内側前部と母趾を支点として下腿三頭筋とアキレス腱の㉖（　　　　）力によって足関節を底屈させることによって脛骨を前方回転させ，膝関節を間接的に屈曲させて次の遊脚期の準備をする．これと同様の例がサッカーの際に股関節を伸展させて下肢を後方に振りかぶりボールを蹴る場合にみられる．この際に股関節屈筋の活動に，股関節前面の㉗（　　　　）と股関節屈筋の㉘（　　　　）力が加わる[3]．

14 歩行

解答

❶最初の一歩　❷ロッカー　❸前方落下　❹前方　❺準備　❻体重移動　❼前方移動　❽可動　❾踵　❿足関節　⓫前足部　⓬足趾　⓭前脛骨　⓮落下　⓯前方　⓰大腿四頭　⓱前方　⓲垂直　⓳ヒラメ　⓴減速　㉑支点　㉒前進　㉓腓腹　㉔ヒラメ（㉓㉔順不同）　㉕反対側下肢　㉖弾性　㉗靱帯　㉘弾性

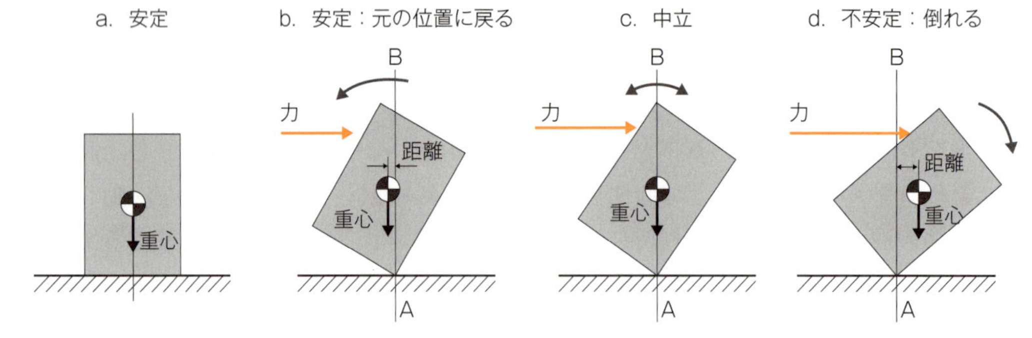

図4　角柱の安定性と不安定性と安定性限界との関係[4)]
図中のA-Bは垂直線であり，角柱の安定性限界を示す．重心が安定性限界を越えれば角柱は前方回転する．

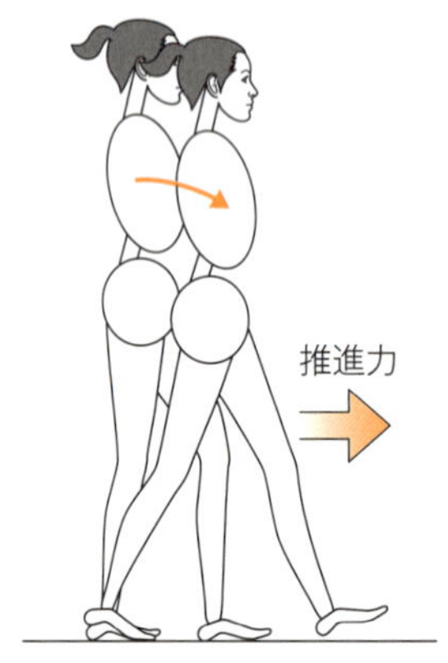

図5　重心の前方落下による推進力の生成
重心の前方落下によって身体を前進させる推進力を生成する．

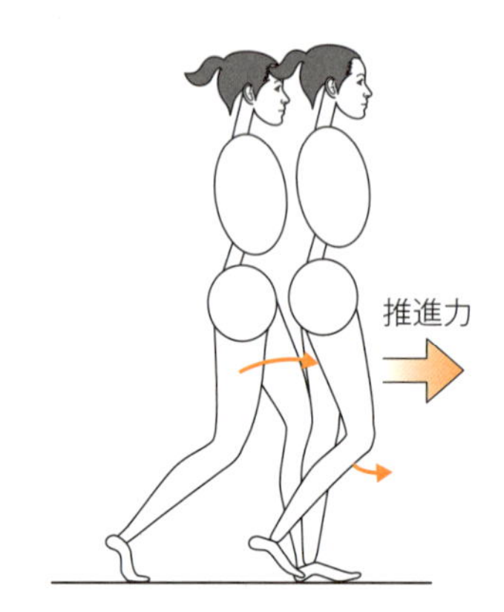

図6　遊脚側下肢の前方推進力
遊脚側下肢によっても前方推進力が生成される．

3. 重心の前方落下による推進力の生成

● 図4において，角柱の重心が角柱の支持面の❶(　　　　)を越えれば，角柱は前方回転する．同様に，立脚終期に重心が支持側下肢の足部の支持面の❶を越えれば，身体は前方回転する（図5）．

4. 遊脚側下肢の前方推進力

● 遊脚側下肢の❷(　　　　)屈曲による前方振り出しは，身体を前方に引く❸(　　　　)力になる．その際，遊脚終期に膝関節が伸展していることと，速く下肢を前方に動かすことによる加速度が加わることで，より前方に身体を引く❸力が大きくなる（図6）[1)]．

解答
❶安定性限界　❷股関節　❸推進

4　床反力

● ニュートンの運動の第3法則〔❶(　　　　)の法則〕によれば，物体が他の物体に力を作用させると，その反対方向に反作用の力が生じる．たとえば，人が下肢で床を押すと，床はその力を受けて❷(　　　　　　) 方向にその力を押し返す．この場合，床を下肢が押す力を作用といい，床が下肢を押し返す力を反作用という．つまり，床反力は❸(　　　　　　) の力のことである．

- 歩行周期の踵接地の際に，床反力は股関節の前方を通過し，外部股関節❹(　　　　　　) モーメントを生じる．これに対抗するために内部股関節❺(　　　　　　) モーメントが生じる（図 7）．
- また，荷重応答期に，床反力は膝関節の後方を通過し，外部膝関節屈曲モーメントを生じる．これに対抗するために内部膝関節伸展モーメントが生じる（図 8）．

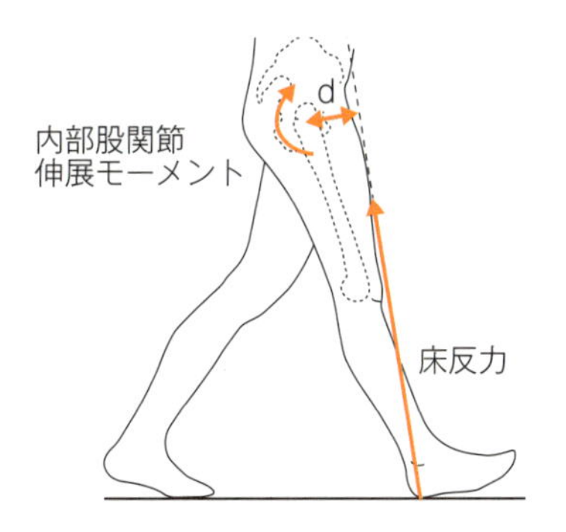

図 7　踵接地の際の床反力により生じる股関節モーメント[5]
床反力（反作用）による外部股関節屈曲モーメントの発生とこれに対抗する内部股関節伸展モーメントの発生．

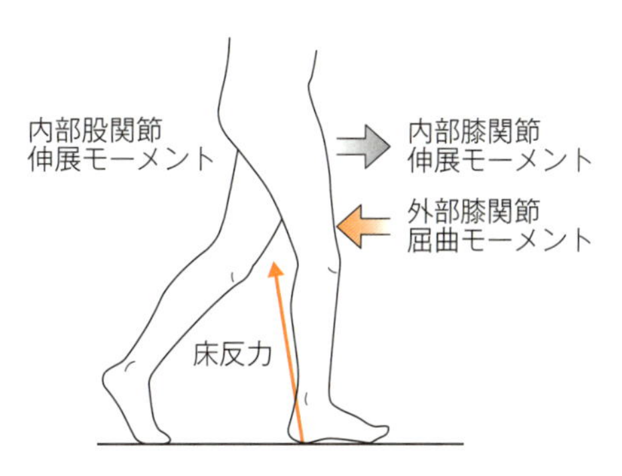

図 8　荷重応答期に床反力により生じる膝関節モーメント
床反力（反作用）による外部膝関節屈曲モーメントの発生とこれに対抗する内部膝関節伸展モーメントの発生．

5　衝撃吸収[1)]

- 単下肢支持期の終わりである立脚❻(　　　　　　) では，身体重心は，体幹の後方にある支持側下肢の足部の支持面の❼(　　　　　　) を越えた位置にあるため，身体は床方向に❽(　　　　　　) 回転する．その際，身体の前方にある遊脚終期の下肢の足部が床に接地して大きな衝撃を受ける．この衝撃に足関節・膝関節・股関節で起こる衝撃吸収反応で対処する．
- **足関節による衝撃吸収反応**：床に接地したことに対する足関節の衝撃吸収反応は，足関節の❾(　　　　　　) とそれを制限させる❿(　　　　　　) 筋の活動により行われる（図 9）．
- **膝関節による衝撃吸収反応**：前述の前脛骨筋の活動によって脛骨が⓫(　　　　　　) に引かれることで，膝関節が⓬(　　　　　　)する．それを制限するために⓭(　　　　　　) 筋が活動することで衝撃を吸収する．
- **股関節による衝撃吸収反応**：荷重応答期に，反対側の遊脚側骨盤⓮(　　　　　　) を制限するために支持側の股関節⓯(　　　　　　) 筋が活動することで衝撃を吸収する（図 10）．

解答

❶作用反作用　❷反対　❸反作用　❹屈曲　❺伸展　❻終期　❼安定性限界　❽前方　❾底屈
❿前脛骨　⓫前方　⓬屈曲　⓭大腿四頭　⓮下制　⓯外転

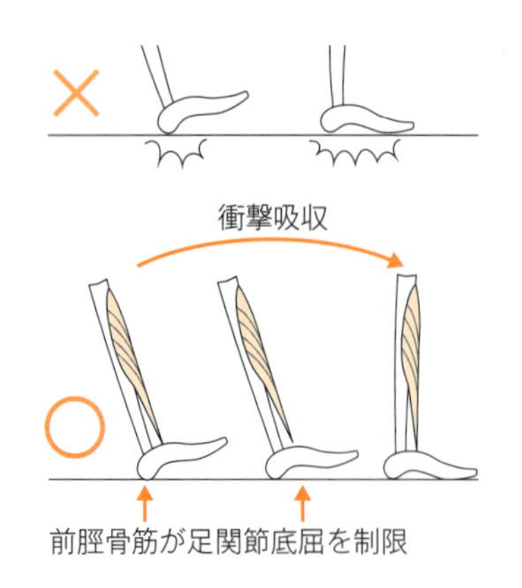

図 9　**足関節による衝撃吸収反応**
踵接地の衝撃吸収は，足関節底屈を制限する前脛骨筋の遠心性活動によって行われる．

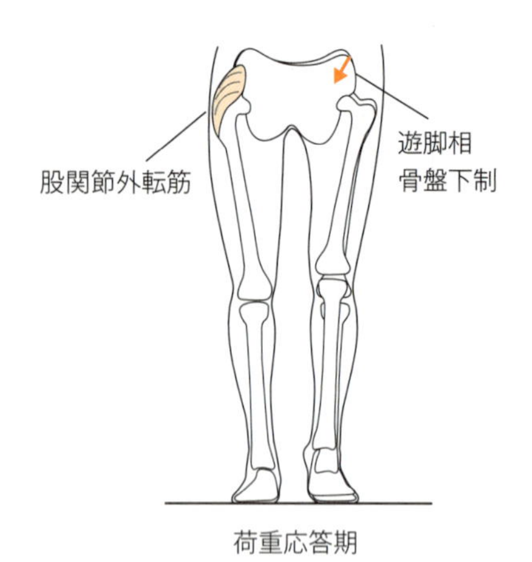

図 10　**股関節による衝撃吸収反応**
荷重応答期に，遊脚側骨盤下制を制限するために支持側の股関節外転筋が活動し衝撃を吸収する．

6　エネルギーの温存

正常歩行においてエネルギーを温存するために，身体重心の位置の調整と選択的な筋活動という2つの制御系が働き，筋活動の強さと活動時間を❶（　　　　）させる[1)]．

1. 重心の上下移動と左右移動

- 歩行周期において，両下肢支持期に身体重心は最も低くなる．この際の股関節屈曲と膝関節屈曲によって衝撃を吸収する．立脚中期に重心は最も高くなり，反対側の下肢を❷（　　　　）やすくするとともに，重心の側方移動も❸（　　　　）となる．歩行の際の重心の上下移動を運動エネルギーと位置エネルギーの和は一定であるという力学的エネルギー保存の法則から考えると，身体重心の位置が最も低くなる両下肢支持期は，❹（　　　　）エネルギーが最大で❺（　　　　）エネルギーが最小となり，身体重心の位置が最も高くなる立脚中期は❻（　　　　）エネルギーが最大で❼（　　　　）エネルギーは最少となる．また，できるだけ重心移動が❽（　　　　）歩行がエネルギー効率がよい歩行であると考えられている．したがって，以下の項目によってエネルギー効率がよい適度な重心移動の範囲になるように調整される[5)]．

(1) 骨盤の前方回旋と後方回旋によって，両下肢支持期での重心の低下を❾（　　　　）する（図 11）．

(2) 立脚中期に，反対側の遊脚中期にある骨盤の側方❿（　　　　）が起こることで，重心の上昇が減少する．その際，骨盤が側方下制するため遊脚側下肢の⓫（　　　　）的下肢長が増加する．その際，床面に足部が触れないようにするには，膝関節の⓬（　　　　）が必要となる．

(3) 膝関節は荷重応答期に屈曲し立脚中期でも屈曲している．立脚期での膝関節屈曲は2つの効果がある．踵接地の際の⓭（　　　　）と立脚中期における重心の上昇を⓮（　　　　）することである．

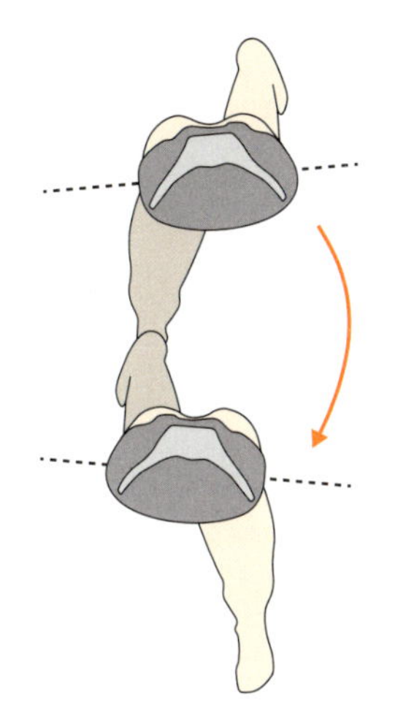

図 11　**骨盤の水平回旋**[1)]
骨盤の前方回旋と後方回旋によって，両下肢支持期での重心の低下が減少する．

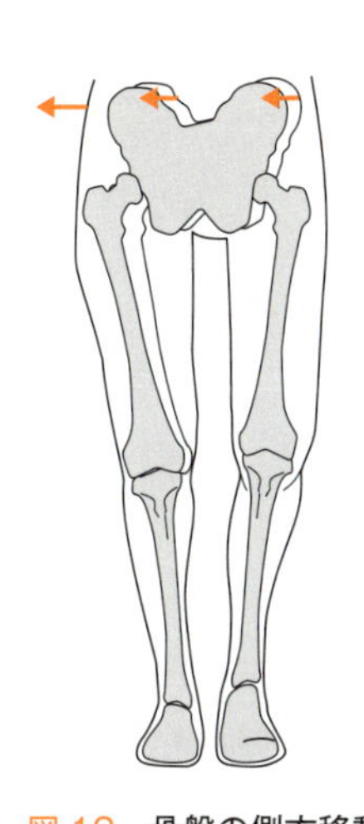

図 12　**骨盤の側方移動**
立脚中期における骨盤の側方移動は身体重心の上昇を減少させる．

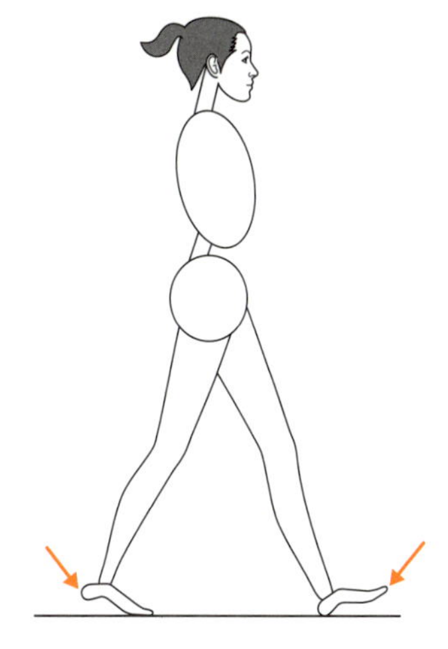

図 13　**足関節の運動によって重心の低下を減少させる**
立脚終期での踵挙上と遊脚終期から踵接地期の足関節背屈によって重心の低下を減少させる．

(4) 歩行の際，広い歩隔では重心の側方移動の幅が大きくなる．膝関節外反の存在によって⑮(　　　　)が減少し，重心の側方移動の⑯(　　　　)が生じる．

(5) 立脚中期における骨盤の側方移動は身体重心の上昇を⑰(　　　　)させる（図12）．

(6) 立脚終期での踵挙上と遊脚終期から踵接地期の足関節背屈によって身体重心の低下を⑱(　　　　)させる（図 13）．

解答

❶減少　❷振り出し　❸最大　❹運動　❺位置　❻位置　❼運動　❽少ない　❾減少　❿下制
⓫機能　⓬屈曲　⓭衝撃吸収　⓮減少　⓯歩隔　⓰減少　⓱減少　⓲減少

2. 筋の選択的制御

(1) 立脚期での筋の選択的制御：荷重応答期において，床反力ベクトルが足関節と膝関節の後方，股関節の前方を通過するため，足関節❶(　　　　)筋と膝関節❷(　　　　)筋，股関節伸筋の選択的制御が必要となる（図 14）[1)]．

(2) 遊脚期での筋の選択的制御：遊脚❸(　　　　)において足関節背屈筋，膝関節屈筋，股関節屈筋が下肢を屈曲するために活動する．遊脚❹(　　　　)において足関節背屈筋と股関節屈筋が活動する．遊脚❺(　　　　)では足関節背屈筋と膝関節伸筋と股関節伸筋が活動する[1)]．

解答

❶背屈　❷伸　❸初期　❹中期　❺終期

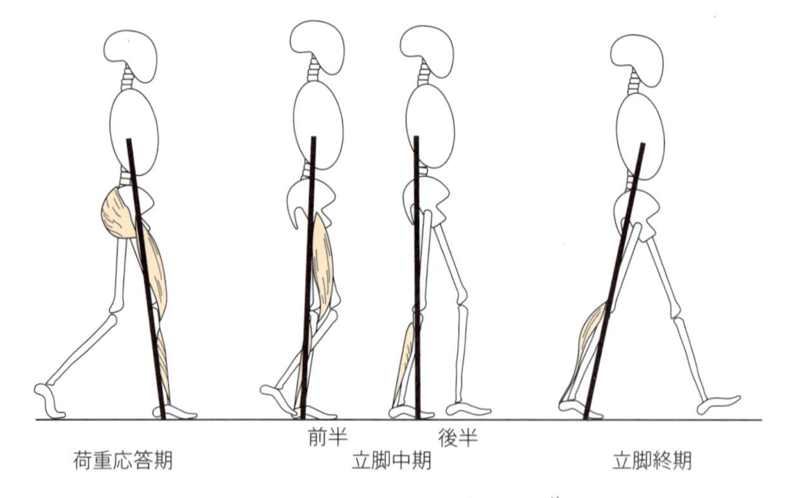

図 14　立脚期での筋の選択的制御[1]
荷重応答期，立脚中期，立脚終期における床反力に対する筋の選択的制御

7 歩行のまとめ

- 歩行の各相は，身体の前進に寄与する．立脚終期の❶（　　　　）ロッカーと荷重応答期の❷（　　　　）ロッカー，立脚中期の❸（　　　　）ロッカーは身体を前進させ，前遊脚期の❹（　　　　）ロッカーによるプッシュオフは下腿三頭筋の筋腱の弾性力によって下肢を前方移動させる．また遊脚初期の遊脚側下肢の位置エネルギーによる推進力によって身体をさらに前進させる．立脚終期における身体重心の前方への落下が最終的な前進の推進力となる[1]．

1. 矢状面での歩行

- 初期接地の目的は歩幅を最大にすることである．踵接地後，足関節底屈と膝関節屈曲によって❺（　　　　）を吸収する．立脚中期に股関節と膝関節が伸展して身体重心を高い位置にすることによって，反対側下肢の前方❻（　　　　）が可能となる．遊脚初期，遊脚中期において遊脚側下肢の股関節，膝関節，足関節はすべて屈曲し，機能的下肢長を❼（　　　　）させる．遊脚終期において下肢は次の初期接地に備えて❽（　　　　）され，膝関節を伸展させ足関節を背屈させて機能的下肢長を❾（　　　　）させる[3]．

2. 前額面での歩行

- 単下肢支持期において，HAT の重心は支持側の股関節内転モーメントと膝関節内反モーメントを発生して遊脚側骨盤を側方下制する．これに対して，支持側下肢の股関節外転筋の活動は股関節外転モーメントを発生させ，大腿筋膜張筋によって緊張する腸脛靱帯は膝関節外反モーメントを発生させ，正常な骨盤の高さを保ち，遊脚側下肢が振り出すことを可能にする．
- この遊脚初期に遊脚側骨盤が側方下制する際に，腰椎が遊脚側凸になるように側屈し胸郭や頭部を垂直に保とうとする働きや，遊脚中期から遊脚終期にかけて遊脚側骨盤が側方挙上する際に，腰椎が支持側凸になるように側屈して，同様に胸郭や頭部を垂直に保とうとする働きを，短い弧を描く前額面での腰椎骨盤リズムという．

- 歩行において，足部は，距骨下関節と⑩(　　　　)関節の動きによって足部を荷重応答期，立脚中期の⑪(　　　　)な状態から立脚終期のより⑫(　　　　)な状態へ変化させる．荷重応答期で足部内側縦アーチが⑬(　　　　)するにつれて，足部は⑭(　　　　)になり衝撃を吸収する．立脚中期から立脚終期で距骨下関節は回外し，足部内側縦アーチを上昇させて足部を安定させて立脚終期の際のフォアフットロッカーのための⑮(　　　　)な生体力学的てこを生成する[3)]．

3. 水平面での歩行

- 歩行の際に，骨盤は立脚側股関節を⑯(　　　　)軸として⑰(　　　　)面で回旋する．遊脚側の骨盤が前方回旋し，反対側の支持側骨盤が後方回旋する．その際に，頭部と体幹を動かさないように安定させるために腰椎が骨盤と⑱(　　　　)方向に回旋する．これを短い弧を描く水平面での⑲(　　　　)リズムという．支持側足部の水平面での回旋は，距骨下関節の⑳(　　　　)と㉑(　　　　)で調整される[3)]．

解答

①フォアフット　②ヒール　③アンクル　④トウ　⑤衝撃　⑥振り出し　⑦減少　⑧減速
⑨増加　⑩ショパール　⑪柔軟　⑫強固　⑬低下　⑭柔軟　⑮強固　⑯垂直　⑰水平　⑱反対
⑲腰椎骨盤　⑳回内　㉑回外

8 上　肢

- 歩行中の上肢の振りは，肩関節伸展（後方への上肢の振り）が肩関節屈曲（前方への上肢の振り）より❶(　　　　)．また肘関節も肩関節伸展のほうが肩関節屈曲よりも肘関節伸展が❷(　　　　)．歩行中の肩甲骨の保持は❸(　　　　)でなされる．上腕骨の肩甲骨への保持は❹(　　　　)筋が行う．肩関節の伸展と屈曲の減速は，❺(　　　　)が行う．その際に三角筋中部線維が肩関節を❻(　　　　)させ上肢が体幹に接触しないようにする．それに対して，上肢の屈曲は❼(　　　　)的に起こるようにみえる．
- 上肢の動きと下肢の動きが逆になる理由は，水平面上で考えると，下肢の動きによる角運動量を上肢の反対方向への動きによる角運動量で❽(　　　　)することにある．また矢状面で考えると，前方に振り出した下肢と後方に振り出した上肢のつり合い，つまりカウンターバランスによると考えられる[1)]．

解答

❶大きい　❷大きい　❸僧帽筋上部線維　❹棘上　❺三角筋後部線維　❻外転　❼他動　❽中和

9 さまざまな原因で起こる異常歩行[6)]

1. 足関節と足趾の過度の底屈（拘縮や筋緊張亢進）による異常歩行

- 立脚初期から中期に膝関節の❶（　　　　）を起こす.
- 立脚終期の股関節伸展位をとれない.
- 遊脚期に股関節の過屈曲，膝関節の過屈曲，❷（　　　　）歩行を示す.
- 遊脚期に非麻痺側下肢の❸（　　　　）歩行をする.

2. 足関節の背屈筋活動が不十分な場合の異常歩行

- 荷重応答期における❹（　　　　）作用が不十分になり衝撃吸収が低下する.
- 遊脚期に股関節の過屈曲や❺（　　　　）歩行を示す.
- 遊脚期に非麻痺側下肢のつま先立ち歩行をする.

3. 膝関節の過度の屈曲（拘縮や筋緊張亢進）による異常歩行

- 荷重応答期に過度の膝関節屈曲が起こり，同時に過度の足関節❻（　　　　）が起こる.
- 立脚中期，立脚終期における不十分な膝関節の❼（　　　　）.
- 遊脚終期における不十分な膝関節の❽（　　　　）.

4. 膝関節の伸筋活動が不十分な場合の異常歩行

- 「膝関節の過度の屈曲」の3項目に加えて，代償的な膝関節の❾（　　　　）が立脚の初期と中期にみられる.

5. 膝関節の屈筋活動が不十分な場合の異常歩行

- 遊脚期に股関節の過屈曲や❿（　　　　）歩行を示す.
- 遊脚期に非麻痺側下肢のつま先立ち歩行をする.

6. 股関節の過度の屈曲（拘縮や筋緊張亢進）による異常歩行

- 麻痺側下肢の立脚期を通して，体幹が前屈するか，腰椎の代償的な⓫（　　　　）が起こる.あるいは,股関節の屈曲を膝関節の⓬（　　　　）と足関節の⓭（　　　　）で代償する.
- 立脚終期の股関節の伸展不足により大腿が前方に引かれ,歩幅が⓮（　　　　）する.

7. 股関節の伸筋活動が不十分な場合の異常歩行

- 麻痺側下肢の立脚期を通して，体幹が前屈するか，腰椎の代償的な⓯（　　　　）が起こる．あるいは，股関節の屈曲を膝関節の屈曲と足関節の背屈で代償する.
- 立脚終期の股関節の伸展不足により大腿が前方に引かれ,歩幅が⓰（　　　　）する.
- 代償的な体幹の後傾が起こり，その結果受動的な股関節⓱（　　　　）が起こる.

8. 股関節の屈曲活動が不十分な場合の異常歩行

- 骨盤か体幹を⓲（　　　　）させて代償的に下肢を振り出す.

- 遊脚側骨盤を⑲(　　　　)させるか，体幹を支持側に⑳(　　　　)させて麻痺側下肢の床クリアランスを得る．その際，股関節を外転させるかもしれない．
- 遊脚期に非麻痺側下肢のつま先立ち歩行をする．

9. 支持側の股関節の外転活動が不十分な場合の異常歩行
- 遊脚側骨盤が落下するため，遊脚側下肢の床㉑(　　　　)が妨害される．
- 遊脚側骨盤が落下するため，上部体幹を支持側に側屈させて，遊脚側下肢の床㉑を得る．

10. 麻痺側側屈筋の活動が不十分なため骨盤が下制し，その結果下肢の屈曲が不十分となった場合の異常歩行
- 体幹を支持側に側屈させて麻痺側下肢の床クリアランスを得る．その際，股関節を㉒(　　　　)させるかもしれない．
- 遊脚期に非麻痺側下肢の㉓(　　　　)歩行をする．

解答

①過伸展　②分回し　③つま先立ち　④ヒールロッカー　⑤分回し　⑥背屈　⑦伸展　⑧伸展
⑨過伸展　⑩分回し　⑪前弯　⑫屈曲　⑬背屈　⑭減少　⑮前弯　⑯減少　⑰伸展　⑱後傾
⑲側方挙上　⑳側屈　㉑クリアランス　㉒外転　㉓つま先立ち

Try It!　基本問題

1. 歩行における身体重心の位置の重要性を考える．両手を後ろに組み，できるだけ体幹を伸展して，両股関節を伸展させないで歩行してみる．この状態でスムーズに前方に進めるか試してみよう．

2. 普通に歩いた場合と，両側の股関節と膝関節を屈曲させて歩いた場合とで，歩幅はどう違うか試してみよう．

解答・解説

1. 立脚終期に重心が支持側下肢の足部の支持面の安定性限界を越えれば，重心の前方落下によって身体を前進させる推進力を生成する．したがって支持側股関節が伸展しない歩行では，重心の前方落下による推進力を生じないため，遊脚側の股関節屈曲を強調して前進しようとするが，遊脚側をあまり振り出すことができず歩幅が狭まる歩行になるだろう．

2. 股関節と膝関節の屈曲によって，遊脚側下肢の歩幅も狭くなるが，支持側下肢の股関節伸展が制限されるので，さらに歩幅が狭くなる．

臨床へつなげる　応用編

1. 外反膝が起こる原因について膝関節，股関節，足関節それぞれで考えてみよう．
   - ヒント　膝関節の側方安定性に必要な靱帯はどれだろうか？
   - ヒント　股関節や足関節がどういう姿勢をとると外反膝が生じるだろうか？

2. 脳卒中片麻痺患者の歩行動作はどのように行われるかを考えてみよう．
   - ヒント　どのように立っているだろうか？
   - ヒント　脳卒中片麻痺患者は，どのような歩行姿勢になるだろうか？

3. 脳卒中片麻痺患者の歩行動作の治療の段階を考えてみよう．
   - ヒント　立位姿勢をどうしたらよいだろうか？
   - ヒント　両下肢の位置はどうしたらよいだろうか？

解答・解説

1. 膝関節の側方安定性は内側側副靱帯と外側側副靱帯によって守られている．もし内側側副靱帯が断裂した場合，外反膝が生じる．また，股関節外転筋や外旋筋の弱化や足部の過度の回内も膝関節外反の原因になる[3]．

2. 脳卒中片麻痺患者の立位姿勢は，麻痺側腹筋群の低緊張により骨盤後方回旋し，麻痺側股関節周囲筋，主に殿筋群と内側ハムストリングスの低緊張によって股関節外転外旋し，大腿四頭筋の低緊張によって反張膝や膝関節屈曲，下腿の外側腓腹筋の過緊張や内側腓腹筋の低緊張による下腿の外旋や足関節内反の増強，足関節底屈内反，足趾屈曲などが観察される[2]．
   麻痺側の支持側下肢の問題としては，大腿四頭筋の低緊張による膝関節過伸展や反張膝，股関節伸筋群の低緊張による体幹の前傾などが観察される．麻痺側の遊脚側下肢の問題としては，股関節や膝関節を屈曲できないための股関節の分回し歩行，足関節底屈内反，足趾屈曲した足部の床クリアランスのための代償として，骨盤を側方挙上し後方回旋させ股関節を屈曲外旋させた歩行などが観察される．

3. 脳卒中片麻痺患者の歩行動作の治療は，まず立位で左右対称的な直立姿勢を獲得させる．それから左右に対称的に足部を置いた立位で左右前後の重心移動を行い，可能であれば，足部を前後に置いたステップポジションで前後の重心移動を練習する．それから立脚，遊脚の練習へと進んでいく．

文献

1) J.Perry・他（著），武田　功（監訳）：ペリー歩行分析—正常歩行と異常歩行—　原著第2版．pp6-8，16-28，89-91，p109，319，医歯薬出版，2012.
2) 武田　功（監修）：弓岡光徳，廣瀬浩昭（編集）：基本動作の評価と治療アプローチ．p156，171，メジカルビュー社，2015.
3) PJ Mansfield, DA Neumann（著），弓岡光徳・他（監訳）：エッセンシャル・キネシオロジー—機能的運動学の基礎と臨床—　原著第2版．p231，341，343，南江堂，2015.
4) 小川鑛一：看護動作を助ける基礎人間工学．p106，東京電機大学出版部，1999.
5) J Rose・他（著），武田　功（監訳）：ヒューマンウォーキング　原著第3版．pp4-11，p62，医歯薬出版，2009.
6) 武田　功（監修）：臨床歩行分析ワークブック．pp118-127，メジカルビュー社，2013.

（弓岡光徳）

15 上肢活動

1 上肢の機能[1)]

- ヒトの上肢と手の機能の意味は，環境からの情報を収集〔❶(　　　　　)〕する❷(　　　　　)である．
- 上肢・手の主な機能は，❸(　　　　　)，❹(　　　　　)，❺(　　　　　)することである．また❻(　　　　　)，接触，巧みな技術，芸術で感情を表現したり，気勢を上げるときに上肢を振り上げるなど動機づけを高めたりするのに役立つ．

2 立位での前方へのリーチ動作[1)]

1．立位での先行性姿勢調整

- 上肢が運動を始める前に，初めに❼(　　　　　)筋，❽(　　　　　)筋が下肢の安定性に，次に❾(　　　　　)筋群など体幹の筋群が身体の安定性に働くことで姿勢を制御する．

2．リーチ動作に関わる上肢運動

- ❿(　　　　　)筋，⓫(　　　　　)筋，⓬(　　　　　)などの筋群によって上腕骨の挙上が始まると，それに伴って⓭(　　　　　)と⓮(　　　　　)筋が胸郭上で肩甲骨を安定させ，⓯(　　　　　)が上腕骨頭を肩甲骨の関節窩に押し付け安定させる．
- 挙上角度が大きくなると，肩甲骨の⓰(　　　　　)と⓱(　　　　　)が増す．
- 上肢の挙上に伴って，⓲(　　　　　)筋は肘関節を伸展する．手の位置を目標物に合わせ距離を調整する．肘関節の⓳(　　　　　)筋，⓴(　　　　　)筋は肘関節の動きを調整する．
- 手指は適度に伸展し，物の大きさに合うように手指の形状づけを行う．このことを㉑(　　　　　)という（図1）．

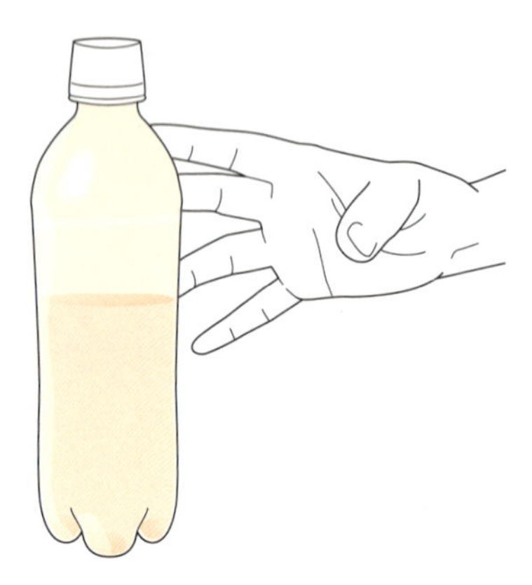

図1　物の大きさに合わせた手指の形状づけ

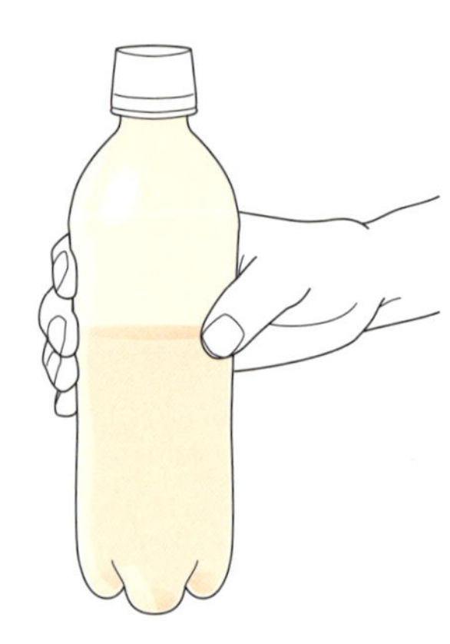

図2　物を掴むと形状に合うように手指が屈曲する

- 物を掴むと手が物品の形状に合うように手指が屈曲する．これを㉒（　　　　）という（図2）．手関節の㉓（　　　　）筋群が，手指の㉔（　　　　）筋群と共同収縮して手関節は軽度背屈位になる．
- さらに肩甲骨と肩関節周囲筋，肘関節屈筋，伸筋群，手関節背屈筋群および掌屈筋群が㉕（　　　　）を生じ，上肢全体を安定化する．
- 肩関節屈筋群の作用で㉖（　　　　）骨を挙上し，物品を持ち上げる．

解答
①知覚　②感覚器官　③支持　④操作　⑤把持　⑥ジェスチャー　⑦前脛骨　⑧大腿四頭
⑨脊柱起立　⑩大胸　⑪烏口腕　⑫三角筋前部線維　⑬僧帽筋上部線維　⑭前鋸　⑮回旋腱板
⑯上方挙上　⑰前方突出　⑱上腕三頭　⑲上腕二頭　⑳上腕　㉑プレシェーピング（pre-shaping）
㉒シェーピング（shaping）　㉓背屈　㉔屈　㉕等尺性収縮　㉖上腕

3 食事動作（スプーン）[1]

- ①（　　　　）筋，②（　　　　）筋，③（　　　　）筋と④（　　　　）筋の作用で，母指，示指，中指の３指つまみでスプーンを持つ（図3）．
- 肩甲骨は上方回旋に作用する⑤（　　　　）筋と⑥（　　　　）筋，下方回旋に作用する菱形筋，肩甲挙筋，小胸筋の働きにより安定化する．肘関節は⑦（　　　　）筋が求心性に，⑧（　　　　）筋，⑨（　　　　）筋の遠心性の働きで伸展し，前腕の⑩（　　　　）筋により食物をすくう（図4）．
- 口元にスプーンを近づけると肩甲上腕関節の屈曲動作が必要となり，⑪（　　　　）や⑫（　　　　）筋が求心性に働く．上腕二頭筋，上腕筋は肘関節の屈曲をコントロールして求心性に働く．また⑬（　　　　）筋や⑭（　　　　）筋が前腕を回外に回転し，こぼれ落ちないようにする（図5）．
- スプーンが口元で，⑮（　　　　）筋と⑯（　　　　）筋によって橈屈し，食物を取り込むよう調整する．
- 口からスプーンが遠ざかるときは，肩甲上腕関節と肘関節の筋群は⑰（　　　　）性に働く．

解答
①浅指屈　②深指屈　③長母指屈
④母指内転　⑤僧帽　⑥前鋸　⑦上腕三頭
⑧上腕二頭　⑨上腕　⑩回外
⑪三角筋前部線維　⑫大胸　⑬回外
⑭上腕二頭　⑮橈側手根屈
⑯長橈側手根伸　⑰遠心

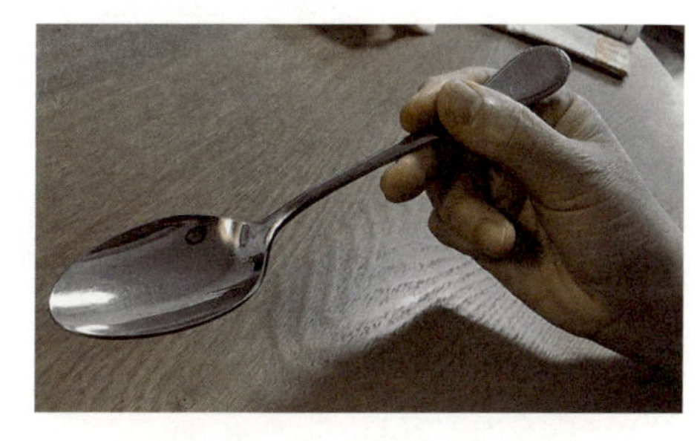
図3　３指つまみでスプーンを持つ

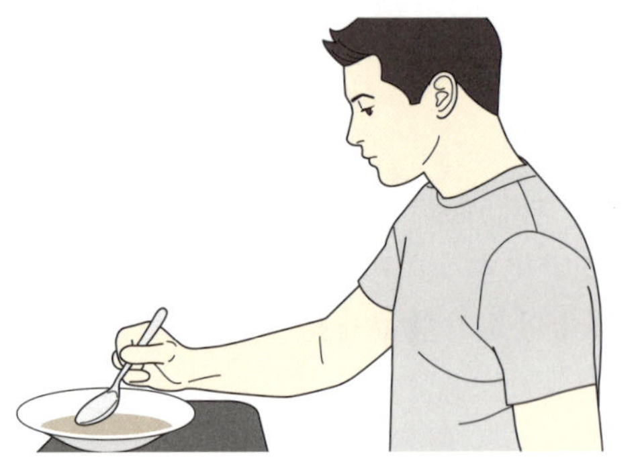

図4　肩甲帯を安定させ，前腕を回内位から回外し，食物をすくう

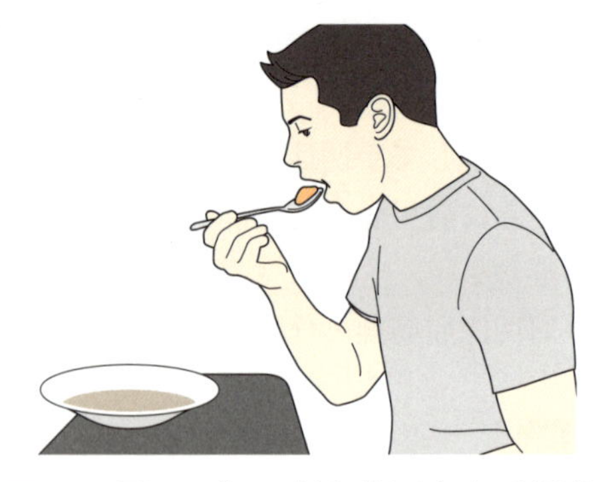

図5　口元にスプーンを近づけるため，肘関節を屈曲し，食物がこぼれないよう回外を維持する

4　座位で靴下を履く動作[1)]

- 手指は屈筋群が働き，側腹つまみで靴下を掴む（図6）．
- ❶（　　　　）筋を遠心性に働かせながら体幹を屈曲して前かがみにする．
- ❷（　　　　）筋，❸（　　　　）などの肩関節屈筋は肩関節90°屈曲する．
- ❹（　　　　）筋は肘関節を伸展し，手を足先まで到達させる（図7）．
- 手関節は❺（　　　　）筋，❻（　　　　）筋の掌屈筋群と❼（　　　　）筋，❽（　　　　）筋の背屈筋群が同時収縮し，背屈位から掌屈位になりながら靴下を引き上げる．
- ❾（　　　　）筋，❿（　　　　）筋の作用により肘関節を屈曲し，靴下を下腿まで引き上げる（図8）．

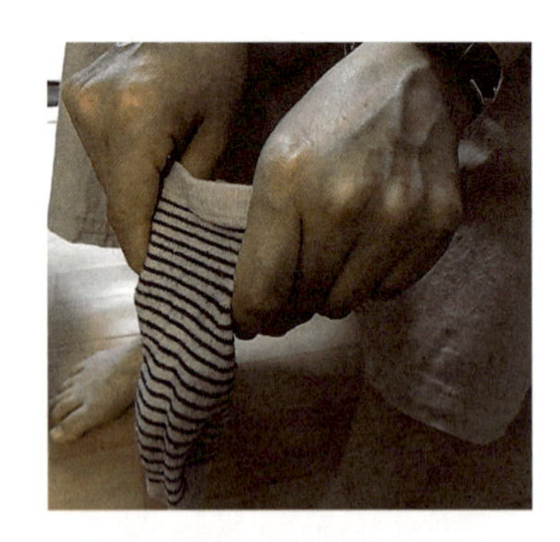

図6　側腹つまみで靴下を掴む

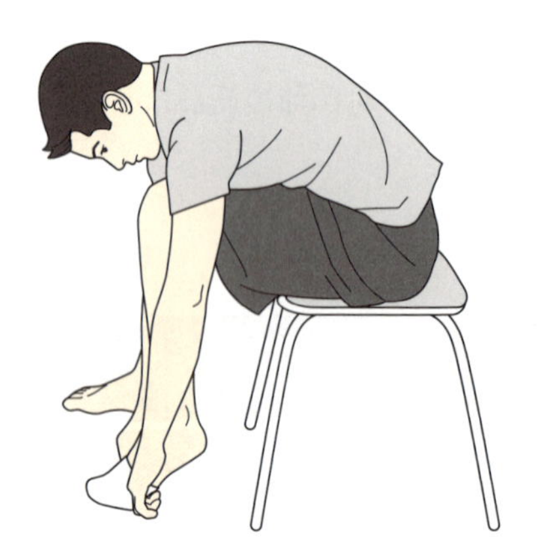

図7　手を足先まで到達させる

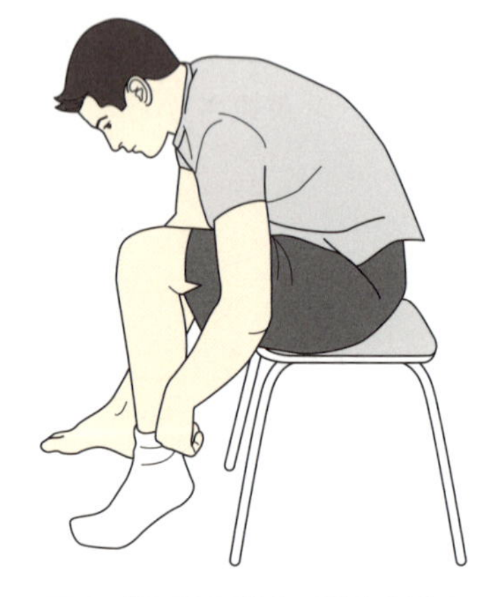

図8　靴下を下腿まで引き上げる

解答

❶脊柱起立　❷大胸　❸三角筋前部線維　❹上腕三頭　❺尺側手根屈　❻橈側手根屈　❼尺側手根伸　❽橈側手根伸　❾上腕二頭　❿上腕

第3部　複合的な動作

5 鍵を鍵穴に差し込み，解錠する動作[1)]

- 肩甲骨の❶(　　　　　) 筋群は上腕骨が身体の側方にくるように肩甲骨を安定させる．
- 肘関節は❷(　　　　　) 筋，❸(　　　　　) 筋などの働きにより屈曲位に，手関節は❹(　　　　　)筋, ❺(　　　　　)筋の掌屈筋と❻(　　　　　)筋, ❼(　　　　　) 筋の背屈筋群が同時に収縮し，軽度背屈位で手関節を安定させる（図 9）.
- 母指と示指は側腹つまみで鍵を把持するために，手の内在筋である❽(　　　　　) 筋，❾(　　　　　) 筋，❿(　　　　　) 筋，⓫(　　　　　) 筋と，外在筋である⓬(　　　　　) 筋，⓭(　　　　　) 筋が等尺性収縮する（図 10）.
- 鍵を鍵穴に差し込むために⓮(　　　　　) 筋が肩関節を屈曲させる（図 11）.
- ⓯(　　　　　) 筋，⓰(　　　　　) 筋が前腕を回外し鍵を回す．⓱(　　　　　) 筋はゆっくりと抵抗が少ない鍵を回すときに，⓲(　　　　　) 筋は素早く抵抗のある鍵を回すときに働く（図 12）.

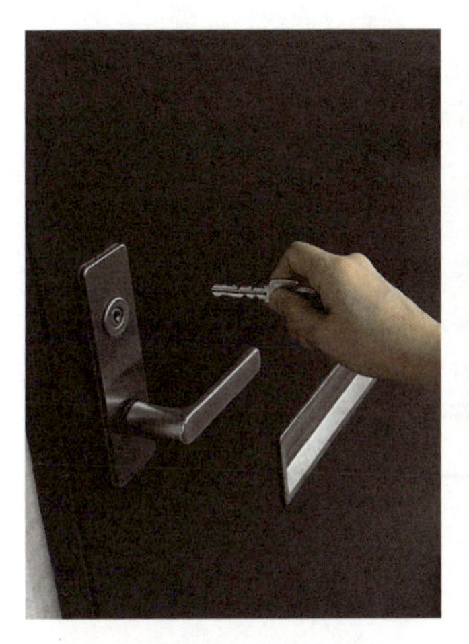

図 9　鍵穴までのリーチ

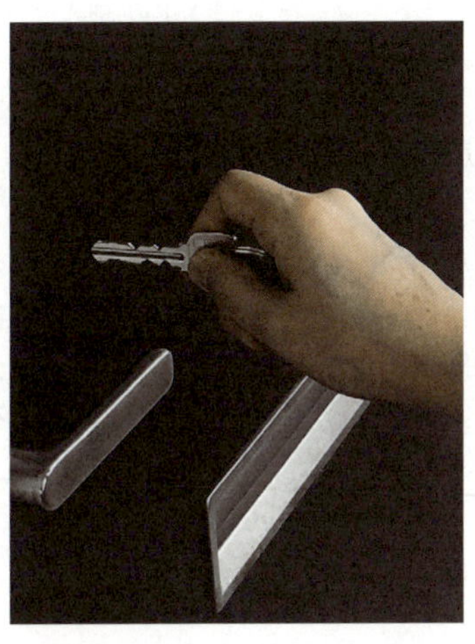

図 10　側腹つまみでの鍵の把持

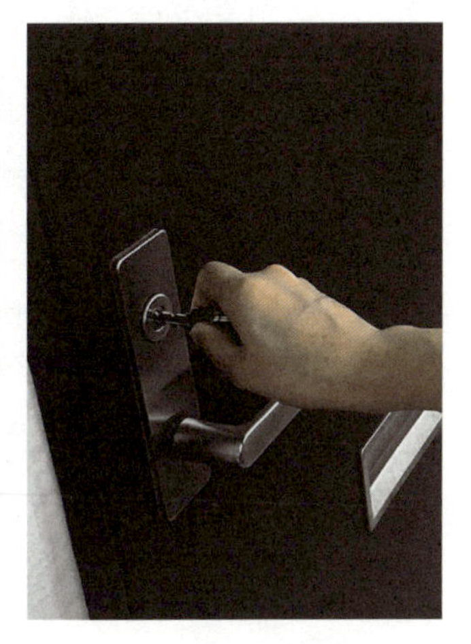

図 11　鍵穴に差し込む

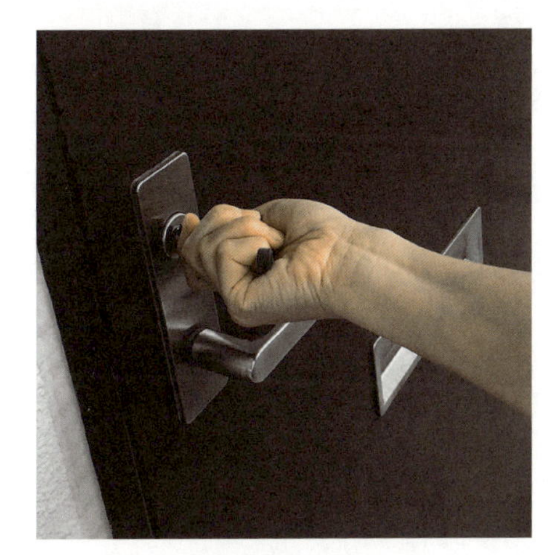

図 12　前腕を回外して鍵を回す

解答

❶回旋　❷上腕二頭　❸上腕　❹尺側手根屈
❺橈側手根屈　❻尺側手根伸　❼橈側手根伸
❽母指対立　❾母指内転　❿虫様　⓫骨間
⓬浅指屈　⓭深指屈　⓮三角　⓯回外
⓰上腕二頭　⓱回外　⓲上腕二頭

Try It! 基本問題

1. 前方に上肢を伸ばすようにリーチ動作を行うと，姿勢にどのような影響を与えるだろうか．

2. 物品を把持する際に，手関節，手指の運動に関係している外在筋は，どのような働きをしているだろうか．

3. 物品を操作する際に観察される握りとつまみには，どのような種類があるだろうか．

解答・解説

1. 前方にリーチすることにより，上肢の重みが加わり前方に傾くような外乱が加わるので，姿勢を安定させるために，脊柱起立筋などの体幹筋や下肢の筋が働き，身体を後方へ戻す．リーチ動作を開始する前に，予測的に姿勢や重心位置を調整し，安定性や構えを準備する先行性姿勢調整機構（フィードフォワード制御）が働き，さらに運動を開始した後も姿勢を調整するようなフィードバック制御が働くことで，姿勢調整を行っている．以上のような姿勢調整が適切に実行されるには，常に体幹や近位筋が効率的に動ける機能的な安定性を保持する筋活動が必要となる（コアスタビリティ）[3)]．

2. 手関節と手指の機能は外在伸筋，外在屈筋と内在筋の緻密な相互作用によって成り立っており，物品を把持する際には，外在筋である深指屈筋，浅指屈筋と長母指屈筋が指を折りたたむよう屈曲し，内在筋がそれを補助するように働く．外在筋による指の屈曲の作用に伴って手関節が掌屈し，握力が低下するのを防ぐために外在筋である橈側手根伸筋，尺側手根伸筋が手関節を背屈位に保持する[4)]．

3. 握りには，かぎ握り，筒握り，球握り，こぶし握りがあり，つまみには側腹つまみ，3 指つまみ，などがある（下図）[5)]．

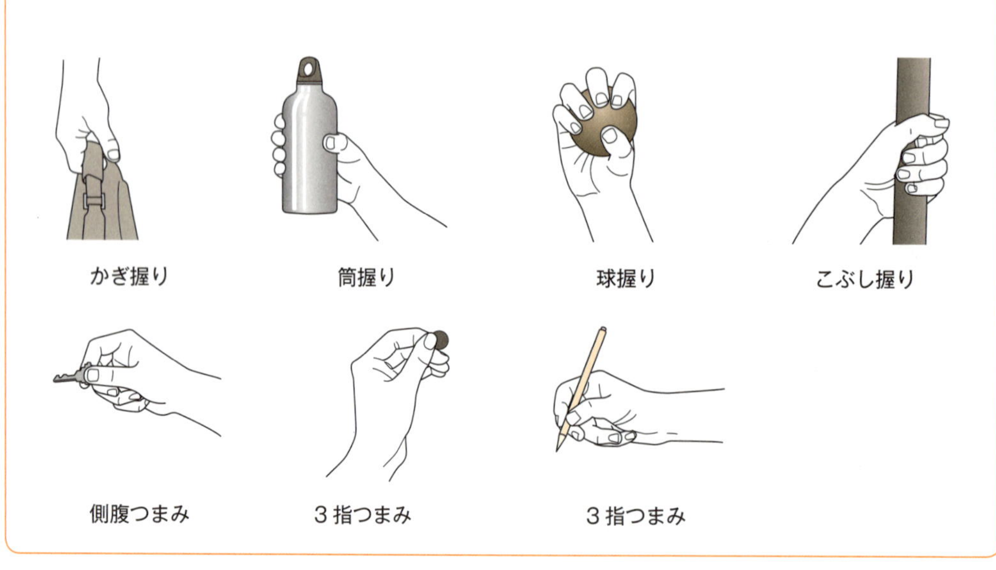

臨床へつなげる　応用編

1. リーチ動作（立位）に必要な構成要素は何だろうか．考えてみよう．

● ヒント　①立位での姿勢制御，②リーチ動作に直接関わる上肢操作，③その他の神経学的背景に分けて，それぞれに構成要素を考えてみよう（参考：第4章）．

❶立位での姿勢制御

❷リーチ動作に直接関わる上肢操作

❸その他の神経学的背景

解答・解説

1. ❶
- 先行性姿勢調整機能（anticipatory postural adjustment）による体幹や近位関節の安定
- 姿勢バランスと姿勢オリエンテーション
- 支持基底面内に質量中心を置く
- 二足立位の安定
- 立位での抗重力姿勢

❷
- 肩甲骨の安定
- 肩甲上腕関節の屈曲，外転による方向づけ
- 肘関節による距離の調整
- 前腕による手掌面の方向づけ
- 手関節の安定性
- 手指による把持

❸
- 手の形状づけ（pre-shaping と shaping）
- 手と目の協調性
- 視覚
- 前庭覚
- 体性感覚入力（表在感覚，固有感覚など）
- 身体図式
- フィードバックシステム
- フィードフォワードシステム

など

2. 脳卒中片麻痺患者のリーチ動作（麻痺側上肢）の特徴について姿勢制御について，上肢の運動について考えてみよう．

● ヒント　脳卒中片麻痺患者では座位，立位の姿勢がどのようになっているだろうか．

● ヒント　麻痺側上肢を動かすとき，どのようなパターンで動かすだろうか．

❶姿勢制御面について

❷上肢動作による操作

解答・解説

2. ❶脳卒中片麻痺患者の場合，虚脱による屈曲姿勢などが起こりやすく，コアスタビリティも低下し，座位，立位などの抗重力姿勢の不安定が大きな問題となる．
さらに努力性の運動や代償的な運動が多くなり，非対称的な姿勢をとることが多くなる．

❷脳卒中片麻痺患者の場合，肩甲帯が不安定となり，挙上，後退などを伴う代償固定が起こる場合がある．また，回復が進んで運動が出現すると伸筋，屈筋群が集団的に活動する共同運動パターンが起こることがある．軽症例においても，筋力の低下，スピードの低下，直線的なリーチの欠如が起こる．
さらに，上肢と物品との距離と方向性のミスや手関節の安定性の低下，手指による把持，巧緻性の低下，手の形状づけの不足などの問題が生じる．

■ 参考文献

1）Peggy A・他，武田　功・他（訳）：ブルンストローム臨床運動学　原著第 6 版．pp268-276，565-581，医歯薬出版，2013.
2）梶浦一郎・他：脳卒中の治療・実践神経リハビリテーション．pp123-133，市村出版，2010.
3）中村隆一・他：基礎運動学　第 6 版．pp331-332，医歯薬出版，2007.

（赤松泰典）

16 咀嚼・嚥下と呼吸

1 咀嚼・嚥下

1. 摂食・嚥下運動のモデル

- 摂食・嚥下の説明モデルとして，3期モデル，4期モデル，5期モデル，プロセスモデルがある．3期モデルと4期モデルは食塊の解剖学的位置に基づく定義であるが，リハビリテーションの臨床では，摂食・嚥下を活動としての食事と捉え，4期の前にさらに先行期（認知期）を加えた5期モデルを採用することが多い．
- これらはいずれも液体を合図によって飲み込むという命令嚥下時のモデルで，これらのモデルでは各期が重複することなく連続していく（図1）．しかし，実際の咀嚼・嚥下の場面では，咀嚼中に食物の一部は咽頭に送られており，4・5期モデルの口腔準備期と口腔送り込み期が同時に起きている．この現象はそれまでのモデルでは説明が困難であるため，この過程を説明するものとしてプロセスモデルが提唱された（図2）．プロセスモデルは誤嚥の問題と深く関わってくるため，ここではプロセスモデルに従って，咀嚼・嚥下を説明する．

2. 咀嚼・嚥下プロセスの概略

- 食物は口腔内に取り込まれると，❶（　　　　）されたのち，舌によって❷（　　　　）へ運ばれる．このとき，❸（　　　　）が挙上して❹（　　　　）は閉鎖する．食物が咽頭に運ばれると❺（　　　　）が生じる．❺によって喉頭が❻（　　　　）へ持ち上げられ，その結果，狭かった咽頭が広くなり食物が食道へと流れ込む．

3. プロセスモデル

(1) 第1期輸送（stage Ⅰ transport）

口腔内に取り込まれた食物は舌背に載せられたのち，舌全体が後方へ移動することで食物は臼歯上へ運ばれる．舌の運動の主要筋は❼（　　　　）筋で，舌筋はすべて❽（　　　　）神経支配である．

	3期モデル	口腔期		咽頭期	食道期
	4期モデル	口腔準備期	口腔送り込み期	咽頭期	食道期
5期モデル	先行（認知）期	口腔準備期	口腔送り込み期	咽頭期	食道期

図1　命令嚥下モデル

第1期輸送（stage Ⅰ transport）	咀嚼（processinng）	第2期輸送（stage Ⅱ transport）	咽頭嚥下期	食道期

図2　プロセスモデル

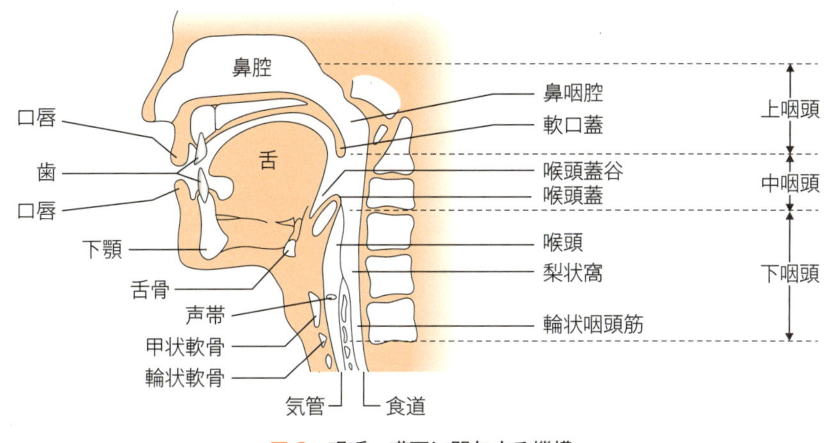

図3　咀嚼・嚥下に関与する機構

(2) 咀嚼（processinng）

臼歯に食物が運ばれると，唾液を混ぜながら咀嚼運動が始まり，嚥下可能な状態になるまで咀嚼される〔嚥下可能となった食物を❾（　　　　　）という〕．咀嚼に関与する筋には咀嚼筋群，舌骨上筋群，舌骨下筋群，表情筋などがある．咀嚼筋群はすべて第Ⅴ脳神経（三叉神経）が支配しており，❿（　　　　　）筋，⓫（　　　　　）筋，⓬（　　　　　）筋，⓭（　　　　　）筋から成る．咀嚼は主に⓮（　　　　　）関節の運動によってなされる．⓮関節の運動には，下顎骨の⓯（　　　　　），⓰（　　　　　），⓱（　　　　　），⓲（　　　　　），⓳（　　　　　）運動がある．⓮関節の運動別に関与する筋をみると，下顎骨の挙上（閉口）には，⓴（　　　　　）筋，㉑（　　　　　）筋，㉒（　　　　　）筋が作用し，下顎骨の下制（開口）には㉓（　　　　　）筋群，㉔（　　　　　）筋の下頭が作用する．下顎骨の前突には，両側の㉕（　　　　　）筋が作用し，後退には両側の㉖（　　　　　）筋後部線維が作用する．下顎骨の側方運動では，運動方向側の㉗（　　　　　）筋と反対側の㉘（　　　　　）筋が作用する．

(3) 第2期輸送（stage Ⅱ transport）

咀嚼中に嚥下可能となった食物は，舌によって順に㉙（　　　　　）へ送り込まれ，㉚（　　　　　）へ集められる．送り込みは㉛（　　　　　）筋と㉜（　　　　　）筋の作用による．この期の最後に軟口蓋は㉝（　　　　　）筋の収縮により挙上する．軟口蓋の挙上により㉞（　　　　　）は閉鎖する．

解答

❶咀嚼　❷咽頭　❸軟口蓋　❹鼻咽腔　❺嚥下反射　❻前上方　❼オトガイ舌　❽舌下　❾食塊
❿咬　⓫側頭　⓬内側翼突　⓭外側翼突（❿-⓭順不同）　⓮顎　⓯挙上　⓰下制　⓱前突
⓲後退　⓳側方（⓯-⓳順不同）　⓴側頭　㉑咬　㉒内側翼突（⓴-㉒順不同）　㉓舌骨上
㉔外側翼突　㉕外側翼突　㉖側頭　㉗側頭　㉘外側翼突　㉙中咽頭　㉚喉頭蓋谷　㉛内舌
㉜外舌（㉛㉜順不同）　㉝口蓋帆張　㉞鼻咽腔

(4) 咽頭嚥下期

嚥下反射によって食塊が食道へ送られる．嚥下反射では，❶(　　　　　)の閉鎖，❷(　　　　　)筋群の収縮，❸(　　　　　)筋群の収縮，❹(　　　　　)筋の収縮が同時に起きる．咽頭収縮筋群（上咽頭収縮筋，中咽頭筋，下咽頭筋）の収縮により咽頭の❺(　　　　　)が起こる．舌骨上筋群の収縮によって喉頭が❻(　　　　　)へ挙上し，❼(　　　　　)が舌根に押されて倒れ，❽(　　　　　)を閉鎖して気管に食塊が入るのを防ぐ．甲状舌骨筋の収縮により喉頭がさらに挙上することで咽頭が広くなり，食塊が食道へ流れ込む．嚥下時は声門の閉鎖により，一時的に呼吸は停止する．これを❾(　　　　　)という．呼吸の再開は❿(　　　　　)から始まるが，これは誤嚥を防ぐためと考えられている．

(5) 食道期

食塊を食道から胃へ送る時期である．⓫(　　　　　)筋が弛緩し，食道入口部が開大して食塊が食道へ流入すると，食塊が逆流しないように⓬(　　　　　)部は閉鎖し，蠕動運動と⓭(　　　　　)によって胃へと送られる．

解答

❶声門　❷咽頭収縮　❸舌骨上　❹甲状舌骨　❺蠕動運動　❻前上方　❼喉頭蓋　❽喉頭口
❾嚥下時無呼吸　❿呼息　⓫輪状咽頭　⓬食道入口　⓭重力

Try It! 基本問題

1. 顎関節を実際に動かしてみよう．
   ❶下顎骨の挙上（閉口）・下制（開口）
   顎関節に指を当て，①軽く開口したときと，②大きく最大に開口したときの顎関節の動きの違いを確認しよう．
   ❷下顎骨の前突・後退
   ❸下顎骨の側方運動

2. 顎関節の各運動に関与する筋を挙げてみよう．

3. 円背姿勢をとり，頸部を伸展させて唾液を飲み込むとどうなるか確認してみよう．

4. 鼻をつまんで食事をすると，呼吸はどうなるか確認しよう．

5. 甲状軟骨に指を当て，嚥下をしてみよう．

解答・解説

1. 顎関節は左右２つあり，側頭骨の下顎窩と下顎骨の関節突起から成る．左右同時に動き，下顎骨の挙上・下制，前突・後退，側方運動を行う．耳のすぐ前方に指腹を当てて各運動を行うと，顎関節の動きを確認できる．また，耳の中に指を入れ前方に押して運動を行うと，関節突起の下顎頭を触知できる．

❶軽く開口したときは，下関節腔で関節突起が回転する（蝶番運動）．大きく開口したときは，前述に続いて上関節腔で関節突起関節円板が前方へすべり，並進運動を行う．関節突起が前方へ移動することでできた孔に，指が入り込むのを確認しよう．閉口時は開口時と逆の順で運動が起こる，孔に入っていた指が押し戻されるのを確認しよう．

❷前突運動では，関節突起と関節円板は下顎窩の縁に沿って前方へすべっていく．後退運動では逆の運動が起こる．顎関節に指を当て，前突に伴い指が前方へ動いていくすべり運動を確認しよう．

❸側方運動では，左右の顎関節の動きは異なる．運動方向の顎関節は外側へ軸回旋し，他方の関節は下顎窩に沿って，前・下・内方へすべる．たとえば右側への側方運動では，右の顎関節は外側へ軸回旋し，左の顎関節は前・下・右方へすべる．

2. 開口（下制）：外側翼突筋下頭（前方への滑り），舌骨上筋群，舌骨下筋群
閉口（挙上）：咬筋，側頭筋，内側翼突筋，外側翼突筋上頭（補助）
前突：外側翼突筋下頭
後退：側頭筋後部線維
側方運動：外側翼突筋，咬筋，側頭筋，内側翼突筋

3. 頸部を伸展位にすると，甲状軟骨の挙上が困難となり嚥下がしにくくなる．

4. 食事中は鼻腔を通して呼吸をするため，鼻をつまむと鼻で呼吸できず呼吸困難に陥る．感冒に罹患して鼻づまりを起こすと，スムーズに食事を摂ることができなくなるのも同様の理由からである．

5. 飲み込む瞬間に甲状軟骨が前上方へ引き上げられるのを確認できる．

臨床へつなげる　応用編

1. 咀嚼・嚥下障害を生じる疾患にはどのようなものがあるか，考えてみよう．
●ヒント　器質的（解剖学的）障害，機能的（生理学的）障害，加齢の影響など原因別に考えてみよう．

2. 誤嚥にはどんなタイプがあるか．

3. 嚥下障害に対して理学療法士はどのように介入できるだろうか．

解答・解説

1. 咀嚼運動を妨げるものに，顎関節症などの顎機能障害がある．顎機能障害の主な症候は関節雑音，疼痛，下顎運動の異常である．それらのうち，特に顎関節や咀嚼筋などの疼痛，下顎骨の運動異常（開口制限，咬合不全）は咀嚼を妨げる．正常開口域（最大中切歯間距離）は 38 mm 以上で，平均 50 mm 程度（3 横指）である．
   嚥下障害の原因は，器質的（解剖学的）障害，機能的（生理学的）障害，加齢の影響の 3 つに大別される．器質的障害を起こす疾患には，口腔や咽頭の炎症や腫瘍などがある．たとえば，舌がんにより舌を摘出すると，食塊形成や食塊の輸送が妨げられる．
   また，機能的障害の主な原因に脳血管障害やパーキンソン病などの中枢神経障害があり，諸器官の協調性障害によりタイミングにずれが生じるなど，嚥下困難や誤嚥の原因になりやすい．特に延髄障害の球麻痺（Wallenberg 症候群を代表とする）では重度の嚥下障害を生じやすい．
   加齢の影響因子としては，姿勢の変化，残存歯数，反射の遅延が挙げられる．特に円背姿勢に伴う下顎を突き出した姿勢は，嚥下を困難にする．頸部を伸展位にすると，嚥下に関与する筋群が伸張されて舌骨や喉頭の挙上が困難になる．またその結果，気管の閉鎖が不十分となり，誤嚥を生じやすい．

2. 食塊が食道へ入らず，声門を越えて気道に流入することを誤嚥という．誤嚥には，嚥下前誤嚥，嚥下中誤嚥，嚥下後誤嚥の 3 つのタイプがある．嚥下前誤嚥は嚥下反射に問題があり，食塊が咽頭に達しても嚥下反射が起きないため気道が閉鎖されずに生じる．嚥下中誤嚥とは文字どおり嚥下中に生じる誤嚥で，嚥下反射は起こっているものの不十分で気道が完全に閉鎖されないために生じる．嚥下後誤嚥は，食塊がすべて食道へ入らず咽頭などに残留し，食道が閉鎖された後に食塊が落ちてきて気道へ流入して生じる．誤嚥のリスクがある場合，食物咀嚼後一気に嚥下しようとせず，一呼吸置いて嚥下することが大切である．

3. 頭頸部や体幹が安定した良好な座位姿勢は嚥下にとって重要である．円背姿勢に伴う下顎を突き出した姿勢を改善するには，骨盤と脊柱へのアプローチが必要となる．骨盤の後傾は脊柱を屈曲させ円背姿勢につながる．体幹の伸展を促すには，足部を床につけた安定した座位で骨盤の後傾と前傾運動を繰り返しながら，骨盤の前傾に合わせて脊柱を伸展位に誘導する．椅座位での食事姿勢では，体幹を前屈させた状態で殿部を背もたれまで十分に引いたのち，体幹を起こす．腰椎の前弯が保持できるように腰椎部に適切な大きさのクッションなどを入れるのもよい．椅子が低すぎると足部から下肢を通して体幹を後方へ倒す力が働く．やや高めの椅子に浅く座ると，体幹は伸展しやすい．また，脳卒中片麻痺患者では頸部の筋緊張の異常により，喉頭が一側に変位して嚥下困難をきたす場合がある．その場合，適切な座位姿勢をとらせ，頸部の筋緊張を整えることで嚥下が容易となる．パーキンソン病患者では円背に加えて，頸部の筋固縮のため喉頭挙上が制限され嚥下障害をきたす．口や舌の運動を行わせたり，頸部の筋へのマッサージやストレッチにより喉頭の動きを促通して，嚥下反射を促す．

2 呼 吸

- 呼吸には，生体が生命を維持するために必要な酸素を体内に取り込み，代謝の結果生じた二酸化炭素を体外へ排出する外呼吸と，全身の組織で酸素と二酸化炭素を交換する内呼吸とがある．
- 外呼吸は胸郭の運動によって行われる．肺は陰圧の胸郭内にあり，胸郭が拡張すると胸腔内の陰圧が高まり，肺は拡張（吸気）する．逆に，胸郭が縮小すると胸腔内の陰圧が減少し，肺も縮小（呼気）する．

1. 胸郭の構造

- 胸郭は❶(　　　　　)，❷(　　　　　)，❸(　　　　　) から成り，それらによって囲まれた内腔を❹(　　　　　) という．胸腔には心臓や肺が収められており，❺(　　　　　) が保護している．

2. 呼吸筋

- 呼吸に伴う運動を呼吸運動といい，呼吸に関与する筋を呼吸筋という．主要な呼吸筋は，❻(　　　　　)，❼(　　　　　) 筋，❽(　　　　　) 筋群の3つに分類される．それ以外に❾(　　　　　) 筋，❿(　　　　　) 筋，⓫(　　　　　) 筋，⓬(　　　　　) 筋，⓭(　　　　　) 筋群などの補助動筋がある（図4，5）．近年，斜角筋群は呼吸補助動筋ではなく動筋であると報告されているが，本書では従来どおり補助動筋として扱う．

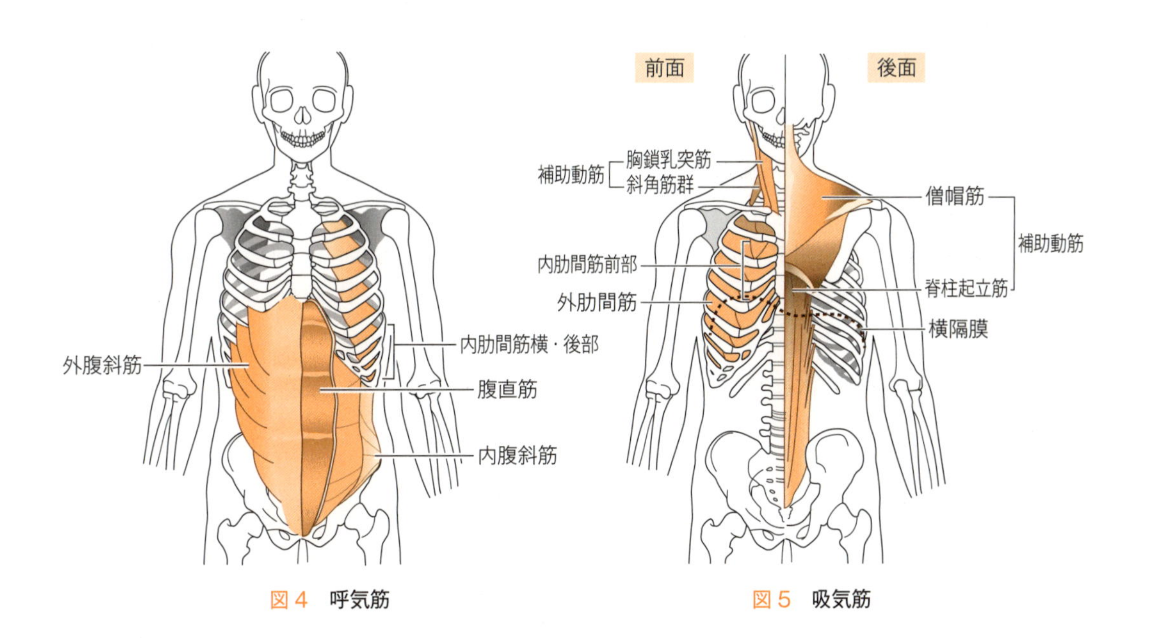

図4　呼気筋　　図5　吸気筋

解答

❶胸骨　❷胸椎　❸肋骨（❶-❸順不同）　❹胸腔　❺胸郭　❻横隔膜　❼内・外肋間　❽腹
❾胸鎖乳突　❿僧帽　⓫大胸　⓬小胸（❾-⓬順不同）　⓭斜角

3. 呼吸運動

呼吸運動には呼吸の様式によって❶(　　　　　)呼吸と❷(　　　　　)呼吸がある．腹式呼吸は❸(　　　　　)呼吸ともいわれ，主に❸の収縮と弛緩によって呼吸が行われ，腹部の凹凸が著明である．腹式呼吸は❹(　　　　　)性に多いといわれる．胸式呼吸は❺(　　　　　)呼吸ともいわれ，主に肋骨運動による呼吸で，胸部の動きが著明である．❻(　　　　　)性に多いといわれる．

(1) 呼吸時の胸郭の運動

胸郭の運動は肋骨の運動によって行われ，肋骨の運動は肋椎関節での❼(　　　　　)によって生じる．吸気時は❽(　　　　　)が挙上し，胸郭上部（上位肋骨）では❾(　　　　　)が増大し，下部胸郭（下位肋骨）では❿(　　　　　)が増大する．呼気時は復位する．上部肋骨の矢状面の動きは，手押しポンプを上下させたときの柄の動きに類似していることから，⓫(　　　　　)といわれ，下位肋骨の前額面での動きは，バケツの柄が弧を描く動きに類似しているところから，⓬(　　　　　)といわれる．これは肋椎関節での運動軸の向きによる．上位肋骨では肋椎関節の運動軸が⓭(　　　　　)面に近いため，軸回旋すると前後方向の運動が主になる．これに対し，下位肋骨では肋椎関節の運動軸が⓮(　　　　　)面に近いため，軸回旋すると左右方向の運動が主になる．

(2) 呼吸筋の機能

●安静吸気

横隔膜：横隔膜は腰椎，肋骨，胸骨から起こり，腱中心に停止する上へ凸のドーム状をした筋で，胸腔と腹腔を隔てる薄い膜である．吸気筋のなかで最も重要な役割があり，安静吸気の約⓯(　　　　　)%を担うとされている．横隔膜が収縮するとドームは⓰(　　　　　)して胸腔が⓱(　　　　　)し，その結果胸腔内陰圧が⓲(　　　　　)し，肺が膨張して空気が流入する．安静吸気では横隔膜は⓳(　　　　　)cm 下降するといわれている．

内・外肋間筋：外肋間筋は⓴(　　　　　)肋骨下縁から㉑(　　　　　)肋骨上縁へ斜走する筋で，背側は㉒(　　　　　)から㉓(　　　　　)へ，腹側は㉔(　　　　　)から㉕(　　　　　)へ走行する．外肋間筋が収縮すると肋骨が持ち上げられ胸郭が拡大する．横隔膜の次に重要な筋である．また，内肋間筋前部線維も肋骨挙上に作用する．

●強制吸気

安静吸気筋に加えて，胸鎖乳突筋，斜角筋群，大・小胸筋，僧帽筋などが補助動筋として作用する．

胸鎖乳突筋：㉖(　　　　　)と㉗(　　　　　)を挙上させる．

斜角筋群：㉘(　　　　　)を挙上させる．

大・小胸筋：㉙(　　　　　)を挙上させる．

僧帽筋：㉚(　　　　　)を持ち上げて胸郭の拡張を補助する．

●安静呼気筋：筋の作用はなく，肺や胸郭の弾性と横隔膜の弛緩による．

第3部 複合的な動作

● 強制呼気

腹筋（腹直筋，内外腹斜筋）：胸骨と肋骨を㉛（　　　　　）する．

内肋間筋横・後部：肋骨を㉜（　　　　　）する．

　腹横筋は，補助動筋として作用する．

解答

①腹式　②胸式　③横隔膜　④男　⑤肋骨　⑥女　⑦軸回旋　⑧肋骨　⑨前後径　⑩左右径　⑪ポンプの柄運動（pump-handle movement／motion）　⑫バケツの柄運動（bucket-handle movement）　⑬前額　⑭矢状　⑮70　⑯下降　⑰拡大　⑱増　⑲1.2～1.5　⑳上位　㉑下位　㉒内側上方　㉓外側下方　㉔外側上方　㉕内側下方　㉖鎖骨　㉗胸骨（㉖㉗順不同）　㉘第1・2肋骨　㉙肋骨　㉚上肢帯（肩甲骨・鎖骨）　㉛下制　㉜下制

Try It! 基本問題

1. 呼吸運動の評価法は？

　①胸郭運動（肋骨運動）の測定

　②横隔膜運動の測定

2. 腹式呼吸と胸式呼吸を区別して実際にやってみよう．次に2人1組で，深呼吸時の上部胸郭と下部胸郭の動きおよび胸骨の動きをお互いに確認しよう．

解答・解説

1. ①胸郭拡張差：以下のレベルで，最大吸気時と最大呼気時の差を測定する．
　(1) 乳頭レベルの胸郭周径差（一般的）
　(2) 剣状突起部レベルでの胸郭周径差（最も可動性大）：健常成人は5 cm以上
　胸郭拡張度
　　a：腋窩レベルでの胸郭周径差　　b：乳頭レベルでの胸郭周径差
　　c：剣状突起レベルでの胸郭周径差

$$胸郭拡張度=\frac{a+\frac{b+c}{2}}{2}$$

　②腹囲の測定：臍と剣状突起の中間位で呼気時と吸気時の腹囲の差を求める．
　リッテン徴候（Litten's sign）：胸郭外側下部に斜めから照明を当てると，肋間部で呼気と吸気時に影が交互に出現することをいう．

2. 上部胸郭の動きを確認するには上部胸郭前面に両手を置き，下部胸郭の動きを確認するには下部胸郭の側方に両手を置き，pump-handle movementとbucket-handle movementを感じとる．動きがわかりづらい場合は，肋間に指腹を当てるとわかりやすい．
胸骨の動きは胸骨上（胸骨柄，剣状突起）に手を置き，胸式呼吸と腹式呼吸で動きが違うのを感じとろう．腹式呼吸では胸骨の動きはほとんどみられない．

臨床へつなげる　応用編

1. 呼吸器に由来する疾患以外で，呼吸機能障害をきたす疾患を挙げてみよう．

2. パーキンソン病患者の呼吸にはどのような特徴があるだろうか．
   - ヒント　パーキンソン病特有の姿勢から考えてみよう．

3. パーキンソン病患者の呼吸運動を改善するにはどうしたらよいだろうか．

4. 姿勢と呼吸にはどのような関係があるだろうか．
   - ヒント　立位や座位と背臥位での横隔膜の位置の違いに着目しよう．

解答・解説

1. 脊髄損傷（頸髄損傷），神経筋疾患（ギラン・バレー症候群，筋萎縮性側索硬化症，筋ジストロフィー，多発性筋炎など）などがある．第３，４，５頸髄損傷では最大の吸気筋である横隔膜が麻痺する．また，それよりも下位の損傷でも肋間筋や腹筋の麻痺が生じ，呼吸機能障害をきたす．神経筋疾患では疾患により呼吸機能障害の症状は異なるが，いずれも呼吸筋の筋力が低下することで生じる．

2. パーキンソン病特有の円背姿勢と上肢の肢位（肩関節内旋，肘屈曲，前腕回内）は胸郭を前内方へ圧縮するため，拘束性換気障害を呈しやすい．

3. 姿勢矯正運動や胸郭拡張運動を行う．自動運動が可能な患者にはパーキンソン体操のうち該当する体操を指導する．自動運動が困難な場合は，徒手胸郭伸張法（肋骨捻転，体幹の捻転，体幹の側屈，胸椎の過伸展，シルベスター法：下図）など徒手による胸郭可動域運動を実施する．

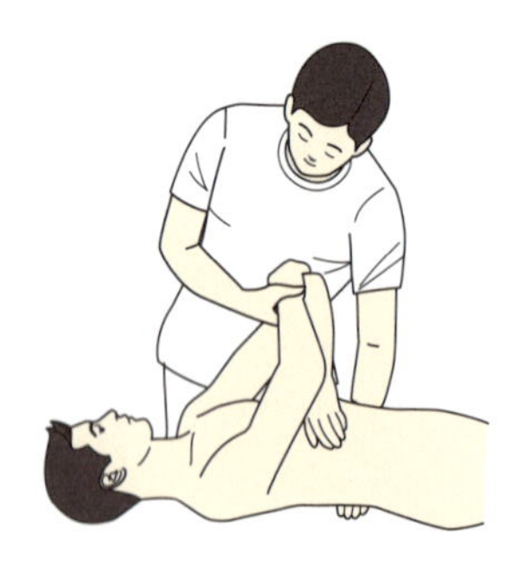
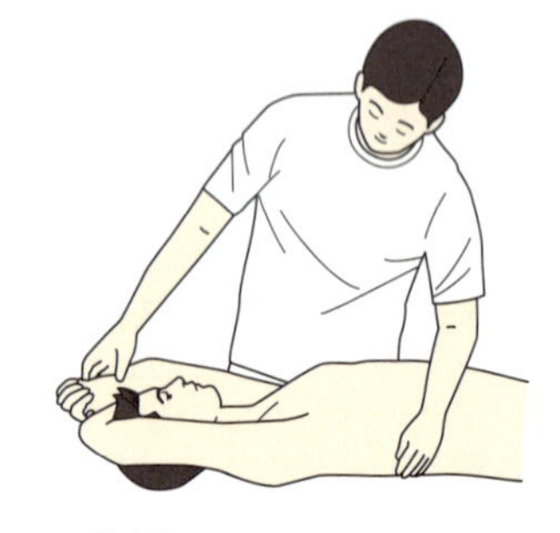

シルベスター法[9)より]

セラピストは一側の手と前腕で患者の下部胸郭を固定．患者は背臥位で両手を組んで腹部へ置き，深吸気とともに両手を挙上させていく．呼気とともに元に戻す．患者が自力で困難または不十分な場合は，セラピストは図のように介助する．

4. 横隔膜の位置は姿勢の影響を受ける．背臥位では横隔膜は腹腔内臓器によって頭側へ押し上げられ，横隔膜運動が妨げられる．また，胸郭の体積が減少して機能的残気量，全肺気量が減少する．一方，座位や立位では腹腔内臓器は重力によって下に位置し，横隔膜運動を妨げない．したがって，呼吸困難がある場合は他動的にでも（ギャッジアップなど）座位をとらせることで，呼吸困難の改善を期待できる．

■ 参考文献

1 咀嚼・嚥下
1) 里田隆博・戸原　玄（監修）：摂食・嚥下と誤嚥のメカニズム．医歯薬出版，2013.
2) 山田好秋：よくわかる摂食・嚥下のメカニズム 第2版．pp82-108，医歯薬出版，2013.
3) 才藤栄一・向井美恵（監修）：摂食・嚥下リハビリテーション 第2版．pp62-77，医歯薬出版，2007.
4) 藤縄　理・他（編）：運動学テキスト 改訂第2版 シンプル理学療法学作業療法学シリーズ．pp60-79，南江堂，2015.
5) 小島　悟・小林麻衣（責任編集）：運動学実習 15レクチャーシリーズ．pp102-110，中山書店，2016.
6) 伊東　元・高橋正明（編）：標準理学療法学・作業療法学専門基礎分野 運動学．pp174-181，医学書院，2012.
7) 小柳磨毅・他（編）：PT・OTのための運動学テキスト 基礎・実習・臨床．pp269-280，金原出版，2015.

2 呼吸
1) 小柳磨毅・他（編）：PT・OTのための運動学テキスト 基礎・実習・臨床．pp545-548，金原出版，2015.
2) 近藤哲理：呼吸補助筋．呼と循，41：719-724，1993.
3) 宮川哲夫：呼吸筋の運動学・生理学とその臨床応用．理学療法学，21：553-558，1994.
4) 小島　悟・小林麻衣（責任編集）：運動学実習 15レクチャーシリーズ．pp91-95，中山書店，2016.
5) 伊東　元・高橋正明（編）：標準理学療法学・作業療法学専門基礎分野 運動学．pp161-164，医学書院，2012.
6) 藤縄　理・他（編）：運動学テキスト 改訂第2版 シンプル理学療法学・作業療法学シリーズ．pp137-157，南江堂，2015.
7) 谷本普一：呼吸不全のリハビリテーション 腹式呼吸から在宅酸素療法まで．pp13-20，1993.
8) 本間生夫（監修）：呼吸リハビリテーションの理論と技術．pp10-12，メジカルビュー社，2014.
9) 細田多穂・柳澤　健（編）：理学療法ハンドブック第3巻 疾患別・理学療法基本プログラム．p437，協同医書出版社，2010.

（溝田勝彦）

付録　関節可動域表示ならびに測定法（抜粋）

■上肢測定　　　　（日本リハビリテーション医学会，1995，文献 1 より）

部位名	運動方向	参考可動域角度	基本軸	移動軸	測定肢位および注意点	参考図
肩甲帯 shoulder girdle	屈曲 flexion	20	両側の肩峰を結ぶ線	頭頂と肩峰を結ぶ線		屈曲 0° 伸展
	伸展 extension	20				
	挙上 elevation	20	両側の肩峰を結ぶ線	頭頂と胸骨上縁を結ぶ線	前面から測定する．	挙上 0° 引き下げ
	引き下げ （下制） depression	10				
肩 shoulder （肩甲帯の動きを含む）	屈曲（前方挙上） flexion （forward elevation）	180	肩峰を通る床への垂直線（立位または座位）	上腕骨	前腕は中間位とする． 体幹が動かないように固定する． 脊柱が前後屈しないように注意する．	屈曲 伸展 0°
	伸展（後方挙上） extension （backward elevation）	50				
	外転（側方挙上） abduction （lateral elevation）	180	肩峰を通る床への垂直線（立位または座位）	上腕骨	体幹の側屈が起こらないように 90°以上になったら前腕を回外することを原則とする．	外転 内転 0°
	内転 adduction	0				
	外旋 external rotation	60	肘を通る前額面への垂直線	尺骨	上腕を体幹に接して，肘関節を前方 90°に屈曲した肢位で行う． 前腕は中間位とする．	外旋 内旋 0°
	内旋 internal rotation	80				
	水平屈曲 （水平内転） horizontal flexion （horizontal adduction）	135	肩峰を通る矢状面への垂直線	上腕骨	肩関節を 90°外転位とする．	水平伸展 0° 水平屈曲
	水平伸展 （水平外転） horizontal extension （horizontal abduction）	30				
肘 elbow	屈曲 flexion	145	上腕骨	橈骨	前腕は回外位とする．	屈曲 伸展 0°
	伸展 extension	5				

つづく

表　つづき

部位名	運動方向	参考可動域角度	基本軸	移動軸	測定肢位および注意点	参考図
前腕 forearm	回内 pronation	90	上腕骨	手指を伸展した手掌面	肩の回旋が入らないように肘を90°に屈曲する.	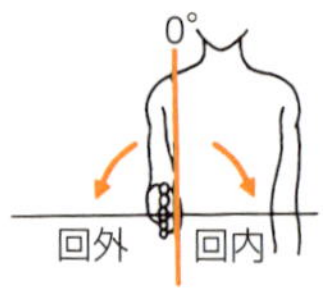
	回外 supination	90				
手 wrist	屈曲(掌屈) flexion (palmar flexion)	90	橈骨	第2中手骨	前腕は中間位とする.	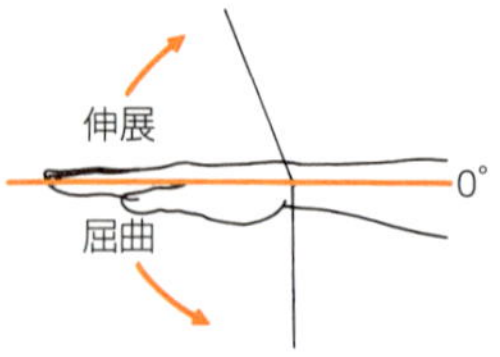
	伸展(背屈) extension (dorsiflexion)	70				
	橈屈 radial deviation	25	前腕の中央線	第2中手骨	前腕を回内位で行う.	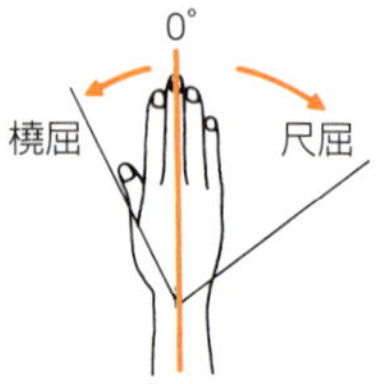
	尺屈 ulnar deviation	55				

■手指測定

部位名	運動方向	参考可動域角度	基本軸	移動軸	測定肢位および注意点	参考図
母指 thumb	橈側外転 radial abduction	60	示指(橈骨の延長上)	母指	運動は手掌面とする. 以下の手指の運動は, 原則として手指の背側に角度計をあてる.	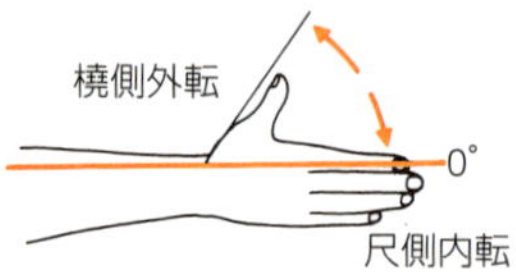
	尺側内転 ulnar adduction	0				
	掌側外転 palmar abduction	90			運動は手掌面に直角な面とする.	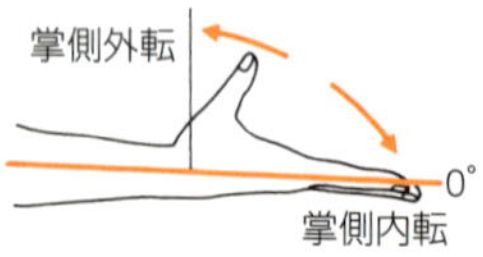
	掌側内転 palmar adduction	0				
	屈曲(MCP) flexion	60	第1中手骨	第1基節骨		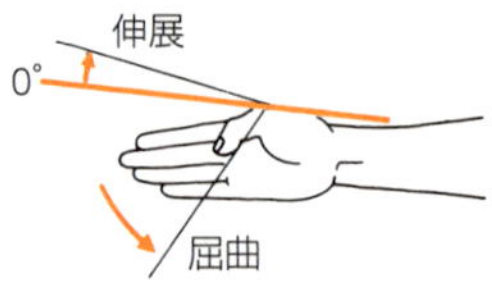
	伸展(MCP) extension	10				
	屈曲(IP) flexion	80	第1基節骨	第1末節骨		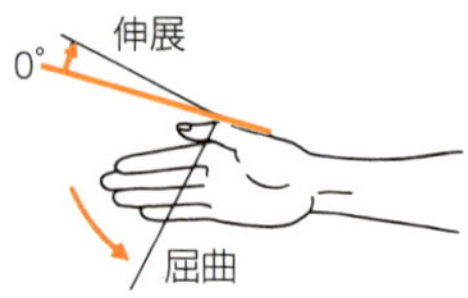
	伸展(IP) extension	10				

つづく

表　つづき

部位名	運動方向	参考可動域角度	基本軸	移動軸	測定肢位および注意点	参考図
指 fingers	屈曲(MCP) flexion	90	第2−5中手骨	第2−5基節骨	→[その他の検査法](p30)を参照.	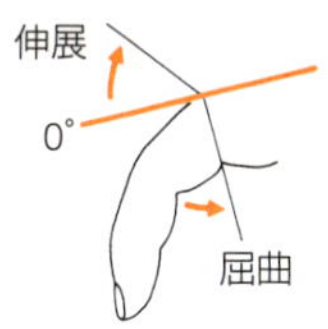
	伸展(MCP) extension	45				
	屈曲(PIP) flexion	100	第2−5基節骨	第2−5中節骨		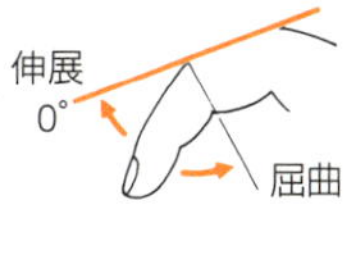
	伸展(PIP) extension	0				
	屈曲(DIP) flexion	80	第2−5中節骨	第2−5末節骨		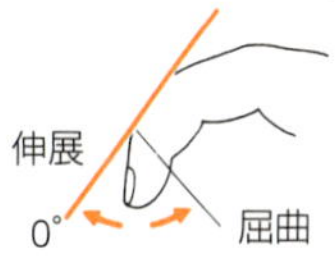
	伸展(DIP) extension	0			DIPは10°の過伸展をとりうる.	
	外転 abduction		第3中手骨延長線	第2，4，5指軸	中指の運動は橈側外転，尺側外転とする. →[その他の検査法](p30)を参照.	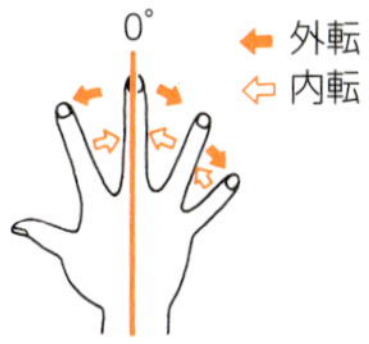
	内転 adduction					

■下肢測定

部位名	運動方向	参考可動域角度	基本軸	移動軸	測定肢位および注意点	参考図
股 hip	屈曲 flexion	125	体幹と平行な線	大腿骨(大転子と大腿骨外顆の中心を結ぶ線)	骨盤と脊柱を十分に固定する. 屈曲は背臥位，膝屈曲位で行う. 伸展は腹臥位，膝伸展位で行う.	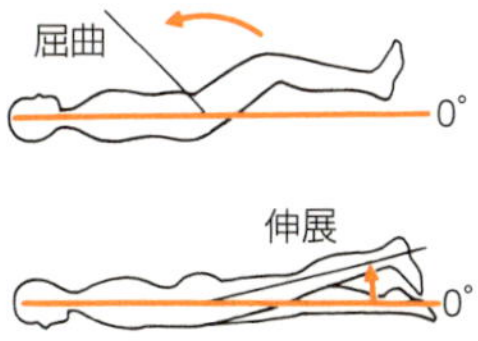
	伸展 extension	15				
	外転 abduction	45	両側の上前腸骨棘を結ぶ線への垂直線	大腿中央線(上前腸骨棘より膝蓋骨中心を結ぶ線)	背臥位で骨盤を固定する. 下肢は外旋しないようにする. 内転の場合は，反対側の下肢を屈曲挙上してその下を通して内転させる.	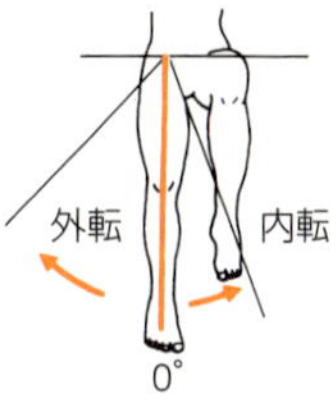
	内転 adduction	20				
	外旋 external rotation	45	膝蓋骨より下ろした垂直線	下腿中央線(膝蓋骨中心より足関節内外果中央を結ぶ線)	背臥位で，股関節と膝関節を90°屈曲位にして行う. 骨盤の代償を少なくする.	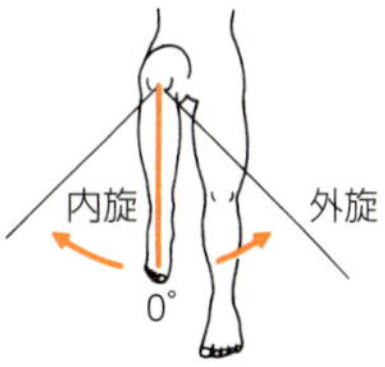
	内旋 internal rotation	45				

つづく

表　つづき

部位名	運動方向	参考可動域角度	基本軸	移動軸	測定肢位および注意点	参考図
膝 knee	屈曲 flexion	130	大腿骨	腓骨（腓骨頭と外果を結ぶ線）	屈曲は股関節を屈曲位で行う.	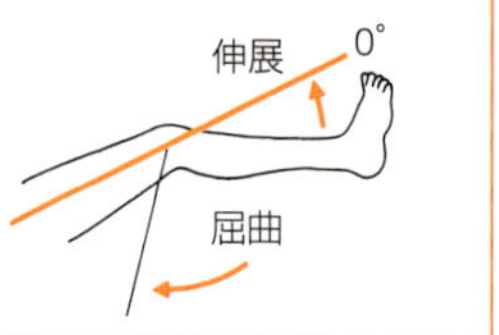
	伸展 extension	0				
足 ankle	屈曲（底屈） flexion (plantar flexion)	45	腓骨への垂直線	第5中足骨	膝関節を屈曲位で行う.	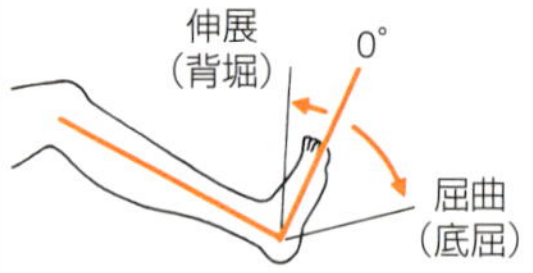
	伸展（背屈） extension (dorsiflexion)	20				
足部 foot	外がえし eversion	20	下腿軸への垂直線	足底面	膝関節を屈曲位で行う.	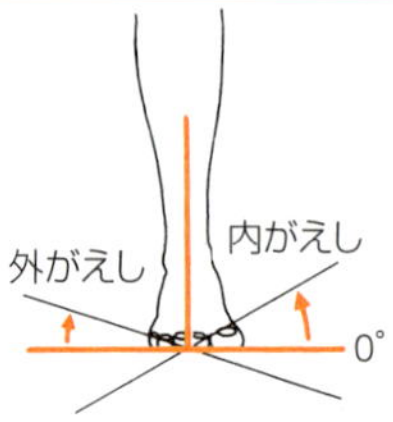
	内がえし inversion	30				
	外転 abduction	10	第1，第2中足骨の間の中央線	同左	足底で足の外縁または内縁で行うこともある.	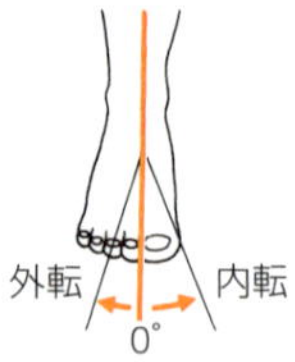
	内転 adduction	20				
母指（趾） great toe	屈曲（MTP） flexion	35	第1中足骨	第1基節骨		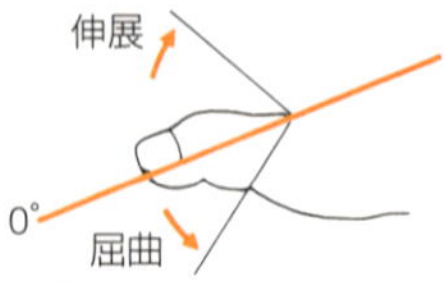
	伸展（MTP） extension	60				
	屈曲（IP） flexion	60	第1基節骨	第1末節骨		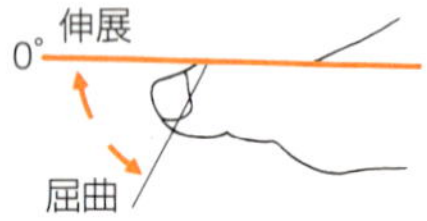
	伸展（IP） extension	0				
足指 toes	屈曲（MTP） flexion	35	第2-5中足骨	第2-5基節骨		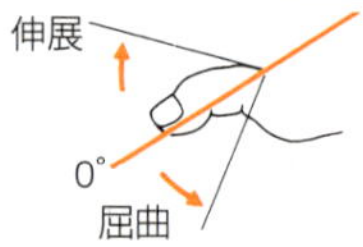
	伸展（MTP） extension	40				
	屈曲（PIP） flexion	35	第2-5基節骨	第2-5中節骨		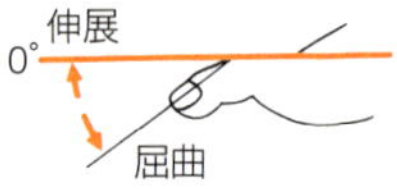
	伸展（PIP） extension	0				
	屈曲（DIP） flexion	50	第2-5中節骨	第2-5末節骨		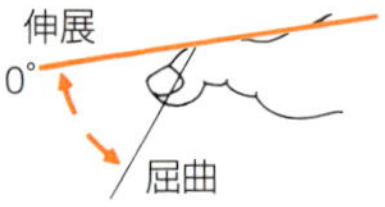
	伸展（DIP） extension	0				

つづく

表　つづき

■体幹測定

部位名	運動方向		参考可動域角度	基本軸	移動軸	測定肢位および注意点	参考図
頸部 cervical spines	屈曲(前屈) flexion		60	肩峰を通る床への垂直線	外耳孔と頭頂を結ぶ線	頭部体幹の側面で行う. 原則として腰かけ座位とする.	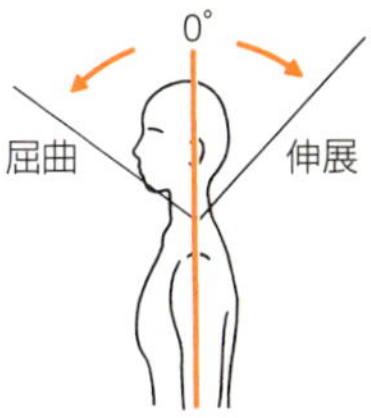 0° 屈曲 伸展
	伸展(後屈) extension		50				
	回旋 rotation	左回旋	60	両側の肩峰を結ぶ線への垂直線	鼻梁と後頭結節を結ぶ線	腰かけ座位で行う.	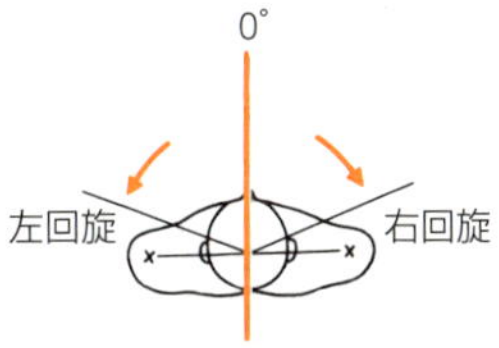 0° 左回旋 右回旋
		右回旋	60				
	側屈 lateral bending	左側屈	50	第7頸椎棘突起と第1仙椎の棘突起を結ぶ線	頭頂と第7頸椎棘突起を結ぶ線	体幹の背面で行う. 腰かけ座位とする.	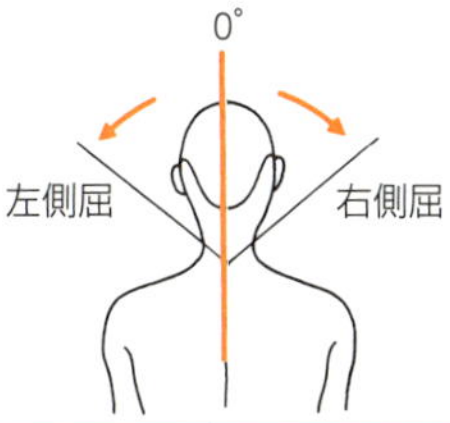 0° 左側屈 右側屈
		右側屈	50				
胸腰部 thoracic and lumber spines	屈曲(前屈) flexion		45	仙骨後面	第1胸椎棘突起と第5腰椎棘突起を結ぶ線	体幹側面より行う. 立位, 腰かけ座位または側臥位で行う. 股関節の運動が入らないように行う. →〔その他の検査法〕(p30)を参照	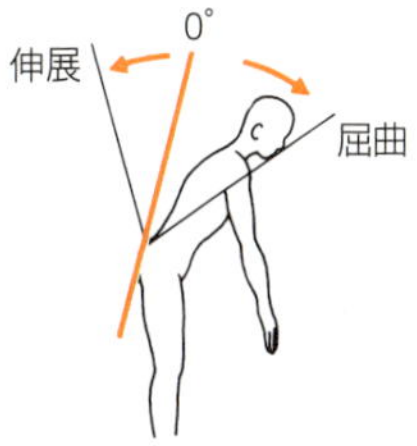 0° 伸展 屈曲
	伸展(後屈) extension		30				
	回旋 rotation	左回旋	40	両側の後上腸骨棘を結ぶ線	両側の肩峰を結ぶ線	座位で骨盤を固定して行う.	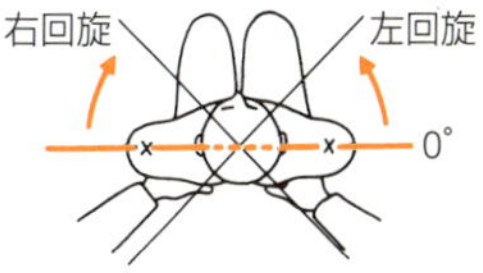 右回旋 左回旋 0°
		右回旋	40				
	側屈 lateral bending	左側屈	50	ヤコビー(Jacoby)線の中点にたてた垂直線	第1胸椎棘突起と第5腰椎棘突起を結ぶ線	体幹の背面で行う. 腰かけ座位または立位で行う.	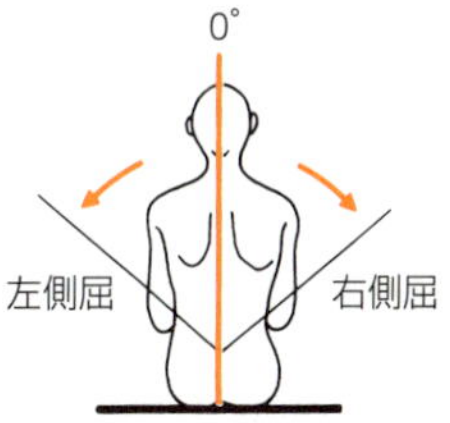 0° 左側屈 右側屈
		右側屈	50				

つづく

表　つづき

■その他の検査法

部位名	運動方向	参考可動域角度	基本軸	移動軸	測定肢位および注意点	参考図
肩 shoulder (肩甲骨の動きを含む)	外旋 external rotation	90	肘を通る前額面への垂直線	尺骨	前腕は中間位とする．肩関節は90°外転し，かつ肘関節は90°屈曲した肢位で行う．	
	内旋 internal rotation	70				
	内転 adduction	75	肩峰を通る床への垂直線	上腕骨	20°または45°肩関節屈曲位で行う．立位で行う．	
母指 thumb	対立 opposition				母指先端と小指基部(または先端)との距離(cm)で表示する．	
指 fingers	外転 abduction		第３中手骨延長線	2，4，5指軸	中指先端と2，4，5指先端との距離(cm)で表示する．	
	内転 adduction					
	屈曲 flexion				指尖と近位手掌皮線(proximal palmar crease)または遠位手掌皮線(distal palmar crease)との距離(cm)で表示する．	
胸腰部 thoracic and lumber spines	屈曲 flexion				最大屈曲は，指先と床との間の距離(cm)で表示する．	

■顎関節計測

顎関節 temporomandibular joint	開口位で上顎の正中線で上歯と下歯の先端との間の距離(cm)で表示する． 左右偏位(lateral deviation)は上顎の正中線を軸として下歯列の動きの距離を左右ともcmで表示する． 参考値は上下第１切歯列対向縁線間の距離を5.0 cm，左右偏位は1.0 cmである．

■ 文献

1）日本リハビリテーション医学会：関節可動域表示ならびに測定法．リハ医学，32(4)：207-217，1995.

索　引

あ

い

う

え

お

か

き

く

け

こ

さ

し

す

せ

そ

た

ち

つ

て

と

な

に

ね

の

は

ひ

ふ

へ

ほ

ま

み

も

や

ゆ

よ

ら

り

る

ろ

わ

欧 文

数 字

ギリシャ文字

【監修者略歴】

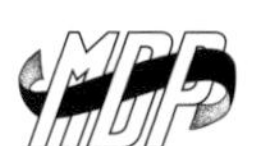

たけ　だ　　いさお
武　田　　功

1973年	国立身体障害者リハビリテーションセンター勤務
1974年	英国・ストークマンデビル病院に国費留学
1983年	京都大学医療技術短期大学部理学療法学科助教授
1994年	吉備国際大学保健科学部学部長・教授
2000年	吉備国際大学大学院保健科学研究科長・教授
2001年	川崎医療福祉大学大学院にて医療福祉学博士号
2002年	鈴鹿医療科学大学保健衛生学部理学療法学科長・教授
2006年	姫路獨協大学医療保健学部理学療法学科教授
2010年	金城大学医療健康学部理学療法学科学部長補佐・教授
2011年	宝塚医療大学学長
2016年	大阪人間科学大学人間科学部理学療法学科教授

【編著者略歴】

ゆみ　おか　みつ　のり
弓　岡　光　徳

1977年	九州工業大学工学部工業化学科卒業
1980年	九州リハビリテーション大学校卒業 九州労災病院，ボバース記念病院，長行病院，誠愛リハビリテーション病院勤務を経験
2001年	佐賀大学大学院にて経済学修士号 吉備国際大学保健科学部理学療法学科講師
2005年	吉備国際大学保健科学部理学療法学科助教授 吉備国際大学大学院にて社会福祉学博士号
2006年	姫路獨協大学医療保健学部理学療法学科教授
2011年	宝塚医療大学保健医療学部理学療法学科教授
2014年	宝塚医療大学副学長
2016年	大阪人間科学大学人間科学部理学療法学科教授

ひろ　せ　ひろ　あき
廣　瀬　浩　昭

1991年	京都大学医療技術短期大学部理学療法学科卒業 武田総合病院リハビリテーションセンター勤務
1995年	関西医療学園専門学校理学療法学科専任教員
2000年	大阪教育大学大学院教育学研究科健康科学専攻修了（学術修士号）
2006年	神戸大学大学院医学系研究科保健学専攻修了（保健学博士号）
2008年	京都工芸繊維大学総合プロセーシス研究センター特任准教授
2011年	宝塚医療大学保健医療学部理学療法学科准教授
2016年	大阪人間科学大学人間科学部理学療法学科准教授

基礎学習を臨床へつなげる
PT・OTのための臨床運動学ワークブック

ISBN978-4-263-26604-5

2019年10月10日　第1版第1刷発行

監修者　武　田　　功
発行者　白　石　泰　夫
発行所　**医歯薬出版株式会社**

〒113-8612　東京都文京区本駒込1-7-10
TEL. (03)5395-7628(編集)・7616(販売)
FAX. (03)5395-7609(編集)・8563(販売)
https://www.ishiyaku.co.jp/
郵便振替番号　00190-5-13816

乱丁，落丁の際はお取り替えいたします　　印刷・教文堂／製本・皆川製本所